医院管理研究与
经济运行

主编　柏　凤　郝　静　樊佳慧　周晓芝
　　　孙涵琪　夏青华　李年国

黑龙江科学技术出版社
HEILONGJIANG SCIENCE AND TECHNOLOGY PRESS

图书在版编目（CIP）数据

医院管理研究与经济运行 / 柏凤等主编. -- 哈尔滨：
黑龙江科学技术出版社，2024.4
ISBN 978-7-5719-2361-7

Ⅰ．①医… Ⅱ．①柏… Ⅲ．①医院－管理－研究
Ⅳ．①R197.32

中国国家版本馆CIP数据核字（2024）第068956号

医院管理研究与经济运行
YIYUAN GUANLI YANJIU YU JINGJI YUNXING

主　　编	柏　凤　郝　静　樊佳慧　周晓芝　孙涵琪　夏青华　李年国
责任编辑	陈兆红
封面设计	宗　宁
出　　版	黑龙江科学技术出版社
	地址：哈尔滨市南岗区公安街70-2号　邮编：150007
	电话：（0451）53642106　传真：（0451）53642143
	网址：www.lkcbs.cn
发　　行	全国新华书店
印　　刷	黑龙江龙江传媒有限责任公司
开　　本	787mm×1092mm　1/16
印　　张	21
字　　数	531千字
版　　次	2024年4月第1版
印　　次	2024年4月第1次印刷
书　　号	ISBN 978-7-5719-2361-7
定　　价	198.00元

F oreword 前 言

　　医疗卫生改革是全世界都面临和关注的挑战和难题,其症结在于有限的优质医疗资源无法满足民众日益增长的健康服务需求,并且整个医疗卫生服务过程中存在着患者、医院、医疗保险、政府等多个利益相关方的动态博弈。我国医疗卫生改革在争议中前行,承载了太多的社会期望与社会责任。正因如此,医院管理的质量、效率和成本成为医院良好运行的核心要素。然而,医院具有复杂企业的特性,也经常是矛盾的集合体,医院管理学更是综合了科学和艺术、技术和人文、医疗和服务的特殊学科。要推动我国医院管理迈向职业化、科学化和现代化,必然关注多种专业的医院管理资料。纵观国内医院管理相关著作,或介绍国外经验,或汇编管理制度,或侧重理论介绍,这些专著为推动我国医院发展和科学管理起到了非常重要的作用,但我们尚缺乏一本基于我国医院管理实际情况,能够指导我国医院管理相关从业者系统学习医院管理相关理论、工具和方法的工具书。由此,我们特邀请一批专家编写了《医院管理研究与经济运行》一书。

　　本书紧跟国际学科发展,力求全面、系统地展示医院管理发展的前沿动态。内容编写上,集结了医院不同层级的管理者对医院管理发展与思考的实践经验,从当代医院现状和需求出发,针对当前医院管理的重点和难点问题,详细阐述了我国医院管理的创新举措和成效,充分体现了医院管理专业的特点和专业人才的岗位胜任力要求,同时注重人文修养和管理实践能力的培养。本书将理论与实践相结合,强调理论性、指导性、操作性的统一,适合广大医院管理从业者阅读使用。

　　编者在编写过程中参阅了国内大量文献资料,但鉴于编者编写水平有限、时间较为仓促,书中出现不当或错误之处在所难免,望广大读者批评指正,使本书日臻完善。

《医院管理研究与经济运行》编委会

2024 年 1 月

C目录
ontents

第一章

管理学与医院管理学

第一节 管理学的概述

一、管理的概念

管理是人类社会活动的重要组成部分之一,是一切有组织的社会劳动必不可少的活动过程。解决有限资源与相互竞争的多种目标之间的矛盾是管理的基本任务,如何将有限的资源在相互竞争的多种目标之间合理分配,如何有效组织、控制和协调资源,如何领导和激励生产实践活动中最重要的人力资源,这些都是管理者面对的重要问题。

(一)管理的概念

从字面上讲,管理就是管辖和处理的意思。管理作为一个科学概念,到目前为止还没有一个统一的为大多数人所接受的定义。国内外专家学者由于研究管理时的出发点不同,对管理所下的定义也就不同,但都从某个侧面反映了管理的不同内涵。强调工作任务的人认为,管理是由一个或多个人来协调其他人的活动,以便收到个人单独活动所不能收到的效果。强调管理者个人领导艺术的人认为,管理就是领导,基于组织中的一切有目的的活动都是在不同层次的领导者的领导下进行的,组织活动是否有效,取决于这些领导者个人领导活动的有效性。强调决策作用的人认为,管理就是决策。

还有许多专家学者对管理下了很多定义,如哈罗德·孔茨在其《管理学》一书中指出,管理就是设计和保持一种良好环境,使人在群体里高效率地完成既定目标;斯蒂芬·P·罗宾斯认为,管理是指同别人一起,或通过别人使活动完成得更有效的过程;丹尼尔·A·雷恩认为,管理是指管理者为有效地达到组织目标,对组织资源和组织活动有意识、有组织、不断地进行的协调活动。

管理要解决的本质问题是有限资源与组织目标之间的矛盾。管理通常是指在特定环境下,通过计划、组织、控制、激励和领导等活动,协调人力、物力、财力和信息等资源,以期更好地实现组织目标的过程。这包含以下四层含义:管理采取的措施是计划、组织、控制、激励和领导这五项基本活动,又称为管理的五大基本职能;通过五项基本活动,对人、财、物、信息、时间等组织资源

1

进行有效的协调与整合;管理作为一种有目的的活动,必须为有效实现组织目标服务,以使整个组织活动更加富有成效,这也是管理活动的根本目的;管理活动是在一定的环境中进行的,环境既给管理创造了一定的条件和机会,同时也对管理形成一定的约束和威胁,有效的管理必须充分考虑组织内外的特定条件。

(二)管理的基本特征

1.管理具有必然性

管理是共同劳动的产物,在社会化大生产条件下得到强化和发展,广泛适用于社会的一切领域,已成为现代社会极为重要的社会功能。随着生产力的发展和人类社会的进步,资源与目标之间的矛盾越来越复杂,管理的重要性也更加突出,管理越来越成为经济社会发展的关键因素。当今世界,各国经济社会发展水平的高低很大程度上取决于其管理水平的高低。

2.管理具有两重性

一种是与生产力相联系的管理的自然属性,另一种是与生产关系相联系的管理的社会属性。管理的自然属性是指通过组织生产力、协作劳动,使生产过程联系为一个统一整体所必需的活动,并取决于生产力发展水平和劳动社会化程度。同时管理又是管理者维护和巩固生产关系,实现特定生产或业务活动目的的一种职能,这是管理的社会属性,取决于社会关系的性质和社会制度。

3.管理具有不确定性

影响管理效果的因素往往很多,而许多因素是无法完全预知的。其中最难以精确把握的就是人的因素,包括人的思想、个性和人际关系等,都是管理的主要对象,但同时又都是不确定和模糊的。所以类似这种无法预知的因素造成管理结果的不确定性。

4.管理具有系统性

组织作为一个整体是由各要素的有机结合而构成的。在进行管理时,经常需要考虑各要素之间的关系,以及单个要素变化对其他要素和整个组织的影响,以全局和联系的方式来思考和解决问题。

5.管理既是科学又是艺术

管理是一门科学,它具有科学的特点,即客观性、实践性、理论系统性、真理性和发展性,管理的科学性在于其强调客观规律,研究对象和管理规律均客观存在。管理也是一门艺术,能够像艺术一样,熟练地运用知识并且通过巧妙的技能来达到某种效果,具有实践、创新、原则性和灵活性等特点,符合艺术的特点。

二、管理学理论

管理的观念与实践已经存在了数千年,但管理形成一门学科才有一百多年的历史,以泰勒的科学管理理论的产生为标志,可简单划分为古典管理理论、中期管理理论和现代管理理论等阶段。

(一)古典管理理论

自从有了人类历史就有了管理,管理思想是随着生产力的发展而发展起来的。在古典管理理论出现之前,管理者完全凭自己的经验进行管理,没有管理规范与系统制度,被称为经验管理或传统管理。随着生产力的发展,管理理论开始创立与发展,以泰勒的科学管理和法约尔的一般管理为代表。

1.科学管理理论

其创始人泰勒出生在美国费城一个富裕家庭,主要代表著作有《计件工资制》《车间管理》和《科学管理原理》。《科学管理原理》奠定了科学管理理论的基础,标志着科学管理思想的正式形成,泰勒也因此被西方管理学界称为"科学管理之父"。泰勒的主要思想和贡献是:管理的中心问题是提高劳动生产率,工时研究与劳动方法的标准化,科学的挑选与培训工人,实行差别计件工资制,管理职能与作业职能分离,强调科学管理的核心是"一场彻底的心理革命"。

2.一般管理理论

在以泰勒为代表的一些人在美国倡导科学管理的时候,欧洲也出现了一些古典的管理理论及其代表人物,其中影响最大的要属法约尔及其一般管理理论。法约尔将企业的全部活动概括为六种:技术性工作、商业性工作、财务性工作、会计性工作、安全性工作、管理性工作。法约尔出版了《工业管理与一般管理》一书,提出了一般管理理论。法约尔的主要管理思想与贡献是:对企业经营活动的概括,最早提出管理的职能,系统地总结管理的一般原则,对等级制度与沟通的研究,重视管理者的素质与训练。

(二)中期管理理论

1.人际关系理论

尽管泰勒的科学管理理论与法约尔的一般管理理论起初对提高企业的劳动生产率产生了很大作用,但是仅通过此种理论和方法解决提高生产率的问题是有难度的。一个以专门研究人的因素来达到调动人的积极性的学派——人际关系学派应运而生,为以后的行为科学学派奠定了基础,也是由科学管理过渡到现代管理的跳板。该学派的代表人物是美国哈佛大学的心理学教授梅奥,代表作为《工业文明的人类问题》。人际关系理论是从著名的霍桑试验开始的,试验结果表明,生产率提高的原因不在于工作条件的变化,而在于人的因素;生产不仅受物理、生理因素的影响,更受社会环境、社会心理因素的影响。梅奥认为企业中的人首先是"社会人",即人是社会动物,而不是早期科学管理理论所描述的"经济人";生产效率主要取决于职工的工作态度和人们的相互关系;重视"非正式组织"的存在与作用。

2.系统组织理论

巴纳德曾于哈佛大学经济系学习,是对中期管理思想有卓越贡献的学者之一,是社会系统学派的创始人。该理论认为,社会的各个组织都是一个合作的系统,都是社会这个大协作系统的某个部分或方面;组织不论大小,其存在和发展都必须具备三个条件:即明确的目标、协作的意愿和良好的沟通;同时必须符合组织效力和组织效率这两个基本原则,所谓组织效力是指组织实现其目标的能力或实现目标的程度,所谓组织效率是指组织在实现其目标的过程中满足其成员个人目标的能力或程度。

(三)现代管理理论

现代管理理论产生与发展的时期为20世纪40年代末到20世纪70年代,这是管理思想最活跃、管理理论发展最快的时期,也是管理理论步入成熟的时期。第二次世界大战以后,世界政治趋于稳定,生产社会化程度日益提高,现代科学技术发展日新月异,人们对管理理论普遍重视,出现许多新的管理理论和学说,并形成众多学派,称为"管理理论丛林",其代表性学派如下。

1.管理过程学派

以亨利、厄威克、古利克、孔茨、奥唐奈等为代表,该学派认为,无论是什么性质的组织,管理人员的职能是共同的。法约尔认为管理有五种职能,包括计划、组织、人员配备、指挥和控制,它们构成一个完整的管理过程。管理职能具有普遍性,即各级管理人员都执行管理职能,但侧重点不同。

2.行为科学学派

行为科学学派是在人际关系理论的基础上发展起来的,代表人物和代表作有:马斯洛及《激励与个人》,赫兹伯格及《工作的推动力》,麦格雷戈及《企业的人性方面》。该学派认为管理是经由他人达到组织目标,管理中最重要的因素是对人的管理,所以要研究如何调动人的积极性,并创造一种能使下级充分发挥力量的工作环境,在此基础上指导他们的工作。

3.决策理论学派

从社会系统学派发展而来,主要代表人物是曾获诺贝尔经济学奖的赫伯特·西蒙,其代表作为《管理决策新科学》。该学派认为,管理就是决策。管理活动全部过程都是决策的过程,管理是以决策为特征的;决策是管理人员的主要任务,管理人员应该集中研究决策问题。

除上述代表性学派外,现代管理科学理论还包括伯法的数理学派、伍德沃德的权变理论学派、德鲁克和戴尔的经验主义学派、卡斯特和卢森特的系统管理学派等。随着社会经济的迅速发展,特别是信息技术的发展与知识经济的出现,世界形势发生了极为深刻的变化。面对信息化、全球化、经济一体化等新的形势,管理出现了一些全新的发展,这些理论代表了管理理论的新趋势,包括企业文化、战略管理思想、企业流程再造、学习型组织和虚拟企业等。同时,现代管理也出现了战略化、信息化、人性化和弹性化等趋势。

(徐玉立)

第二节　医院管理的发展动态与改革热点

一、医院管理的发展动态

(一)法人治理结构

"法人治理"一词源于公司治理,是指所有者对经营者的一种监督与制衡机制,即通过制度安排,合理配置所有者与经营者之间的权利与责任关系,以保证所有者利益的最大化,防止经营者对所有者利益的背离。具体表现为股东会、董事会、经理层、监事会等分权与制衡的结构安排,又称为法人治理结构。

我国的公立医院属于事业单位法人,按大陆法系属于公法人,政府以其财政对公立医院的债务承担无限责任,公立医院与政府间为行政隶属关系,政府实际上承担了公立医院的出资人、行业监管者和上级主管部门等多重角色。我国的公立医院治理架构主要是实行院长负责制,院长是法定代表人,全面负责医院的建设发展,党委发挥政治核心和监督保障作用,职代会参与民主管理。现阶段,医院的法人治理结构尚未建立和完善,公立医院法人缺乏完整的出资人代表,所有者职能分散,所有权和经营权的缺位、越位和不到位情况并存。公立医院的法人治理结构是对出资人、医院和行业监管部门三方责权利的一种制度安排。通过这种制度安排,既能有效保障作为出资人的政府利益,又能够维护公立医院作为经营者的自主权利,还能实现对公立医院的有效监督。建立公立医院法人治理结构是公立医院改革的基本任务,对于改善公立医院管理具有重要意义。

(二)建立现代医院管理制度

现代医院管理制度是指适应社会发展需求和公立医院改革要求，能够有效改进医院管理、提高医院运行效率、保障医院公益性质、符合行业发展规律的一系列医院制度的总和，包括产权制度、组织制度、法律制度、领导制度和监督制度等形成的管理体制，以及在该体制运行环境下医院处理与各方面关系的行为规范、行为方式、行为准则等。在现代医院管理制度下，医院是自主管理、自负盈亏、自我发展、自我约束的独立法人实体和市场竞争主体，产权明晰、权责明确、政医分开、管理科学。现代医院管理制度的建立包含了管理体制、运行机制、补偿机制、监管机制等方面的改革，以及政府职能的转变。政事分开、管办分开的管理体制是现代医院管理的基础；包括医院人事薪酬、财务和信息管理制度等在内的运行机制的改革是现代医院管理的核心；改革补偿机制，改变以药养医模式是建立现代医院管理的重要推动力；而建立完善的信息公开、审计监察、绩效考核制度则是现代医院管理的保障。

(三)注重公立医院公益性

社会组织的公益性是指一定社会组织通过自身有目的的活动，以非营利方式向社会提供某种满足社会和公众基本需要的产品或服务的行为。社会公共事业机构的公益性由政府设置这类机构的公益目的决定，医院的公益性是卫生事业公益性的具体体现。在我国医疗服务提供体系中，公立医院占有绝对主体优势地位。公益性是公立医院的基本属性，本质是为全体居民提供均等、可及的基本医疗服务。

目前社会普遍认为存在公立医院公益性的弱化或淡化，注重和强化公立医院公益性是公立医院改革的根本任务。一般认为，加强公立医院公益性核心是强化政府主导责任和完善治理机制，具体途径可以从制度设计、制度保障和制度执行3个维度入手，重点关注政府投入和医院管理及监管两个关键环节。在政府投入方面，一是要以国家和地区财力和城乡居民支付能力及医疗服务需要出发，科学合理地确定公立医院的数量和配置要求；二是准确测算医务人员的劳务价值，通过调整医疗服务价格等手段，理顺扭曲的补偿机制；三是确保对公立医院的基本公共投入，落实对传染病医院、精神病医院、职业病防治院、妇女儿童医院和中医院的投入倾斜政策。在医院管理和监管方面，公立医院的办医主体要加强公立医院的全面预算管理，将所有收支纳入预算；建立符合社会需要和行业特点的绩效考核体系和激励约束机制，引导公立医院加强内部管理，提高效率、节约成本、控制费用、优化服务。

(四)管理人员职业化

医院管理人员职业化是指医院管理工作由医院管理专门职业技能培训、掌握管理科学知识和技能，以从事医院管理为其主要经济来源的专门人员担任，医院管理人员的职业化是当前世界各国医院管理队伍建设的重要趋势。现阶段，我国绝大多数的医院院长是医学专家，其中临床医学专家占多数，大多从专业技术人员中选拔出来，经过一定程度的管理培训。院长中相当一部分是某一专业技术领域的专家和权威，临床实践经验丰富，但缺乏系统的医院管理培训；在从事管理工作的同时，还要兼顾自己的专业技术工作，从事医院管理的时间相对有限。近年来，管理人员的职业化越来越受关注，国务院办公厅颁布的《关于城市公立医院综合改革试点的指导意见》中要求加强公立医院院长职业培训。中共中央办公厅发布的《事业单位领导人员管理暂行规定》中强调要通过严格标准条件、规范选拔任用、从严管理监督等方面加强事业单位领导班子职业化水平。一方面，医院积极招募具有行政管理和医院管理专业背景的人员从事医院行政管理工作，规范医院管理人员岗位培训,加强系统的医院管理知识和技能的培训;另一方面,加强制度建设,明确医院管理干部任职要求,减少临床、管理兼职情况,提升管理队伍的职业化水平。

(五)管理手段信息化

医院管理的信息化就是充分利用现代化信息技术手段,通过建设各类信息系统,实现患者诊疗信息和行政管理信息的采集、加工、存储、传输和服务功能。目前,各地二、三级医院已建成医院信息系统,包括临床信息系统、医学影像信息系统、实验室信息系统,以及办公自动化系统。一些发达地区的三级医院已开始建设覆盖整个医院管理环路的医院资源计划系统,涉及财务成本核算、预算管理、人事薪酬、物流管理、绩效管理等一体化综合管理系统。通过信息的处理、共享与交换,为医院的医疗、科研、教学和管理等提供决策支持。信息化手段在医院管理中的应用主要有业务、管理和决策3个层面。业务应用围绕日常诊疗活动展开,侧重便捷患者诊疗、保障医疗安全、优化服务流程、降低诊疗费用、提升服务质量;管理应用围绕医院运行活动展开,强调提升运行效率、降低运行成本、优化绩效分配、引导可持续发展;决策应用则注重基于海量数据支持,开展决策咨询和战略规划,实现管理的循证决策。

二、医院管理的改革热点

(一)区域卫生规划与卫生资源整合

区域卫生规划是指在一个特定的区域范围内,根据经济发展、人口结构、地理环境、卫生与疾病状况、不同人群需求等多方面因素,确定区域卫生发展方向、目标与发展模式,合理配置卫生资源,合理布局不同层次、不同功能、不同规模的卫生机构,使卫生总供给与总需求基本平衡,形成区域卫生的整体发展,是政府对卫生事业发展进行宏观调控的主要手段。区域卫生规划的核心是卫生资源配置,以需求和问题为导向,服从于经济社会发展和医药卫生体制改革需要,从而实现区域医疗卫生服务体系整体效能的提升。卫生资源的配置须关注资源结构、配置效率和服务能级3个要素。

目前,大中城市中心城区的卫生资源配置已达到相当水平,区域卫生规划的重点也从新增资源布局转变为存量资源整合。资源整合是指在资源总量不变的前提下,为达到优化配置的目标,将不同隶属关系、不同级别、不同类别和不同功能的资源聚合到一起,形成分工合作、有机统一的整体的过程。卫生资源的整合一般分为纵向整合和横向整合,纵向整合是指在提供服务过程中具有不同功能、提供不同服务的医疗机构之间的协作;横向整合是指在提供服务过程中具有相同功能、提供相似服务的医疗机构之间的协作。在实践中,医院的纵向整合多表现为多部门、跨系统间不同层次机构的整合,如医疗集团的组建;而横向整合多为同一办医主体为提高资源配置效率,组织相同级别或能级的医院间的有机组合、资源共享。

(二)公立医院管理体制改革("管办分开")

国家医改方案中明确将"管办分开"作为公立医院管理体制改革的核心内容。政事分开,管办分开,就是把政府的公共管理职能和作为出资人的职能分离,强化政府社会管理和公共服务职能。"管办分开"的"管"就是"管行业",侧重监管,履行规划、标准、准入、监督等职能,由卫生行政部门承担;"办"就是"办实业",侧重举办,履行内部管理、日常运行、经营发展等职能,由办医主体承担。

我国公立医院自2005年起,北京市海淀区、上海市、无锡市、成都市等地相继开展了区域范围的卫生系统"管办分开"改革探索。管办分开后,各地办医主体主要从4个方面探索建立出资人制度:①通过建立现代医院管理制度,推动公立医院管理体制和运行机制改革;②运用规划管理手段和资源聚集优势,提升医院的整体运行效率;③加强医院的软硬件建设,提升医院的核心竞争力;④优化医院服务流程,规范服务行为,缓解人民群众看病就医突出问题。有的还积极探索建立群众监督委员会、卫生健康委员会和其他政府部门等多方共同参与的外部治理架构。

(三)公立医院补偿机制改革

长期以来政府对公立医院的投入不足,并执行低于成本的医疗服务价格,由此形成的"以药养医"的公立医院补偿模式,也被认为是造成公立医院公益性淡化和"看病贵"的重要原因,补偿机制的改革成为公立医院改革的难点和重点。2009年国家医改方案明确提出将公立医院补偿由服务收费、药品加成收入和财政补助3个渠道逐步改为服务收费和财政补助两个渠道,也就是说补偿机制改革的主要举措是增加政府投入、调整医疗服务价格和取消药品加成。政府负责公立医院基本建设和大型设备购置、重点学科发展、符合国家规定的离退休人员费用和政策性亏损补偿等,对公立医院承担的公共卫生任务给予专项补助,保障政府指定的紧急救治、援外、支农、支边等公共服务经费,对中医院(民族医院)、传染病医院、职业病防治院、精神病医院、妇产医院和儿童医院等在投入政策上予以倾斜。加强政府对公立医院的投入,引导公立医院加强公益性和专业化管理,通过制度设计激励公立医院在保证服务质量的同时保持较高的服务效率是顺利推进补偿机制改革的关键。

(四)内部绩效考核和评估

绩效考核是指组织按照既定的战略目标,运用一定的标准和指标,对员工的工作行为及取得的业绩进行评估,并运用评估结果对员工未来的工作行为和业绩产生正面引导的过程和方法,目前已被普遍引入医院内部管理体制。开展医院内部绩效考核和评估是提高管理效率、降低运行成本、改善服务结果及科学合理分配人员薪酬的重要举措。

大多数二、三级医院都结合各自实际建立起了内部绩效考核和评估指标体系,以及与之相配套的收入分配制度。公立医院内部医院绩效考核和评估指标多围绕医院公益性、患者满意度、服务量、服务质量、资源利用效率、可持续发展能力等维度展开。考核和评估的常用方法包括目标管理法、360°绩效考核法、关键绩效指标法、平衡计分卡法等。指标权重设定和测量常用的方法包括以德尔菲法为代表的专家咨询和以数据包络分析、秩和比法等为代表的数理统计方法。在具体指标值采集上,基于医院信息系统的客观指标采集占据主导地位。此外,按绩效支付理论和按疾病诊断相关组分类也在医院的内部绩效考核和评估中扮演了重要的角色。

(五)公立医院内部运行机制改革

公立医院的内部运行机制是指在现有管理体制下,基于一定的政策环境、资源配置结构、卫生筹资方式和保障制度约束,医院按照客观规律组织实现政策目标的方式和途径。国家卫生健康委员会下发的《关于公立医院试点改革的指导意见》指出,公立医院内部运行机制改革的内容主要包括以下几方面。

(1)完善医院内部决策执行机制,完善院长负责制,按照法人治理结构的规定履行管理职责,严格执行"三重一大"决策制度;实施院务公开,推进民主管理。

(2)完善医院组织结构、规章制度和岗位职责,推进医院管理的制度化、规范化和现代化。

(3)完善医院财务会计管理制度,严格预算管理和收支管理,加强成本核算,加强资产管理,建立健全内部控制,探索实行总会计师制度。

(4)深化人事制度改革,完善分配激励机制,科学合理核定人员编制,建立健全内部绩效考核和薪酬分配制度,充分调动医务人员的积极性。通过公立医院的内部运行机制改革,加强医院的专业化、精细化和规范化管理,注重社会满意、学科建设、服务质量、服务效率,促使公立医院的发展模式由粗放扩张向注重内涵转变。

(六)医院流程再造

美国的 Mike Hamel 首次提出业务流程再造,核心是改变以往组织中按职能设置部门的管理方式,代之以面向顾客满意度的业务流程为中心。流程再造被引入医院,目的是以业务流程再造理论为指导,以"流程导向"为目标,以"顾客满意"为标准,运用现代人文手段,通过建立流畅的服务链,对医院内所有的工作流程及医院外的沟通流程加以改造,以达到改善服务、适应患者需求和降低成本的目的。在实施医院流程再造的过程中,需要关注的关键环节主要有以下3个:①与患者关系最密切的流程;②不合理的、无价值的流程;③最能获得医护人员支持和参与的流程。在我国,医院流程再造的研究和发展的目的在于促使医院建立真正以患者为中心的服务流程,使患者从入院到出院全程成为一个完整通畅、快捷优质的服务通道,从而提高患者与医务人员的满意度。

(七)信息化支撑的医院精细化管理

医院精细化管理是现代医院管理的基本要求,信息化则是实现医院精细化管理的重要支撑。近年来医院都相继建成了医院信息系统、临床信息系统、实验室信息系统、放射信息管理系统、医学影像信息系统等及通过区域卫生平台实现医院间的互联共享,并向标准化、区域化、集成化、智能化方向发展。应用信息化手段辅助管理决策,推动医院管理向专业化、科学化和精细化转变。基于医院信息化平台的精细化管理主要包括以下3个方面。

(1)精细化质量管理指标体系:包含反映医院各种精细化管理制度的量化指标,并保证各项管理制度能通过体系中的指标得到彻底的贯彻执行。

(2)信息化基础支撑体系:在精细化管理的实施过程中,首要任务是确保从医院各类信息系统(医院信息系统、临床信息系统、实验室信息系统、医学影像信息系统)等基础支撑体系中抽取源数据的可得性、正确性和完整性,通过精细化的业务数据科学、客观、准确地反映医院运营中各个层面的真实状态。

(3)精细化质量管理的应用系统:依托信息化平台的各类业务应用,必须与医院自身的管理思路及相应的制度建设高度契合,以保证精细化管理的持续性和发展性。

(八)住院医师规范化培训

住院医师规范化培训是指医学专业毕业生在完成医学院校教育之后,以住院医师的身份在认定的培训基地接受以提高临床能力为主的系统性、规范化培训。作为毕业后医学教育的一个重要组成部分,住院医师规范化培训是医学生成长为合格临床医师的必由之路,对保证临床医师专业水准和医疗服务质量具有极为重要的作用。首先,国家卫生健康委员会颁布《临床住院医师规范化培训试行办法》,正式对住院医师规范化培训工作作出规定。此后,国家医改方案也明确将住院医师规范化培训制度列入当年5项重点改革任务中。住院医师规范化培训的推行包含确定招收对象、培训内容和模式,遴选培训基地,实施培训招收和考核认证等内容。在机构编制核定、人员待遇、学位衔接和经费保障方面都需要相应的配套政策支持。上海等公立医院改革试点城市已分别结合实际,探索建立起了住院医师规范化培训制度。后来,卫生健康委员会等7个部门联合出台了《关于建立住院医师规范化培训制度的指导意见》,对全国范围内全面启动住院医师规范化培训工作提出了具体要求。

(九)医师多点执业

为解决我国卫生人力资源配置总量不足且结构不均衡的问题,国家医改方案中明确提出研究探索注册医师多点执业,卫生健康委员会也下发了关于医师多点执业有关问题的通知,医师可以在两个以上医疗机构从事诊疗活动即多点执业。政府希望通过行政规定鼓励和推动医师多点执业政策的实施,以促进医疗资源合理流动,在让更多患者享受到优质医疗资源的同时,也让广大医师最大限度地发挥自身价值,获得更多收益。

医师多点执业在我国尚处于探索试行阶段,在政策实施过程中还有诸多配套问题需要完善并同步推进,主要有 3 个方面。

(1)完善修订《执业医师法》等相关法律法规,明确医师多点执业的法律保障。

(2)健全完善相关配套制度,包括健全医疗质量管理制度、建立医师风险保障制度和改革医师人事管理制度。

(3)完善医师执业监督管理,既发挥卫生行政部门对医师多点执业行为的有效监管,也要发挥医师协会等行业组织的自律监督。

(十)医患关系改善与医疗纠纷处理

医患关系是医疗活动中基本的人际关系,是以临床医师为中心的医疗服务供方和以患者为中心的医疗服务需方在医疗服务过程中形成的相互影响、相互制约的特殊关系。近年来,医患关系日趋紧张。据统计全国平均每年、每家医疗机构发生医疗纠纷的数量多达 40 起。尤其近年来,医疗纠纷数量逐年递增,许多医疗纠纷演变为恶性的伤医、杀医事件,甚至出现职业"医闹",严重扰乱了正常的医疗秩序,医院在处理医疗纠纷的过程中牵涉了大量的人力、物力。《医疗事故处理条例》中规定,处理医疗纠纷有协商、行政调解和司法诉讼 3 个途径。但在实践中行政调解运用较少,多地也引入了以司法部门主导设立的医患纠纷人民调解委员会(简称医调委)的第三方调解机制帮助处理医疗纠纷。面对日趋紧张、信任缺失的医患关系,目前在处理医患纠纷的实践中医患关系的社会属性越来越受到关注,提出运用社会工作理论解决医患纠纷。医务社会工作是指在医院中运用社会工作的专业知识和技术,为实现患者康复的目的开展一系列包括与疾病的预防、治疗、康复有关的社会和心理方面的专业服务,充分体现"以患者为中心"的服务理念,成为患者、家属、医务人员、医院管理者和社会各方沟通的桥梁,大力开展医务社会工作已成为构建和谐医患关系的重要策略。

(王　璐)

第三节　医院管理的基本职能、基本理论与方法

一、管理的基本职能

管理是指对一个组织所拥有的资源进行计划、组织、领导和控制,用最有效的方法实现组织目标的过程。最早系统性地提出管理职能的是法国的 Henri Fayol,他认为"管理就是计划、组织、指挥、协调和控制"。伴随系统论、控制论和信息论的产生及现代科技手段的发展出现的管理决策学派突出了管理的决策职能。绝大多数学者认同计划、组织、协调、控制和领导是管理的基

本职能。

(一)计划职能

计划职能是确定目标和实现目标的方法和途径,是对未来进行规划并制订行动方案的过程。其主要内容包括分析内外环境、确定组织目标、制定组织发展战略、提出实现既定目标的策略与作业计划、规定组织的决策程序等。任何组织的管理活动都是从计划出发的,因此,计划职能是管理的首要职能。

(二)组织职能

组织职能是指对组织中的各要素之间的相互关系进行合理安排的过程,从而建立起组织的物质结构和社会结构。其主要内容包括设计组织结构、管理体制、分配权力、明确责任、配置资源、信息网络等。构成组织结构的要素包括管理宽度、管理层次、部门和职权。

(三)控制职能

控制职能就是纠正组织目标偏差,可通过确定标准、衡量成效和纠正偏差的基本程序完成。控制可以分为前馈控制、现场控制和反馈控制 3 种方式。

(四)协调职能

协调职能就是正确处理组织内外的各种关系,为组织的正常运转创造良好的条件和环境,促使组织目标的实现。具体包括组织内部的协调、组织与外部环境的协调、冲突的协调等。

(五)领导职能

领导职能就是领导者开展领导活动的职责和功能。领导者在执行领导职能时运用法定权力和自身影响力影响被领导者的过程,既要调动组织成员的潜能,使之在实现组织目标过程中发挥应有作用,又要促进组织成员之间的团结协作,使组织中的所有活动和能力统一和谐。

二、医院管理的基本理论

(一)科学管理理论

美国的古典管理学家 Frederick Winslow Taylor 是科学管理的创始人,被管理界誉为"科学管理之父",其撰写的《科学管理原理》一书的出版标志着一个管理新时代的到来。他认为科学管理的根本目的在于谋求最高劳动生产率。达到最高的工作效率的重要手段是用科学化的、标准化的管理方法代替经验管理。他认为最佳的管理方法是任务管理法,也就是说一方面促使雇员发挥最大限度的积极性,另一方面作为回报,雇员也将从雇主那里获得某些特殊的刺激,这种"积极性加刺激性"的管理,称为任务管理。但是他的科学管理理论是建立在对人性假设为"经济人"的基础上的,具有局限性。

(二)组织管理理论

著名德国社会学家 Max Weber 被誉为"组织理论之父",他编写的《社会组织和经济组织理论》(也译为《行政组织理论》)对后世产生了深远的影响,他的行政组织理论提出的"理想的行政组织体系"成为现代组织广泛采用的组织管理方式。理论认为等级、权威和行政是一切社会组织的基础,只有高度结构的、正式的、理性化的理想行政组织体系,才是对员工进行强制性管理的最合理手段,才是达到目标、提高劳动效率最有效的形式,并且在精确性、稳定性、纪律性和可靠性方面优于其他组织形式。"理想的行政体系"具有的特点应包括:①明确的职位分工;②自上而下的权力等级系统;③人员任用通过正式考评和教育实现;④严格遵守制度和纪律;⑤建立理性化的行动准则;⑥建立管理人员的管理制度。

(三)行为科学理论

行为科学作为一种管理理论,始于霍桑实验,在此基础上,George Elton Mayo 提出了有别于古典管理理论的行为科学理论。其理论主要包括以下几方面。

(1)人性假设是行为科学管理理论的出发点,在各个时期对管理对象的人性假设有工具人假设、经济人假设、社会人假设、自我实现人假设、复杂人假设和决策人假设。

(2)激励理论是行为科学的核心内容,包括需要层次理论、行为改造理论和过程分析理论。

(3)群体行为理论是行为科学管理理论的重要支柱,掌握群体心理是研究群体行为的重要组成部分。

(4)领导行为理论是行为科学管理理论的重要组成部分,包括对领导者的素质、领导行为、领导本体类型、领导方式等方面的研究。

(四)管理决策理论

美国管理学者 Herbert Alexander Simon 是管理决策理论的主要代表人物,他提出管理决策理论的轮廓。管理决策理论的核心观点主要体现在 3 个方面。

(1)突出决策在管理中的地位,理论认为管理的实质是决策,决策贯穿于管理的全过程,决定了整个管理活动的成败。

(2)系统阐述了决策原理,对决策的程序、准则、类型及其决策技术等做了科学的分析,并提出用"满意原则"来代替传统决策理论的"最优原则",研究了决策过程中冲突的解决方法。

(3)强调决策者的作用,其认为组织是决策者个人所组成的系统,因此,强调不仅要注意在决策中应用定量方法、计算机技术等新的科学方法,而且要重视心理因素、人际关系等社会因素在决策中的作用。

三、医院管理的方法

系统论、信息论、控制论的理论及方法被广泛地运用在医院管理工作中,近年来由运筹学演化分支出来的排队论、决策论和博弈论也被作为医院管理的常用方法。

(一)系统论

任何管理都是对系统的管理,系统论是通过对系统与环境、系统与要素、要素与要素等内外各种关系的辩证分析,揭示对象的系统规律,从而达到问题最佳处理的一种方法,系统论是医院管理中最基本的管理方法。

系统论在应用中要把握好以下几个特性。

1.整体性

系统要素间及要素与系统间的相互关系以整体为主,系统运行要从全局着眼,局部着手,统筹考虑,达到整体最优。

2.动态性

系统不仅是功能实体,同时也是一种运动存在,研究系统的动态规律,预见系统的发展趋势,超前谋划,减少偏差。

3.开放性和环境适应性

任何系统不仅和外部环境进行物质、能量和信息交换,同时也对环境进行主动适应,既要充分估计外部环境对系统的影响,也要预计到主动改变环境的可能。

4.综合性

系统目标和系统实施方案选择具有多样性和综合性。既要能把普通的事物综合创造出新的系统,又要善于把复杂的系统分解为简单的单元去解决问题。

(二)信息论

信息论最早产生于通信领域,创始人是美国数学家 Claude Elwood Shannon。他把信息的发射和接收作为一个整体的通信过程来研究,奠定了现代信息论的基础。管理系统也被看作是信息系统,管理对象和决策机构可以看作是信源,各种机构、组织的信息沟通渠道则看作为信道,而各种报表、数据、指令等都是信息。各级组织之间通过信息关系发生联系,管理者的任务就是通过信息系统了解信息、处理信息,然后作出正确决策,发出指令,有效地组织和指挥系统的各种活动。运用信息论的观点和方法,可以广泛地把各类系统看作是借助于信息的获取、传送、加工而实现其目的的过程。

(三)控制论

控制是管理的重要职能。控制论由美国数学家 Norbert Wiener 创立,是研究动态系统在变化的环境条件下如何保持平衡状态或稳定状态的科学。控制论的基本原理在于通过对所控制系统信息的加工和反馈,使该系统进入期望的运行状态。控制论研究如何通过信息的变换和反馈作用,使系统能自动按照预定的程序运行,最终达到目标最优,其核心是负反馈机制。对管理学的借鉴是如何建立闭环的管理通道。

(四)协同论

协同论研究各种不同的系统从混沌无序状态向稳定有序结构转化的机制和条件,由德国著名理论物理学家 Hermann Haken 提出。协同论的根本思想是系统自主、自发地通过子系统的相互作用而产生的系统规则,竞争与协作是其最基本的概念。协同论在管理科学方面得到了广泛应用,通过协同论探求群体的"客观"性质,也可以应用协同论建立一个协调的组织系统以实现工作的目标。协同论的发展与许多学科的发展紧密相关,是系统管理思想的发展,为处理复杂问题提供了新的思路,成为医院管理的重要方法。

(五)排队论

排队论是运筹学的一个重要分支,也称随机服务系统理论。它主要研究如何合理地设计与控制各类随机服务问题,即排队问题。排队论主要的研究内容包括 3 个方面:①排队系统的数量指标,包括队长、顾客逗留时间与等待时间、忙期与闲期等;②统计推断:检验顾客相继到达时间间隔的相互独立性,确定服务时间的分布和有关参数等;③系统优化:研究如何使系统处于最优状态,包括最优设计问题和最优运营问题。

排队系统是指顾客到达后,按照一定的规则排队及接受服务机构服务的过程。排队论通过对每个个别的随机服务对象的统计研究,寻找这些随机现象平均特性的规律,从而改进服务机构的能力,使之达到良好的经济运行效果。

(六)决策论

决策论是在概率论的基础上发展起来的。概率论实际上是在风险情况下的决策理论。这些理论和对策理论概念上结合,发展成为现代的决策论。决策论是根据信息和评价准则,用数量方法寻找或选取最优决策方案的科学。管理的核心是决策,决策论是研究决策问题的基础理论和方法。决策论可分为确定型模型和随机性模型两类,其中确定型模型是指只有一种必然发生的自然状态的模型;随机性模型又可分为自然状态发生的概率未知、不确定型决策模型和自然状态发生、概率可以计算或估算的风险型决策模型。不同决策类型的适用条件和方法见表 1-1。

表 1-1 不同决策类型的适用条件和方法

类型	自然状态	自然状态概率	决策准则
确定型决策	一个	已知	最优法则
不确定型决策	两个或两个以上	未知	乐观准则、悲观准则、乐观系数准则、等可能准则、后悔值准则
风险型决策	两个或两个以上	已知	最大可能性准则、矩阵法、决策树、贝叶斯法则

(七)博弈论

John von Neumann 证明了博弈论的基本原理,从而宣告了博弈论的正式诞生。此后,John Nash 利用不动点定理证明了均衡点的存在,为博弈论的一般化奠定了坚实的基础。博弈论又称"对策论",博弈是指各方决策者在相互影响、相互作用中作出自己决策的行为及其过程。博弈论是研究具有不同利益的决策者行为发生相互影响、相互作用时如何决策及这种决策的均衡问题的理论。博弈论需具有 3 个基本要素:①参与者是博弈中通过选择对策或者行动,以使自己利益最大化的决策主体。参与者可以有两方,也可以有多方。②策略是参与者在给定的信息下的行动规则,它规定参与者在什么时候选择什么行动。策略必须是参与者在冲突过程中的一个独立的、完整的行动。③得失是指每个参与者从各种对策组合中的"赢得"或者"支付",通常称为"支付函数"。博弈论研究系统中各方的预测行为和实际行为,优化策略。

(张　政)

第四节　医院功能与医院服务

一、医院的功能

医院的功能也就是医院的任务。《医疗机构管理条例》指出医疗机构(含医院)是以尊重生命,救死扶伤,维护和保证公民健康为宗旨,要以患者为中心,在提高医疗质量的基础上,保证教学和科研任务的完成,并不断提高教学质量和科研水平,同时做好预防、指导基层工作。国外有的将医院功能分为照料病员、培养医师及其他人员、增进大众健康和推进医学的研究四个方面。医院的基本功能应如下。

(一)医疗

医疗是医院的主要功能。医院医疗工作以诊疗与护理两大业务为主体,医疗与辅助业务密切配合,形成一个医疗整体,为患者服务。医院医疗一般分为门诊医疗、住院医疗、康复医疗和急救医疗。门诊、急诊诊疗是第一线,住院患者诊疗是重点。

(二)教育培训医务人员及相关专业人员

医学教育有个显著的特点,就是学校只是医学教育的一部分,必须经过毕业后医学教育才能培养成为一个合格的医师。临床医学是实践医学,医院是住院医师的规范化培训和专科医师培养的基地。临床研究生的培养也是大型医院,尤其是教学医院的基本任务。医院必须具有对全体医院工作人员进行培养教育的功能。发挥这一功能才能不断培育专业医务人才队伍,提高业务技术水平,提高医疗质量。此外,教学医院还要承担临床教学的任务。

(三)开展科学研究

医院是集中进行医疗实践的场所。医院开展科学研究是提高业务水平的需要,如开展新业务、新疗法,要先进行实验研究,取得成果,然后用于临床,对临床研究,往往能对医学发展作出贡献,提高医疗质量。医院在医疗实践中蕴藏着无数的研究课题,医院必须具有临床医学研究的功能。

(四)预防保健和社区医疗服务

医院不仅单纯为了治疗患者,必须进行预防保健工作,开展社区医疗服务,成为人民群众健康服务活动的中心。要扩大预防,指导基层,开展健康咨询、门诊和住院体格检查、疾病普查、妇幼保健指导、卫生宣教等业务。同时还要开展计划生育的技术工作,医院必须对社会保健作出自己的贡献。

(五)康复功能

医院的康复功能日益受到重视。事实上,康复范围不只是康复各种治疗,其涵盖范围相当广泛,其主要目的与功能分别是:第一,让每一位患者能在生理上完全康复;第二,使每位患者在心理上完全摆脱创伤;第三,使患者能早日回归社会;第四,使患者发挥其原来之角色功能,而不是留下任何疾病之阴影;第五,预防患者再患同一伤病而住院。

以上五项功能不是各自孤立的,而是相互联系、相辅相成的。也不是并列的,而是以医疗为中心,医疗与其他四项功能相结合,围绕医疗工作统筹安排,才能全面完成医院各项任务。

二、医院的服务

医院是以诊治疾病、护理患者为主要目的的医疗机构,是对公众或特定人群进行疾病防治和保健康复的场所。医院以患者和一定的社会人群为主要服务对象,以医学技术为基本服务手段,以满足医疗保健需求为主要服务内容,以蕴含生命健康和安全的医疗产出和非物质形态的健康服务为主要服务形式。医院服务,从内涵上看,包括技术性服务和功能性服务;从外延上看,可分为疾病诊疗康复服务、亚健康人群的保健服务、健康人群的疾病预防服务等。医院服务是一种特殊的公共产品,医院是产品的提供者,医务人员是产品的生产者,患者是产品的使用者,社会是产品的受益者。

作为典型的服务单位,医院服务与其他服务又有着本质的差异。医院服务的特性如下。

(一)无形性与易逝性

医院服务在本质上是一种行动、过程和表现,不是实物。医院服务很难向患者进行具体展示,医院服务的需求和供给是同时显现的。因此,医院服务尤其是急诊服务具有地域性。医院服务很难用专利等手段加以保护,新的服务项目可以轻易地被效仿。未接受服务的患者很难感知和判断其质量和效果,对医疗服务质量进行客观评估,往往根据医务人员、服务设施和环境等有形线索来进行判断。患者为了减轻医疗服务的风险,通常相信亲朋好友的推荐、医院在社会上的声誉以及他们自己过去的就诊经验。

医院服务不是有形产品,不能被储存、返修或返工。医务人员的技术、技能不实际操作,就会生疏荒废。医院的服务能力不及时应用到诊疗服务之中,不转化为实实在在的服务,就没有价值,就意味着资源的流失和浪费。这要求医院在对医疗需求进行科学分析的基础上,合理确定医院的适宜规模,配备医务人员、医院设施和医疗设备。

(二)专业性与伦理性

医院服务是知识密集型产品,是多种思维劳动的综合产物。由于医院服务关系到人的生命安危,所以法律上规定只有具备专门的知识、受过专门训练的医疗专业技术人员和具备法定条件的医疗机构,才能作为医疗服务的提供者或经营者。

由于绝大多数患者不具备医疗专业知识,很难对自己的医疗需求、服务内容和服务质量作出科学的判断,不得不依赖医疗专业技术人员的专门知识和技能。医院服务的提供者完全可能操纵患者的医疗需求,甚至可以创造医疗需求。医务人员与患者在对疾病的认识程度上极度不对称,医务人员在心理上具有绝对优势。提供者可以利用技术上的垄断地位和需求者的紧迫需要而单方面决定服务的内容和服务质量。另外,患者在疾病的诊治过程中需要把自己身体的隐秘部位暴露给医务人员,把自己的一些隐私告诉医务人员,所以医院服务具有很强的伦理性。医院服务的专业性和伦理性要求医院的医务人员树立以患者为中心的理念,发扬救死扶伤、人道主义精神及对医疗事业无私奉献的价值观念,具备高尚的医德情操和道德素养。

(三)社会性与公益性

医院肩负着重要的社会功能,医院的服务具有社会性。医院的功能,不仅体现在诊治某个患者的个体效果,重要的是要看它的社会效果。医院的社会功能主要体现在:①维护和增进人类健康。人类的繁殖、出生、发育、疾病、衰老、死亡是一个自然过程,这一过程日益需要医疗活动的干预和影响。所以医疗保健已成为人类社会生活中必不可少的条件。②保护和增强社会劳动力。医疗的最佳效果是使患者重返社会,参加精神文明和物质文明建设。医疗工作是直接为生产力的基本要素之一劳动力服务的,它的作用只对劳动者的自然属性发生作用,不直接影响劳动者的社会属性。③社会适应不良的调节。医疗能够帮助个人暂时离开所处社会环境,缓和精神上的紧张,补偿社会功能上的缺陷。④完善社会健康体系。医院的任务,是以医疗为中心,同时开展社会预防。要求临床医师在日常医疗的各个环节中体现预防观点,落实预防措施,完成预防任务;要求医院扩大服务范围,从院内服务扩大到院外服务,从技术服务扩大到社会服务,为完善社会健康体系作贡献。⑤调剂社会公益、福利。医疗卫生事业是政府实行一定福利政策的社会公益事业,医院等卫生机构均获得政府或社会组织一定数额的事业补贴经费,因此起着促进或延缓社会财政对公共事业的补偿或其他特殊分配的作用。

医院服务包括预防保健、疾病诊疗等内容,其中预防保健由社会人群共享,属于公共服务;疾病诊疗虽然都有具体的服务对象,但也属于准公共服务。因此,医院服务的公益性不容置疑。医院是社会保障体系的一部分,医院服务首先要强调的是其社会效益。医院在为社会服务的时候,对患者要不分贫富贵贱,要一视同仁。医院服务的公益性决定了其必须坚持社会效益与经济效益的统一,在确保社会效益的同时讲求经济效益,以增强医院实力,提高医疗服务的水平与效果。提高经济效益的根本途径在于提高医疗服务的水平与质量,注意投入与产出的合理比例。

(四)随机性与连续性

人们什么时候生病,生什么病,或疫情什么时候发生,多大规模,都是事先很难准确预料的;同时每一位患者都有个体化的表现。因而,医院服务的需求与供给都具有很大的随机性,既不可能像一般日常生活消费品那样有计划地消费,也不可能像工厂那样按标准程序进行大批量商品的生产。在医院必须强调时间就是生命,在治疗与抢救患者过程中要分秒必争。医院要方便患者就医,节假日往往是多数患者可以自由支配的时间,医院服务不应该有节假日之分,必须是24小时服务。

医院接受患者就诊、病情观察与治疗要求连续不间断,各种工作安排都应适应医疗工作连续性要求,医院必须为患者提供连续的不间断的医疗服务。

(五)生产与消费的同一性

医院服务具有生产与"消费"不可分离的特点,服务人员向患者提供服务之时,也正是患者"消费"服务之时。医院服务的完成,实际上是医务人员和患者互动配合,共同与疾病斗争的结果。因此,患者在接受治疗时,不是被动无关的,他是医务人员的重要协作者,医疗的质量不完全由医师决定,而是很大程度上受双方的合作意识、指导接受能力与参与配合程度的影响。医院服务的同一性决定了患者在医疗服务质量评价中起十分重要的作用。

(六)广泛性与层次性

医疗服务面广,各行各业、男女老少,在产生医疗需求时,不得不选择医院的服务。尽管人们都希望最好是"别有病",但是一旦有了病,就必须去医院看医师。当然也有许多人由于各种原因,生病后没有及时就诊,这样医院就存在着大量的具有潜在需求的患者。如果医院还是等患者上门,那么,医院起不到对疾病的预防作用,也使患者的疾病得不到及时发现、及时治疗,较难取得医疗效果。

医院服务的层次性主要表现在:①核心服务是医院服务的最基本层次,也就是患者需求的物质或服务的利益。例如,患者到医院看病是为了诊断病情,寻找治疗方法,得到高质量的治疗,尽快解除病痛,获得康复。②形式服务即患者需求的医疗服务实体或外在质量。如医疗服务的项目、技术水平、设备条件、治疗质量与效果能否满足患者的不同需求。③附加服务即患者需求的医疗服务延伸部分与更广泛的医疗服务。如医学知识的介绍、病情咨询、服务承诺、就医环境、生活方便舒适程度等。

(七)异质性与不确定性

医院服务由医院员工提供,同时需要患者的积极参与。医疗服务质量取决于很多服务提供者不能完全控制的因素,如患者清楚表达的能力、员工满足患者需要的能力和意愿、患者间的相互作用、患者对服务的需求程度等。同样的疾病对于不同的个体,症状、体征都不会完全一样,同样的病用同样的药在不同个体的反应是不一样的,有的反应常常不可预知。同一位医务人员、同一个诊疗环境、同一个病种、同一个诊疗方案,对于不同的患者都可能产生不同的疗效,表现为不同的服务质量。实践中,导致医院服务异质性的原因主要有三个方面:一是医务人员的原因,由于心理状态、服务技能、努力程度等的不同,同一家医院中的医务人员提供的服务是有差异的,即使同一位医务人员提供的服务在不同的情况下在质量上也可能会有差异。二是患者的原因,如患者知识水平、经济水平、个人体质等不同,直接影响服务的质量和效果。三是医务人员与患者间相互作用的原因,即使是同一位医务人员向同一位患者提供的服务,也可能会因双方当时的情绪等原因而存在差异。

医院作为提供医疗服务的组织还具有卫生服务组织所共有的特性,例如,定义和衡量产出较为困难、服务工作多变而且复杂、大多数工作紧急且不容延误、工作几乎不允许含糊和出错、组织内部各个部门和岗位高度相互依赖并且要求高度协调等。

(叶肖男)

第五节　医院管理者

一、医院管理者的角色

管理学大师亨利·明茨伯格（Henry Mintzberg）在其巨著《管理工作的性质》中,对管理者的角色和作用进行了多方面的研究和论述。他通过大量的、长期的观察和研究,得出结论:一个管理者同时起着不同的作用。这些作用和工作可归纳为三个方面:人际关系方面的角色,信息情报方面的角色和决策方面的角色。

（一）人际关系方面的角色

着重于人际关系的建立与维系,具体包括下列三种角色。

1.代表人

管理者是组织机构的象征,作为组织机构的代表人有责任和义务从事各种活动,如会见宾客、代表签约、剪彩、赴宴等,有些属例行公事,有些具有鼓舞员工士气的性质。但全都涉及人际关系的活动,没有一项涉及信息处理或决策。医院管理者是其所管理的医院或部门的名誉领袖,在我国目前绝大多数的公立医院中,院长是医院的行政首长和法定代表人,有权履行相应的责任和义务。

2.领导者

负责对下属激励、任用、培训和沟通。管理者通过领导角色将各种分散的因素整合为一个合作的整体。医院员工多为具有一定专业知识和技能的知识分子,作为医院管理人员,要具备很强的影响力,要根据医务人员个体的需求和群体的文化特点采取适宜的激励手段,讲究领导艺术,培育团队精神,构建相应的医院组织文化,以提升医疗服务水平,履行医院社会功能。

3.联络人

负责同他所领导的组织内外无数个个人和团体维持关系,建立和发展一种特别的联系网络,将组织与环境联结起来。医院的服务对象是人,需要与各行各业打交道,医院的运营与社会环境关系密切。医院是由多部门、多专业、多岗位构成的较为复杂的组织机构,医院工作协作性强,这就需要医院管理者具有较强的协调能力。

（二）信息方面的角色

管理者在其组织内部的信息传递中处于中心地位,事实上是组织的"中枢神经",其既是获取外部信息的焦点,也是传递信息的来源。信息角色包括下列三项。

1.收集者

作为收集者,其角色是寻求信息,使其能够了解组织内外环境的变化,找出问题和机会。医院的运营需要分析和掌握大量的信息,这些信息包括:政策信息、市场信息、科技信息、医院内部运营信息、员工思想动态、部门和员工绩效等。医院管理者要善于通过各种有效途径收集和分析处理信息,善于进行科学的调查研究,善于通过信息的处理寻找存在的问题和发展机遇,制定发展战略,采取相应的管理措施,保证医院各项工作正常进行,促进医院健康发展。

2.传播者

将收集到的信息传播给组织的成员。医院管理者涉及的信息有的是关于事实的客观信息，有的是关于价值的主观信息。管理者通过信息的传播有效沟通，以激励和约束下属，指导下属正确决策，指挥下属有效执行。

3.发言人

医院是面向社会的开放式组织，是人群密集的公共场所，医院的运营状况与民众生活、社会稳定密切相关，医院的服务能力和医疗水平备受社会关注。医院管理者应该承担发言人的角色，代表医院或相应部门对外发布信息，以期争取社会公众、利害关系人的理解与支持，维护医院的社会形象。

(三)决策方面的角色

管理工作中最重要的部分也许就是担任决策角色。医院管理者对其管理的医院的战略决策或部门机构的工作运转系统负有全面的责任，医院管理者的决策职能十分重要。包括以下四个主要角色。

1.战略决策者

医院管理者，特别是院长作为医院战略决策者，是医院发展战略和改革创新的设计者和发起者，需要按照医院所有者及其代表的意志，控制战略目标实现和改革创新的活动进程，发现并利用各种机会，促进医院组织的变革。

2.资源分配者

资源分配是组织战略制定的核心，战略是由重要的组织资源的选择决定的。进行资源分配是医院管理者必须承担的角色。这里所说的资源包括人力、资金、物质材料、时间以及信息。

3.协商谈判者

医院在其运营过程中，不可避免地与外界发生各种关系，代表医院与相关组织和人士进行协商和谈判，进行资源的交易是医院管理者必须承担的角色。

4.危机管理者

医院工作具有较高的风险性，医疗事故、医患纠纷以及未所预料的事件均有可能发生，医院管理者应该是出色的危机管理者，善于进行危机或组织冲突的处理和解决。

二、医院管理者的能力

我们已经进入了科技创新和信息时代，知识经济也初见端倪。21世纪的管理者应以怎样的管理理念、方法、手段、技能，迎接挑战？毋庸置疑，时代的发展对管理者的技能提出了更高的要求。国外对人才的培养，除了获得学历资格外，非常重视技能资格的培训和考核，颁发技能资格证书以示获得过技能方面资格培训。管理者除具有专业知识、管理理论、心理学知识外，更要注重能力的培养。

(一)表达力

演讲与口才对医院管理者来说，其重要性不言而喻。过去那种"皇帝的女儿不愁嫁"的观念已经被彻底淘汰了，实事求是地宣传医院和个人，有利于提升医院和个人在公众中的知名度，也是管理者良好感召力的体现。在构建医院内部和谐的环境中，最佳的表达力和沟通技巧，是管理者与职工交心换心的最好时机，也能起到激励员工和协调工作的作用。表达力又可分为语言表达能力和文字表达能力。语言表达能力，就是通过说话表达主题思想的能力。在实际工作中，有的不会说话或说了半天对方不知表达什么问题,特别是向上级有关单位反映诉求时,不能突出主题,逻辑混乱,既浪费了有限的时间,又引起对方的不满。影响语言表达能力的方面主要有:①信息不准或问题把握不清,有畏惧心理;②思路不清晰,目的不清楚,主题不明确,反复废话太多;③在与人谈话时,口齿不清楚,语言不简洁,观点不明确,条理不清楚;④没有针对不同谈话对象,采取不同的表达方式。

文字表达能力包括专业论文的书写、公文写作、总结、发言稿件写作等。特别是公文写作,我们的上级机关是政府有关部门和官员,政府行政办公有它的一套程序,不掌握公文写作的特点和要求,会因公文写作要点不清,文笔不畅,格式不对影响办公效率,失去宝贵的时间和机会。

(二)分析力

分析力是医院管理者所要具备的素质之一。首先,要熟悉党和国家的方针政策。知晓国家法律规章和管理办法,有一定的理论修养,从讲政治的高度,洞察形势的发展变化,在错综复杂,风云突变的情况下不迷失方向,客观地、全面地分析形势和自身的优势与不足,做出正确的判断分析,选择正确的方向。其次,信息是提高分析力的重要保障,是医院管理者进行分析和科学决策的基础和依据。现代管理的重心在经营,经营的中心在决策,决策的前提在预测,预测的基础是信息。要善于搜集信息,积累信息,分析信息和使用信息,只有获取真实的信息,通过分析和判断,才能发挥信息的作用,为分析提供可靠的依据。最后,要善于思考问题,思考应把握全局的原则,防止片面性,盲目性,要通过问题的现象看到问题的本质,把前因后果联系起来,从政策的出台背景,所采取的措施,应达到的目的进行综合分析,找出事物的发展规律,不断提高分析问题和解决问题的能力。

(三)领导力

领导力是引领与影响个人和组织,在一定条件下实现某种目标行动过程的能力。领导是一个行为过程,而致力于实现这个过程的人就是领导者。一个有能力的领导会给医院和职工带来成功的希望,使人们对他产生一种敬佩感。敬佩感是一种心理磁石,它会吸引人们自觉地去接受影响。在当今高度信息化和严峻的市场竞争形势下,领导者应具备九种新能力。

1.核心竞争能力

核心竞争能力是在一组织内部经过整合了的知识和技能,尤其是关于怎样协调多种生产技能和整合不同技术的知识和技能。它首先应该体现为一种文化力。医院管理理论发展到现在,医院文化在医院管理中的作用越来越受到重视,医院文化是医院特有的,是医院在长期发展过程中逐步积累、提炼出来的,是其他医院无法模仿的。其次,是学习能力,面对形势的变化,能否做出快速的反应,能否及时调整自己适应新形势,都要靠学习。不会学习就不会工作,也就无从创新和发展,培养学习型医院是当今医院管理者最关心的一个问题。再次,是创新能力,创新是医院发展的动力,医院只有创新才会发展,才会有突破。最后,是实践能力,凡成功的医院都是重视实践,光说不练是不行的,任何优秀的思想和计划都要靠行动来变为现实。

2.战略主导能力

置身于日益复杂的生存环境,面对日益激烈的生存竞争,医院要保持可持续发展,应该由销售主导型经营方式向战略主导型经营方式转变。转变经营方式是一项长期复杂的任务,先要在思想观念上更新。当环境发生变化以后,原来的新观念则成了旧观念,原来是发展动力,现在则是发展的阻力。管理者应站在全局的高度,以战略的眼光分析目前和未来的发展趋势,不要被眼前利益所驱动。

3.互动影响能力

在现代医院管理中,医院管理者担当着不同角色,如外交家、宣传家、教育家、观察家、调解人等。这些角色无不需要领导者与其他群体成员产生互动,而互动的结果并非取决于职权等级关系,领导者的影响力才是其中的关键。

领导者的影响力,就是领导在领导活动中,有效地影响和改变被领导者的心理与行为使之纳入群体活动目标轨道的能力。也就是领导的状况和行为在被领导者身上产生的心理效应。在领导与被领导者的关系中,领导起主导作用,领导如果不能影响或改变被领导者的心理和行为,就很难实现领导功能,群体目标也很难达到。

4.自我调控能力

这表现在日常工作中对事态的发展、对人的控制上,更表现在关键时刻的胆略和才智对局势的控制上。冷静处事,是为人的素质体现,也是情感的睿智反应。生活是有太多的逆境,它是生活中的偶然。但是在理智面前,偶然总会转化为令人快慰的必然。

以冷静面对社会,有利于顺境与逆境中的反思,可既利社会又利自己;以冷静面对生活,有利于苦乐中的洗练,可尽享人生中的惬意;以冷静面对他人,有利于善恶中的辨识,可亲君子而远小人;以冷静面对名利,有利于道德上的筛选,可提高人品和素质;以冷静面对坎坷,利于安危中的权衡,可除恶果保康宁。冷静,使我们大度、理智、无私和聪颖。冷静,是知识、智慧的独到涵养,更是理性、大度的深刻感悟。

5.动态决断能力

超脱是领导工作的一个重要原则,但在一些特殊情况下,领导者又不能不介入下级的工作,否则就可能造成失误,甚至犯失职性错误。那么,在什么情况下需要介入下级的工作呢?①特殊性事件。有些事件发生突然,影响面大,力度强,又很敏感,处理不好会造成很坏后果。在这种情况下,领导者视情况直接过问,甚至越级指挥都是必需的。②复杂又难以预测的重大工作。有些工作事关重大,或受各种客观条件的限制,无法弄清工作的环境和背景;或工作本身过于复杂,又没有足够手段证实其科学性。③特殊时期。历史或工作进程处在发生重大变化的阶段,领导者面临许多关系全局的重大问题,只要有一件或一个环节处理不当,就可能造成巨大损失或失败。④关键性大事。事务本身关键,或事务处在某个关键点上,处在一触即发状态,因为关系重大,领导者必须介入。⑤某个局部出现严重问题,其自身已无力解决,这时主管领导必须亲自前往处理,或向上级请求派工作组全权解决。

6.创新思维能力

一个民族要对人类做出贡献,列于世界先进民族的行列,这个民族必须具有强烈的创新意识、全面的创新精神和能力。其中,创新意识、创新能力的养成是关键的,是核心的方面。

在知识经济条件下,医院的竞争力大小,取决于其创新力的强弱,医院的创新力包括以下几个方面。

(1)品牌创新。一方面要求根据时代的发展和竞争的变化对品牌的设计和使用加以更新,另一方面要根据医院的发展,扩大品牌的知名度,争创全国品牌和国际名牌。

(2)服务创新。服务是有形技术的延伸,能够给患者和公众带来更大的利益和更好地满足,因而越来越成为医疗的一个重要组成部分。服务创新就是强调不断改进和提高服务水平和服务质量,不断推出新的服务项目和服务措施,力图让患者达到最大的满足或满意。

(3)战略创新。即技术陈旧战略,是医院根据市场需求变化规律有意识地淘汰旧观念、落后的管理手段和技术,推出新技术和手段的战略,通过医院自己对技术和手段加以否定而不断注入"新鲜血液",使得医院发展曲线呈平稳上升态势。

(4)知识化创新。知识化创新是知识经济发展的产物,是知识经济相适应的一种新观念。它高度重视知识、信息和智力。凭知识和智力而不是凭经验在日益激烈的市场竞争中取胜。

(5)发展趋势创新。要顺应国内、国际大趋势,朝着多样化、多能化、简便化、舒适化、环保化方向发展,并注重实施医院整体概念的发展战略。

7.现代流通能力

随着经济结构的调整和多样化、个性化消费需求的出现,使经济社会对物流的需求发生了质的变化,实行科学的物流管理已成为降低成本、提高效益的最重要途径之一。要改变过去重采购、轻流通;重现金流、轻物流的传统观念,应充分利用第三方物流的作用,减少药品、耗材、被服等物品在采购、仓储等环节所造成的损失。

8.多元思考能力

思维即是财富,这是林语堂先生说过的一句话。古人曰:"行成于思"。没有思维上的变动就不会产生行为上的变化,也可以说,人类历史上的所有新东西都是从思维创新开始的。市场竞争,实际上是人才的竞争和思维能力的竞争,只有充分发挥人的聪明才智和创新能力,在医疗质量、患者安全、外部环境、内部和谐、建立评价评估体系、再造服务流程、引进和开展新的技术和手段等方面进行多元化思考,才能使医院保持领先的地位,永远立于不败之地。

9.人力资源管理能力

人力资源管理的含义为:一个组织对人力资源的获取、维护、激励、运用与发展的全部管理过程与活动。现代人力资源管理的本质就是了解人性、尊重人性、以人为本。对于一个医院来讲,把劳动人事管理上升到现代人力资源管理,建立起能够吸纳人才和激发员工积极性与创新性的管理机制,有利于医院把人力资源作为一种财富来开发挖掘和积累升值,有利于医院的全面发展和持续发展。

三、医院管理者的管理风格

医院的可持续发展和保持旺盛的生命力,与医院管理者的风格有密切的联系,在激烈的竞争中要管理好一所医院,与管理者风格、管理水平、管理技能是分不开的。

一是要具备专业知识、管理知识和其他辅助知识,懂政策、懂技术、懂管理。及时了解和掌握党和国家现阶段对卫生工作的有关方针、政策及有关规定,掌握现代化的管理理论、方法、手段,把社会科学知识与自然科学知识结合起来,把系统论、运筹学、经济学、信息论、行为科学、控制论等逐步运用于管理之中,真正做到按管理科学规律办事,努力使自己成为医院管理的行家里手,熟读政策的高手,驾驭工作的能手。

二是坚持以人为本的管理理念,推行人性化管理,形成良好的团队精神和医院文化,营造一个和谐、团结、协作、健康、向上的工作氛围。放弃本位主义,作职工的朋友,理解职工、尊重职工、宽容职工,与职工平等相待,向职工问计问策,虚心请教,听取批评和建议,充分调动职工的主动性、积极性,使职工具有主人公的责任感,从工作中获得物质和精神利益的享受。

三是不谋私利,秉公办事。管理者要有正确的权力观和政绩观,权力只能为全体职工的根本利益服务,定政策、办事情都要以医院发展和全体职工的根本利益为出发点和落脚点。成绩是全体职工共同努力得到的,不能为了政绩,盲目发展以损害医院和职工的切身利益换取自己的荣誉。更不能争名夺利,在职工中失去威信,只有淡泊名利,一心为公,才能赢得广大职工的支持和拥护。

四是处事果断,敢于承担责任。管理者在大是大非面前,应旗帜鲜明、态度明确、拥护党和国家、医院和职工的利益。在工作中勇于承担责任,鼓励职工在技术上大胆探索和实践,要善于团结和带领领导班子成员一起工作,要虚怀若谷、宽宏大量,不斤斤计较权力之争。特别是团结那些提出反对意见或意见提错了的同志一起共事。在日常管理中不居高临下,不伤害职工的自尊心,批评时要掌握方式、方法,正面引导,以理服人。

四、医院管理者的人格

良好的人格形象可使他人钦佩、敬仰而产生模仿意识。一个完美的形象,外在表现是语言、行为符合职业道德的要求,内在的表现是靠心理作用有意识地控制自己的表情、动作,调整情绪,以适应管理者不同角色的转换。首先,医院管理者要表现出强烈的事业心和责任感,树立"以患者为中心"的服务理念,处处起模范带头作用,以热情、诚恳、宽容、积极的态度对待每一位职工,使职工感到亲切、信任,愿意和你沟通、共事,同吃苦、共命运,让职工由"要我去做"变成"我要去做"。其次,应该具有很强的情绪控制能力。一个医院管理者情绪的好坏,可直接影响整个医院的工作氛围和工作效率。管理者的情绪不单是个人的事情,将会影响下属和职能部门的工作人员。管理者的情绪变化无常、大起大落,让职工感到无所适从,造成不必要的误解,所以要学会控制情绪,遇事不乱,大智若愚。再次,应宽以待人、严于律己。人往往能够对别人的缺点看得一清二楚,在批评他人的时候,容易忽视自身的缺点。批评一旦超出所能忍受的范围,反而引起厌恶和反感,丧失说服力。对自己要严,对他人要宽,时时刻刻严格要求自己,身正不怕影子斜,别人会信服你,而诚心实意帮助职工,从关心、爱护的角度说服教育,以理服人,以德服人,职工就会感激你,尊重你的人格。最后,要诚实守信,言必行,行必果。信誉就是生命,诚实可信,言行一致,不说大话,严守信誉是与职工建立长期稳定工作关系的基础。职工最怕领导说了不算、承诺的事不兑现,时间一长逐渐失去了对领导的信任。管理者应该说话算数,说真话,说实话,承诺的事情一定要认真落实。即使是说了,但条件不成熟一时办不了的事情,也要向职工讲清原因,求得理解。只有在职工中树立讲信誉、守承诺、敢决策、重效果的人格魅力,才能在管理中达到政令通畅,人心所向,职工拥护,领导满意的权威效果。

(孙涵琪)

第六节　医院组织结构与岗位设置

一、医院组织结构的概念和特点

医院组织结构是医院为实现组织整体目标而进行分工协作,在职务范围、责任和权利等方面进行划分所形成的结构体系。它反映了医院组织各部分的排列顺序、空间位置、聚集状态、联系方式以及各要素之间的相互关系。医院组织结构应该具备目标统一性、稳定性和适时性的特点。

(一)目标的统一性

医院中的组织结构是通过各自承担的任务构成的管理体系,这个体系中的各个组织和部门都是为了实现医院的总目标而工作的。所有医院,不论是民营的还是公立的,不论规模大小,其共同目标都是救死扶伤,维护人群的健康水平,因此医院的一切工作必须以患者为中心,医院的组织结构也要体现这个中心目标。

(二)高度的稳定性

任何组织都需要高度的稳定性。对各级各类医院来说,其目标是一致的,其基本任务是相似的,其组织结构的基本职责是相同的。如医院部门都分为医疗、护理、医技、行政后勤等几大类别,诊疗单元分内、外、妇、儿、五官等科室。

(三)适时性

现代医院的组织结构不是一成不变的,而是随着组织内外部要素的变化而变化的。各医院可根据自身条件和工作发展计划,根据时代和社会发展的需要,对党群、行政后勤、业务管理等各体系及各业务部门进行调整。

二、医院组织结构的主要功能

所有的管理职能需要依托一定的组织才能实现,管理者都是在组织中工作的,组织的大小、规模、复杂程度等特性影响着管理者的管理成效。组织结构规定和制约着管理系统功能的性质和水平,限制着管理系统功能的范围和大小。医院的组织结构即是为达到医院的目标,由医院成员来实现的活动体,医院的职责和任务就是医院成员通过完成组织结构的功能来实现的。医院组织结构的基本功能可归纳为以下五个方面。

(一)指导功能

医院要达到既定的目标,保证其良好的运行,必须通过医院组织结构来实施贯彻相关的制度和章程。医院内部通过组织结构,各部门各司其职,上级的命令或者任务,通过组织结构,落实到医院各个负责部门,使之变成全体员工的行动。

(二)管理功能

管理就是用科学的理论及方法和行之有效的规章制度等推行医院的政令和计划,完成党的工作任务,使医院医疗、教学、科研、党务各项活动能够协调发展。管理功能涉及的领域很广,例如门诊管理、住院管理、护理管理、信息管理、人力资源管理等。

(三)服务功能

医院组织结构是为了完成医院的既定目标、任务而服务的,应坚持"领导为群众服务、后勤为医疗服务、医技为临床服务、全院为患者服务"的原则,在整个服务体系中应遵循"以患者为中心"的宗旨。

(四)协调功能

医院组织结构为保证完成既定目标,协调领导与群众、后勤与医务、科室与班组等各种工作关系,使其和谐的工作,避免冲突,提高功效,惯性运转。

(五)监督、考核和保护功能

协助领导对下属科室、班组及其工作人员按照医院的规章制度进行检查、考核,并保证医疗和财务安全,依法保障职工的合法权益。

三、现代医院组织结构类型

医院的组织结构与其他的组织结构一样,是权责分配关系构成的体系。医院的组织结构并不是一成不变的,它会随着医疗制度、医院战略、医院环境的变化而发生变化,医院的组织结构变革是基于服务患者、方便患者、满足患者的需要。因此,适时选择合理的医院组织结构是医院决策者面临的一大考验。医院组织结构模式的选择主要受医院任务目标、医院内外环境、技术和医院本身的特性影响,规模不同的医院之间组织结构存在差异,综合医院和专科医院的结构也有差异。医院常见的组织结构类型主要有以下几种。

(一)直线型组织结构

直线型组织又称单线型组织,它是使用最早,也是最简单的一种组织类型。特点是组织的领导人员对其所管辖的范围及其下属拥有完全的直接职权,一切指挥与管理职能基本上都由其执行,不设职能机构或仅有少数职能人员协助其工作。该组织结构的优点是结构简单,管理人员少,职责权利明确,工作效率较高。缺点是组织结构缺乏弹性,对领导的要求较高,要求领导人员通晓多方面的知识和具备较强的工作能力。这种组织只适用于规模较小、管理层次较简单的医院。

(二)职能型组织结构

它是按照分工原则进行设计的。这种组织结构的特点是医院各组织部门按照职能进行划分,实行专业化分工;由院长对各职能部门进行统一管理,高度集权。该组织结构的优点是结构简单、权力集中、指挥统一,易于医院实现职能目标。缺点是对外界环境的变化反应较慢;可能引起高层决策堆积、层级负荷加重;可能导致部门间缺少横向协调,对组织目标的共识有限,导致创新能力有限。这种组织结构比较适合于中小型综合医院及服务范围单一的专科医院。

(三)直线职能型组织结构

它是直线职能与参谋职能有机结合,按照组织和管理职能来划分部门和设置机构。这种组织结构的特点是:以直线为基础,在各级行政负责人之下设置相应的职能部门,分别从事专业管理,作为该领导者的参谋,实行主管统一指挥与职能部门参谋、指导相结合的组织结构形式。职能部门拟定计划、方案以及有关指令,统一由直线领导者批准下达,职能部门无权下达命令或进行指挥,只起业务指导作用,各级行政领导人实行逐级负责,形成高度集权的组织结构。

这种组织结构把管理机构和人员分为两类:一类是直线指挥部门和人员,拥有决定和指挥权,并对该组织的工作负有全部责任。另一类是职能部门和人员(也称为参谋部门和人员),是直线指挥部门和人员的参谋,只对直线指挥人员起参谋助手作用,对下级直线部门只提供建议和业务指导,没有决定和指挥的权利。一般情况下,直线指挥部门给职能部门授予一定的权利,它可代替指挥部门行使一定的指挥权利。

直线职能型组织在摒弃了直线型的缺点基础上,仍保持了其优势,这种组织实行的是高度集权,能保证组织内有一个统一的指挥与管理。同时有一套职能部门和人员,作为直线指挥人员的参谋助手,因而能够对本组织内的活动实行有效管理。缺点是由于权利过多集中于最高管理层,下一级部门的主动性和积极性的发挥受到一定限制;医院部门之间横向联系较差,容易产生脱节与矛盾,对新情况难以及时做出反应;医院各参谋部门与指挥部门之间的目标不统一,容易产生矛盾;信息传递路线较长,反馈较慢,适应环境变化较难。这种组织结构比较适用于中型组织,我国的二级及以上的医院绝大多数采用这种组织结构。

(四)矩阵型组织结构

它是在直线职能组织结构的基础上,又有横向的机构系统,使组织结构既保留纵向的垂直领导系统,又使横向之间发生联系。横向的组织系统是医院按任务的项目与规模而设置,如科研组织等,这种组织的人员大多数是从相关业务或职能科室中调用的。

矩阵型组织结构是实现多重组合的一种方式。矩阵是横向联系的一种有力方式,其独特之处就在于同时设有辅助诊疗部门(横向的)和医务部门(纵向的)结构。这种组织结构的优点是使集权和分权有机结合,增强了管理工作的科学性和灵活性,有利于医院各学科的发展和专门人才的培养。这种组织对医疗任务重、业务情况复杂、辅助诊疗技术较高、科研任务较多的大型医疗机构是一种行之有效的组织形式。随着医学科学及相关学科的发展,矩阵组织结构将是现代化医院组织结构设置的趋势。

(五)其他组织类型

随着医疗卫生事业的不断发展,以及人民群众卫生服务需求的不断增长,医院在不断发展中出现了许多复合的组织类型。一些股份制医院借鉴现代企业的模式,在医院组织中建立了董事会或股东大会等投资管理机构;一些医院集团把管理部门逐渐游离出去,形成独立专业的管理体系。这些组织形式反应灵活,组织运行更加专业化,在一定程度上促进了医院的发展。

医院组织结构的设置,要从医院的工作性质和任务规模出发,适应自身的职能需要。在实际医院管理活动中,大部分医院的组织结构并不是纯粹的一种组织结构类型,而是以某一种组织结构类型为主、多种类型并存的结合体。医院的组织结构不是一成不变的,当医院发展的环境发生了变化,医院战略必然也发生变化,战略决定组织结构,新的战略必须有相应的组织结构来支持和保证。因此,依据环境和战略要素变化进行适应性调整转变,是医院管理者面临的一个重要课题。组织结构的调整要根据医院的战略目标、行业特点、管理现状和发展阶段,从医院的治理结构、职能科室的功能定位及职责划分、管理权限等方面有针对性地进行调整。通过医院组织结构的调整,医院整体管理水平将会得到提升,工作效率将会得到提高。从而促进医院内部的沟通合作,建设良好的医院组织架构,为医院的长期稳步发展提供保障。

四、医院的岗位设置

组织为了完成自己的整体目标,必须设计各种不同职能的部门机构,将整体目标分解给各个部门机构,各个部门机构的工作进一步分解,相应工作落实到各个岗位上。岗位即是职位,它是根据组织目标需要设置的具有一个人工作量的单元,是职权和相应责任的统一体。每个人所承担的工作内容共同构成了部门或组织的工作内容,每个岗位之间相互联系。因此,科学合理的岗位设置不仅有助于组织的精简、高效,而且还能为工作分析奠定基础。

岗位设置就是指医院在上级规定的岗位总数及岗位结构比例内,根据医院发展状况和总体战略发展规划,科学、合理地确定岗位职责,明确各部门各级各类岗位数量。

(一)岗位设置的原则和依据

1.岗位设置的原则

(1)以服务为中心的原则:提供服务是医院的根本,岗位设置要以医院发展战略为指导,体现医院发展规划,服务服从于医院发展中心。在满足日常工作需要的基础上,突出重点学科和优先发展专业地位,在其岗位设置数量和级别层次上重点倾斜,增强其发展的活力和后劲。

(2)按需设岗的原则:科学合理设置岗位,不多设或者高设岗位,造成岗位的冗余及交叉,以少量的岗位满足最大的工作需要,提高岗位的效率。坚持以事定岗、因事设职的原则,以工作任务、职责和技术要求确定岗位设置。

(3)重点突出的原则:医院的发展要重点明确,通过岗位设置充分发挥其调节作用和导向作用,在重点学科、重点发展专业、关键岗位人才等方面给予倾斜。同时,要向工作环境差、风险高的部门倾斜,压缩责任轻、技术含量低的岗位的数量和级别。

(4)最高限额的原则:岗位设置应该根据医院的规模以及本地区服务的范围而定,医院的岗位总数和比例结构都应受到严格的控制,按照上级人事部门规定的职位数和比例设岗,不得突破规定的上限。

(5)科学合理的原则:岗位设置是医院人力资源管理的一项基础性工作,对于规模和级别不同的医院,其内部的保障部门和业务科室,岗位设置都有通用的规范,要严格坚持设置原则和标准,做到科学合理,促进医院协调发展。

2.岗位设置的依据

(1)工作任务和实际需要。

(2)工作性质和特点。

(3)专业技术难易程度及人员层次需求。

(4)科室或部门的规模和技术力量。

(二)医院岗位分类

1.岗位分类

岗位分类又叫职位分类,是指将所有的工作岗位按照其业务性质或者职责大小、工作难易程度等划分为若干个职位,并且对每一个职位进行准确的定义和描述,然后制定岗位说明书,并作为人员管理依据。

2.医院的岗位类别、等级

按照医院内工作性质的不同,医院的岗位可以分为医疗技术岗位、行政管理岗位以及后勤岗位等,医疗技术岗位包括医疗、护理、药剂、医技等几类。各个岗位的责任大小、技术难易程度、工作经验要求以及对员工的要求不同,在此基础上又可以划分为不同的等级,如初级、中级、高级等。

(三)医院人员配置

1.医院人员配置标准

长期以来,我国医院人员都是按照卫生健康委员会和有关部门制定的人员编制标准和政策来配置。随着医疗卫生环境的变化以及卫生事业的发展,这些标准已不能适应当前医院的发展要求。

一般而言,人员配置标准有两种:一是单位用工标准,二是服务比例标准。前者指完成单位任务所需员工数量,其员工总量取决于任务总量;后者是指按照服务者与被服务者的比例进行人员配备。

由于医院属于公益性服务行业,其人员配置一般是按照服务比例标准。即当地人口总量与卫生技术人员的比例,或者患者服务量与医务人员的比例等。不同地区可根据当地经济发展状况、人口数量、医疗服务需求等因素,按适当的比例调整。

2.制定医院人员配置的方法

(1)比例定员法:这是指根据服务人员(医疗技术人员)与被服务人员(患者)的数量及比例,

以及不同职位、等级之间员工的比例确定人员配置的方法。这种方法适用于确定医院各级、各类人员的配置。根据卫生健康委员会《医疗机构专业技术人员岗位机构比例原则》,各级医院高级、中级、初级员工的比例分别为:一级医院为 1∶2∶(8～9);二级医院为 1∶3∶8;三级医院为 1∶3∶6。医院病床与医院工作人员的比例:300 张床位以下的医院 1∶(1.3～1.4);300～500 张床位的医院为 1∶(1.4～1.5);500 张床位以上的医院为 1∶(1.6～1.7)。除此之外,医护之间、卫生技术人员与管理人员之间、卫生技术人员与工勤人员之间的比例,各医院可参考自身发展需要,综合考虑当地的人口、经济发展状况、医院的规模和人才结构等因素来具体确定。

(2)效率定员法:是根据医院各科室的工作量(劳动定额)和员工的工作效率确定人员配置的方法。效率定员法主要适用于医院卫生技术人员、工程技术人员、工勤人员的配置。

其公式为:所需人员数=工作总量/员工的工作效率×出勤率

例如:某医院门诊部平均每天接诊患者 1 000 人次,每位医师日均可接诊患者 50 人次,医师的出勤率为 90%。根据上述公式:门诊医师配置数=1 000/50×90%=18,即该医院门诊部医师的配置数为 18 人。

(3)岗位定员法:根据医院各科室工作岗位的多少,按各岗位的工作量,员工的工作效率、工作班次、出勤率为依据,确定人员配置的方法。这种方法和床位的多少及床位的使用率有关,主要适用于住院部医疗技术人员的配置。

其公式为:人数=床位数×床位使用率×诊疗每位患者每天所需时间/每名医疗技术人员日均诊疗时间

例如:某医院内科病房有床位 100 张,床位使用率为 90%,每位患者每天诊疗耗时 1 小时,每名医师每天工作 8 小时。根据上述公式:人数=100×90%×1/8=11.25,即该医院内科病房医师的配置数为 11～12 人。

(4)设备定员法:根据医院内仪器设备数量和使用频次、每台设备所需员工数量和员工出勤率确定人员配备的方法。设备定员法主要适用于医疗技术科室操作人员的配置。

其公式为:人数=仪器设备台数×设备使用频次/每台设备每班次所需人员×出勤率

例如:某医院放射科有 X 光机 2 台,每天各使用 2 个频次,每台设备每个班次需要人员 1 名,其出勤率为 85%。根据上述公式:人数=2×2/1×85%=4.7,即该医院放射科 X 光室的操作人员配置数为 4～5 人。

(5)职责定员法:职责定员法又叫业务分工定员法,指在一定的组织机构条件下,根据岗位的职责范围、业务分工来确定人员配置的方法。职责定员法适用于医院管理人员、工勤人员等,这类岗位职责繁杂,工作难以量化,其配置大多以医院人力资源管理者平日的观察和经验为依据。

(孙涵琪)

第二章

医院电子病历信息技术

第一节　医院电子病历的系统架构与功能组成

一、电子病历系统的整体架构

电子病历系统的功能包含了患者医疗信息的采集、存储、展现、处理等各个方面,覆盖了患者就医的各个环节。从广义上看,电子病历系统在医院信息系统中并不是一个独立的系统,它与医院信息系统融合在一起,各类与医疗相关的信息系统都是它的组成部分。另一方面,电子病历系统又不是各类临床信息系统的简单叠加,它要解决支撑电子病历的一些基础架构问题。电子病历系统的实现方法或系统结构可能各不相同,但整体上其组成成分是类似的,都包含了信息的采集、存储、展现、利用、智能服务等部分。

各部门临床信息系统包含检验信息系统(LIS)、医学影像信息系统(PACS)、心电信息系统、监护信息系统等各医学专科信息系统。它们既是各医学专科的业务信息系统,也是电子病历的信息源,通过接口为电子病历系统提供数据。

集成引擎主要负责各类异构临床信息系统与电子病历的接口。它通常具有多种接口形式,能完成数据格式、编码转换,把不同来源的医疗记录以统一的格式提交电子病历系统管理和使用。

数据存储是电子病历的数据中心,负责电子病历数据的存储和管理。它可以有不同的实现方式,可以是集中式的,也可以是分布式的;可以是数据库形式,也可以是文档形式或者两者的混合形式。

安全访问控制负责电子病历的访问权限控制。它包括了用户的身份认证、授权、访问控制策略的执行与验证、日志记录等功能,保障电子病历数据不被超范围使用。

医师工作站是电子病历的最主要使用者。它是电子病历的重要信息源,提供患者的医嘱录入、临床病历录入;同时又是电子病历信息的综合使用者,提供患者各类信息的综合浏览展现。

访问服务主要为其他需要访问电子病历的临床或管理应用提供访问服务。它以统一接口的形式提供电子病历的浏览和访问服务,屏蔽电子病历数据管理的实现细节,简化其他系统使用电子病历的复杂度。

知识库系统主要为医师提供临床决策辅助。它通常包括合理用药审核、临床路径、临床指南等服务,嵌入到医嘱录入、诊断处置过程中,为医师提供主动式的提示、提醒、警告,起到规范医疗、防止医疗差错的目的。

本节将重点阐述电子病历系统组成中的患者信息采集、存储与处理等功能,有关信息集成、展现和安全服务在后续节进行讨论。

二、患者医疗信息采集

患者医疗信息发生在医疗过程的问诊、检查、诊断、治疗的各个业务环节,对这些信息的采集要尽可能做到在发生现场实时进行。这需要医护人员在工作的过程中将获得的信息,如问诊记录、病程记录、医嘱、检查报告、生命体征观察记录等,及时记录到计算机中。病历内容的记录可分为两类:一类是由患者主诉或由医护人员观察得到的需要手工记录的信息,另一类是由各种医疗设备,如 CT、MRI、超声、监护设备等产生的检查信息。设备产生的信息是病历的重要组成部分,也要将其输入到电子病历系统中。

(一)手工记录

由纸加笔的记录方式到计算机录入方式,对医护人员的记录习惯是个很大的挑战。更困难的是,许多情况下,记录发生在面对患者诊断治疗的过程中。记录习惯的改变会直接影响到医疗过程,从而阻碍医护人员的接受。因此,医护人员直接录入一直是病历电子化推进过程中最困难的问题。这就要求计算机录入方式要尽可能简单、符合医护人员的工作和思考习惯。在手工记录方面,为了简化录入工作,常采用词库、模板、相互关联、表格化界面、智能化向导等手段,这些技术将在医师病历录入一节详细介绍。

除了手工键盘录入,语音方式输入也是一种有效的记录手段。辅诊科室医师记录检查报告可以直接采用录音方式。国外一些医院传统上就采用医师录音,由护士或秘书打字的记录方式。这种记录方式容易为用户所接受。对于语音可以采用两种方式来处理:一种是以数字化语音方式记录并保存,访问时直接还原语音;另一种是通过语音识别,将语音转换为文字信息保存。另外,扫描输入也是另一种辅助输入手段。特别是对于患者携带的纸张病历资料,可以采用直接扫描进入病历系统的方法,以保持病历资料的完整。

(二)联机采集

在检查设备产生的信息记录方面,可以采用接口的方式将这些设备与信息系统直接连接,将其生成的信息记录到患者病历中。这种方式可以极大地提高工作效率、保证信息的原始性、提高信息的质量。一些新的检查设备产生的信息,如监护记录、内镜动态视频图像等内容进入病历,也是对传统的纸张病历内容的丰富。越来越多的设备提供了数字化的接口,为信息系统的连接提供了方便。但同时由于医疗设备种类越来越多,接口的研制也面临着巨大压力,这需要依靠接口标准化来解决。

三、病历信息存储与 CDR

(一)电子病历存储需求

纸张方式下医院都有病案库、X 线片库等专门的机构来负责病历资料的归档和管理。大型医院的病历资料库往往要占据较大的空间,病历资料不断增长的存储空间成为令人头痛的问题。

患者资料往往不能做到集中存放与管理,如患者的 X 线片、CT 片、病理切片、纸质病案等需要分别管理,使用起来非常不便。

电子病历的存储服务必须起到病案库的作用。具体地讲,它应能提供如下服务。

病历信息必须能长期永久保存(至少在一个人的生命周期内),这就要求存储容量足够大。一个患者的信息,包括结构化文本、自由文本、图像甚至是动态图像,其占用空间可能需要几兆字节、几十兆字节。对于一个大型医院,长期保存这些信息必须建立一个海量的存储体系来对其加以管理。

存储体系要保证病历信息的访问性能。因为患者随时可能再次来就诊,其历史记录必须能够随时获得。这就要求病历信息或者时刻处于联机状态,或者能很快由脱机自动转为联机状态。

病历信息是累积式增加的,如同手工归档系统一样,存储系统应能够将新增的信息归并到历史信息中,实现病历的动态维护。

电子病历的存储系统提供完善的备份和恢复机制。为了确保病历信息不丢失,备份和恢复机制能做到出现故障及恢复后,能将数据恢复到故障断点时的状态。

(二)临床数据存储库

能满足以上需求的电子病历数据存储体系称为临床数据存储库(clinical data repository,CDR)。CDR 是电子病历系统的数据核心,电子病历的一切服务功能围绕 CDR 来构建。

由于电子病历数据类型的复杂性、来源的异构化以及数据的海量特征,CDR 的具体实现形态是一个非常复杂的问题。其中,最为复杂的是电子病历数据的模型问题,这方面已有理论研究成果。

HL7V3 提出的参考信息模型(reference information model,RIM)是以医疗活动(ACT)对象为中心,对整个医疗数据集进行概念建模。在 RIM 中,整个医疗过程由活动及活动之间的关系进行表达。RIM 的具体实现是一个较为复杂的工作,为了简化这一工作,有数据库公司开发了 HTB(医疗事务平台)来简化应用系统对 RIM 模型的应用。通过该平台,应用系统可以通过接口服务层来操作 RIM 的各个对象。

相对于 RIM 高度抽象、完全通用化的信息模型,产品开发者也可以针对不同的电子病历数据类型定义较为具体的数据库模型,如分别针对处方、检验报告、各类检查报告等,相比于 RIM,这样的模型的通用性和扩展性会稍差,但电子病历应用开发的效率较高。

除了单纯的数据库模型外,还可以采用数据库与文档相结合的方式来实现 CDR。由于大部分的医疗记录在形成后都是文档形式,所以采用文档结构表达电子病历数据是一种非常自然的方式。不同的医疗记录具有不同的结构,从图形、图像、自由文本到结构化的项目,但都可以表达为不同结构的文档。XML 在文档结构表达方面具有先天优势,能够适应医疗记录类型复杂多变的情况。HL7 专门针对电子病历制订了以 XML 为描述语言的文档结构标准 CDA,该标准定义了通用的医疗文档结构,能够适应各类医疗文档不同的结构化粒度,适于在异构环境中表达医疗文档,也是采用文档实现 CDR 的一种选择。

四、病历信息处理与利用

病历信息的处理可以分为以患者个体医疗为目的的个体病历信息处理和以科研、管理为目的的病历信息的统计分析处理两方面。

在辅助医疗方面,从根据医嘱生成各种执行单这样最简单的信息处理到将各种知识库应用于患者的医疗过程这样的智能化处理,对病历信息的充分利用有很大的潜力。如基于药品知识库和患者个体信息,在医师下达用药医嘱过程中,对用药的合理性进行审查;又如,在患者医疗过程中应用临床路径管理,根据患者诊断及病情,选择临床路径,并按照路径安排医疗过程。

病历的原始信息是一丰富的数据源,在其基础上可以对科室甚至医师个人的工作效率和质量进行客观的评价,可以进行广泛的流行病学调查,可以进行药物使用的统计分析、疗效的评价,可以分析疾病的相关因素,可以对医疗成本进行分析等。充分利用病历信息进行各种统计处理,对于医疗质量的提高,对于社会医疗保障水平的提高都具重要价值。

(张焕红)

第二节 医院电子病历的录入

一、病历录入的需求

在医师的日常医疗文书记录中,大量的是病历的书写记录。在门诊,有患者主诉、体格检查等记录;在病房,有病史、体格检查、病程记录等。病历管理要求病历书写字迹工整,不能随意修改,写错的地方要重新抄写。写病历占去了医师医疗文书记录的大部分时间,对医师是较大的负担,医师非常期望通过计算机解决这一问题。

病历内容以描述性文字为主,与医嘱等结构化较强的内容相比,计算机处理病历在技术上与应用上都有较大的难度。特别是在门诊这种工作节奏比较快,与患者面对面记录的场合,实现病历的实时记录难度更大。这就要求医师工作站的病历编辑功能要尽可能地符合医师记录需求,满足如下要求。

(1)病历编辑要有足够的自由度。因为上述病历内容多为描述性文字,患者的个体情况千差万别,所以必须允许自由格式编辑。除了文本内容外,病历内容还经常有示意图形等非文字内容(如病灶部位的图形标注),因此病历编辑软件应能支持图形、表格等的嵌入。

(2)病历编辑要能对版式外观进行控制。编辑软件能提供诸如字体大小、版心大小、行距等版面控制。记录者不仅可以记录内容,而且能将病历的外观保留下来,对于仍需打印纸张记录的需求提供支持。

(3)对病历框架结构的支持。尽管病历内容是描述性文字,但病历的整体是有框架结构要求的。如住院病案包括入院记录和病程记录,入院记录又包括病史部分和体格检查部分,而病史部分又包括现病史、过去史、家族史等,这构成了住院病案结构的框架。病历记录应符合这一结构以便于后续使用时的内容定位。病历编辑软件要提供这种框架约束。

(4)对病历的各组成部分的记录要根据时间发展进行操作控制。病历的及时性及不可修改性在医疗法规上有具体的规定。对住院患者,其病程记录要随着时间的推移分阶段记录。对于已经记录完成的阶段记录,不能回过头来随意修改。对门诊患者,对已经完成的前一次就诊记录也同样不能再行修改。

(5)为上级医师对下级医师的病历记录检查和修改提供支持。上级医师有权修改下级医师记录的病历,但对于修改的内容要保留记录。

（6）为病历编辑过程提供方便性手段。病历内容采用自由格式,记录工作量很大。编辑功能要针对病历编辑的特点提供辅助录入功能,加快医师的记录速度。对于相对固定的内容(如体格检查),提供表格化的模板,医师可以采用填空或选择的方式完成记录。病历有严格的格式要求,其中有许多重复性内容,如患者的基本信息和症状,医师工作站可以提供简单的复制或患者信息插入功能。对于病历中对检查检验结果、处方的引用,可以从相关的信息源获得并直接插入到病历中。

（7）为以后病历的检索提供支持。病历自由格式的内容不利于病历的分类检索利用。全文检索在一定程度上可以解决这一问题,但正文检索的准确性较差。为了弥补这一不足,可以采用标注关键词的方法,如采用SNOMED医学术语系统对病史部分进行人工标注,以后可以按照关键词方法准确检索。

二、辅助录入功能

医师工作站病历编辑功能的方便与否,直接影响医师记录病历的效率,影响到医师能否接受计算机书写病历。所以,病历编辑的关键是提高医师的记录效率。在医师工作站中,常用以下方式辅助医师记录。

（一）提供医学术语词库

这是最简单、最微观的方法。病历中需要大量地用到医学术语,如症状、诊断、操作、药物等。通过收集应用这些术语,并将词库应用于医师的录入过程中,只要输入几个字母,整个词汇术语就可以完成录入。这种方法对于记录病史或患者主诉较为有效,在门诊医师工作站中得到比较多的应用。

（二）表格病历

表格病历是对纯描述性病历的一种简化和规范。它适合于专科、专病病历记录的需要。医师在记录时,只要选择或填空即可,既减少了书写量,又增加了记录的准确性,避免遗漏项目。这种格式的病历多用在体格检查记录中。在医师工作站的病历记录中,可以结合这种表格化病历。但由于各专科需要不同的表格内容,医师工作站应允许用户自己定制表格病历的结构。这对于提供具备交互式功能的表格来讲非常困难,所以这种表格化的病历结构目前只是在国外的专科医师工作站中较为多见。因为表格病历只能解决病历中部分内容的表格化,在通用的医师工作站中只能是部分地结合表格化病历的功能。

（三）病历模板

如果让医师每一份病历都逐字逐句地在键盘上敲,其速度一般比不上手写速度。事实上,医院各专科医师所处理的患者在病种上是类似的,其主诉、查体、鉴别诊断、治疗方案等内容也是类似的。各个专科可以建立典型疾病的病历模板,如查体记录模板、手术记录模板等,这些模板可以同时起到规范医疗的作用。医师在记录病历时,可以直接调入对应模板,在模板的基础上进行修改。除了普通的自由文本模板外,模板中可以设置有如表格病历项目元素的可交互式模板,包括填空、单选、多选等元素,以增强模板的适应性和操作的方便性。除了这些经过规范化的公共模板,每个医师还可以根据自己接触的典型病例,建立自己私用的模板供以后使用。词库辅助录入解决了键盘输入的微观问题,而依靠模板可以从宏观上减少病历内容中手工录入的文字量。

（四）引用患者信息

在病历中反复出现的患者基本信息、诊断、检查检验报告,可以从其他信息源直接获得。在病历编辑中,提供这种信息引用的功能,可以直接地将这些信息复制过来。

(五)智能化结构化录入

将疾病相关知识结合到病历编辑功能中,根据医师已录入的信息内容自动提示后续可能的录入内容。如在患者症状描述部分,如果患者主诉感冒,系统就会提示感冒相关症状。这种功能建立在病历内容结构化基础上,需要大量医学相关知识的整理。目前这种功能只是在国外个别专科系统中试用,短时间内还不可能达到普遍适用的程度。

采用上述手段后,自由文本的病历编辑可以得到较大程度的简化,住院医师记录病历的效率与手工相比可以有较大幅度的提高。目前,住院医师病历计算机录入已经得到了较为广泛的应用,但在门诊病历的计算机录入方面,由于门诊实时性要求高、医师对计算机录入熟练程度等的限制,应用上仍然存在一定困难。

三、病历编辑器的种类

通过以上对病历编辑功能需求的讨论,不难看出,一个完美的病历编辑器对于医师的病历录入的便捷性至关重要,同时适合于病历录入编辑的专用文档编辑软件的开发在技术上也有较高的难度,需要付出相当大的工作量。根据编辑功能的不同,可以把当前的病历录入软件分为以下几类:全自由文本编辑、半结构化编辑和全结构化编辑。每类软件各有其特点。下面分别来看一下各类软件的工作方式。

(一)自由文本录入

自由文本编辑就是在录入和编辑时不受任何格式限制,医师就像手工书写病历一样自由录入。目前最常用的自由录入编辑软件就是 Word。一般通过把 Word 嵌入到医师工作站系统中作为集成的病历编辑软件。也有采用自行开发的简单的纯文本编辑软件。

由于 Word 是通用化的文字处理软件,要提高录入病历的速度,通常采用以下手段:一是复制,即复制病历中内容重复的部分;二是建立固定模板,可以由医师建立各种疾病、专科的常用模板,在录入时根据需要调入模板,然后在其上修改。

采用 Word 等自由文本录入方法有如下好处:它提供了充分的自由格式的录入,能够满足各专科、各病种病历的录入要求,能够插入图表、图片,是一个充分通用的录入软件;Word 的排版功能强大,它在录入病历内容的同时,能够充分地控制病历显示和打印的外观;用户已熟悉了 Word 的操作习惯,容易学习掌握,这一点对于计算机病历编辑的推广具有不可忽视的作用。

但使用 Word 也有明显的弱点。由于在全自由文本模式下,只能使用固定模板,在固定模板中无法加入选择、填空等元素,不利于专科表格病历的定制;病历通篇缺乏结构,不利于在编辑方面施加更多针对病历特征的编辑功能,如对病历结构的控制、操作的控制等;自由文本检索也比较困难。对于病历检索需求,可以通过人工标识关键词的方法进行弥补,即由医师对病历进行编目索引,通过关键词索引实现病历的快速和准确检索。但人工标识关键词的方法额外增加了工作环节,并且对于病历的回顾性科研,很难在关键词标注时考虑到各种回顾科研条件。

(二)半结构化录入

所谓半结构化是指把病历内容按照病历组成分为计算机可控制的"块"。一份住院病历可以划分为入院记录、病程记录、手术记录、出院小结等,其中入院记录又可进一步分为主诉、现病史、过去史等内容。半结构化录入是指对病历内容的框架进行结构化控制,而对于框架下的内容作自由文本处理。半结构化录入可以提供按照框架结构的导航与定位、与框架模块内容相关的模板定义与引用、以模块为单位的认证及修改控制等。

与全自由文本录入相比,半结构化录入的优点是,保留了自由文本录入的自由描述的优点;可以按病历块提供与病历块相关的服务功能或施加控制,如按块进行病历记录的时限控制;分块模板可以控制全自由文本下的自由复制,避免病历的整体复制。

由于半结构化录入仍然保持了内容上的自由,在检索方面几乎与全自由录入面临同样的问题。

(三)结构化录入

所谓结构化是把病历内容分解为计算机可理解的元素,计算机可对每个元素的录入内容进行控制。病历结构化录入就是以表格化方式录入,表格中的每一项可以通过交互式选择、填空等手段录入。由于各个专科或病种所记录的内容不同,也就是表格中的项目不同,如眼科病历必然与普通外科病历描述项目不同,因此,这种录入方式必然要求软件提供表格模板的定制功能,医师要建立自己专科使用的表格化模板。当然,表格化病历并不是要求病历中的所有内容全部表格化,而是对适于表格化的内容制订表格,其他部分,如病程记录,仍可以使用自由文本。

结构化病历编辑软件的开发具有较高的难度,主要困难在于允许医师自己定义录入内容的结构,然后由编辑软件根据定义的模板,呈现出表单化的录入界面。基于 XML 技术的文档结构的出现为这类编辑软件的研发提供了一条可行的技术路线。由于 XML 结构的自定义性,可以通过 XML 来表达医师自定义的文档结构,并将录入的内容以 XML 文档的格式保持其结构。

结构化录入的优点:录入简单、快速;信息的可利用性高,由于每个表格元素及其内容都可以进行控制,录入之后便于检索使用;元素之间可以进行相关性校验,如患者性别与体征症状之间的校验,以防止病历中的记录错误。

结构化录入在应用中存在的问题主要是各科需要制订自己的专用表格模板,使用前准备工作量大,技术上比较复杂;采用表格病历不利于自由描述的表达,特别是对于主诉内容的记录,因此其使用范围受限。

上述几种病历录入方式各有优缺点。经过前期的应用反馈和产品的不断完善,目前各厂商的病历编辑器呈现出逐渐统一的特征,即采用半结构化框架+结构化模板+自由文本的混合式特征。使用者既可以定制病历中某一部分的结构化模板,借助模板录入,也可以以自由文本方式录入,从而具有较强的灵活性和适应性,同时也满足了管理者对于病历质量控制的需求。从目前来看,这种混合式结构是适合国内病历书写的较为理想的方式。

四、病历质量控制

(一)病历质量问题

利用计算机录入病历是对病历书写方式的重大变革。不仅是用键盘代替了纸和笔,更重要的是通过计算机化的表格交互、模板、复制、信息引用等手段,病历的记录方式发生了重大变化。应用表明,各类辅助功能极大地减少了逐字录入,避免了手写出错时的重抄,计算机录入病历可以大大提高医师病历记录的效率。但同时,应用计算机录入病历后,病历质量出现了不少手写病历所没有的新问题。这些问题包括:病历内容张冠李戴,或与患者情况不符;病历内容前后矛盾,表述不一致;未查体和问诊的内容通过模板实际记录在病历中;尚未发生的医疗活动,提前出现在病历中等等。这些问题是伴随着记录方式的改变而出现的。与逐字手写相比,医师在利用这些辅助编辑功能提高书写效率的同时,更容易"编辑出"有问题的病历。于是,一些医务管理人员甚至对计算机录入病历提出了质疑。

客观上,使用计算机记录病历,改变了医师手写时"笔随心想"的思维习惯,医师不再完全主导书写过程,键盘加鼠标的操作方式也更容易出现"笔误"。主观上,医师只顾追求效率,甚至部分医师责任心不强和管理制度不落实,对所记录内容没有认真检查、校对,导致问题病历的最终出现。应当看到,本质上,这些问题并非计算机录入所必然导致。过去手写病历方式下,同样存在虚假病历问题,只不过手写速度更慢。

利用计算机书写病历是对传统手写病历的一种变革,毫无疑问是一大进步,同时也会出现新的问题。关键是不能简单地把问题归咎于计算机录入这一工具,而是应当建立与新的模式相适应的提高病历质量的技术手段和管理制度。

事实上,通过计算机记录病历,为病历质量的管理与控制提供了比手工方式下更为优越的手段和更大的潜力。

(二)病历质量管理手段

在计算机和网络工作方式下,病历内容的实时共享成为可能。提高病历质量关键是如何加强管理,通过计算机和人工实施实时检查,建立起与计算机书写病历相适应的病历质量保证和管理体系。建立计算机辅助下的病历质量管理系统可以从以下几个层面入手。

1.医师层面

可以充分发挥计算机的主动式、智能化服务功能,对病历内容进行交互式、实时化的质量控制。可以通过病历模板的规范化,规范病历记录内容,提示医师需要观察、记录的项目以免漏项。可以设置一些校验规则(如男女患者的不同体征取值、体征数据的取值范围、项目之间的互斥等),对医师录入的内容自动校验,防止录入的笔误。可以控制一些不合理的复制(如禁止不同患者之间病历内容复制),避免张冠李戴式的文字错误。可以根据患者病历的记录情况,自动提示医师病历内容的完成时限。

2.科室层面

上级医师可以通过网络实时调取下级医师的病历进行审查,发现的问题可以通知下级医师进行修改,或者对下级医师已完成的病历直接进行修改并保持修改记录。

3.医院层面

建立病历质量问题检查及反馈系统。由病案室建立专门的网上病历质量审查制度,对各科室的病历实时抽查。通过专门的病历质量检查软件,进行自动检查和人工检查。自动检查侧重于对病历的完成时限进行检查,对未按时间完成的病历进行警告。人工检查主要通过阅读网上病历及患者其他信息,对病历内容中存在的问题进行检查。对发现的问题进行记录。对于检查发现的问题,通过网络反馈给记录的医师。在医师工作站,医师及时获得病历中存在的问题,并对这些问题进行响应和修改。从而建立起实时化、闭环式的病历质量控制系统,把传统的病历质量终末控制转变为事中的环节控制。

建立计算机病历质量保证和管理系统,并不只是针对医师计算机录入病历出现的问题,而是对病历质量的全面管理,包括手工方式下存在的病历形式上及内在的质量问题。这是病历质量管理手段的一次跃升,也是实行电子病历的又一优势。

（张焕红）

第三节　医院电子病历的集成

一、集成是电子病历的基础

电子病历系统是以单个患者为中心提供医疗信息服务的。这意味着电子病历系统必须以人为中心采集、管理和展现信息。患者的医疗信息来源于各个医疗环节，来源于医院信息系统的各个业务子系统，如入出转子系统、检验信息系统、PACS、心电信息系统等。这些系统在完成自身业务工作的同时收集患者的医疗信息，它们是电子病历系统的组成部分，不存在另外独立设置的电子病历信息采集系统。如果医院信息系统是由单一厂商开发的集成式系统，患者的医疗信息采用集中管理模式，则业务信息系统和电子病历系统的发展可以高度融合在一起，从不同的角度实现患者信息的共享。但这只是理想情况，实际情况却往往不是这样。随着医院信息系统应用的深入和覆盖范围的扩大，由不同厂商或不同时期建立起来的分散式系统越来越常见。特别是随着数字化医疗设备的广泛应用，由设备供应商提供的专门化的信息处理系统越来越多。而这些设备又是患者医疗信息的一个主要来源。如监护系统、自动化检验设备和信息处理系统、各种数字影像设备及相关处理系统等。这些系统都拥有非常专业化的数据处理系统或者网络化的业务信息处理系统，由一个厂商来开发所有这些系统已越来越不现实。这些分散的系统都有各自的数据库，从各自业务需要的角度来管理业务和患者信息，采用的是不同的平台和开发技术。在这样的环境下，建立电子病历系统，实现以完整统一的视图提供患者医疗信息的目标，就要在这些业务信息系统的基础上实现以患者为中心的信息集成。

集成是电子病历系统建设中首先要解决的问题，分散式异构医院信息系统架构是国外医院信息系统普遍存在而国内医院信息系统今后也同样会面临的共同问题。

二、集成方法

患者信息的集成方法决定了电子病历系统与医院信息系统的各个业务系统的关系，决定了电子病历系统的架构。当前，病历信息的集成主要有集中式数据集成、分散式数据集成和界面集成3种方式。

（一）集中式数据集成

所谓集中式数据集成是指建立一个物理上的患者医疗信息"仓库"，将患者的各种信息以人为中心汇集到一起，以独立于原业务系统的统一方式进行管理。

这种方式下，患者医疗信息"仓库"完全是重新定义的结构。各业务系统产生的患者各类医疗记录通过符合业务系统数据结构的特定的归档程序进行转换后，统一存储于该"仓库"中。后续的电子病历应用则基于这一新的中心"仓库"来开发。其结构见图2-1。

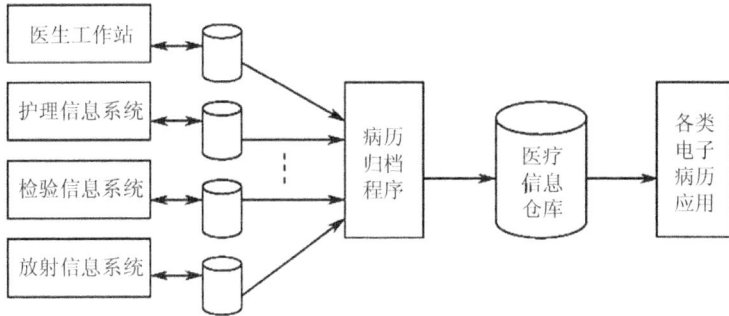

图 2-1　集中式数据集成

这种集成方式物理上有统一的病历数据,因而具有这样的优点:实现了患者医疗数据以人为中心的统一管理,电子病历系统不受各业务系统数据管理方式、数据保存时间的影响;基于统一的结构,后续的各种电子病历应用系统开发比较容易;后续应用系统的结构比较稳定,不受业务系统变化的影响。

这种方式下,需要将各业务系统生成的医疗记录复制到中心"仓库"中,因此存在如下缺点:对于在院患者,中心"仓库"病历信息的实时性受到数据复制时机的影响,实时复制在技术上存在一定困难;由于数据复制的存在,容易造成数据的不一致。

医疗信息"仓库"在实现上可以采用数据库技术。采用传统的关系式数据库,患者的各类信息保存到不同的表中,表之间通过患者的唯一标识号关联起来,形成以单个患者为中心的数据模型。也可以采用面向对象的数据库,将患者作为一个对象,将患者的各类医疗信息作为子对象进行描述。病历数据库要求其容量要足够大,能长期联机保存病历中的各类信息。

除数据库外,还可以采用 XML 文档来记录病历。在该方式下,患者的各类医疗记录形成一个 XML 文档(可以采用 CDA 标准)。病历中的每个描述项目通过定义的标记进行标识。病历的 XML 文档格式非常有利于病历的交换和共享。病历文档本身可以作为文件管理,也可以存放到数据库中。这种形式的医疗信息仓库实际上是一个医疗文档库。

(二)分散式数据集成

所谓分散式数据集成是指由各个业务系统自行管理相关的患者医疗记录,各类电子病历应用程序通过各个接口将分散的医疗记录逻辑上关联到一起。其结构见图 2-2。

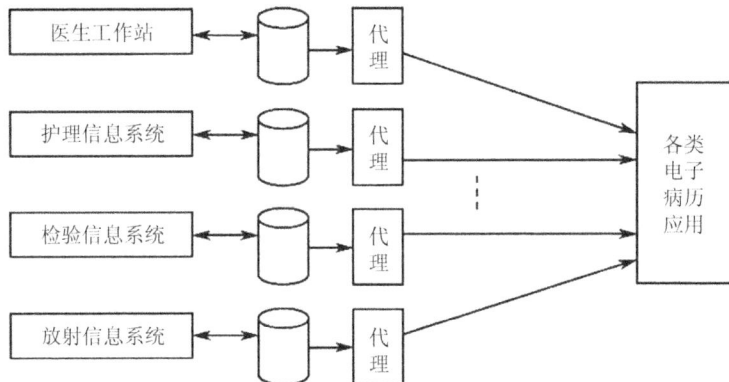

图 2-2　分散式数据集成

这种集成方式,并没有一个集中管理的患者医疗信息库。电子病历相关的应用程序通过接口直接访问各个业务系统中的患者医疗记录。它的优点:电子病历系统可以与业务系统得到完全相同的数据,实现了数据的实时访问;患者各类医疗信息只由业务系统保存一份,不会出现数据不一致问题。

这一方式的缺点:与直接操作患者信息数据库相比,电子病历应用程序需要通过接口来分别操作不同的数据,程序复杂,开发上受到接口功能的限制;电子病历系统受到各业务系统管理患者医疗记录方式和联机存储患者数据时间长短的限制;由于缺乏数据的统一管理,不利于患者信息的集中安全控制。

(三)界面集成

所谓界面集成是指将各个业务系统的患者医疗信息显示界面通过一定的接口协议集成到一个应用程序中,实现以患者为中心的信息访问。

与前两种以数据集成的方式相比,这一方式采用的是程序集成。使用者直接使用的仍然是各个业务系统的功能。比如,查看患者的检验结果需要使用检验信息系统的功能;查看患者的超声报告需要超声信息系统的功能。这些功能不再是独立存在,用户不需要来回切换应用程序和输入同一患者的标识号,而是由集成程序维持指定患者的一个上下文环境,由集成程序在这些功能之间切换并保持当前所关注患者的环境。这种方式下,用户只需要一次登录即可使用各业务系统的原有功能。其结构见图 2-3。

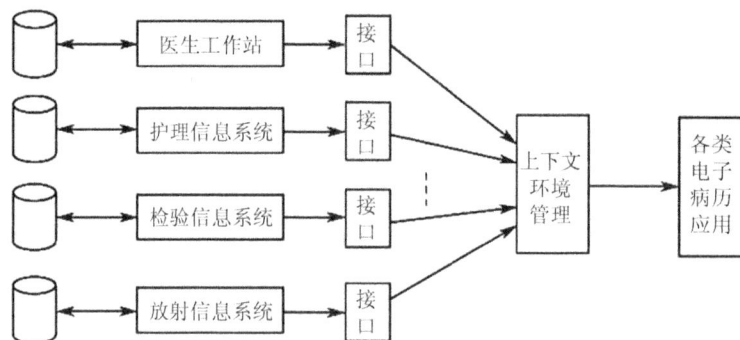

图 2-3 界面集成

这种方式下,电子病历应用并不直接跟患者数据打交道,而是通过原业务程序访问患者数据。它的优点:可以最大限度地屏蔽各业务系统的内部细节,可以最大限度地保持系统的异构性;使用者可以看到与业务系统同样的患者信息界面;由于不涉及各业务系统内部的差异,集成相对容易。

这种方式的缺点:它只是解决了电子病历"看"的问题。由于应用程序不涉及患者的数据本身,所以不能完成对数据的进一步处理,无法实现各种智能化的服务。因此,从电子病历的长远发展看并不是一个很好的解决方案。

三、集成平台

(一)集成平台的引入

由于医院环境中存在着大量的异构系统需要共享患者的各类信息,一个应用程序可能需要和多个异构系统之间交换和共享信息。如 HIS 中的入出转子系统需要和多个外围系统集成,传递患者的入出转信息;医嘱处理系统需要和多个检查科室系统集成,传递检查申请信息等。对于一个应用系统(如入出转子系统)来讲,由于需要连接的外部系统来自不同厂家,它们的接口要求往往不同,这就要求这样的应用系统必须同时具有多种集成接口分别连接不同的外部系统。这种情况在目前国内 HL7 标准的应用并不普及的情况下更是如此。这大大增加了各个应用系统的集成负担。为了解决这一问题,使各应用系统更集中精力于自身的业务处理,出现了将集成功能从应用系统中剥离出来的系统架构,形成专门负责集成的中间层。这种相对独立的集成中间层被称为集成平台、集成引擎或者集成中间件,其目的是为应用系统之间的集成提供通用的服务,简化应用系统集成工作。目前,已经有多种集成中间件产品可供选用。典型的产品包括微软公司的 BizTalk Server 及 HL7 Accelerator,IBM 公司的 MQSeries,Oracle 公司的 BEPL 及 HTB 等。

(二)集成平台的功能特点

作为通用的集成服务提供者,集成平台面对各类应用系统和各种集成接口,必须具有很强的适应性,提供集成所需的各类通用服务。通常,一个集成平台具有以下典型功能。

1.多种类型的接口适配器

为了和不同接口的系统连接,集成平台同时提供多种方式的接口。其中既包含标准化的接口,如 HL7,也包含普通的消息接口、文件传输接口、Web Services 接口等。特别地,针对非标准化的应用,提供可定制接口的能力。比如,对于需要直接通过内部数据库访问的应用系统,可以直接通过 SQL 或 PL/SQL 定制一个接口。

2.消息的存储转发功能

一个应用系统的消息往往需要发送给多个外部系统。集成平台提供了消息路由功能,可以通过配置指定某个来源或某类消息发往哪些应用系统。同时,为了确保消息可靠送达,集成平台提供消息的存储功能。当某个需要接收消息的应用在消息发出时处于停止状态时,可以在该应用激活后及时收到集成平台补发的消息。

3.消息格式转换服务

由于消息的发送方和接收方的接口可能不同,集成平台通常提供消息格式的转换服务,如把一个非 HL7 消息转换为 HL7 消息。这需要集成平台对消息进行解析和重组。通常,这通过对消息格式的定义配置来实现。

4.术语对照服务

由于发送和接收方采用的医学术语或编码体系不同,在传递的消息中需要解决术语或编码转换问题。集成平台通常提供这样的对照服务,在集成平台内建立双方的编码字典及其对照,在传递的消息中自动转换不同系统之间的术语和编码。

5.数据存储功能

HTB 在提供集成功能的同时,把经过平台的消息中的数据提取并保存下来。如果所有的医疗业务活动都通过集成平台传递信息,则集成平台可以建立起较为完整的医疗数据库。HTB 采用了 HL7 的 RIM 模型来表达医疗活动记录,这些"沉淀"下来的医疗数据形成了电子病历的数据存储库。部分专门针对医疗行业的集成平台,如 Oracle。

(三)集成平台的局限性

尽管集成平台的出现剥离了部分集成功能,但集成平台的应用并非完全解决了应用系统之间的集成问题。这是因为,一个应用系统通过集成平台与外部应用系统集成,虽然免去了直接在应用系统之间集成工作,但该应用系统必须与集成平台进行集成。与集成平台的集成并非是即插即用的,需要进行大量的定义配置,甚至是定制接口的工作。

另外,从整个医院信息系统来看,医院信息系统比较合理的架构应该是以一体化的基础 HIS 系统为主体,集成外围的部门级系统。这些外围系统通常只与主体 HIS 直接集成,从而构成一个星型结构。在这样的情况下,主体的 HIS 系统可以直接内含一个集成层,负责直接与外围系统点—点相连,从而简化系统整体的集成复杂度。在这样的架构下,引入通用的集成平台的必要性也就大大降低了。

四、集成标准

无论哪种集成方式,要实现不同系统之间的信息交流和共享,必须依靠接口将专有的数据及传输格式转换为另一方自己的格式。为了减少接口的种类、简化接口设计,人们定义了各种接口标准作为系统之间通信的公共语言。不管系统内部如何实现,如果各个系统开发商都支持相同的对外接口标准,则系统之间的集成就要容易得多。在集成需求的推动下,集成标准的制订与应用得到了广泛的重视。

HL7 是在医院信息系统中应用比较广泛的集成标准。它由美国 HL7 组织提出,主要是用于医院信息系统各部分之间的信息交换,目前已成为美国国家标准。该标准定义了各类业务的事件及相应的消息格式。在不同系统之间的数据传递上,既支持基于事件的主动的消息通知,也支持被动的数据查询。如患者的住院登记模块,可以在患者入院时,将新入院患者的信息实时传递给病房模块。同时病房模块可以在任何时间查询住院登记模块的入院患者信息。基于该标准,电子病历系统可以实现患者中心数据仓库的集成方案,各业务系统在事件驱动下将发生的患者各类相关数据传递给集成模块,汇总到中心数据仓库;也可以实现分散式数据集成方案,由电子病历系统的用户发起患者信息查询,在该标准的查询功能支持下,将分散在各业务系统中的患者数据返回给电子病历用户。

面对医院中各种类型的数字化医疗设备,国际上也制订了相关的标准用于集成这些设备产生的患者检查信息。医学影像是病历的重要组成部分。DICOM 主要是面向医学影像设备系统的集成标准,它由美国放射学会和电气制造商协会提出。该标准规定了医学图像数据表示、存储以及传输的格式。基于该标准,电子病历系统可以接收或主动提取来源于医疗影像设备的数据。ASTM 是另一项专用于数字化检验设备系统集成的标准。该标准由美国检验和材料协会提出,它规定了检验系统与医院信息系统之间有关检验申请和报告的传递格式。基于该标准,电子病历系统可以直接接收来自检验设备的患者的检验结果,而检验系统则可以从医院信息系统中获取检验申请项目等信息。除此以外,还有用于床旁设备数据互联的标准 MIB 等。

上述这些标准主要用于患者信息数据的共享和集成。HL7 组织还制订了一项用于应用程序界面的集成标准 CCOW。该标准的目的是将用户同时需要使用的不同厂家的应用程序(如医护人员同时要使用的医嘱系统、检验报告系统、入出转系统等)在界面一级进行集成。为了解决用户需要分别登录到各个应用程序、在各个应用程序之间手工切换、分别在各程序中选择同一患者才能了解患者各方面信息的状况,该标准引入上下文管理器。所谓上下文就是用户当前关心的患者以及操作的环境。通过上下文管理器记录用户所选择的患者,并在各个应用程序之间进行协调和同步,使得用户只要一次登录、选择所关心的患者,就可以自动协调各应用程序的界面来显示该患者的各类信息。

基于因特网技术的 WEB 浏览方式在患者信息集成中有重要作用。一方面,浏览器为电子病历的展现及浏览提供了无所不在的支持;另一方面,通过 WEB 服务器可以将分散在各子系统的患者医疗信息汇集到一起,以统一的界面(HTML)提供给用户,屏蔽各系统结构上的差异。CCOW 中还专门针对 WEB 服务方式的集成提供了支持。如果各系统厂家提供了各自的 WEB 方式的信息浏览,通过 CCOW 规定的上下文管理可以实现整个患者信息的 WEB 页面集成。

五、院际间病历集成

电子病历不仅要实现一个医疗机构内部以患者为中心的信息集成,还要实现医疗机构之间的信息集成。院际之间患者信息的共享与一个医疗机构内部的不同系统之间的信息共享相比有其特殊的问题。

(一)患者标识

在一个医疗机构内部可以做到一个患者使用一个唯一的识别号,各系统都使用同一识别号来关联患者医疗信息。但在不同的医疗机构,采取的是完全不同的标识号,如何将一个患者分散在不同地点的信息关联到一起成为首先要解决的问题。

解决患者标识问题,最理想的方法是直接采用同一的标识方法,如居民身份证号码。香港医院管理局所属医院采用的就是全港统一的标识号。对于采用自己的标识号的医院,可以通过建立医院内部标识号与公共标识号对照表的方式实现患者信息的关联。在医院 A 要访问患者在医院 B 的就诊信息,可以通过患者在医院 A 的标识号查到公共标识号并提交给医院 B,由医院 B 通过公共标识号再对照到患者在医院 B 的内部标识号。

(二)分布式集成方法

患者在各医院的信息一般采用在各医院分散保存管理的方式,而不大可能建立集中的患者信息数据库。解决患者信息在院际之间的集成,就要解决如何获知一个患者的信息分散在哪些地方的问题。

实现分散的患者信息的定位,可以采用建立集中的患者信息目录的方式(目录信息的集中是必需的)。对患者每次就诊或住院,在目录中增加一项以说明就诊的医疗机构及对应的识别号(或者公共识别号)。该目录可以集中存放在一个位置,也可以各个医院保持一个拷贝。当要访问患者的整个病历信息时,先通过这个目录查找到患者就诊记录及信息的所在位置,然后向患者信息所在的医疗机构提取患者医疗记录。

由于各医疗机构信息管理上的自治性以及医疗机构之间通信条件的限制,院际信息的访问适宜采用请求/服务式,即由需要方发出提取信息的请求,由提供方验证后将所需信息发送给需要方。因特网和 SOA 技术在医疗机构之间患者信息网络的构建上有明显的优势。在各个医院设立专门的服务器用于所有外来的访问患者信息请求的管理和处理。电子病历浏览程序通过查找病历信息分布目录,分别与各个访问服务器建立连接,获得病历信息。这种结构较好地实现了在各医疗机构病历信息的自治管理基础上的信息共享。

(张焕红)

第三章

医院档案管理

第一节　档案的概述

一、档案的起源与沿革

(一)档案的起源

档案是人类社会发展到一定阶段的文明产物,是人类社会实践活动的原始记录。远古人只能靠语言和动作来表达思想,凭大脑的记忆贮存信息。但这种传达方式不能直接远传,更无法存贮备用,为了克服和弥补这些缺陷,人类逐步创造了载录信息的记录工具,产生了历史记录,也就产生了档案。但何时有了档案意义上的历史记录,我国档案界一直有争议,难以统一。迄今为止就档案起源的不同观点大致可归纳为 3 种,即结绳、刻契说,文字说,国家说。

第一,结绳、刻契说。这种观点认为档案起源于文字产生之前的"结绳刻契"时代,当人们第一次有意识地在绳子上打不同的结,在木头等物体上刻画不同痕迹,并以此来记录相应不同的信息时,这些打了结的绳子和刻画了痕迹的物体就成为最早的历史记录和档案。但结绳和刻契还不是一般意义上的历史记录和档案,可称为史前时期的档案。

第二,文字说。这种点认为档案与文字同时产生,当人们第一次用文字来记录和交流信息时,档案也就出现了。根据今天对档案定义的认识,文字说与档案的定义最为接近。因此可以认为,档案起源于文字的产生与使用。

第三,国家说。这种观点认为档案起源于国家出现之后,为了进行国家管理,需要比较条理系统的文书记录和传递各种信息。当国家用以进行阶级统治和国家管理的文件第一次被有意识的保存起来时,档案就出现了。

(二)我国档案制成材料的演变

我国自从进入文明时代以来,档案文献浩瀚瑰丽。陶文甲骨、金石铁券、纸墨文书、声像光盘,多种多样。档案内容日益丰富,档案的形式和名称也在不断地发展变化。

1.陶文档案

新石器时代晚期的档案,距今五千年左右。从考古发现来看,有陕西一带韶文化遗址的陶器记事符号;有山东等地龙山文化遗址的陶片文字和文字记录。

2.甲骨档案

商周时期的档案,距今三千多年。从出土实物和可靠的记载来看,甲骨档案主要集中于商代,现在保藏的甲骨多为盘庚迁殷到纣亡的 273 年间的遗迹,这是我国大批发现的最古老的文字记录的档案。

3.金石档案

金文是铸刻在金属鼎彝器上的一种铭文,也称钟鼎文,一般是指冶铸在青铜器上的文字。有铭文的青铜器始于商代,但数量少,铭文字数也不多。金文档案的鼎盛时期在西周。

4.简牍档案

自商周直至东晋时期,特别是从周代到汉代一千余年间,多用竹片木板撰写文书。书于竹片的称为竹简,写在木板上的称为木牍,统称为简牍档案。简牍编连在一起称为册,所以又称简册档案。

5.缣帛档案

缣书帛书几乎与简牍同时产生,据有关专家推测,帛书可能与典册样,在殷商时期已经有之,但迄今未见实物。春秋战国以后,纺织业较前更为发达,缣帛档案逐渐增多。

6.纸质档案

由于纸的发明和社会生产的发展,文件的书写材料逐渐为纸张代替,形成了大量的纸质档案。我国虽然从汉代就发明了纸张,但直到东晋以后,纸张逐渐取代了缣帛,成为档案的主要载体材料。

7.现代载体档案

人类进入近现代以来,随着现代科学技术的发展,档案的形式也发生了一些新的变化。除了传统的纸质档案外,产生了许多感光介质和磁性介质材料为载体的照片档案、录音录像档案、光盘档案和机读档案等。档案的内容更丰富,形式更多姿多彩。

(三)档案的词源

我国的档案和档案工作,虽历史久远,但“档案”一词的出现却还是明末清初的事情。古代的“甲骨档案”“金石档案”“石刻档案”“简牍档案”和“缣帛档案”等,都是后人根据其载体的不同而命名的。从现存史籍看,由于纸张出现之前,竹片、木片多用作书写材料,因而文书、档案常被称作“册”“典”“中”“简册”“简牍”和“典籍”等。纸张用作书写材料后,写作需在案几上进行,又称公文和档案为“文案”“案牍”,有时也用“文牍”“文书”“簿书”来表示。

“档案”一词,据现有材料初见于清代。“档”字在《康熙字典》里的解释为“横木框档”就是木架框格的意思。“案”,《说文解》释作“几属”,就是像小桌子一类的桌几。由此引申,又把处理一桩事件的有关文件叫作一案,并通称收存的官方文件为“案”或“案卷”等。“档”和“案”连用,就是存入档架的文案和案卷,而且把放置档案的架子称作档架,把一格称为一档,这些叫法有的一直沿用下来,至今我们称档案,依然有形象的和内在的意义。它的科学定义,乃是这一直义的深化与发展。

二、档案的定义及其含义

人们在长期的社会实践中,对于经常使用的档案不断加深认识,逐步形成了关于档案的概念。

近几年来,关于档案的定义很多,对档案内涵的揭示也日益深入。由于所处的历史条件不同,人们认识档案的角度和强调的方面,常常有所不同。借鉴中外许多档案定义的优点,结合当前实际需要,现对档案的定义作如下表述:档案是国家机构社会组织和个人在社会活动中直接形成的,保存备查的文字、图像、声音及其他各种形式的历史记录。

档案定义的基本含义有以下4个方面。

(一)档案是各种机关、组织和个人在特定的社会活动中形成的

档案的重要特点之一,就是这种历史记录材料的产生和积累,始终根源于特定的形成单位及它自身所进行的职能活动。由此而形成的记录材料之间,有着密切的历史联系。对此可以明确以下两点:第一,档案来源于一定的基本单位;第二,档案来源于形成者特定的社会实践活动。

(二)档案是保存备查的历史记录

各机关单位和某些个人在自身活动中,为了相互交往和记录事务,总要产生和使用许多文件材料,又称历史记录材料。由于工作的持续和事业的发展,以及留传后世等各种需要,人们又把日后仍须查考的材料有意识地留存下来,这就成为档案。但是,并非一切历史记录都需要和可能成为档案。档案是由作为原始记录的文件有条件地转化而来的,文件转化为档案一般须具备3个条件。

(1)办理完毕的文件才能归入档案,正在承办中的现行文件不是档案,文件具有现行效用。档案一般是完成了传达和记述等现行使命而留存备查的历史文件。

(2)对日后实际工作和科学研究等活动有一定查考利用价值的文件才有必要作为档案保存。各项社会实践活动中形成的大量文件不能全部作为档案保存,留存与否必须经过人们的鉴别和挑选。

(3)按照一定的规律集中保存起来的文件才能最后成为档案。归档和集中保存既是文件转化为档案的程序和条件,也是一般的标志和界限。

(三)档案的形式是多种多样的

在长期的丰富的社会实践中,各个时期、各个单位出于不同的需要,形成了各种形式的档案材料,归纳起来包括两个方面:一方面指档案信息的载体形式;另一方面指档案信息的记录方式。从档案的载体形式来看,我国有甲骨金石、竹木缣帛、纸张、胶片、磁带、磁盘、光盘等。从档案信息的记录方式看,又可以分为3种类型:一是从档案信息的处理技术,有刀刻手写印刷、晒制、摄影、录像、激光扫描等;二是从表达的方式上,可归纳为文字、图像、声音等;三是从传达信息的文体上,古代有制、诏、奏折题本,近代有令、布告、咨呈,现代有指示、通知、报告、总结等。

(四)档案是直接的历史记录

档案是直接的历史记录,或说成档案是历史的原始记录。档案不同于一般的历史遗物,它是以具体内容反映其形成机关或人物特定活动的历史记录,具有很强的记录性。所以它具有很高的查考价值。档案又不同于一般的信息资料,它是特定的形成者在当时当地直接使用的原始文件的转化物,不是事后编写或随意收集的材料,因而其有原始性的特点。所以档案具有融原始性和记录性于一体的特点。

三、档案的属性

档案的属性是指档案在社会中所表现出来的固有特征、特点。档案的这些特征、特点是多方面的,它既具备特有的基本属性——原始记录性,也具备许多文献资料共有的一般属性——信息性、文化知识性等。

（一）原始记录性是档案的基本属性

档案是人们从事社会实践活动的记录材料转化而来的，是历史的原始记录。它直接客观地记录了形成者的真实活动情况，具有原始记录性。历史是怎样发展的，人们是怎样活动的，档案就怎样记载。所以无论从形式上或内容上档案都表现了记录性和原始性。在形式上，它直接记录和保留着原来活动的历史面貌。如发文原稿留有当时人的笔迹和签字、机关和个人的印信、客观形象的照片、录像或原声的声音等，表现了高度的原始记录性和事实的确凿性；在内容上，无论是指示、通知、请求、报告等各类文件材料，都真实客观地记载着当事人的思想、立场或当时活动真实情况，因此，档案是真实、可靠的历史凭据，是查考历史事实最令人信服的依据和信证。正确认识档案的原始记录属性，对做好档案工作有实际指导意义。

（二）档案的信息属性

当今社会"信息"一词普遍地见于生活和科学之中，作为一个科学概念，表述是多种多样的。在不同学科中，它有不同含义。在档案学中，我们可以简单理解为是消息、情报、知识、数据、资料的泛称。档案是一种信息，是国家信息资源的重要组成部分。一个机关的档案，记录着本机关开展工作或进行生产活动的信息。国家全部档案，记载着整个国家从古至今政治的、经济的、科学和文化等各个方面的信息。档案信息与其他信息一样具有信息的共性：可以扩充、压缩、扩散、分享、替代等，也可以收集、传递、存贮、检索、处理交换利用等。另外，它还有自己的特点：第一，档案信息是原始的固定信息，能使事物的原貌再现；第二，档案信息是直接信息和间接信息的统一；第三，档案信息面广量大，内容丰富；第四，档案信息是回溯性信息。

新时期档案工作的方向和任务就是要把档案信息资源收集、存贮、开发利用好，使档案信息资源及时准确、高效地传送到利用者手中，充分发挥档案信息在社会主义现代化建设中的重要作用。

（三）档案的知识属性

档案是人类认识和改造世界的历史记录，是人类知识的结晶。档案之所以需要世代流传，就是因为它记录了丰富的知识，可供人们参考。档案作为知识的一种载体和存贮形式，有以下特点：第一，原型性。档案是人们社会实践活动中的原始记录，它直接记录着人们实践活动的经验，记录着人们对客观事物、现象的认识，所以，档案是知识贮存的一种原型形式。第二，孤本性。档案作为记录知识的原稿原本，往往只有一份，这是档案外在形态上区别于其他方面资料的特点之一，也是档案具有权威性和真实性的重要原因。第三，继承性。知识是有继承性的，档案记载着前人所获得的知识，凝聚着人类共同创造的文明成果，值得后人继承和借鉴。

四、档案的价值与作用

（一）档案的一般作用

1.机关工作的查考凭证

党政机关为了有效地开展活动，必须全面地掌握情况。档案是机关活动的历史记录，它可以为机关开展工作进行决策提供依据和咨询材料。利用档案，有助于计划和决策的科学化，有利于克服官僚主义和盲目性，提高机关工作的效率。

2.生产建设的参考依据

档案记载前人在各种生产活动中的情况、成果、经验与教训。它可以作为工农业生产和经济管理的科学依据和参考材料。尤其是科学技术档案更是进行现代化生产管理和科学技术活动的重要条件。

3.政治斗争的必要手段

档案中记录了社会、阶级、政治、法律等方面的情况,可以作为党和国家从事政治斗争的可靠依据和锐利武器。

4.科学研究的可靠资料

档案可以为科学研究提供大量的科研记录、实验材料、观察材料及理论概括材料,为科学研究创造必要的条件。所以人们常常把档案比喻成科学研究的"食粮"和"能源",是不可缺少的必要条件。

5.宣传教育的生动素材

档案翔实地记载了人们创造历史的曲折历程和奋战足迹。利用这些档案写回忆录、著书立说、进行文艺创作、举办各种展览等宣传教育活动,都具有强烈的说服力和感染力。

(二)档案的基本价值

档案的作用和价值是多方面的,但就其作用和价值的性质来说,概括起来,只有凭证价值和参考价值(情报价值)。这是档案作用的主要特点和档案价值的基本结构,又称为档案的基本价值。

1.档案的凭证价值

档案是原始记录,是历史的真凭实据,具有法律效用。档案所以有凭证作用,是由档案的形成规律及其本身的特点所决定的。

2.档案的参考(情报)价值

档案不仅记录了历史活动的事实经过,而且记录了人们在各种活动中的思想发展、生产技术和政治斗争的经验教训及科学研究和文化艺术中的创作成果。因此,它对人们查考既往情况、掌握历史材料、研究有关事物的发展规律、批判和继承历史遗产都具有广泛的参考价值。

(三)档案发挥作用的规律

1.档案价值的扩展律

档案作为机关工作和生产活动的条件,在一定时期内,首先是档案的形成者需要经常查阅。这时社会上其他单位利用档案的需求不突出,这也是档案形成者保存和积累档案的主要动力。随着时间的推移,形成者利用档案的要求逐渐减弱,社会其他部门的利用需求却在增强,档案的作用已由形成者扩大到社会。档案对形成者的作用,被称为第一价值;对社会的作用,被称为第二价值。

2.档案机密性的递减律

档案的机密性,随着时间的推移和条件的变化而发生变化。一般情况是,档案形成时间距今越近,机密度越高,内向性越强;而越远,机密度越低社会性越强。也就是说档案的机密度与档案形成时间的久暂成反比。

3.档案科学文化作用的递增律

长期以来,档案既是阶级斗争的工具,又是进行生产和繁荣科学文化的必要条件。随着社会的发展,档案从更多地用于阶级斗争,逐渐转为更多地用于经济活动科学研究和文化教育等各项事业。

4.档案作用的制约律

档案的作用是客观存在的,但处于静态的档案,它的作用又是潜在的。要使潜在价值变为现实的直接价值,要受到一定条件的制约。

首先,受社会环境的限制;其次,受人们社会档案意识的影响;再次,受档案管理水平的限制。

五、档案的种类与划分

档案种类的划分是以档案概念外延中的全部事物——古今中外人类的全部档案为对象。由于采用的标准和根据不同,所以就会有多种分类方法,形成多种类别。如可以因产生和使用的领域不同,把档案分成公务档案和私人档案;可以因形成档案时间的远近,把档案分成历史档案和现行档案;可以因形成档案的政权的性质和阶段不同,把档案分成中华人民共和国成立后的档案、革命历史档案和旧政权档案等。

在社会生活中,还有一种广为流行、被普遍接受的档案分类方法,即以内容为标准,将档案分成文书档案、科技档案和专门档案。

(一)文书档案

文书档案也曾被称为党政档案、行政档案,是机关、团体、部队、企业事业单位等在领导和行政管理活动中形成的档案材料。例如,国家行政机关发出和收到的命令、指示、请示、批复、报告、决议、通知等,在办理完毕归档保存后,即为文书档案。它具有涉及面广、内容丰富、形式规范、记录方式与制成材料多样等特点,内容涉及国家政党、民族和社会生活的各个方面,是了解、研究国家社会政治、经济和文化发展史,研究个体的机构组织历史的基本依据。

(二)科技档案

科技档案的全称为科学技术档案,是由生产技术应用与管理、基本建设科学研究活动中产生和使用的图纸、图表、文字材料、计算材料等科技文件材料转化而成的档案材料。这些档案多集中在工厂、矿山设计院、研究院和地质测绘水文、气象、建筑等部门,是反映科学技术、经济建设真实面貌的原始记录,也是科学技术的重要存在形式之一。随着国家科学研究、经济建设的深入发展,科技档案越来越受到重视。

(三)专门档案

专门档案是指一些社会机构和组织在某些专门业务工作中形成的档案材料。如人事档案、会计档案、工商档案、税务档案、教学档案、艺术档案、诉讼档案、审计档案、统计档案、专利档案、外交档案和军事档案等。由于社会分工细致,专门档案种类繁多,难以尽数。

(郝　静)

第二节　档案的机构

根据《档案法》等法律法规的规定及统一领导、分级集中管理的原则,对国家的全部档案和全国的档案工作,必须设置全国规模的档案机构进行管理。各级机关的档案,由机关内设立档案室(处、科)集中管理;各机关形成的需要长远保存的档案和历史上形成的档案原则设立各级档案馆统一保管;全国的档案工作,由各级档案行政管理机关统一地、分层负责地进行监督和指导。这些保管档案和管理档案工作的机构,在全国范围内构成了个严密的、完整的组织体系。

一、档案室

档案室是各机关统一保存和管理本机关档案的内部机构,是整个机关的组成部分,属于机关管理和信息咨询性质的专业机构。从全国档案工作来说,档案室又是国家档案工作组织体系中最普遍、最大量、最基层的业务机构,是整个档案工作的基础。

(一)档案室的任务

档案室的基本任务是集中统一地管理本机关各部门形成的各种门类和载体的全部档案,为本机关各项工作服务,并为党和国家积累档案史料。

档案室的具体任务主要有 3 个方面。

(1)对本机关文书部门或业务部门文件材料的归档工作进行指导和监督,保证文件材料的完整、齐全。

(2)管理本机关各单位的全部档案,积极开展利用工作,同时管理有关的内部书刊等资料,为本机关各单位的工作、生产和科研服务。

(3)定期把具有长远保存价值的档案向档案馆移交。

(二)档案室的类型

1.文书档案室

它是党政机关、团体、学校等设置的负责统一管理本机关党、政、工、团等组织机构形成的档案的内部机构。它在机关档案室中所占数量最多,设置最为普遍。

2.科技档案室

它是管理科学技术档案的专门档案室。工厂、矿山、设计院科学技术研究院等单位一般都设有这种档案室。

3.声像档案室

它是管理影片、照片、录音带和录像带等特种档案材料的档案室。

4.人事档案室

它是机关的组织人事部门设立的专门管理工作人员人事档案的机构。

5.综合档案室

有的机关设置综合档案室统一管理本机关的全部或多种门类的档案。由于这种管理模式在减少机关内部机构设置、统一整合、开发档案信息资源方面有以定优越性,被越来越多的机关接受。

6.联合档案室

它是由性质相近、办公地点相近的若干机关联合起来设立的统一保管各个机关形成的档案的档案室。如由一个地区的党委、人大、政府、政协和纪检委机关联合设立的档案室,由区政府的各委办局联合设立的档案室等。进入新世纪后,这种机关档案管理模式开始在北京等地出现。由于它对档案采用集约化管理,不仅顺应精简、统一和效能的机构改革原则,而且有利于所藏档案减少重复,有利于将来进馆档案的优化,有利于档案的开发利用。

7.档案信息中心

它是一些机关和企事业单位设立的对档案、图书、情报实行一体化管理的机构。这种模式有利于各种文献信息资源的共建共享档案馆。

二、档案馆

(一)档案馆的性质

根据《档案法》和有关文件的规定,档案馆属于党和国家的科学文化事业机构,是永久保管档案的基地,是科学研究和各方面工作利用档案史料的中心。我国召开的全国档案馆工作会议进一步要求:"把档案馆建成保管党和国家重要档案的基地和爱国主义教育基地,建成为改革开放和现代化建设事业提供档案信息服务的中心。"

档案馆的科学文化事业性质,主要表现在以下几方面:第一,从档案馆管理的对象来看,是历史上政治、经济、军事、文化、科学技术等活动的记录,是历史文化遗产。第二,从档案馆的活动方式和工作成果来看,档案馆工作是一种带有研究性的工作。第三,从档案馆机构及其社会职能来看,档案馆不是党、政领导机关,不是企业生产部门,而是一种文化事业单位。

(二)档案馆的基本职责和具体任务

档案馆的基本职责是集中统一地管理党和国家需要长远保管的档案和有关资料,维护历史的真实面貌,为现实的社会主义现代化建设和历史的长远需要服务。档案馆的具体任务,主要有3个方面。

(1)接收与征集本级各机关、团体及其所属单位具有长期和永久保存价值的档案及有关资料,科学地管理。

(2)通过多种方式,积极开展档案资料的利用工作。

(3)参与编修史志的工作。

在我国,档案馆基本上是按地区并结合专业、时期等其他特点来设置的。大体划分为国家综合性档案馆、专门档案馆和部门档案馆3种类型。

由于档案馆是档案信息的总汇,所以它在档案事业中居于主导地位,档案馆工作是整个档案事业的主体。

(三)档案馆和机关档案室的联系和区别

尽管机关档案室和档案馆都是直接保管档案的部门,二者有密切的联系,但二者也有明显的区别。表现在以下几方面。

1.性质不同

机关档案室是一个机关内部工作的组成部分,而档案馆则是整个国家、地区或系统、专业的科学文化事业机构。

2.所管理档案的范围不同

机关档案室集中统一管理本机关全部档案,而档案馆则保存本地区、本系统、本专业的档案。

3.保管档案的期限不同

档案室只在一定时期内保管本机关形成的档案,对于逾期的档案,或向档案馆移交,或予以销毁,而档案馆是党和国家永久保管档案的基地。

4.档案利用范围不同

传统的机关档案室主要为本机关提供档案服务,一般不与外界发生关系,而档案馆则面对社会,提供档案为党和国家各项工作利用,甚至为国际友人和学者服务。

三、档案行政管理机构

档案行政管理机构,如各级档案局、处等,是党和国家指导和管理档案工作的部门。由于我国的党、政档案工作实行统一管理,因而各级档案行政管理机构,同样既是党的机构,又是国家的机构。

档案行政管理机构的基本职责是在统一管理党、政档案工作的原则下,分层负责地掌管我国档案事务,对全国档案工作进行监督、检查和指导。

档案行政管理机构的具体任务,主要有以下几个方面。

(1)拟定档案工作的规章、办法,建立国家档案工作制度,制定档案工作的发展规划。

(2)指导和监督各机关、部队、团体、企业、事业单位的档案工作,规划和筹建档案馆,在业务上指导档案馆工作。

(3)研究和审查有关档案保存价值、档案保管期限的原则和标准,监督和审议有关档案的销毁问题。

(4)组织和指导档案工作业务经验的交流,档案管理的专业教育和档案科学研究。

(5)组织和参与档案工作的国际交流。

四、档案机构之间的相互关系

档案室、档案馆和档案局是我国档案机构的3种基本类型。它们之间的相互关系是上级档案行政管理机构对下级档案行政机构具有业务指导和监督的关系;档案行政管理机构对同级档案馆和档案室等档案业务机构具有业务指导和监督的关系;机关档案室和档案馆之间,具有档案交接关系;各级各类档案馆(室)之间均无隶属关系,但有一定的协作关系。

随着我国改革开放的顺利进行和档案学基础理论研究的不断深入,我国档案机构的设置也出现了一些新情况。最近几年来,在我国出现了一批新型档案机构,其中较为突出的是文件中心、档案寄存中心和档案事务所(也有的称为档案咨询中心)。应该说,除个别文件中心以外,这些新型档案机构一般都属于商业化的档案中介机构,这些新型档案机构的建立,对推动我国档案工作的发展和探索我国档案管理的新形式正发挥着积极作用。

(郝　静)

第三节　档案的工作

一、档案工作的内容与性质

(一)档案工作的内容

档案工作就是用科学的原则和方法管理档案,为党和国家各项工作服务的工作,是一项保护原始记录、维护党和国家历史真实面貌的重大事业。

档案工作的内容极其广泛。它的工作内容从狭义上说,是指档案业务工作,即档案的收集、整理、鉴定、保管、统计、检索、编研和利用服务等工作内容;从广义上说,是指档案事业。

若从档案工作的系统来看,档案业务工作是由许多相互作用的各个环节组成的独立系统。按其系统结构和功能可分为档案实体管理、档案信息开发和档案工作反馈信息处理3个子系统。

（二）档案工作的性质

长期以来，档案界曾对档案工作的性质做过许多论述，概括起来，要有管理性、服务性、政治性、科学性、文化性等

1.档案工作是一项管理性的工作

从档案工作本身来说，它属于一种科学的管理性工作。它又以专门的工作内容及其特点，区别于其他管理工作。其具体表现为：①从国家档案事业来看，宏观档案工作是一项专门负责管理档案及其工作的独立专业，属于国家科学文化事业的组成部分。微观档案工作，就是档案管理工作。它有特定的工作对象——档案，有专门的工作内容。②从每个机关单位的档案工作来看，它又是某种管理工作的组成部分。如果一个机关没有完整、准确的档案，其生产科研管理活动就难以顺利进行。③档案工作是一项科学的管理性工作。档案工作是一项专门的档案事业，面对的是各种载体和各项内容的档案事物，而不是对现成的简单的物件保管和出纳，档案工作者需要对数量庞大、情况复杂的档案，进行研究、考证和科学化、现代化管理。

2.档案工作是一项服务性的工作

从档案工作同其他工作的关系来说，它是属于一项条件性的服务工作。社会上的服务性工作有许许多多，通过提供档案文献信息来为各项工作服务，这是它区别于其他工作的特点之一。

档案部门管理档案是为了满足人们对档案利用的社会需要，是为各项工作创造条件提供档案信息服务的。

档案工作的服务性、条件性，表现了档案工作的社会地位和作用。档案工作是我国革命和建设事业不可缺少的重要组成部分，它对各项工作起着咨询、参谋和助手作用。

档案工作的服务性是档案工作赖以存在和发展的基本因素。在社会发展的各个历史阶段，档案工作总是为一定的经济、政治、科学、文化服务的，并且在服务中得到加强和发展。古今中外的档案工作的历史，完全证实了这一点。

3.档案工作是一项政治性的工作

从档案的形成特点和档案工作在政治斗争中所起的作用来说，档案工作是一项具有政治性的工作。具体表现在以下几个方面：①档案工作是维护党和国家历史真实面貌的一项重大事业。在阶级社会里，档案主要产生于一定阶级的政党、国家机关和社会团体。历史怎样发展，档案就怎样记录。因此它成为查考、研究、处理问题的真凭实据。从一定意义上说，档案工作就是保存历史记录，维护历史面貌的工作。②档案工作的服务方向是档案工作政治性的集中表现。档案工作从来都是为一定阶级所掌握，为一定的社会制度和一定阶级的路线、方针、政策服务。在社会主义社会中，档案工作应始终坚持为社会主义革命和建设积极服务的方向。当前，档案工作为建设现代化的高度民主高度文明的社会主义强国服务，为"一个中心，两个基本点"服务，是我国档案工作的政治任务。这是新形势下档案工作政治性的集中表现。③档案工作的机要性是其政治性的表现之一。档案工作也是一项具有机要性质的工作。档案工作的机要性是由档案本身的特点及国家的利益所决定的。党和国家机关的档案，记录了党政、军领导机关和领导人的重大活动及政治、经济、军事、科学、文化等方面的活动，其中不少属于机密的。随着科学技术的发展和我国对外开放，窃密和反窃密的斗争将更加尖锐复杂，尤须提高警惕，严守党和国家机密，这是档案工作者的职责就是在人民内部，为了国家和人民的利益，有些档案也要适当保密。

档案室工作、档案馆工作、档案事业管理工作等，都是整个档案工作的组成部分。虽然它们各有不同的性质和特点，但其基本性质是共同的。

二、档案工作的基本原则

《中华人民共和国档案法》第五条从法律高度对我国档案工作的基本原则作了规定:档案工作实行统一领导、分级管理的原则,维护档案完整与安全,便于社会各方面的利用。它的基本含义如下。

(一)档案工作实行统一领导、分级管理是我国档案工作的组织原则和管理体制

根据党和国家颁发的有关文件,这一组织原则的内容,可概括为以下 3 个方面。

(1)国家全部档案由各级档案机构分别集中保存。各机关内党、政、工、团等组织和机构的档案,均由机关档案室集中管理,不得由承办单位和个人分散保存;各机关档案中需要长远保存的,由各级档案馆集中保管;一切档案非依规定和批准手续,不得转移、分散或销毁。对于集体所有和个人所有的档案的管理问题,我国《档案法》第十六条规定:集体所有的和个人所有的对国家和社会具有保存价值的或者应当保密的档案,档案所有者应当妥善保管。

(2)全国档案工作,由各级档案行政管理机关统一、分级、分专业负责监督和指导。为了有效地实行档案的统一管理,我国不仅把档案分别集中在各机关档案室和各级档案馆,而且也在全国范围内对档案业务工作实行了统一管理。所谓统一,就是在全国范围内实行统一的业务指导、监督和检查。具体说,就是全国档案工作事务由国家档案局掌管。所谓分级负责就是地方各级档案行政管理机关,按照全国统一的规定和要求,结合本地区的具体情况,制定规划,健全法规制度,指导、监督和检查木地区的档案工作。所谓分专业负责,就是中央和地方专业主管机关档案部门,按照全国档案工作的统一规定,在国家和地方档案行政机关的指导下,根据本专业、本系统的特点,负责本系统包括下属单位档案工作的管理。

(3)实行党、政档案和党、政档案工作的统一管理。党、政档案和党政档案工作的统一管理,是我国档案工作的特点之一。1959 年以后,为了加强党对档案工作的领导,方便档案的利用,根据党中央的指示,全国范围内党政档案和党、政档案工作的管理逐步统一起来。一个机关内共产党、行政、工会和共青团等组织的档案统一集中在一个机构保管;需要长远保存的党、政档案,统一集中于各级档案馆;全国党、政系统的档案事业管理机关合并,统一进行档案业务的监督、指导工作。

(二)维护档案的完整与安全,是档案管理的基本要求

维护档案完整,一方面从数量上要保证档案的齐全,使那些应该集中和保存的档案不能残缺短少;另一方面从质量上,也就是系统性方面,要维护档案的有机联系,不能人为地将其割裂分散,或者零乱堆砌。

维护档案安全,一方面从物质上要保证档案不遭受人为和自然的损坏,尽量延长其寿命;另一方面,要保证档案政治上的安全,即档案不丢失、不被盗、不泄密。

维护档案的完整与完全是互有联系的统一要求。只有维护档案的完整,才能有效地保证档案的安全。档案的散乱、丢失,会造成档案的损坏和政治上的不安全。也只有维护档案的安全,才能保证档案真正意义上的完整。

(三)便于社会各方面的利用,是档案工作的根本目的

便于社会各方面的利用,是整个档案工作的出发点和最终目的。一切档案机构的设置,一切档案工作制度的建立,一切档案业务工作的开展,都要服从、服务于这个总目标。因此,便于社会各方面的利用,是检验档案工作的主要标准。当然,便于利用,既包括满足社会各方面的现实档案利用,也包括满足社会各方面今后的档案利用。

三、档案工作的地位与效益

(一)档案工作的地位

档案工作在社会历史发展进程中占有十分重要的位置。中共中央、国务院批转《关于调整我国档案工作领导体制的请示》的通知中指出:"档案工作是维护党和国家历史真实面貌的重要事业,是党和国家各项建设事业必不可少的环节。"这是对档案工作地位问题的科学阐述。

档案是反映人类社会实践活动的原始记录,是人类文明史的见证。从这一意义上看档案工作是传承社会记忆、再现历史面貌的重要文化事业。一个国家、一个地区收藏档案的数量与质量,反映着一个地区、国家文化发展的水平和文明程度的高低。中国是一个历史悠久、具有灿烂文化的国家,在历史上我国已积累了为数众多的档案。但由于多种因素的影响,我国各级档案机构已收藏的档案,尚不足以全面反映我国的历史与现实状况,已收藏的档案还面临着实现科学管理和服务全社会的艰巨任务。因此,档案工作者必须认清档案工作所承担的艰巨任务,必须具备高度的社会责任感和时代迫切感,把为党和国家积累文化财富、提供档案为科学研究和国家建设事业服务放在突出位置。

档案是重要的信息资源,是实现科学管理的重要资源条件。因此,在国家建设事业中,特别是在科学预测与科学管理中,档案工作有时会起到决定性作用。档案是对已经展开的社会活动过程的真实记录,档案管理一切活动的进行也以维护档案的原始性作为基本出发点。这就决定了已进行的管理活动面貌不仅在档案中得到全面、真实的再现,而且,这些真实、可靠的档案信息又可以为新的管理决策提供依据。可以认为,不仅档案工作本身是一项科学管理性工作,同时,它又为其他建设事业,特别是科学管理的实现创造条件,它是实现科学管理的一项基础性工程,是提高管理水平的重要保证。

档案作为信息资源的重要组成部分,也是一种重要的经济资源,它是推动经济发展不可缺少的资源要素。因此,档案工作是提高社会生产水平和促进经济发展的基础性工作。

总之,在我国,就目前而论,档案工作应为社会主义物质文明与精神文明建设服务;就长远而论,档案工作应为延续和发展我国文明史作出贡献。档案工作者在认识上述档案工作的当前意义与长远意义时,应当两者兼顾,不可偏颇。

(二)档案工作的效益

档案工作的效益就是社会对档案工作的投入和档案部门对社会档案信息需求的有效满足程度两者之间的比较关系。换句话说,就是档案工作的劳动消耗与劳动成果之间的关系。既然档案工作效益是一种投入与收益的比较关系,那么,它也必须服从效益的一般原则。在档案工作的全面发展中,要增加对档案工作的投入,必须以档案部门能够为社会提供优质服务、为社会多作贡献为前提。

要正确认识和重视档案工作,发展档案事业,就必须在树立全面科学的档案工作效益观基础上,从档案工作的各个方面推进档案工作效益的全面实现。档案工作的效益有其区别于其他工作的基本特点,这主要表现在以下几方面。

1.档案工作效益的社会性

档案工作是一项为社会服务的专门性工作。这一性质规定了它的效益具有社会性,这是档案工作效益最为突出的一个特点。档案工作效益的社会性在现实生活中表现为档案工作投入是以服务社会作为目的的,档案工作在资金来源上具有广泛的社会性,但投入档案工作的收益并不体现在档案部门本身,而是体现于社会的各方面,体现于广大的利用者当中;从实现档案工作效益的途径来看,必须有赖于社会各界对馆(室)藏档案进行有效的利用。

2.档案工作效益的隐蔽性

在档案工作效益问题上,社会对档案部门的投入及收益大体上是可以进行定量比较的,但投入和收益在清晰度上又有所不同;社会对档案部门的投入比较清楚,而档案部门对社会的贡献,即它在提供档案为社会服务过程中给社会带来的收益却是比较模糊的。这种投入的清晰性与收益的模糊性之间的矛盾,形成了档案工作效益的隐蔽性特点。这种隐蔽性特点主要表现为档案工作不直接创造价值;从档案效用的发挥过程看,它要依赖于社会的利用,具有被动性和依赖性;从投入档案工作的收益对象来看,它主要不是体现于档案部门本身,而是包含于利用档案的各部门或档案利用者当中,档案工作收益是一种间接性的收益;从投入档案工作的收益地点看,由于档案价值扩展律的作用,档案工作收益地点具有广泛性和分散性等。

3.档案工作效益的滞后性

这主要是针对投入档案工作的效益周期而言的,即投入档案工作的效益在时间上具有延迟性。由于档案从收集到开放利用,需要一个时间过程(即开放滞后),档案从实行开放到被利用并取得实际效果,也需要有一个时间过程(即效应滞后)。这就使社会对档案工作的效益往往多有忽略,这在一定程度上影响了社会对档案工作的评价,也在某种程度上对档案工作造成了一定的消极影响。

针对档案工作效益的上述特点,在档案工作中,我们应着眼于社会发展的趋势和要求,从协调发展的角度多方位多层次去寻求全面提高档案工作效益的有效途径,并在档案工作中重视协调社会的公共关系,加强档案工作效益的宣传,从而为档案工作的健康、持续发展创造一个良好的社会环境。

四、我国档案工作的历史回顾

(一)我国封建社会档案工作的历史贡献

我国是世界著名的四大文明古国之一,我国的档案和档案工作历史悠久,源远流长,漫长的封建社会档案工作为巩固封建秩序,推行、加强专制制度发挥了很大作用,但同时,封建专制制度对档案工作的影响也是很大的。在它的作用下,档案直接成了维护独裁、忠君、等级、特权和对农民进行残酷剥削的工具,档案工作产生了御用性、封锁性、僵化性和垄断性的历史特点,随之而来的是制度上的专制、落后和愚昧。但是,事物是辩证的,正像我国的封建专制制度在统一的多民族国家的形成中产生过积极作用一样,专制制度对档案工作也不无促进。可以这样说,没有专制主义的中央集权,没有统一的多民族国家,就没有统一的文字、统一的文书工作和档案工作制度,大规模的档案收集、保管和利用也不可能产生和发展。中国封建社会档案工作对于铸造中国古代的灿烂文明作出了历史性贡献,它本身又是中国古代文明的很有特色的组成部分。中国封建社会档案工作的历史贡献如下。

(1)最高统治者高度重视,档案工作由中枢机构直接统辖。由于档案工作和专制集权的封建统治有密不可分的关系,从我国封建社会的初始到晚清,档案工作便一直置于最高统治者的视线之下,由掌管军政重权的中枢机构直接统辖。这从一定程度上保证了皇家对档案收集、管理和利用的调控,当然也满足了档案工作对于人、财的需求。

（2）把档案的搜求积累当作长治久安的大事。自秦至清两千余年间，改朝换代从未间断。因此，搜求亡世和先帝之档案，因循旧制，增损变通，便成了每一位开国皇帝和其继位者文治武功的第一步。西汉刘邦攻入咸阳，萧何"独先入收秦丞相、御史律令图书藏之"，只是中国历史上若干搜求档案以资政佳话中的一例。

（3）中央档案库是皇家的重要建设。专门的中央档案库出现是中国古代档案工作中了不起的事情，它对深化档案工作产生了划时代的影响。汉代的石渠阁、兰台、东观，唐代的甲库，明代的后湖黄册库，清代的内阁大库都是著名的皇家中央档案库。而至今保存完好的明清皇史宬可以使我们实地领略皇家档案库的风采神韵。

（4）以严酷的律法保护档案和档案工作。我国封建社会有关档案工作的律法详备有加，无不强调对文书、档案善加看管，不能损毁、泄密等，违者处以严刑。

（5）档案管理讲究章法。出于中国古代档案工作历史悠久，源远流长，从业者又为当时的知识分子，精通文墨，经他们推敲钻研，日积月累，逐渐形成了一套管理方法和规范，有的又上升到皇家律令制度，至唐宋已经达到相当丰富的程度，几乎遍及档案收集归档整理编刊、鉴定管理、保管保护和统计利用等各个方面。

（6）档案利用备受重视。封建王朝对档案的利用，主要集中在3个方面：以档案为教本，宣扬封建道德、律法和文化；查阅前朝档案，汲取统治经验；利用档案编史修志。尤其是在利用档案编史修志方面，形成两千多年延绵不绝的优良历史文化传统。

（二）中国共产党领导下的档案工作蓬勃发展

（1）党自建立之日起就高度重视档案工作。中国共产党从建党之日起，便建立了与当时的斗争相适应的文书和档案工作。由瞿秋白起草、经周恩来审阅的《文件处置办法》是我党早期重要的文书、档案工作的指导性文件。《办法》不仅对档案文件的收集、整理和保管等作出了详细周密的规定，而且提出：文件"如可能，当然最理想的是每种两份，一份存阅（备调阅，即归还），一份入库，备交将来（我们天下）之党史委员会"。《办法》充分体现了中国共产党人为了现实斗争的需要对档案的珍视之情和神圣的历史责任感。

为安全保存党的早期档案文件，党在白色恐怖下的上海建立了秘密的"中央文库"。在近20年的时间中，党的地下档案工作者呕心沥血，出生入死，有的被捕入狱，坚贞不屈；有的贫病交加，献出生命。他们终于将共计104包档案完好地交由中共上海市委转党中央。

长征途中，党政军领导人和身边工作同志也随身携带了一些珍贵文件，如毛泽东同志带了一对装有档案文件的竹箱子，其中就装有著名的《长冈乡调查》《反对本本主义》等手稿。他曾说，性命可以牺牲，档案文件是不能丢掉的。

（2）建国初期的档案事业建设卓有成效。中华人民共和国成立以后，我国档案事业面临的基本任务就是要把分散的、不统一的档案工作建设成为国家规模的、集中统一管理的社会主义档案事业，更好地为党和国家的各项事业服务。

尽一切可能把旧政权机关遗留的档案接管保存下来，以备革命和建设事业之用，是当时档案工作的一项重要任务。明清档案、民国时期各政权机关的档案都得到了妥善处理。

许多中央和地方党政机关都相继建立起了机关档案。第一届全国人大常委会第二次会议根据总理周恩来的提议，批准国务院设立直属机构——国家档案局。党的全国第一、二次档案工作会议相继召开。《中国共产党中央和省（市）机关文书处理工作和档案工作暂行条例》《国务院关于加强国家档案工作的决定》两个重要法规性文件分别颁行。中共中央发布了《关于统管理党政档案工作的通知》。制度统一规范有序的全国档案事业逐渐形成。

我国的科技档案工作开始起步在档案管理和档案行政管理工作蓬勃发展的同时,档案教育和档案理论研究也获得了新生。中央办公厅、中组部和中宣部委托中国人民大学举办档案专修班,新中国档案高等教育由此发端。随后,档案学著作陆续出版,档案学理论刊物相继创刊,档案学发展成为独立学科。

(3)改革开放以来,档案工作不断开创新局面。

(郝　静)

第四节　档案的收集

一、档案收集工作的内容、意义和要求

某市档案馆招聘职员,两位应届大学毕业生由馆长亲自面试。在问完几个问题后,馆长带他们去参观档案库房。面对浩瀚如海的库存档案,两位大学生感到非常惊奇。这时馆长突然问道:"你们谁能说说,这么多的档案都是从哪里来的呢?"稍加思考后,一位大学生说:"据我所知,这些档案是从各单位收集来的。"另一位大学生接着说:"有相当一部分是从社会上收集来的。"馆长说:"回答正确! 说明你们对档案工作有一定的了解。祝贺你们,你们被录用了。"以上事例说明,档案的收集工作是一项艰巨而繁重的工作。

档案的收集工作是按照党和国家的规定,通过一定的接收制度和征集措施,将分散在各单位和个人手中的档案,以及散失在社会上的零散档案,有计划地集中到各档案室和各级各类档案馆,实行集中管理的工作。

(一)档案收集工作的内容

档案收集工作分为档案室的收集工作、档案馆的收集工作和向社会征集档案的工作。

1.对本机关档案的收集

机关档案工作是维护机关历史真实面貌的一项重要工作,是整个档案事业的基础机关内各部门已办理完毕而在今后的工作中需要查考的文件,由文书部门或业务部门收集整理后,定期向本机关档案室移交。

2.档案馆的档案收集工作

机关档案室中划为永久和长期保管期限的档案最终要向档案馆集中,所以,接收现行机关移交的档案,是档案馆档案收集工作的主渠道。

3.向社会征集档案

接收撤销机关的档案,征集历史档案馆和档案馆之间交换或交接档案,也是收集、积累、补充档案馆档案的渠道。

(二)档案收集工作的意义

1.档案收集工作是档案工作的起点

档案馆(室)保存的档案,不是档案馆(室)自身生产的,而是不断接收和征集历史上形成和现实工作中产生的文件材料的结果。从全部档案工作的流程来看,收集工作是档案工作诸多环节

中的第一个环节,是档案工作的起点,有了档案,就有了工作对象,档案馆(室)的各项工作才能得以开展,档案工作最终目的才能实现。

2.收集工作是实现档案集中统一管理的具体措施

各机关、团体、企事业单位在其工作和生产活动中随时都会产生大量的文件材料。为了便于管理和提供利用,维护档案的完整和安全,通过逐年的收集工作,把党和国家的重要档案集中到档案室和各级档案馆,从而实现档案统一的科学管理。

3.档案收集工作为其环节的档案工作创造了条件

档案收集工作的质量决定和影响着其他各环节的质量,收集的档案齐全完整,合乎质量要求,可以为其他环节创造条件;相反,如果收集工作不及时,档案材料残缺不全,就会直接影响到档案的整理、鉴定和利用等工作。

(三)档案收集工作的要求

1.加强馆(室)外调查,提高档案进馆(室)的质量

各机关单位在每年的日常活动中,都要产生档案,这些档案是各档案馆(室)档案的主要收集对象。要做好对这些分散档案的集中工作,首先要做好馆(室)外调查,随时了解档案的形成情况,掌握档案的保管、使用情况,统筹安排档案进馆,避免遗漏。同时,对散失在社会上的历史文件,要广泛调查,一旦发现线索,及时采取相应的收集方式进行收集。同时,还要加强政策观念,妥善处理与各方面的关系。

2.推行入馆(室)档案标准化

实现档案管理的现代化,是我国档案工作的必由之路,而档案工作的标准化,是实现档案管理现代化的基础。所谓档案工作标准化,就是统一规范档案工作中的一些原则、技术和方法,提高档案工作现代化的程度。对档案馆(室)而言,档案工作的标准化应从收集工作做起,尽量减少不符合质量标准的档案入馆。

3.保持全宗和全宗群内档案的不可分散性

所谓全宗是指一个机关所形成的全部档案,一个机关的各项活动之间有着密切的联系,一个机关的全部档案也同样是一个有机的整体,因此,我们在收集一个机关的档案时,尽量避免人为的分散。只有坚持全宗的不可分散性,在以后档案工作的各项业务活动中才能坚持全宗管理。在收集工作中,还要保持全宗群的不可分散性。所谓全宗群,就是在历史上形成的有密切联系的若干全宗。因为在定时间、地点和条件下活动的各个机关,其工作活动是互为条件,共同发展的。反映在档案上,各个全宗之间就有着密切的联系。将有密切联系的若干全宗集中于一个档案馆(室),有利于反映一定地区在一定时间内的工作全貌。

4.大力丰富馆藏,坚持馆(室)藏优化原则

档案馆(室)是保存档案的基地,档案馆(室)要开展以档案利用为龙头的各项日常工作,没有雄厚的物质基础是不行的,丰富的馆藏对于提供档案,为党和国家各项事业服务是非常重要的。因此,建设丰富的馆(室)藏,是衡量档案馆(室)工作水平的重要标志。

但是,丰富馆(空)藏并不是指档案越多越好,优化馆(室)藏应该成为档案收集工作的指导思想。也就是说,在坚持入馆档案质量标准的前提下,尽可能加大馆藏,更好地为社会提供利用服务工作。当然,也要充分考虑档案馆(室)的人力物力和财力等实际问题。

二、机关档案室的档案收集工作

档案室的档案收集工作是通过文件归档工作完成的。各机关在工作活动中形成的具有保存价值的文件材料,由机关的文书部门或业务部门整理立卷,定期移交给档案室集中保存,这项工作称为"归档"。

立卷、归档是文书工作和档案工作相衔接的一个环节,它既是文书工作的终止,又是档案工作的开始,经立卷归档,文件使转化为档案。

(一)归档工作的意义

1.文件归档是便于机关工作查考利用的需要

机关的工作是持续发展的,处理当前的工作需要查考过去的文件;日后处理工作时为提高工作效率又会不断查考现在的文件。因而文件在完成了传达办事意图指导与处理现行工作等使命后,对研究工作、制定政策、处理事务,仍具有一定的参考价值。为此,必须对机关单位所形成的文件按规定整理成卷,归档集中保存,以备查考利用。

2.文件归档是保证文件齐全、完整的需要

各种文件材料是在工作的不同阶段产生的,因而也是独立存在的。这些单份的文件材料如果不组合成案卷保管便很容易散失,既不利于文件的安全,又不利于日后的查找,同时,还会造成文件的破损。因此,及时对办理完毕的文件进行立卷、归档十分必要。

3.文件归档是机关档案室收集档案的基本途径

按照有关规定,各机关的档案,由机关的档案部门实行集中统一管理,其中有长久保存价值的档案还要按期向档案馆移交。档案是由文件转化而来的,而文件分散于机关的各个部门。机关档案部门要对文件实行集中统一管理,就必须做好收集工作。收集的最好办法就是把由文书部门制成的文件案卷接收过来,统一保管。

现在我国各级各类档案馆和机关档案室绝大部分档案的整理、鉴定、管理、利用和统计都是以案卷为单位进行的,各单位的文书或业务部门将文件材料立成案卷移交给档案部门,极大地方便了档案室的档案收集工作。归档制度的具体规定主要包括归档的内容、范围、时间、地点、立卷归档的要求等。

(二)档案室在形成文件与归档组织活动中的作用

《机关档案工作业务建设规范》规定,机关档案工作的基本任务之一,就是"对机关各部门形成的各种文件材料的收集、整理、立卷和归档工作进行监督和指导"。充分实现机关档案室对形成文件的指导、协助文书部门组织归档工作的作用,是做好机关档案室档案收集工作的一个重要组成部分。

1.指导和督促文书或业务部门做好归档组织工作

文件立卷及归档是机关文件管理和档案工作的交接环节。文书立卷、归档工作的质量影响着档案工作的开展,因此,档案室应帮助、指导文件处理部门或业务部门,科学地选择立卷环节,确定立卷分工范围,编制文件立卷类目,督促有关部门或人员及时将需要归档的案卷移交档案室。必要时,档案室也可担负某些文件的立卷任务。

2.加强对归档案卷质量的检查

机关档案室,对文书处理部门已立好的案卷进行必要的质量检查,对尚未立卷的文件提出整理要求,才能从总体上有效地保证和控制机关案卷的质量。检查工作的内容有应当立卷、归档的文件是否收集齐全,是否包括了本机关形成的有保存价值的各种类型和载体的文件;归档案卷的内容能否反映机关的主要工作;保管期限的划分是否准确;案卷题名的拟制及其他管理性项目的填写是否科学;案卷目录的编制是否符合标准等。在实际检查工作后,应针对有在的问题,提出加工、调整、修正的意见,切实保证归档案卷达到国家有关质量标准的要求。

三、档案馆对档案的接收和征集

根据国家有关规定,各机关、单位具有长久保存价值的档案必须移交给各级各类档案馆集中保存。集体所有和个人所有的档案,国家认为必要时,也可以由档案馆代管、征购与收购。经协商同意,民主党派机构所形成的档案也可以由档案馆代为保存。由此形成了馆藏档案的主要来源。

(一)馆藏档案的主要来源

1.现行机关档案

现行机关档案是指现行工作的机关、企事业单位及其他社会组织的档案。这种档案源的特点是,产生和形成的档案数量多、完整,并且具有连续性。现行机关档案是各级各类档案馆馆藏档案的主要来源。

2.撤销机关的档案

中华人民共和国成立前后,出于政权变更、体制改革、行政区划调整等原因而被撤销、合并的机关、团体、企事业单位及其他社会组织的档案,均为撤销机关的档案。档案馆按国家规定接收这类机关、团体、组织的档案,也是馆藏档案的重要来源。

3.组织和个人保存的散失档案

收藏在机关、组织或个人手中的革命政权档案和旧时期档案,也是馆藏档案的重要补充来源。档案馆应通过各种有效的方式和措施,将这些散存于社会的历史档案,征集入馆,以丰富馆藏。

4.档案馆之间交接的档案

由于行政区划变更和档案馆布局变化等因素的影响,使有关档案馆的档案收藏范围发生变化,因而产生某档案馆接收其他档案馆档案的情况。另一方面,由于各国文化交流活动的开展,通过交换或购买等方式,将一些收藏在外国档案馆中我国的历史档案(包括复制品)收集起来,丰富有关档案馆的馆藏。

(二)对现行机关、单位档案的接收

1.接收要求

(1)各级机关、单位应根据全宗原则和国家有关规定,保证本机关、单位档案的完整与安全将反映本机关主要职能活动和基本历史面貌的档案收集齐全,并进行科学的分类和编目,按规定移交给档案馆。

(2)各级机关、单位应按照鉴定档案的有关标准,科学划分档案的保管期限,并将其中具有长期或永久保存价值的档案,在本机关保存若干年后,向档案馆移交。

(3)各单位在向档案馆移交档案的同时,要将和全宗有关的资料和检索工具,随同档案一起移交。

(4)现行机关移交档案时,必须根据移交目录,同接收档案的有关档案馆一起清点核对,并在交接文书上签字盖章,以明确交接双方的责任,保证进馆档案的完整齐全。

2.档案馆接收档案前的准备工作

在正式接收档案之前,档案馆应当调查有关立档单位的档案收集状况,了解档案整理与鉴定的质量,档案收藏与需要移交档案的情况,检索工具的编制等。同时应认真地制定档案接收方案,确保档案馆接收工作的顺利进行。

3.档案馆接收档案的期限

确定档案接收期限的工作原则是不影响机关工作的查考使用,保证国家档案的顺利积累,便于社会各方面开发、利用档案信息资源。

《机关档案工作条例》和《档案馆工作通则》规定:"省级以上机关将永久保存的档案在本机关保存二十年左右,省辖市(州、盟)和县级以下机关应将永久、长期保存的档案在本机关保存十年左右,再向各有关档案馆移交。"当然,这仅仅是一个一般性的规定,各机关单位在具体贯彻执行时,还应充分考虑本单位档案的形成、保管和利用等方面的具体情况,合理地确定移交档案的期限。

(三)对撤销机关档案的接收

撤销机关的档案,具有分散、不系统存在尚未办理完毕的文件等特征。为此,档案馆在接收撤销机关的档案时,除了应按接收现行机关档案的要求,对所接收的档案进行检查外,还应注意以下问题。

机关撤销或合并时,严禁把机关在历史活动中形成的档案分散、毁弃或丢失;撤销机关应负责组织人力,将全部档案进行认真的清理、鉴定,保管好,并按规定向各有关档案馆移交,或由其职能继任机关代管。如有尚未办理完毕的文件,应转交给原机关的职能继任者或有关机关继续办理后整理保存。

一个机关并入另一个机关或几个机关,几个机关合并为一个新的机关,其合并以前形成的档案,应按机关分别组成有机整体,向有关档案馆移交,而不能将这种档案与合并后形成的档案混在一起。假若接管撤销机关职能的有关机关,因工作需要查考,要求保管撤销机关的档案,可在征得有关档案管理机关同意后,暂为代管。代管机关应负撤销机关档案的完整与安全,绝对禁止将撤销机关档案同本机关的档案混合,并担负日后向档案馆移交撤销机关档案的责任。

一个机关撤销后,业务分别划归几个机关时,它的档案不能分散,而应当作为一个有机的整体,整理并保管好,由有关单位采取协商处理的办法,或交给某个接管机关代管,或向有关档案馆移交。

一个机关的一部分业务或其中的一个部门划归给另一个机关时,原来该机关在从事此部分业务工作活动中形成的档案,应作为原机关档案有机整体的一个组成部分,如果接收机关需要查考使用这部分档案,双方可通过协商,以借阅、复制等办法解决。

(四)对历史档案的接收与征集

1.接收与征集历史档案的意义

(1)保护祖国历史文化财富:我国是一个文明古国,历史上的历代王朝及其地方官府、民同组织及个人形成了大量的档案,但由于种种因素,绝大部分档案已遭毁灭。尤其是鸦片战争以来,帝国主义列强的侵略,又使一部分幸存下来的档案散失国外。中国共产党及其领导下的革命政权机构、车队、社会团体等形成的档案,尽管产生时间较近,但是由于长期战争的影响,保存下来的档案数量也较少,其中一些档案文件依然散存在民间民国时期的档案,由于战争等因素的影响,也受到了不同程度的损害并失散于社会。加强对幸存历史档案的征集和接收工作,尽早将散失于社会及国外的历史档案收集入馆,使祖国的历史文化财富得以保存。

(2)充分发挥档案利用功能:历史档案记录和反映了我国各个历史时期的社会政治、经济、文化、科学技术、宗教等方面的情况,它是人们从事史学研究、科学研究(如地震、水文天文、医学等方面的研究),总结历史经验等不可缺少的原始素材。为了适应历史档案开放和社会利用的需要,各档案馆必须努力收集历史档案,丰富馆藏,以便向社会提供更多的档案。

(3)抢救历史文化遗产:长期在社会上流散的历史档案,具有收藏对象复杂、收藏地点不明、来源分散等特点,不少档案已经发霉变质,字迹模糊,彼此粘连或破旧。所以,档案部门必须加强历史档案的接收与征集工作,做到发现一批,抢救一批,发现一件,抢救一件,把这些濒于毁灭边缘的历史档案收集起来,并通过各种方法(如糊裱、复制、加固、字迹恢复等)进行抢救。

2.收集历史档案的对象与途径

(1)保存有历史档案的国家机关、社会组织收集:各级档案馆应根据1981年国务院转发的国家档案局关于旧政权档案集中保管的指示精神,结合本地区的具体情况,进行历史档案的收集,实际上,此项工作在建国初期就已经开始了。随着各级档案馆的陆续成立,使长期处于分散状态的历史档案,基本上得到了集中统一管理。然而,由于历史原因,仍然有些较重要的历史档案分散在一些机关和组织中。

随着国家的改革开放,各行业都迫切需要利用历史档案,如若继续将历史档案分散保存,必然会影响档案信息的综合开发和利用。因此,各机关、单位必须按照国家的规定,将1949年之前的历史档案移交各级档案馆集中保存。

(2)向收藏有历史档案的个人征集:出于历史原因,我国的历史档案,有不少仍然散落在个人手中。保有这些历史档案的有社会知名人、革命老干部、专家学者、普通群众,也有社会的官员、职员、绅士、商人、古物收藏者及他们的亲属和后代。有的档案已被当作废品,需要及时抢救;有的档案被当事人埋藏起来,有待于了解线索,尽早进行发掘。实践证明,只要按党和国家政策办事,措施得力,方法得当,坚持不懈,就可以将散失在个人手中的历史档案的原件或复制品,收集入馆。

(3)征集少数民族地区的历史档案:我国的少数民族有着悠久的历史,保存着内容丰富的历史档案。这些档案,通常是保存在寺庙、土司、头人及其他们后裔的手中。这部分档案中,有些具有较高的史学及文物价值,是少数民族的宝贵文化财富,将这些档案征集入馆,可以为研究各少数民族地区的历史和文化创造良好的条件。

(4)收集散失在国外的历史档案:鸦片战争以来,我国的许多珍贵历史档案散失国外。近年来,随着我国同世界各国人民交往的增加,一些流失国外的档案原件或复制件已经重新回到了祖国的怀抱。它们在史学研究、编史修志等方面发挥了积极的作用。

3.接收与征集历史档案的方法

收集历史档案是一项涉及面广、政策性强的工作,目前档案部门采取的收集历史档案的方法主要有以下几种。

(1)发布通告:一种典型的走群众路线的方法。发布通告可以让整个社会了解收集历史档案的重要意义和收集档案的内容范围,以取得广大群众的支持,从而掌握线索,接收和征集历史档案。

(2)调查研究:通过深入细致的工作,了解本地区范围内,历史上曾经设置过什么样的机关、团体、组织,曾出现过什么著名人物,以及这些组织及个人的详细情况。在摸清情况的基础上,主动走访当事人及有关部门,有针对性地开展收集工作。对于所收集到的相关信息线索,应做好记录,建立调查信息档案。

(3)广泛宣传国家的征集政策:充分利用各种现代传媒工具(如电台、电视台、报纸杂志等),播送或刊载征集档案的广告及文件。其宣传内容包括收集历史档案的意义,历史档案的价值、收集范围及方法,还应广泛宣传国家的征集政策,鼓励个人捐赠和实行有酬征集。

(郝　静)

第五节　档案的整理

档案整理工作的基本任务是建立档案实体的管理秩序使所保存的档案有序化、条理化,为整个档案管理工作创建秩序化的管理对象基础。整理是档案实体管理的核心,对整个档案管理工作具有重要的基础意义。

一、档案整理工作的基本内容

档案整理工作的基本内容包括全宗的划分和排列、全宗内分类、文书立卷、案卷排列与编号、编制案卷目录等诸多业务环节。按照我国现行的管理体制,这一系列业务工作一般由不同的工作机构和人员分别承担:文书立卷工作一般由直接产生、处理文件的机构和人员(主要是文书部门和文秘人员)承担;全宗内分类、案卷排列与编号、编制案卷目录的工作一般由档案室(处、科)承担;全宗的划分和排列多由档案馆承担。但在某些特殊情况下,档案室和档案馆也要承担超出其职责范围的部分或全部整理工作。这样,对于档案机构来说,其整理工作的内容就大体表现为3种情况(类型)。

(一)系统排列和编制案卷目录

这种情况一般存在于档案室,即对已经立卷归档的案卷进行排列、编号及分类等系统化的整理,并将其结果用编制案卷目录的方式固定下来。

(二)局部调整

这种情况一般存在于档案室或档案馆,即对原有整理结果中不合理、不完善之处进行局部的改动调整。

(三)全过程整理

这种情况较多存在于档案馆,即进行从立卷到全宗的划分和排列等全部整理工作。

二、档案整理工作的原则

档案整理工作一般应遵循以下3项原则。

(一)尊重和维护档案的本质特性,保持档案文件之间的历史联系

档案是历史的原始记录。这些原始记录在形成过程中具有密不可分的历史联系(或称有机联系)。整理工作在建立档案实体秩序时,必须尊重和维护档案的本质特性。保持档案文件之间固有的历史联系,使这种历史联系体现于实体秩序状态之中。这是档案整理工作的根本性原则,也是全宗思想对整理工作的必然要求。

　　档案文件之间的历史联系有时又被称为"内在联系"或"有机联系",是指档案文件在产生和处理过程中所形成的固有联系。这种联系不仅是真实存在的客观事实,而且对于档案的产生处理及其作用价值的实现具有决定性意义,足以真实反映再现档案产生、处理并发挥作用、价值的真实过程状态和规律。在整理工作中最大限度地尊重和保持档案文件之间的历史联系,使这种联系在档案的实体秩序状态中反映出来,可以充分体现档案的本质特性,使档案实现其原始记录的价值与作用。

　　档案文件之间的历史联系一般具体体现在档案文件的来源、内容时间、形式等几个方面。来源一般是指形成档案的社会主体(组织或个人)。不同来源的档案反映不同社会主体的历史活动面貌及其相互关系。内容一般是指档案文件内容所涉及的问题或事务。解决同一问题、处理同一事务所形成的档案文件之间必然具有不可分割的联系。时间一般是指档案的形成时间,因为所有的社会活动都只能在特定的时间中进行,所以注意并保持时间上的联系,往往保持并反映出了社会活动过程的阶段性、完整性与真实性。形式一般是指档案文件存在与表达形态方式等因素。如文种、载体材料及记录方式等。不同的文件形式往往有不同的作用功能,能承担不同的任务,并反映一些特定的工作关系。如请示与批复和会计档案中的凭证、账簿与报表,既有不同功能作用,又能反映一种特定的工作关系与程序。

　　档案的种类极其复杂,各种档案文件在整理中对其历史联系的要求也各不相同。而档案整理这一建立档案实体秩序的工作,在整理方法及实体秩序状态上又具有唯一性、确定性的特点。对同一档案对象在整理中要同时保持上述各种历史联系是不可能的。因此就要求档案整理工作要根据不同类型档案的不同情况和要求,去全面综合性地考虑并确定保持历史联系的问题。

　　(二)便于保管和利用

　　整理工作作为档案管理工作的核心与基础,必须符合简洁、便利、有效等管理的基本要求,使整理结果便于保管和利用。这一原则应与上一原则结合运用,即在尊重档案本质特性、保持档案文件历史联系的前提下,尽量采用简便有效的方法去整理,并使所整理好的档案保管、利用起来比较方便。一般情况下,只要按全宗原则为核心的方法去整理,就可以基本上同时满足两项原则的基本要求。但在某些特殊情况下,二者之间可能发生一定的矛盾。这就需要具体情况具体分析,对二者运用的程度进行恰当的把握,不能机械地理解和套用上述两项原则。在处理二者之间的矛盾关系时,有一个基本问题必须清楚:即不能在绝对意义上理解和运用两个原则。一般而言,尊重档案本质特性,保持档案文件之间的历史联系是根本性原则,但运用中必须考虑保管和利用上的方便与否,而对方便保管和利用来说,也必须以尊重档案本质特性、保持档案文件之间的历史联系为前提。尤其在方便利用的问题上,不能存有用某种整理方法去满足所有利用需求的幻想。

　　(三)充分尊重和利用原有的整理结果

　　档案管理常有更换管理者的现象。这一原则是指后来的管理者应充分尊重和利用所接手管理的档案原有的整理结果。不要动辄就推倒重来。因为在已往的档案管理实践中常有新的管理者不断否定原有整理方法和结果,对同一管理对象不断重新整理的现象。这一原则正是在深入总结分析了这种现象的基础上提出来的,其中包含着一个深刻的理论问题。在不断否定原有整理结果的人的头脑中大都有这样一种美好的想法:采用一种完美的整理方法,不仅使整理结果严格有序、便于保管,而且力求使其能够满足各种各样的利用需求。但实际上任何一种整理方法及其整理结果都不可能是最完美的,都不可能同时满足各种不同的利用需求。因为档案实体及其实体秩序状态在空间上具有唯一性,保管单位只能归入一个类别,在架柜上占一个存放位置,提供一个检索点。而人们的利用需求却是多种多样、不断变化的。要让空间上具有唯一性的档案及其实体秩序状态同时满足各种不同的利用需求是根本不可能的。不同利用需求的满足问题只能通过编制检索工具去解决。因此,那些不断否定已有整理结果的做法就在总体上构成了一种不断加工的恶性循环,成了一种既浪费人力、物力、时间,又伤害档案实体理化状况的无效劳动。

充分尊重和利用原有整理结果的原则,在整理工作实践中的适用主要体现为 3 种情况。

(1)在原有整理结果基本可用的情况下,基本维持其原有秩序状态不动。

(2)若某些局部明显不合理、不可用,可在原基础框架内进行局部调整。

(3)原有基础确实很混乱,无法有效管理,可重新整理,但重新整理时,亦应尽可能保留或利用其原有基础中的可取之。

(郝　静)

第四章

人事档案管理

第一节　人事档案的规范化管理

人事档案规范化管理是实现人事档案标准化的前提和基础,也是提高人事档案管理效益的有效途径。

长期以来,我国人事档案在管理思想、管理办法、管理手段和条件等方面存在着许多无序现象,尤其是当今人事档案管理信息系统的无序开发和低端应用,制约着我国人事档案工作的发展。因此,在新的历史条件下,加强人事档案的规范化管理,对于历史地、全面地了解干部、实行党管干部,更好地开展组织人事工作,开发人事档案信息资源为社会主义现代化建设服务,具有十分重要的意义。

一、人事档案规范化管理的含义与特征

人事档案规范化管理是指根据组织、人事、劳动等部门的现实要求,科学地、系统地、动态地管理人事档案,使人事档案发挥效能,更好地为社会主义现代化建设服务。

科学地管理人事档案,就是按照人事档案形成的客观规律,在档案学理论和组织人事理论的指导下,通过建立人事档案管理的法规体系,对人事档案进行科学的组织和加工,保证人事档案的真实、完整、安全和实用,做到收集完整、鉴定准确、整理有序、保管安全、利用方便。

系统地管理人事档案,就是按照人事档案的类别、形式、性质和特点进行分类和整合,保持人事档案内容和形式之间的内在联系,做到层次分明,项目清楚,结构合理,体系完整。

动态地管理人事档案,就是采用电子计算机等高新技术和手段,形成人事档案的网络体系,积极开发人事档案信息资源,实现人事档案信息资源的共享。

由此可见,科学性、系统性、动态性是人事档案规范化管理的显著特征。

二、人事档案规范化管理的目标

人事档案规范化管理是一项理论性和实践性都很强的活动,内容很丰富,任务很繁重,就其整体而言,其总的目标主要有以下 5 项。

(一)收集完整

人事档案材料的来源具有多维性、广泛性和分散性的特点,只有完整、全面地收集人事档案材料,才能使人事档案浓缩为一个人的全貌,做到"档即其人",才能为各级组织、人事、劳动等部门了解人、选拔人和使用人提供重要依据。因此,完整地收集人事档案材料,必须做到:明确收集归档的范围;制定收集工作制度;采用先进科学的收集方法,如整理前收集和整理后收集、内部收集和外部收集、纵向和横向收集、经常和突击收集等。

(二)鉴别准确

鉴别是保证人事档案真实、完整、精练、实用四者有机统一的重要手段,只有内容真实、准确和完整的人事档案,才能正确反映人员的经历和德才表现,才能为组织人事劳动等部门提供正确可靠的依据,保证党的组织人事路线方针政策的贯彻执行。为此,鉴别工作必须始终坚持去伪存真、取之有据、舍之有理,具体问题具体分析的原则,采用"看"(归档材料是否准确)、"辨"(辨别材料是否真实)、"查"(材料是否完整)、"筛"(保持材料精练)、"审"(手续是否完备)等方法,使归档的材料能客观、准确地反映人员的情况。

(三)整理有序

整理是对收集并经过鉴别的人事档案材料以个人为单位加工成卷的过程。其目的是使人事档案材料系统化、条理化、规范化。其总要求是分类准确,编排(归档)有序,目录清楚,装订整齐。重点是分类和编排(归类),它是人事档案整理工作的关键。分类和编排(归类)必须坚持性质判断、内容判断和同一标准判断的原则。

(四)保管安全

人事档案的保管工作,就是根据党和国家有关档案工作、保密工作的法规和制度,按照人事档案管理和利用的要求,对人事档案所实施的安全、保密、保护和科学存放的活动。安全、保密、有效保护是人事档案保管工作的核心和宗旨。因此,人事档案的保管工作必须做到:①坚持集中统一、分级管理的原则。②实行科学保管、确保工作质量。③坚持"六防""十不准",加强安全保密工作。④改善保管条件,做好基础工作。在信息化条件下,不仅要注重人事档案实体安全,还要注意保障人事档案信息内容的安全。

(五)利用方便

开发人事档案信息资源并有效提供利用,是人事档案管理活动的根本目的。只有提供利用,为组织、人事、劳动等部门服务,才能发挥人事档案的作用,产生社会效益和经济效益。同时,也可使人事档案工作质量得到检验和提高。人事档案提供利用是一项政策性、业务性强很的工作,必须坚持保密原则、需要原则、有效原则和客观原则。因此,除了提供人事档案原件外,还需要利用人事档案管理系统建立个人档案信息,编制专题信息资源,开展多种形式的主动服务、联机检索、信息推送服务等。

三、人事档案规范化管理的途径

这里主要是从宏观的角度而言。

(一)加强人事档案法规体系和制度建设

人事档案的法规体系是指与之相关的法律、行政法规、行政规章及规范性文件等的总称。目前,我国已初步建立了一套人事档案管理的法规体系,如《中华人民共和国档案法》《中华人民共和国保密法》《中华人民共和国刑法》中都涉及人事档案的一些条款。《中华人民共和国档案法实施办法》《干部档案工作条例》《企业职工档案管理工作规定》《干部档案管理工作细则》《关于干部档案材料收集、归档的暂行规定》《关于加强流动人员人事档案管理工作的通知》《补充通知》《干部人事档案工作目标管理暂行办法》《干部人事档案工作目标管理考核标准》《关于进一步开展干部人事档案审核工作的通知》关于印发《干部人事档案材料收集归档规定》的通知等,这些档案法规对我国人事档案的规范化管理工作起到了巨大的推动和促进作用。但是,现实工作中有法不依、执法不严的情况还时有发生,同时,由于人事档案材料的广泛性和分散性,许多类型的人事档案还处于无法可依的状况。另外,我国普遍存在重干部档案轻工人、学生、军人档案的现象,这些都需要加强人事档案法规体系的建设,加大人事档案管理的执法力度,依法治档,这是做好人事档案规范化管理工作的重要保证。除了法律、法规外,制度建设也是人事档案规范化管理的重要内容。建立健全规章制度是实现人事档案科学管理和规范化管理的重要举措,也是人事档案工作开展好坏的一个重要标志。为此必须建立以下人事档案工作的制度,即管理人员工作制度、档案编排存放制度、材料收集归档制度、查借阅制度、档案整理制度、档案转递制度、档案统计制度、安全保密制度、工作联系制度、死亡报告制度、档案销毁制度、检查核对制度、资料积累及工作移交制度等。各级组织人事劳动部门应结合本单位管档实际,对各项制度进行修改、补充和完善,使各项制度更加具有实用性和操作性。

(二)积极开展人事档案工作目标管理活动

人事档案工作目标管理是指根据党的组织路线、人事劳动工作政策和国家档案工作的方针、政策、法规及规定的要求,以及人事档案事业发展现状和近期发展规划,设计人事档案工作的基本内容和等级标准,按照规定的办法和程序进行考评,认定等级。它是人事档案实行规范化、科学化、现代化管理的有效措施。目前,我国文书档案、城建档案、机关档案等管理部门已经开展了目标管理工作,并取得了成功。实践证明,它对加强档案的规范化管理,提高服务质量,发挥档案的作用意义重大。因此,人事档案管理应借鉴其经验,积极开展目标管理活动,使我国人事档案管理尽快走上规范化、科学化、现代化的发展轨道人事档案工作目标管理应在其他部门档案目标管理基础上突出自身的特点,做到有针对性和可操作性。中组部制定了《干部人事档案工作目标管理暂行办法》《考评标准》及《检查验收细则》,全国部分省市也已着手进行干部人事档案的目标管理工作,这是我国干部人事档案向规范化、科学化、现代化管理方向迈出的一大步。

人事档案目标管理的主要内容:①组织领导;②管理体制范围;③队伍建设;④档案收集与鉴别;⑤档案归档与整理;⑥保管与保护;⑦利用和传递;⑧制度建设和业务指导等。每一项内容细分为各个条款,每个条款都有明确具体的目标要求和量化指标,通过目标要求和量化指标对照检查人事档案部门的具体工作,然后给予准确的评分,根据总的评分认定其等级。开展人事档案目标管理活动,可以指导、监督、促进和规范人事档案部门的各项工作,极大地调动人事档案部门的工作积极性。提高人事档案部门的工作质量,使其更好地为组织人事劳动部门提供决策和依据,更好地为社会主义现代化建设服务。

(三)促进人事档案部门的干部队伍建设

人事档案要实现规范化管理的目标,需要建立一支政治素质高、业务能力强、知识面宽、德才兼备的干部队伍。加强人事档案的干部队伍建设,是人事档案规范化管理在新的历史条件下的客观要求和重要保证。为此,必须做到:①加强对人事档案工作人员的培训和继续教育,包括政治强化和业务学习,努力提高其政治和业务水平。②积极充实人事档案干部队伍,争取把一些政治素质好、有档案专业知识和组织人事工作经验的同志充实到人事档案工作岗位上,也可从高校档案专业、综合性档案馆等招录一些高素质的人员从事人事档案工作。③要保持人事档案干部队伍的连续性和稳定性。现在许多人事档案部门的工作人员多为兼职,有的地方频繁换人,有的地方人员走了没有及时补充,这样既不利于保密,也不利于人事档案工作的管理和干部队伍建设,更不利于人事档案事业的发展。因此,人事档案干部队伍应保持连续性和相对稳定性做到"先配后调",重在培养和建设,这是做好人事档案工作和进行规范化管理的关键和长远大计。

另外,人事档案管理规范化管理还可以从微观方面去考察,尤其是从本单位管理人事档案的实际出发,结合相关人事档案管理方面的要求,从具体的档案管理工作环节上进行规范化管理。

(郝　静)

第二节　人事档案的信息化管理

进入信息化时代,人事档案也逐步从传统的纸张材料扩展为电子化、信息化资料汇总,传统的管理模式相对具有局限性、滞后性。规范化、制度化、高效化的人事档案管理能极大程度上避免传统档案管理工作中对于人力、物力的浪费,减少医院职工在职称评定、人事任免以及福利待遇调整时出现的诸多混乱情况。医院人事档案管理作为协调医院人力资源配置的主要环节,其重要性不容小觑,具体体现在医院人事档案管理可为完善相关档案法律法规提供参考、为规范医院人事管理提供依据、为确保医院良性运转提供保障,以及为索引溯源提供完整信息资源。要想在新时代充分发挥其配置医疗人力资源、赋能医院高效运转的价值,一定要针对当下管理工作中的实际问题,分析梳理具体原因,并结合新技术的优势,完善工作规范与管理制度,并以发展的眼光对未来行业趋势做出合理判断,积极探索符合时代的管理技术与方式,不断提升人事档案管理水平,为医疗资源的合理利用提供保障,促进医疗事业的可持续发展。

一、人事档案信息化管理的含义与内容

人事档案信息化是在组织人事部门的统一规划和组织下,在人事档案管理活动中应用现代信息技术,对人事档案信息资源进行组织、管理和提供利用,做好人才信息基础保障工作,是运用现代信息技术管理人事档案的过程。

(一)人事档案信息化管理的含义

人事档案信息化管理是信息化的产物,它随着信息化的发展而产生。日本学者 Tadao Umesao 在题为《论信息产业》中提出:"信息化是指通信现代化、计算机化和行为合理化的总称。"其中,通信现代化是指社会活动中的信息交流基于现代通信技术基础上进行的过程;计算机化是指社会组织和组织间信息的产生、存储、处理(或控制)、传递等广泛采用先进计算机技术和设备管理的过程;行为合理化是指人类按公认的合理准则与规范进行。这一界定,不仅带来了"信息化"这一全新的术语,而且为全球创造了个高频使用的词汇。西方国家开始普遍使用"信息化"一词后,并对其内涵进行探索,涌现了许多定义。首届全国信息化工作会议,我国关于信息化的定义也是大相径庭:"信息化就是计算机、通信和网络技术的现代化。""信息化就是从物质生产占主导地位的社会向信息产业占主导地位社会转变的发展过程。""信息化就是从工业社会向信息社会演进的过程。""信息化是以信息技术广泛应用为指导,信息资源为核心,信息网络为基础,

信息产业为支撑,信息人才为依托,法规、政策、标准为保障的综合体系。"

理解信息化的内涵,首先需要理解"信息化"一词中的"化"字。"信息化"表现为一个过程。首届全国信息化工作会议上,"信息化"就被认为是一个"历史过程""是指培育、发展以智能化工具为代表的新的生产力并使之造福于社会的历史过程"。不仅如此,"信息化"还表现为一个动态发展的过程,正经历从低级到高级、从简单到复杂的发展。总体看来,信息化是在经济、科技和社会各个领域里广泛应用现代信息技术,科学规划和建设信息基础设施,有效地管理信息资源和提供信息服务,通过技术、管理和服务不断提高综合实力和竞争力的过程。

信息化这个动态的发展过程势必影响人们对其内涵的认识。经过国内外学者不断探讨,尽管界定"信息化"的方法有多种,但无论如何界定,信息化的基本内涵主要体现在以下方面:①信息网络体系包括信息资源,各种信息系统,公用通信网络平台等。②信息产业基础包括信息科学技术研究与开发,信息装备制造,信息咨询服务等。③社会运行环境包括现代工农业、管理体制、政策法律、规章制度、文化教育、道德观念等生产关系与上层建筑。④效用积累过程包括劳动者素质,国家现代化水平,人民生活质量不断提高,精神文明和物质文明建设不断进步等。

信息化也影响到了国家的发展战略。1996 年,国务院信息化工作领导小组成立,负责全国信息化工作的议事协调,大大推进了国民经济和社会信息化建设的进程。《中共中央关于制订国民经济和社会发展第十个五年计划的建议》中提出:"大力推进国民经济和社会信息化,是覆盖现代化建设全局的战略举措。"党的十五届五中全会提出"以信息化带动工业化"的战略方针。中共中央办公厅、国务院办公厅印发的《2006－2020 年国家信息化发展战略》。党的十六大报告提出:"信息化是我国加快实现工业化和现代化的必然选择。"党的十七大报告进一步提出:"全面认识工业化、信息化、城镇化、市场化、国际化深入发展的新形势新任务,深刻把握我国发展面临的新课题新矛盾,更加自觉地走科学发展道路。"信息化在我国的发展,不仅充分地表明了信息化是一个动态的发展过程,而且从决策层面上看,党和国家越来越认识到加强信息化建设的重要性。

党和国家对于信息化的重视推动了各行各业的信息化,各行各业在信息化过程中尝到了信息化带来的甜头。如企业信息化不仅提供了提高销售、降低成本、提升客服水平,而且有助于提高基于数据的企业决策能力和战略决策准确性,降低决策中的不确定性和风险,促进企业组织结构优化,提高企业整体管理水平。再如政务信息化,就是运用信息技术实现政府机关内部事务处理、业务管理职能实施和公众服务提供三大工作内容的自动化,在传统的公文、档案、信息、督查、应急处理这些政府内部事务自动化处理基础上,又增加了管理职能实施和公众服务提供两大内容,从而促进政府职能的转变,有利于节约行政成本、提高行政效率,增加政府管理服务的公平、公正及透明度,提高反腐倡廉的能力。

信息化潮流也影响到了档案部门。毛福民曾提出:"信息技术及信息产业的高速发展,给档案工作带来了挑战和压力,同时也为管理者带来新的机遇。只要管理者抓住这一机遇,努力学习和运用当代先进的科学知识与科技手段,加快档案工作融入信息社会的步伐,就能够推动档案信息化建设,就可以使档案事业和整个有中国特色社会主义事业一起实现跨越式发展。"从计算机档案管理系统到开始启动的数字档案馆,再到各种档案管理系统的建设,我国档案信息化建设取得的成绩喜人。尤其是国家档案局高度重视档案信息化后,通过科技立项、研讨会等多种形式加强档案信息化建设的研究工作,大大推动了档案信息化建设的步伐,实际工作部门开始开发和应用档案信息管理系统,取得了较好的效益。

在档案信息化发展过程中,人事档案管理也开始了信息化的进程。在我国,随着计算机技术不断发展及其应用,人事档案的信息化管理提到了议事日程。此后至今,人事档案信息计算机管理的发展进程,大体经历了如下 3 个阶段。

第一阶段是单机检索。一些企事业单位开始利用计算机管理本部门的职工信息,建立了一个个以单机为主要处理工具的人事档案信息检索系统,并取得了初步的管理成效和管理经验。在应用系统的开发中,大多采用 dBASE、BASIC、C、FOXPRO 等语言作为编程工具,由 DOS 操作系统支持。这一时期的应用特点:人事档案信息录入数据简单,没有统一的标准格式;检索内容单一,数据处理能力有限。另外,由于各单位和部门所采用的开发软、硬件环境不尽相同,因此,应用软件的通用性不够广泛。尽管如此,单机管理系统开掘了我国人事档案信息计算机管理的先河,为全面推进入事档案信息管理软件的普及应用积累了许多宝贵经验。

第二阶段形成了单机与局域网相结合的管理系统。此间,人事档案信息管理系统作为企事业单位的计算机管理系统的一部分推出,并得到广泛的利用。系统开发主要有可视化开发工具VisulFoxpro、PowerBuilder 和大型数据库管理系统 Oracle、Sybase、DB2、Informix 等,系统平台为 Windows、Unix、Linux,并建立了统一的数据格式标准和其他技术标准,使人事档案信息数据交换和管理软件共享成为现实。由于网络技术的推广,局域网技术开始应用于人事档案管理,推动了人事档案信息管理系统服务范围和服务水平的提高。此外,人事档案多媒体信息管理系统也得到了开发,丰富了人事档案管理的内容。

第三阶段,由于档案信息化的推动,人事档案管理信息化得到了进一步重视,各个机构和单位开始开发和应用人事档案信息管理系统管理人事档案,人事档案信息化走上了普及之路。从目前人事档案开发系统的应用来看,人事档案信息管理系统从单机版到网络版,从 B/S 模式到 C/S 或者 B/S、C/S 模式相结合的混合模式,从目录数据库建设到全文数据库建设,在人事档案管理信息系统的开放性、扩展性、集成性、人性化等方面取得了成功。但在人事档案信息服务的功能方面,尤其是如何利用 Internet 技术进行 CA 认证并提供远程化服务,仍需要做进一步的改进,在人事档案信息管理系统的共享方面仍然存在大量的工作。

从上述我国人事档案信息化的进程不难看到,人事档案信息化管理是随着国家信息化的发展而发展,它同样表现为一个动态的发展过程。几十年来人事档案信息化实践表明,在不同时期,人们对于人事档案信息化具有不同的期待和目标,开发人事档案信息管理系统的结构和功能也不尽相同,这充分表明,人事档案信息化管理是一个从低级到高级的不断深化的发展过程。这个过程的出现,不仅与国家信息网络、信息技术应用水平、信息化人才、信息化政策有关,而且与人事档案管理部门的信息化意识、档案行业内计算机应用水平也有着直接的关联。考察近年来在国内应用得较为普及的人事档案信息管理系统不难发现,各种人事档案信息管理系统越来越符合当代人事档案信息化管理的需求,其功能也在实践过程中得到了完善,这不仅推动了现代企事业单位的人事工作进程,完善了人事管理制度,提高了管理效率,而且为科学配置人力资源发挥着巨大的作用。

总体看来,人事档案信息化是信息化的必然产物,它是根据人事档案管理的需求,在组织人事部门的统一规划和组织下,按照档案信息化的基本要求,在人事档案管理活动中全面应用现代信息技术,对人事档案信息资源进行科学管理和提供服务的过程。

(二)人事档案信息化管理的内容

从人事档案信息化的过程来看,现代人事档案信息化管理的内容并不是一成不变的。随着时代的发展,社会信息化的推进,尤其是人事档案信息化管理意识的提升和信息技术的不断提高,现代人事档案信息化管理的内容在不断丰富。

人事档案信息化可以比喻为一个交通运输系统。在这个系统中,"车"即计算机的硬件与软件,包括硬件、操作系统与应用系统,后者主要指人事档案管理系统软件;"路"指基础设施,即网络,是我国目前形成的三网(广域网、专网、局域网)相对独立的运作模式;"货物"是人事档案信息资源,包括各种数据库资源;"交通规则"是档案信息化建设的标准与规范;"警察"和"司机"是指档案管理部门和档案专业技术人员,即人才队伍建设。从这个角度看,人事档案信息化不仅涉及档案这个行业,而且与全社会尤其是当代信息技术的发展有着密切的关联。

当前,人事档案信息化的内容可以从微观和宏观两个层面进行考察。

微观层面是针对各个人事档案管理机构而言的。从这个层面考察,人事档案信息化侧重于采用信息化技术对于人事档案进行科学管理,主要包括以下内容。

1.人事档案信息的收集

当事人及其代理机构所产生的各种信息,不论是电子化信息还是纸质文件记录的信息,都是收集的对象。在人事档案信息收集过程中,尤其是需要注意收集个人在社会活动中产生的、没有上交代理机构的档案信息,如评奖、创造与发明专利等。

在信息化过程中,既需要注意收集办公信息化过程形成的人事档案电子公文,也需要对于已有的人事档案进行数字化处理后形成的档案信息。

2.人事档案信息的整理

人事档案信息整理因为人事档案系统的设置不同而有所差异。一般地,以人立卷过程中,需要有序化整理各种各样的人事档案信息,如个人履历材料、自传材料、鉴定材料、考察和考核材料、入团入党材料、奖惩材料、任免材料、晋升材料及离退休材料等。其中,有些信息是固定不变的,有些信息则是变化的,如考评、奖惩等材料,往往随着时间的推移而逐渐丰富。

人事档案信息整理的主体呈现出多元发展的趋势。目前,我国既可以是组织人事机构,也可以由人事档案代理单位或者人才中心完成。

人事档案信息整理的客体是"人",需要一人一档,以"类"或者"件"为单位进行整理。从档案信息的来源上看,它主要来自两个方面:现成的人事档案电子文件和通过纸质人事档案数字化形成的电子档案。

人事档案信息整理的时间既可以在档案形成后实时整理,也可以定期进行整理。在有些人事档案信息系统里,包括人事档案信息的整理可以通过网络实时收集和整理。

人事档案信息整理过程需要进行著录。著录应参照《档案著录规则》进行著录,同时按照保证其真实性、完整性和有效性的要求补充电子文件特有的著录项目和其他标识。

3.人事档案数据库建设

人事档案数据库建设包括人事档案目录数据库、全文数据库和特色数据库的建设。当前,各个人事档案管理机构已经意识到了人事档案目录数据库建设的重要性,建成了比较完善的人事档案目录数据库,然而,不少单位在领导干部数据库、职工数据库及特色数据库的建设尚有待加强。事实上,各种数据库的建设,不仅可以支持人事管理部门的管理,如计划、招聘、培训、考核等,而且有利于挑选人才,为管理决策提供科学的依据。

4.人事档案信息的存储

人事档案信息整理后,需要定期或不定期地进行存储,以保证信息存取的便利。

按照《电子文件归档与管理规范》的规定,人事档案信息存储的载体也可以"按优先顺序依次为只读光盘、一次写光盘、磁带、可擦写光盘、硬磁盘等。不允许用软磁盘作为归档电子文件长期保存的载体"。尽管如此,当存储信息容量较大时,有些单位也采取硬磁盘、数据磁带等载体进行存储。

不论采取何种载体存储,人事档案信息需要采取备份制度进行存储,且尽量采取两种不同质地的载体进行存储。

5.人事档案信息服务

通过网络发布人事档案信息,从而为当事人服务。从服务地点看,人事档案信息服务包括本地窗口服务和外地传递服务。从服务对象看,包括为本人服务和为大众服务。

现阶段,人事档案信息服务以本地窗口服务、为本人服务为主导。对于人才中心而言,随着人才流动的需要,异地服务已经成为一项很重要的任务提到了议事日程。因此,如何利用现代化的网络技术,在严格执行人事档案保密制度的前提下,提供人事档案信息网上查询服务是人才中心管理人事档案信息需要考虑的。

6.人事档案信息的共享

通过基本数据库的共享,为不同部门提供基本信息的共享,是人事档案信息化建设过程中需要关注的问题。如高校毕业生将人事档案放到某人才交流中心,该人才交流中心往往需要重新录入该毕业生的基本信息,不仅费时,而且容易产生差错。如果该毕业生所属高校的基本数据库能够实现共享,则人才交流中心既可直接采用这些数据库,不仅减轻了人才交流中心的工作压力,也会大大降低数据处理过程中的差错。当前,相关机构通过前置服务器,实现基本数据库共享,既可以保持数据的一致性、准确性、完整性和时效性,也可以提高工作效率,这不失为一种很好的共享方法。

7.人事档案信息安全的保障

人事档案信息安全不仅涉及人事档案信息网络的硬件、软件及其系统中的人事档案信息受到偶然的或者恶意的原因而遭到破坏、更改、泄露,系统连续可靠正常地运行,信息服务不中断,而且还指人事档案信息的泄密与丢失。鉴于人事档案保密性的特点,需要采取各种措施保障人事档案信息的安全。

保障人事档案信息的安全,不仅需要强调人事档案信息的安全性,树立安全意识,而且需要通过系统设计确保这种安全性,做到该公开的人事档案信息就公开,该保密的就必须保密,采取技术保障体系、制度保障体系、管理保障体系以保证人事档案信息的安全。

从宏观上看,人事档案管理部门还需要结合档案的特点,以档案行业的标准规范为指导,建立人事档案信息化管理的相关标准。人事档案信息化标准规范来源于如下3个层面:第一,国家信息化标准规范;第二,行业即档案信息化标准规范;第三,人事档案信息化标准规范。这3个层面也是相互联系的,国家信息化标准为行业和人事档案信息化提供了基础和保障,行业信息化标准规范提供了依据,人事档案信息化标准规范则具有专指性、针对性。与此同时,从人事档案信息的标示、描述、存储、交换、管理和查找等各个方面,也需要建立一个从国家标准到行业标准的标准体系,从而有利于规范人事档案信息化建设,有利于人事档案信息的开发与利用。

除了标准之外,通用的人事档案信息管理软件的开发和服务平台的建设也需要在一定范围内展开,以利于该行业、部门内部人事档案信息化管理工作,包括数据的共享、传递,以及局域网内信息的利用等。这也是需要从宏观上需要考虑的事情。从这个方面讲,人事档案信息化管理离不开组织人事部门的统一规划和组织。

当然,关于人事档案信息化建设的内容并不是一蹴而就的,需要今后相当长一段时间内加以完成。现阶段,鉴于我国人事档案信息系统开发缺乏规划性、计划性的事实,有关行业或部门主要领导机构需要加强对于软件开发的管理,尽量开发该行业或部门通用的网络版人事档案管理软件,减少或杜绝重复开发现象,尤其是低水平重复开发现象,从而节约成本,提高共享程度。

通过人事档案信息化建设,从收集到整理和服务,其根本目的在于利用现代化手段,提高认识档案管理效率和人事档案利用效率。尤其是通过实时服务,可以为领导和相关部门提供全方位的人员信息,为综合研究分析本单位人员信息、开展高层次的档案信息服务和人才选拔工作提供帮助。

二、人事档案信息化管理的原则与任务

人事档案信息化为人事档案管理提供了新的途径和方法,有助于提高人事档案管理的效率。然而,信息化过程对人事档案管理也存在着潜在的风险。如何利用现代化的信息技术,扬长避短,这是人事档案管理过程中需要注意的问题。

(一)人事档案信息化管理的原则

"原则"是"观察问题、处理问题的准绳"。人事档案信息化管理原则是指人事档案信息化管理中必须遵守的标准和基本准则,是从人事档案信息化管理实践中提炼出来的。归纳起来,这些原则主要包括如下方面。

1.实用性原则

实用性是指该人事档案信息化是为了解决实际问题,能够在实践中运用并且能够产生积极效果。具体说来,人事档案信息化的实用性既表现在个人方面,也表现在人事档案管理机构方面。个人方面,考虑到人事档案的安全性,哪些档案资料需要上网,何时上网,如何控制服务平台的信息安全,都必须考虑到;考虑到人事档案的隐私权,在人事档案信息化过程中,对于该保密的档案必须保密,尊重和保障人事当事人是隐私权;考虑到人事档案的重要性,对于每个人的信息必须做到准确无误;考虑到人事档案的知情权,信息化的人事档案需要向当事人开放。

机构方面,考虑到人事档案信息化尤其是系统设计的难度,人事档案信息系统设计过程时既要利用IT行业的人才和技术,也需要本行业的积极参与;考虑到本单位的财力与技术基础,人事档案信息化需要量力而行,分步骤实施,将人事档案信息化建设看作是一个长期的过程,逐步建设,持续发展;考虑到人事档案建设的相似性,人事档案管理信息化过程中可以采取合作开发或引进方式,避免走弯路和重复建设。

当然,人事档案信息化必须在实用性的原则上,以科学性为本,结合先进性、前瞻性,不仅将信息化看成是一项长期而艰巨的任务,而且需要实施可持续发展的政策,将人事档案信息化建设成为一项重要的人才信息管理平台。

2.规范性原则

规范性是指人事档案信息化建设所确立的行为标准,以规范当代人事档案信息化行为,指导当代人事档案信息化实践。

以《全国组织干部人事管理信息系统》《信息结构体系》为例,它是为实现干部信息的规范化及全国范围内的信息共享,按照人员管理及机构管理中科学的信息流程制订的,不仅具有较高的标准化、规范化程度,而且具有总揽全局的权威性。因此,各省开发的系统必须建立在该系统要求的《信息结构体系》基础上,否则会造成数据结构混乱,使上下级数据无法沟通与共享。不仅是

信息结构体系,系统所涉及的其他应用项目也应当建立在相关的标准之上。

信息化过程中,必然涉及文本、图片等电子文件的格式问题。以文本格式为例,有.txt、.doc、.rtf、.pdf、.html、.xml 等多种,按照有关规范,存档的文本格式为.xml、.rtf、.txt 3 种形式,为此,其他格式的文本格式需要进行转化。事实上,文本文件、图像文件、扫描文件、声音文件等的采集与管理都应该遵循《电子文件归档与管理规范》所规定的格式,以减少转换与重新制作的难度,这也是人事档案信息化规范性的必然要求。

3.安全性原则

人事档案安全性是为了防止将人事档案信息泄露给无关用户,给用户信息造成不良影响从而采取的安全措施。

人事档案信息的安全性首先指人事档案信息的安全性。人事档案中有些隐私,在信息化过程中需要按照档案公开中公民隐私权保护的相关规定。以公证档案为例,1988 年司法部、国家档案局发布的《公证档案管理办法》(〔88〕司发公字第 062 号)第十七条规定:"凡涉及国家机密和个人隐私的公证密卷档案,以及当事人要求保密的公证档案,一般不得借调和查阅。特殊情况必须查阅的,须经当事人同意后,由公证处报同级司法行政机关批准。"为了保证人事档案的安全性起见,一方面人事档案管理部门需要认真鉴定、审核隐私方面记录的范围,对于那些需要保密的档案进行严格限制。

为了保证人事档案信息的安全性,在人事档案信息化过程中,需要加强对人事档案方面的电子文件的管理,并通过技术手段(如每个人的档案设置一个适度长度的个人密码),以达到保密的目的。

为了保证人事档案信息的安全性,还必须确保网络的安全性。提倡人事档案的开放性并不意味着完全的、无条件地开放人事档案信息,相反,开放是有条件的、有步骤的,这是保证网络化环境人事档案安全性的必然选择。为此,一旦条件成熟,能够建立人事档案专网则是保证人事档案安全的最好选择。在当前条件不允许建立专网的情况下,必须做到人事档案信息管理系统与互联网等公共信息网实行物理隔离的措施,涉密档案信息不得存储在与公共信息网相连的信息设备上,更不能存储在公共信息网的网络存储器上。

4.开放性原则

开放是人事档案信息化管理必须遵守的一条重要原则。建立人事档案信息管理系统,在很大程度上是为了科学管理和优质服务,这决定了人事档案信息开放的必然性。

长期以来,由于传统的人事档案管理的惯性,人们习惯性地认为人事档案属于保密的内容,除了负责收集和保管人事档案的管理者能接触到人事档案外,个人不可能知道自己的档案里有什么样的材料。显然,在当代条件下,人事劳动关系日益从行政隶属关系转变为平等的契约关系,人事档案的保管权、评价权、处置权也逐渐从完全交给用人单位到用人单位与个人共同管理的局面。这种情况下,人事档案的神秘面纱逐渐揭开。人事档案作为当事人个人经历和德、能、勤、绩的客观记录,也逐渐变得公开、透明,信息开放已经成为时代的必然趋势。

需要看到,人事档案开放性也是尊重当事人知情权的必然,既包括能直接识别本人的个人信息资料,如肖像、姓名、身份证等,又包括与其他资料相结合才能识别本人的间接信息资料,如职业、收入、学历、奖惩等。有时候,人事档案管理中知情权与管理的要求存在着冲突,这要求档案管理单位与个人能够正确地处理。对于档案管理单位而言,不能过分强调保密,需要树立人事档案开放意识,只有在一定范围内开放档案,满足公民知情权的需要,才能促进档案的完整、真实和透明。对个人而言,知情也是有限的,不可能享有无限的知情权,这是维护组织机构的利益,只有保障和其他有关人员权益,才能保障人事工作的正常开展。

需要注意的是,人事档案的开放并不意味着人事档案信息对所有人开放。人事档案信息开放是有程度和范围限制的。现阶段,人事档案管理部门适当地向当事人开放一些个人信息还是有必要的。

通过人事档案管理信息服务平台实现人事档案远程化查找和利用,既保证当事人对档案的知情权,也便于当事人利用档案,是人事档案开放的必然趋势。

5.双轨制原则

人事档案信息化过程中,由于电子文件的法律地位和证据作用还没有被普遍地认定,因此,具有重要保存价值的人事档案电子文件(尤其是办公自动化过程中的人事档案方面的、具有永久保存价值的电子文件)必须转化成纸质文件进行归档,以保证其法律地位。这一做法符合《电子文件归档与管理规范》的基本规定:"具有永久保存价值的文本或图形形式的电子文件,如没有纸质等拷贝件,必须制成纸质文件或缩微品等。归档时,应同时保存文件的电子版本、纸质版本或缩微品。"

对于重要的人事档案电子公文,鉴于当代电子信息载体的不稳定性,同一内容的人事档案电子公文往往需要采取两种不同质地存储介质进行存储,且采取异地保存的方法,这是保证人事档案文件长期存取的重要方法。

(二)人事档案信息化管理的任务

结合当前我国人事档案信息化管理的现状,人事档案信息化管理的任务主要包括如下方面。

1.人事档案管理信息系统的建立和完善

有些机构和单位采用独立的人事档案管理信息系统,有些单位采取综合性的管理信息系统,如人力资源管理信息系统,或者将党政干部管理、职工管理、财产管理等结合为一体,形成了不同的人事档案管理信息系统建设风格。采取独立的或者综合性的管理信息系统,应视各个单位的情况而定,关键在于设计该系统或者该部分功能时需要考虑到人事档案管理信息化建设的基本原则,并且在软件或系统设计过程中体现出这些基本原则。

针对目前人事档案系统开发缺乏统一协调的局面,某类人事档案管理部门,或者若干人事档案管理部门联合起来,与IT行业合作,集中开发一套人事档案管理软件,并不断优化和推广,这不仅能够降低重复开发的费用,而且有利于行业标准的执行,有利于数据的交换,减少今后数据异构带来的管理问题,对于推动人事档案管理信息化能起到积极的作用。

2.人事档案管理信息系统数据的录入与管理

根据人事档案管理的有关规定和《电子文件归档与管理规范》的基本规定,对于人事档案基本信息进行系统录入,对于人事档案文件进行系统管理,尤其是归档的电子化的人事档案进行系统整理,这是人事档案管理的基础工作。

人事档案信息系统的管理内容很多。现阶段,尤其是抓紧电子文件的收集和数字化的人事档案的系统整理,加强人事档案资源建设,建立领导干部数据库、职工数据库和特色数据库,全面建设全文数据库与目录数据库,为人事档案管理和利用提供基础。

还应该看到,人事档案信息系统作为证明个人身份与经历的权威的信息数据库,需要与市场经济条件下的个人信用体系联系起来。进入公共信用体系的档案,应以凭证部分和职业生涯、职业能力和信用记录为主要内容。从这个角度看,人事档案管理信息系统的任务之一,是和社会广泛范围内管理信息系统进行有效的衔接,从而为和谐社会的建设和发展服务。

3.人事档案管理信息系统的维护

人事档案信息系统建设过程中,从设计、管理到维护的各个阶段都需要注意到人事档案信息安全,将人事档案信息安全保障体系作为人事档案信息化贯彻始终的关键环节,加强维护人事档案信息安全,尤其是网络信息安全。

(郝　静)

第三节　人事档案的管理方法

尽管人事档案类型多样,但各类人事档案都有共同之处,由此形成了人事档案管理的一般方法。如从档案管理的环节上看,各类人事档案都包含收集、鉴定、整理、管理、保管、提供利用等基本环节,这是人事档案管理方法的共性。

一、人事档案的收集

(一)人事档案收集的概念与地位

所谓人事档案收集工作,就是指人事档案管理部门通过各种渠道,将分散在有关部门所管人员已经形成的符合归档范围的人事档案材料收集起来,汇集成人事档案案卷的工作。

人事档案收集是人事档案部门取得和积累档案的一种手段,在人事档案工作中具有重要的地位与作用。

1.它是人事档案工作的基础

人事档案收集工作可以提供实际的管理对象,只有将人事档案材料完整齐全地收集起来,才能为科学地整理和鉴选等各项业务工作的开展准备了物质条件,打下坚实的基础。如果没有收集工作,人事档案工作将成为无源之水、无米之炊;如果收集工作不扎实,收集到的档案材料残缺不全,或者只收集到一些零散杂乱、价值不大的人事档案材料,人事档案整理和鉴别将会遇到无法克服的困难。可以说,收集工作的质量,制约着各项业务工作的开展和管理水平的提高。

2.它是实现人事档案集中统一管理的基本途径

由于人事档案来源的分散性和形成的零星性,而使用档案又要求相对集中,特别是一个人的材料必须集中一处,不应分散在不同地方,其分散性与集中使用就成为人事档案工作的矛盾之一,必须通过收集来解决这个矛盾。所以说,它是实现人事档案集中统一管理的基本途径。

3.它是人事档案发挥作用的前提

人事档案材料收集得齐全完整、内容充实,能全面真实地反映一个人的历史与现实全貌,做到"档如其人""档即其人",才能使其发挥应有的作用,才能帮助组织人事部门更好地了解人和正确地使用人,才能使贤者在职、能者在位;否则会产生"无档可查"或"查了不能解决问题"的现象,影响对人才的正确评价与使用,甚至导致错用人或埋没人。

(二)人事档案材料的收集范围

人事档案材料的收集必须有明确的范围。每个人在社会实践活动中形成的材料是多方面的,有的属于文书档案范围,有的属于专业档案范围,有的属于人事档案范围。根据各类档案的特点与属性,准确划分各自的收集范围,可以避免错收、漏收,是做好收集工作的先决条件。根据干部人事档案材料收集归档规定的精神,主要涉及以下范围。

1.从内容上看

各类人事档案需要收集的基本材料包括以下内容。

(1)履历、自传或鉴定材料:各种履历表、登记表、本人或组织写的个人经历材料、本人写的自传及各种鉴定表。

(2)政审材料:审查结论、复审结论、甄别平反结论或决定、通知、批复、组织批注意见、带结论性的调查报告、证明材料、本人交代和本人对组织结论签署的意见和对有关问题的主要申诉材料。

(3)纪检案件材料:处分决定、批复、通知、调查报告、复查、甄别、平反决定、本人决定、本人检讨、申诉、本人对处分决定签署的意见的复制件或打印件。

(4)职务任免、调级、出国人员审查材料、任免呈报表、调动登记表、调级审批表、出国人员审查表。

(5)入党入团材料:入党志愿书、入团志愿书、入党申请书、入团申请书(包括自传材料)、转正申请书、入党入团时组织上关于其本人历史和表现,以及家庭主要成员、社会关系情况的调查材料。

(6)司法案件材料:判决书复制件及撤销判决的通知书。

(7)晋升技术职称、学位、学衔审批表及工资、待遇、业务考绩资料:晋升技术职称、学位、学衔审批表、技术人员登记表、考试成绩表、业务自传、技术业务的个人小结,以及组织评定意见、创造发明和技术革新的评价材料、考核登记表、重要论文篇目和著作书目。

(8)奖励材料:授予先进模范称号的决定、通知、批复、授励审批表、事迹材料。

(9)考核及考察材料:组织正式的考核、考察材料、考核登记表。

(10)招聘、录用、调动、任免、转业、退(离)休、辞职(退)材料:这些活动中形成的各种表格,退休、离休审批表和有关工龄、参加革命工作时间的调查审批材料,本人申请材料。此外,还有其他材料,包括出国(境)材料、各种代表会议代表登记表等材料、毕业生体检表、新录用人员体检表、个人写的思想、工作、学习总结、检查、近期的体检表、残疾登记表、死亡报告表、悼词等。

2.从载体形式上来看

随着多种载体的共存互补,人事档案载体类型越来越多。从现有的载体看,主要包括如下内容。

(1)纸质人事档案载体,即以纸张为载体记录个人信息的档案,这是目前各级各类人事档案管理机构收集和整理的主体。

(2)非纸质人事档案载体,包括记录人事档案或者人事档案信息的光盘(光盘塔)、磁盘、数据磁带等。这类载体主要记录如下两种类型的人事档案:①电子人事文件(档案),即以数字形式记录个人信息的档案。我国人事管理工作信息化的发展及相关的人事管理信息系统建立之后,生成了不少的电子文件材料,这些材料的数量越来越大。同时,原有移交纸质人事档案也在向移交纸质档案和电子文件的"双轨制"形式过渡,由此,人事档案管理工作必须对电子文件材料进行收集。电子文件的产生和运动规律有其特殊性,其生成归档、保存和维护等一系列活动,与纸质档案有较大的差别,因而必须在新的管理理论指导下做好其收集工作,尤其是应根据《电子文件归档与管理规范》及相关法规的规定,进行合理有效的管理。②声像人事档案,即以声音、形象形式等记录个人信息的档案,具有形意结合、形象逼真,能观其行、闻其声、知其情的特点,既能弥补纸质档案材料上静态了解人才的传统方式的不足,又对更直观、更动态、更全面地了解人才起到一定的作用。

(三)人事档案材料的收集来源

人事档案部门管理的人事档案材料不是自己产生的,也不是档案人员编写的,是人事档案管理部门通过各种渠道收集、积累而成。人事档案材料的收集来源,从产生活动看,主要是学历教育、招聘、录用、任免、调动、转业、考察考核、专业技术职务评聘、党和群众团体组织建设、干部审查、奖惩、工资变动、出国(境)、人员流动、离退休等活动中形成的人事档案材料;从其来源看,有个人形成的,也有组织上形成的;从材料形成过程来看,既有在现实工作中由组织和个人自然形成的,也有组织上为了解个人专门情况而专门布置填写的。弄清人事档案材料的收集来源,是做好收集工作的前提条件。只有掌握了从哪里收集,收集哪些方面的内容,才能在收集工作中心中有数,抓住重点。具体来讲,人事材料的收集来源主要有两大方面。

1.单位形成的人事档案材料

(1)组织、人事、劳动部门:这是形成人事档案材料的主要渠道,由其性质和档案内容决定。组织部门的主要职责之一就是贯彻执行党的干部路线与干部政策,搞好干部管理与培训,合理调整和使用干部,加强领导班子建设和干部队伍建设。人事部门是各级政府和企、事业单位综合管理干部的职能机构,承担人事工作的计划管理、工作人员的考试录用、教育培训、任免调动、工资福利、专业技术职称评聘、离休退休、军转安置、奖励惩戒、考察考核等工作任务。劳动部门是政府综合管理企业劳动工作的职能部门,承担企业劳力管理、工人录用聘用、调配培训、劳动工资、劳动安全、劳动保险和福利、劳动政策的贯彻执行和调查研究等。通过组织、人事、劳动部门收集个人的履历表、简历表、自传材料、考核考绩材料、政审材料、鉴定材料、培训、工资升级、出国、晋升技术职称、调动、任免、离休、退休等方面的材料。各单位组织、人事与劳动部门具体承担本部门或本单位在上述工作活动中形成的人事档案材料。

(2)党、团组织和政府机关:收集个人的入党志愿书、入团志愿书、入党申请书、入团申请书(包括自传材料),转正申请书及入党入团时组织上关于其本人历史和表现,以及家庭主要成员、社会关系情况的调查材料;入党、入团、党内外表彰等方面的材料,以及统一布置填写的各种履历表、自我鉴定、登记表等材料。

(3)纪检、监察、公安、检察院、法院、司法部门:收集个人违犯党纪国法而形成的党内、外处分,取消处分,甄别复查平反决定,判决书复制件及撤销判决的通知书;个人检查及判决书等方面的材料。

(4)人大常委、政协等有关部门:收集人大代表登记表、政协代表登记表等情况。

(5)科技、业务部门:收集反映个人业务能力、技术发明、技术职务评定和技术成果评定的材料,包括评聘专业技术职务(职称)的申报表、评审表、审批表,晋升技术职称、学位、学衔审批表,技术人员登记表,考试成绩表,业务自传,技术业务的个人小结及组织评定意见,创造发明和技术革新的评价材料,考核登记表,重要论文篇目和著作书目等材料。

(6)教育、培训机构:收集个人在校学习时形成的学历、学位、学衔、学习成绩、鉴定、奖励、处分等方面的材料。我国从高中生、中专生、技校学生就开始建立人事档案。大学、党校、技术学院、成人教育、自学考试、培训院校都会形成人事档案,主要包括学生登记表、考生登记表、毕业生登记表、授予学位的材料、培训结业登记表、培训证明等。

（7）部队有关部门和民政部门：收集地方干部兼任部队职务方面的审批材料，复员和转业军人的档案材料。

（8）审计部门（或行政管理部门）：收集干部个人任期经济责任审计报告或审计意见等材料。

（9）统战部门：收集干部参加民主党派的有关材料。

（10）卫生部门：收集健康检查和处理工伤事故中形成的有关材料。

此外，还可以通过各种代表大会，收集代表登记表、委员登记表等材料。通过老干部管理部门，收集一些有保存价值的材料。通过个人原工作单位，收集有关文件明确规定的应该归入个人人事档案的材料。

2.个人形成的人事档案材料

主要指人事档案相对人形成的档案。由于个人形成者的主体不同，材料内容也有差别。干部档案中，相对人形成的人事档案材料有自传及属于自传性质的材料、干部履历表、干部登记表、自我鉴定表、干部述职登记表、体格检查表、干部的创造发明、科研成果、著作和论文的目录、入党入团申请书、党员团员登记表等。工人档案中，相对人自己形成的人事档案材料有求职履历材料、招工登记表、体格检查表、职工岗位培训登记表、工会会员登记表、入党入团申请书、党员团员登记表等。学生档案中，相对人自己形成的人事档案材料有学生登记表、毕业生登记表、学习鉴定表、体格检查表、学历（学位）审批表、入党入团申请书、党员团员登记表等。在相对人形成的人事档案材料中，从形成的程序来看，有直接形成和组织审核认可或签署意见才最终形成的区别。相对人直接形成的材料，一般只要符合完整齐全、规范真实、文字清楚、对象明确等归档要求即可归入人事档案。

（四）收集人事档案材料的要求与方法

1.收集人事档案材料的要求

（1）保质保量：人事档案材料的归档范围，要有利于反映人的信息，要有利于领导的选才。

（2）客观公正：人事档案材料收集过程中必须以客观真实、变化发展、全面的思想为指导，符合事实、公正客观、准确无误，以达到信息的真正价值。

（3）主动及时：档案管理人员要明确自己的职责，主动联系，全面地、及时地收集人员的德、能、勤、绩等各方面现实表现的材料，鉴定、清理、充实档案的内容。归档时，注意到材料的准确性、可靠性和典型性。并将新的变化随时记入卡片，为查阅提供迅速、方便的服务，起到"开发人才的参谋部"作用。

（4）安全保密：人事档案材料收集过程中，要注意人事档案材料物质安全和信息内容安全，不丢失损坏，不失密泄密。人事档案材料丢失后很难补救，会造成相对人或某一事件上档案材料的空白，档案发挥作用会受到影响。人事档案信息内容泄密，既违反保守国家机密的原则，又可能侵犯个人的隐私权，对组织和相对人造成不应有的损害。

2.收集人事档案材料的方法

（1）针对性收集：掌握人事档案材料形成的源流和规律，把握收集工作的主动权，有针对性地收集有价值的人事档案材料。

（2）跟踪性收集：跟踪每一个干部或人才的活动及变化情况进行收集。

（3）经常性收集：人事档案的收集工作不是一劳永逸的，也不是突击性的活动，而是贯穿于人事档案工作始终的一项经常性的工作。应了解人事档案材料的形成时间与范围，指导形成单位与个人注重平时的经常性收集，始终保持收集渠道的畅通，促使他们主动做好人事档案材料的积累和归档工作。

（4）集中性收集：一是以时间为界限，实行按月、季、年终为集中收集时间；二是根据各个时期组织、人事部门的中心工作，及时有效地集中收集人事档案材料，如党代会、人代会、政协会议换届、调整领导班子、考核干部、工作调整等活动结束时，就是集中收集人事档案的最佳时机。

（5）内部收集：对本单位组织、人事、劳动工作中形成的人事档案材料的收集。

（6）外部收集：对外单位形成的人事档案材料的收集。主要通过设置联络员、召开联席会议等方式收集。上述方法一般需要结合使用。如针对性与跟踪性相结合、经常性与集中性相结合、内部收集与外部收集相结合。

尤其需要提出的是，随着信息技术的普遍使用，利用网络收集电子人事档案和人事档案信息已经成为人事档案管理一个需要关注的方面。这不仅可以节约大量的人力，而且有助于人事档案信息的整理和提供利用。

（五）人事档案的收集制度

人事档案材料的收集，是一项贯彻始终的经常性工作，不能单纯依靠突击工作，应当建立起必要的收集工作制度。主要包括如下内容。

1.归档（移交）制度

归档（移交）制度是关于将办理完毕的人事档案材料归档移交到人事档案机构或档案专管人员保存的规定。其内容包括归档范围、归档时间、归档要求。归档范围与要求在前面已经讲过，这里主要讲归档时间。根据《干部人事档案材料收集归档规定》的精神，归档时间规定为形成干部人事档案材料的部门，在形成材料的1个月内，按要求将材料送交主管干部人事档案的部门归档。各单位与部门在日常工作活动中形成的，属于人事档案管辖范围的材料，都应当及时地移交给人事档案部门，以使人事档案能够及时地、源源不断地得到补充。如对各级单位的党、团组织、人事与业务部门，应当本着档案工作中分工管理的精神，对现已保管的档案进行检查，发现属于人事档案范围的文件材料，应及时移交给人事档案部门；对于各单位的保卫部门，应当在员工的政治问题得到妥善解决之后，将结论、决定及相关重要材料送交人事档案部门归档；纪律检查和行政监察部门应当将有关人员的奖惩决定及重要材料送人事档案一份以备案。

2.转递制度

主要指对于调动工作离开原单位人员档案转到新单位的规定。原单位的人事档案部门，应及时将本单位调入其他单位工作人员的人事档案材料，转递至新单位的人事档案部门，以防丢失和散乱。

3.清理制度

人事档案部门根据所管档案的情况，定期对人事档案进行清理核对，将所缺材料逐一登记下来，有计划、有步骤地进行收集。

4.催要制度

人事档案部门在日常工作中不能坐等有关部门主动送材料，也不能送多少就收多少，应当经常与有关单位进行联系，主动催促并索要应当归档的人事档案材料。如果有关单位迟迟不交，人事档案部门应当及时发函、打电话或者派人登门索要，一定要注意做到口勤、脚勤、手勤，以防漏下某些材料。

5.及时登记制度

为了避免在收集工作中人事档案材料的遗失和散落，人事档案部门一定要做好档案材料的收集登记制度。就目前情况看,主要存在两种登记制度:一种为收文登记,即将收到的材料在收文登记簿上逐份登记;二是移交清单,由送交单位填写,作为转送或接收的底账,以便检查核对。

7.检查制度

根据所管辖人事档案的数量状况,人事档案管理部门应在每季度、半年或一年对人事档案进行一次检查核对,将那些不符合归档要求的材料,立即退回形成机关或部门重新制作或补办手续;剔出不属人事档案归档范围的材料退回原单位处理。另外,根据人事档案之间的有机联系,如果发现缺少的材料,应当填写补充材料登记表,以便补齐收全。

7.随时补充材料制度

组织、人事及劳资部门为了了解员工各方面的情况,及时补充人事档案的内容,应当根据工作需要和档案材料的短缺情况,不定期地统一布置填写履历表、登记表、自我鉴定、体检表等,以便随时补充人事档案材料,使组织上能比较完整地掌握一个人的情况。在利用信息系统时候,需要将收集到的材料及时补充到系统中,及时更新系统信息,或者一旦系统收到重要的人事档案时,也需要将该电子档案制成纸质硬拷贝保存。这是一个双向的过程,其根本目的是在当前的"双套制"下,系统的信息管理与实体档案管理基本保持同步。

(六)人事档案材料收集与补充的重点

目前新形势下的人事工作需要的是人事档案内容新颖、能够全面地反映个人的现实状况,尤其需要反映业务水平、技术专长、兴趣、工作业绩及个人气质等方面的材料,而当前的人事档案收集工作恰恰不能满足这种需求。要改变这种状况,人事档案部门应当确定当前收集工作的重点,如应重点收集反映业务水平和技术专长、发明创造、科研成果的鉴定、评价、论著目录等材料,反映重大贡献或成就、工作成绩的考察和考核等材料,反映学历和专业培训的材料,出国、任免、调动等方面情况的材料等,都应算作收集的重点。在业绩方面,除了现在已归档的外语水平、科技成果,评审职称形成的业务自传材料,还可建立现实表现专册。专册包括专业人员每年的自我小结和组织上的全面考核,包括工作实绩、科技开发、思想修养等,这样便于在选拔优秀人才时,也注重工作业绩的考核,对人具有现实性的了解。兴趣爱好体现了人的知识的广度和深度。将兴趣融入工作中,可以充分发挥自己的能量。组织部门注意观察和记录人的兴趣爱好,可以全面地考察、认识干部,用人之所长。同时,人与人之间气质的合理配置对事业的发展也有较大影响。现代科学研究认为,人的气质有不同的类别,而不同的岗位需要具有不同气质的人员。了解人的气质有利于人才合理配置。当然,这项工作的收集要有个逐步形成的过程,经过一段时间的接触,多方摸底,才能了解人的气质特点。

二、人事档案的鉴定

(一)人事档案鉴定的概念与作用

1.概念

人事档案的鉴定是指依照一定的原则与规定,对收集起来的人事档案材料进行真伪的鉴别和价值的鉴定,再根据它们的真伪和价值进行取舍,将具有保存价值的材料归入档案、确定保存期限,把不应当归档的材料剔出销毁或转送其他部门予以处理的一项业务工作。收集的材料,必须经过认真的鉴别。属于归档的材料应真实,完整齐全,文字清楚,对象明确,手续完备。需经组织审查盖章或本人签字的,盖章签字后才能归入人事档案。不属于归档范围的材料不得擅自归档。

2.人事档案鉴定工作的作用

(1)人事档案材料的鉴定工作是归档前的最后一次审核。这项工作决定着人事档案文件材料的命运,关系到人事档案质量的优劣和能否正确的发挥作用,是保证人事档案完整、精练、真实、实用的重要手段。

(2)人事档案材料的鉴定工作是人事档案管理工作的首要环节。对于收集起来的杂而乱的人事档案材料进行清理和鉴别,确定和进行取舍,是人事档案系统整理工作的基础和前提。假如略去这一环节,不该归档的没有清理出去,该归档的又没有收进来,就会直接影响后面的诸环节,甚至造成整个工作的全部返工。

(3)人事档案材料的鉴定工作对其他各项业务工作具有积极的促进作用。鉴定工作与其他环节工作有着紧密的联系,通过鉴别工作,可以促使档案人员重视人事档案材料的质量,能发现哪些档案材料不齐全,以便及时收集,同时还可以提高收集工作在来源上的质量,不至于把一些不必要的、没有价值的材料都收集起来。再如鉴别工作的质量高低,直接关系到人事档案保管工作,通过鉴别,把那些不需要归档的材料从档案中剔除出去,减少档案的份数,可以节约馆库面积,有利于保管工作。此外,鉴别工作还可以促进人事档案利用工作的开展。鉴别工作中取舍恰当、合理,就能保证人事档案的真实性和精练性,否则一旦该归档的材料销毁了,就不可复得了,会给党的事业造成不必要的损失。

(4)人事档案材料的鉴定工作是正确贯彻人事政策的一项措施。通过鉴别,将已装入人事档案中的虚假不实材料剔除出去,可以为落实人事政策提供依据、消除隐患,保证党的组织人事路线、方针政策的贯彻执行。

(5)人事档案材料的鉴定工作有利于应对突然事变。突然事变是指战争、水灾、火灾、地震等天灾人祸,往往突发性强,难以预料。如果能对人事档案价值进行区分鉴别,遇到突发事变后,就有利于重要价值档案的抢救与保护,减少不必要的损失;反之,如果不对人事档案进行鉴定,不区分有无价值、不区分价值大小,遇到突然事变后就会束手无策,不能及时抢救珍贵和重要价值的人事档案,造成"玉石俱毁"。

(6)人事档案材料的鉴定工作有利于确定人事档案的保存期限,提高人事档案的质量和利用率,满足社会长远需要。因为人事档案不仅对现在有用,而且对今后还有查考利用价值,通过鉴定,使真正有价值的人事档案保存下来,可以造福子孙后代,让未来的研究者不必花更多的时间和精力去鉴别、挑选、考证有关人物的材料,可以为后人查询历史人物和历史事件提供依据和参考。

(二)人事档案鉴定工作的内容

从总的方面来看人事档案鉴定的内容,主要包括对收集起来的人事档案材料进行真伪的鉴别,将具有保存价值的材料归入档案;制定人事档案价值的鉴定标准,确定人事档案的保管期限;挑出有价值的档案继续保存,剔除无须保存的档案经过批准后销毁;为进行上述一系列工作所作的组织安排。从具体方面来看人事档案鉴定的内容,可分为两大部分,即人事档案真伪的鉴别内容与人事档案价值鉴定的内容。

1.人事档案真伪的鉴别内容

人事档案鉴别工作应当本着"取之有据,弃之有理"的原则来进行,即凡是确定有关材料应当归档就要符合有关规定;凡是确定要剔出处理某些材料,要有正当的理由,尤其是剔出应当销毁的材料,一定要非常谨慎;要严格按照有关政策和规定办事,不该归档的材料,一份也不能归档;

应该归档的材料,一份也不能销毁。人事档案鉴别工作的内容范围大致包括以下几个方面。

(1)判断材料是否属于本人:鉴别这个问题的主要方法是辨认姓名的异同。下列3种情况比较容易混淆。①同姓同名:这是最容易混淆也最难发现的一种情况。对这种情况的辨认方法是逐份地核对同姓同名的材料,尤其是核对材料上的籍贯、年龄、家庭出身、本人成分、入党时间、参加工作时间、工资级别等情况是否相同、主要经历是否一致。为了达到互相印证的目的,要尽可能地多核对一些项目,使鉴别结论有可靠的依据和基础。②同姓异名或异姓同名:这是收集人事档案材料时造成的。鉴别时要特别留心材料上的姓名,对那些姓名有某些相同之字的材料,更要提高警惕。如果在鉴别材料时只注意看内容,而不大注意看姓名,就很容易让那些同姓异名或异姓同名的材料蒙混过去。③一人多名:有的人在不同时期有不同的名字,如儿童时期有乳名,上学时有学名,还有的人有字号、笔名、化名、别名等,如果不认真辨认,就很容易使一个人的档案材料身首异地。辨别这种情况的方法有3种:第一,核对后期材料姓名栏内曾用名,是否有与前期原名相同的名字;第二,清查档案内是否有更改姓名的报告和审批材料;第三,将不同姓名的材料内容进行核对,看看每份材料的年龄、籍贯、经历等情况是否相同。

(2)辨认材料的内容和作用:①看内容,即审核材料的内容是否与该人员的问题有关,如政审材料中所反映的内容与该人员的结论是否有内在联系,是不是结论的依据。②看用途,如对于证明材料,要详细审查,看此材料用于证明谁的问题,也就是被证明人是谁,如果被证明人不是该人员,那么这份材料一般也就不是该人员的。该人员所写的证明他人问题的材料,由于它的用途不是证明该人员的,所以不该归入该人员档案中。

(3)判断材料是否属于人事档案:一个人的档案材料包括人事档案内容的材料及非人事档案内容的材料两大部分。在非人事档案材料之中,有的是属于文书、业务考绩、案件等档案内容的材料,有的属于本人保存的材料,有的是应转送有关部门处理的材料,鉴别工作的任务就是将人事档案材料与非人事档案材料严格区分开来,择其前者归档,并将那些非人事档案内容的材料另加处理。常见的人事材料主要是前面讲的一些内容,在此不再赘述。

(4)判断材料是否真实、准确:做人事档案工作必须讲究实事求是,来不得半点虚假和含糊其词,由此要求,人事档案材料所记述的内容必须真实而且准确,不能前后矛盾,模棱两可。在鉴别工作中一旦发现内容不属实、观点不明确、用词不达意或词义含混的情况,应立即退回原单位重新改正。

要保持人事档案的精练,重份材料或内容重复的材料必须剔除。鉴别的时候,无论是正本还是副本,只需保留一份,多余的可以剔出。如有的人在入党之前写了许多份入党申请书,鉴别时可以只选取其中内容最完整、手续最齐全、字迹最清楚的归入本人档案的正本和副本中。近年来,各级组织人事部门非常重视个人出生日期的鉴别工作,中组部出台了《关于认真做好干部出生日期管理工作的通知》[组通字(2006)41号],要求各级组织人事部门认真做好干部出生日期的管理工作,认真核对干部的出生日期,这也是鉴定工作的一个很重要的方面。

2.人事档案价值鉴定的内容

(1)确定材料是否有保存价值:归档的材料要能反映个人的政治思想、业务能力、工作成绩、专长爱好等方面的情况。

(2)剔除无价值的人事档案材料:对于一些没有价值或价值不大的材料及似是而非、模棱两可、不能说明问题、没有定论、起不了说明作用的旁证材料,不要归档,尤其对内容不真实、不准确甚至诬蔑陷害等材料更不能归入。

（3）判定人事档案价值：根据一定的原则与标准确定什么样的档案需要保存多长时间，如短期、长期、永久，或者定期、永久。

（三）人事档案价值鉴定的方法

人事档案价值鉴定的方法主要以下几种。

1.内容鉴定法

人事档案内容是决定人事档案价值最重要、最核心的要素，也是最重要的方法。因为利用者对档案最普遍、最大量的利用需求，反映在对档案内容的要求上，即人事档案中记载了人们活动的事实、历程、数据、经验、结论等。所以，人事档案内容是人事档案鉴定最重要的方法。在对人事档案价值进行鉴定时，必须分析人事档案内容的重要性与信息量的丰富程度、真实性、独特性、典型性等因素。

2.来源鉴定法

人事档案来源是指人事档案的相对人和形成机构。由于相对人和形成机构在社会生活和国家政务活动中所处的地位、职务、职称等方面的不同，对国家和社会的贡献不同，因而其人事档案的价值也有大小之分和重要程度的区别，所以人事档案来源可以作为其价值鉴定的方法之一。主要从以下几个方面分析。

（1）看成就或贡献：凡是对党和国家或某一地区及某一学科研究做出了贡献的人员，包括发明创造者、新学科的创始人、领导人、某运动的首倡者，发表过重要论文和著作、作品者，以及具有一技之长的人，或者某一著名建筑工程的设计者等做出了各种贡献的人员，死亡之后，他们的档案应当由原管理单位保存若干年以后移交本机关档案部门，随同到期的其他档案移交给同级档案馆长久保存。

（2）看知名度：一个人在国内外、省（市）内外、县（市）内外享有较大的声誉和知名度，其人事档案的价值较大，人事档案管理部门应当对在社会上有一定威望的著名政治家、社会活动家、企业家、民主党派人士、作家、诗人、艺术家、专家、学者、各方面的英雄模范人物及其他社会名流的档案材料重点进行保管。这类人员死亡以后，在原单位保存若干年以后移交本机关档案部门，随同到期的其他档案移交给同级档案馆长久保存。

（3）看影响力：影响力指的是在某一地区有重大影响的人员的影响能力。如各个方面的领袖人物、轰动一时的新闻人物、重大事件或案件的主要涉及者、重要讨论的发起者等，这些人的档案材料在其死亡后由原单位保存若干年以后移交本机关档案部门，随同到期的其他档案向同级档案馆移交并永久保存。

（4）看职务级别：也就是看该人在生前担任过何种职务。一般来说，职务较高的，其人事档案材料的保存价值就较大，保管期限就长一些。如《干部档案工作条例》规定，中央和国务院管理干部死亡后，其干部档案由原管理单位保存5年后，移交中央档案馆永久保存。

（5）看技术职称、学位和学衔：技术职称、学位和学衔是一个人在学术界的地位和专业上的造诣的突出表现。中国科学院院士、中国工程院院士、教授、研究员、高级工程师等，都在某一学术或工程技术领域中做出了一定成就，他们的人事档案材料对生前从事的科学研究、参与的社会实践、发明创造等方面，有准确而又具体的记载，能提供较多的信息，具有历史研究和现实查考意义，档案的价值较大，其人事档案由原单位档案室保存若干年以后，移交档案馆保存。

上述5个方面的来源，不是孤立的，而是互有联系的，在鉴定档案价值时应综合分析研究、准确判断。

3.时间鉴定法

时间鉴定法是指根据人事档案形成时间作为鉴定依据。一般来讲,形成时间越久的人事档案,其保存价值越大。这主要是由于年代越久的档案,留存下来的很少、很珍贵,"物以稀为贵",所以需要重点保存,这也符合德国档案学家迈斯奈尔"高龄案卷应当受到重视"的鉴定标准。

此外,还有主体鉴定法、效益鉴定法等。主体鉴定法是指在人事档案价值鉴定中,用主体需求程度与要求去评价。由于社会生活的丰富多彩,主体对人事档案的需求比较复杂。一方面,不同学历层次、不同文化素质、不同经历、不同年龄、不同历史条件下的人员,对人事档案会产生不同的要求,因而对人事档案价值的认识也是不同的。另一方面,即使同一主体,在不同时间、不同地点、不同条件下对人事档案的需求也是不同的,那么,对档案价值的认识也是有差异的。因此,在人事档案鉴定工作中也会根据主体的认知程度判断档案价值。效益鉴定法是指根据人事档案发挥的社会效益与经济效益判定档案价值。这两种方法带有很强的主观性,只能作为参考。

(四)人事档案保管期限

1.人事档案保管期限概念及档次

人事档案的价值不是一成不变的,具有一定的时效性。档案的时效性,决定了人事档案的保管期限。人事档案期限可分为永久、长期、短期3种,也可以分为永久与定期2种。

2.人事档案保管期限表

人事档案保管期限表是以表册形式列举档案的来源、内容和形式,并指明其保管期限的一种指导性文件。人事档案保管期限表的作用表现在3个方面:①人事档案鉴定的依据和标准;②可以避免个人认识上的局限性与片面性,保证人事档案鉴定工作的质量和提高鉴定工作的效率;③能够有效地防止任意销毁人事档案的现象发生。

(五)对不在归档范围内材料的处理

对不归档材料的处理主要有下列4种方法。

1.转

凡是经过鉴别,并不属于本人的材料,或者根本不在归档之列的材料,必须剔出,转给有关单位保存或处理。

2.退

对于近期形成的某些档案材料,手续不够完备,或者内容还需要查对核实的,需要提出具体的意见,退回有关单位,等到原单位修改补充后再行交回。如果材料应退回去的,必须经过领导批准退回本人,并办理相应的手续。

3.留

凡是不属于人事档案的范围,但很有保存价值的有关参考资料,经过整理以后,应由组织或人事部门作为业务资料保存。

4.毁

经人事档案部门鉴别后,确实没有保存价值的材料,应当按照有关规定作销毁处理。销毁的材料应当仔细检查,逐份登记,写清销毁理由,经主管领导批准后,才能销毁。

(六)人事档案材料的审核

人事档案材料的审核,是指对已归档和整理过的档案,进行认真细致的审查核定,以确保人事档案材料完整齐全、内容真实可靠、信息准确无误的工作。

1.审核的主要内容

主要审核档案材料中是否齐全完整,是否有缺失、遗漏,有无涂改伪造情况;审核档案材料是否手续完备,填写是否规范;审核档案材料中有无错装、混装的现象,审核档案材料归档整理是否符合要求。

2.审核要求

力求保证人事档案材料齐全完整、真实可靠;对档案中缺少的主要材料应逐一登记、补充收集归档;对人事档案材料中内容不真实的情况,应根据有关政策规定予以确认,确保档案中的信息真实可靠;对人事档案材料中前后不一致的材料,应进行更正。

(七)人事档案的销毁

人事档案的销毁是指对无保存价值的人事档案材料的销毁,是鉴定工作的必然结果。销毁档案,必须有严格的制度,非依规定的批准手续,不得随意销毁。凡是决定销毁的档案,必须详细登记造册,作为领导审核批准及日后查考档案销毁情况的依据。

三、人事档案的整理

人事档案的整理工作,就是依据一定的原则、方法和程序,对收集起来经过鉴别的人事材料,以个人为单位进行归类、排列、组合、编号、登记,使之条理化、系统化和组成有序体系的过程。

(一)人事档案整理工作的内容与范围

1.人事档案整理工作的内容

人事档案整理工作的内容主要包括分类、分本分册、复制、排列、编号、登记目录、技术加工、装订。

2.人事档案整理工作的范围

主要包括以下2个方面。

(1)对新建档案的系统整理:主要指对那些新吸收的人员的档案材料的整理,这部分档案材料原来没有系统整理,或者没有进行有规则地整理,材料零乱、庞杂,整理起来工作量大,比较复杂,而且随着各行业各单位新老人员的交替,这部分档案的整理工作将是连续不断的,因此必须从思想上提高对这一工作的重视程度,将其列入议事日程,及时地做好新吸收人员的人事档案的整理工作,以适应人事工作的需要。

(2)对已整理档案的重新调整:由于人事档案具有动态性的特征,始终处于动态变化之中,因而对于每一个已经整理好的人事档案来说,其整理工作不是一劳永逸的,已整理好的人事档案有时需要增加或剔除一定数量的材料,这就有必要重新整理这部分档案材料,这种整理实际上是一种调整。对于那些零散材料的归档,只需随时补充,不必重新登记目录,只在原有目录上补登即可。

此外,有时根据社会的发展要求,还需对人事档案进行普遍整理。例如,为了落实党的干部政策,需要对过去形成的人事档案进行普遍的整理,清除历次政治运动中不真实的人事档案材料。

(二)人事档案整理工作的基本要求

整理人事档案时,必须按照因"人"立卷、分"类"整理。具体整理过程中,需要做到以下内容。

1.分类准确,编排有序,目录清楚

不同类型的人事档案具有不同的整理要求,但不论是何种人事档案,都需要在科学分类的基础上进行准确整理和编排;同时,随着时间的推移,新的人事档案材料不断加入,这就需要在原有的整理的基础上进行再整理,直到符合当事人最新的、最客观的记录。

2.整理设备齐全,安全可靠

整理人事档案,事先要备齐卷皮、目录纸、衬纸、切纸刀、打孔机、缝纫机等必需的物品和设备;同时,整理人事档案的工作人员,必须努力学习党的干部工作方针、政策和档案工作的专门知识,熟悉整理人事档案的有关规定,掌握整理工作的基本方法和技能,认真负责做好整理工作,使人事档案工作做到安全可靠。

(三)人事档案的正本和副本

1.概念及其差别

根据人事档案管理和利用需要,一个人的全部人事档案材料可分别建立正本和副本。正本和副本都是人事档案材料的内容,但是两者存在不少差别:一是管理范围不同。正本是由全面反映一个人的历史和现实情况的材料构成的;副本是正本的浓缩,是一个人的部分材料,由正本中的部分材料构成,为重份材料或复制件。二是管理单位不同。正本由主管部门保管,副本由主管部门或协管部门保管。军队干部兼任地方职务的,其档案正本由军队保管;地方干部兼任军队职务的,其档案正本由地方保管。正本与副本的建档对象不同,正本是所有员工都必须建立的,副本一般来说是县级及县级以上领导干部等双重管理干部,由于主管与协管单位管人的需要,才建立副本,供协管单位使用,对于一般员工,只需要建立正本即可。三是价值不同。正本是相对人的全部原件材料,具有较高的保存价值,其中双重管理的领导干部的档案,一般都要长久保存。副本是正本主要材料的复制件,一般在相对人死亡后,副本材料经过批准可以销毁,正本则需移交档案馆永久保存。

2.意义

人事档案分建正本和副本,对人事档案管理与利用具有重要的意义。

(1)有利于干部人事档案材料的分级管理:我国现行的人事管理制度,特别是对领导干部的管理,实行的是主管和协管的双重管理体制,即上级主管和本级协管。干部档案为了与干部工作相适应,必须实行分级管理的体制。双重管理人员的干部档案建立正本与副本,正本由上级组织、人事部门保管,副本由本级组织、人事部门保管。可以说,人事档案正本副本制度的建立,不仅有利于干部分级管理,而且可以解决干部主管和协管部门日常利用干部档案的矛盾。

(2)有利于人事档案的保护:对于领导干部,建立正本和副本的"两套制"档案,分别保存在不同的地方,若遇战争、天灾人祸等不可预测的事变,档案不可能全部毁灭,一套损毁了,还有另一套被保存下来继续提供利用。

(3)有利于提供利用:建立正本和副本,可以同时满足主管和协管单位利用档案的要求,大大方便了利用者。可以根据情况提供正本或副本,如果只需要查阅副本时,人事档案人员可以只提供副本,这样既便于保密,又提高了利用效率。

(4)有利于延长档案的寿命:建立正本和副本两套制后,在提供利用时,可尽量使用副本,以减少正本的查阅频率,减少磨损、延长寿命。

(四)人事档案的分类

目前,各类人事档案实体分类体系基本稳定,基本根据《干部档案工作条例》《干部档案整理工作细则》《企业职工档案管理工作规定》的内容分类。人事档案一般分为正本和副本,再对正本和副本进行分类。

1.人事档案正本的分类

主要分为 10 类。

第一类,履历材料。履历表(书)、简历表,干部、职工、教师、医务人员、军人、学生等各类人员登记表、个人简历材料,更改姓名的材料。

第二类,自传材料。个人自传及属于自传性质的材料。

第三类,鉴定、考核、考察材料。以鉴定为主要内容的各类人员登记表,组织正式出具的鉴定性的干部表现情况材料;作为干部任免、调动依据的正式考察综合材料;考核登记表、干部考核和民主评议的综合材料。

第四类,学历、学位、学绩培训和评聘专业技术职务材料。报考高等学校学生登记表、审查表,毕业登记证,学习(培训结业)成绩表,学历证明材料,选拔留学生审查登记表;专业技术职务任职资格申报表,专业技术职务考绩材料,聘任专业技术职务的审批表,套改和晋升专业技术职务(职称)审批表;干部的创造发明、科研成果、著作及有重大影响的论文(如获奖或在全国性报刊上发表的)等目录。

第五类,政治历史情况的审查材料,包括甄别、复查材料和依据材料,有关党籍、参加工作时间等问题的审查材料。

第六类,参加中国共产党、共青团及民主党派的有关材料。

第七类,奖励材料,包括科学技术和业务奖励、英雄模范先进事迹材料,各种先进人物登记表、先进模范事迹、嘉奖、通报表扬等材料。

第八类,处分材料(包括甄别、复查材料,免于处分的处理意见),干部违犯党纪、政纪、国法的材料,查证核实报告上级批复,本人对处分的意见和检查材料,通报批评材料等。

第九类,录用、任免、聘用、专业、工资、待遇、出国、退(离)休、退职材料及各种代表会代表登记表等材料。

第十类,其他可供组织上参考的材料。人员死亡后,组织上写的悼词,非正常死亡的调查处理材料,最后处理意见,可集中放在第十类里面。

2.人事档案副本的分类

人事档案副本由正本中以下类别主要材料的重复件或复制件构成。

第一类的近期履历材料。

第三类的主要鉴定、干部考核材料。

第四类的学历、学位、评聘专业技术职务的材料。

第五类的政治历史情况的审查结论(包括甄别、复查结论)材料。

第七类的奖励材料。

第八类的处分决定(包括甄别复查结论)材料。

第九类的任免呈报表和工资、待遇的审批材料。

其他类别多余的重要材料,也可归入副本。

(五)人事档案的归类

人事档案材料分为十大类之后,应当把每份材料归入相应的类中去。归类的方法主要有2 种。

1.按文件材料的名称归类

凡是文件材料上有准确名称的,就可以按名称归入所属的类中。如履历表、简历表归入第一类,自传归入第二类,鉴定表归入第三类。

2.按内容归类

对于只看名称而无法确定类目归属的材料,应当根据其内容归入相应的类别。如果材料内容涉及几个类目时,就应当根据主要内容归入相应类目。

(六)人事档案材料的排列与编目

1.人事档案材料的排列

在人事档案归类后,每类中的档案材料应当按一定的顺序排列起来,排列的原则是依据人事档案在了解人、使用人的过程中相互之间固有的联系,必须保持材料本身的系统性、连贯性,以便于使用和不断补充新的档案材料。人事档案的排列顺序有3种。

(1)按问题结合重要程度排列:将该类档案材料按其内容所反映的不同问题分开,同一问题的有关材料,再按重要程度排列。如对于入党、入团材料,先按入党、入团的不同问题分开,入党的材料按入党志愿书、组织转正意见、组织员谈话登记表、入党申请书、入党调查材料这一顺序排列。

(2)按时间顺序排列:依照人事档案形成时间的先后顺序,从远到近,依次排列。采用这种方法,可以比较详细地了解事物的来龙去脉,掌握员工的成长和发展变化情况,同时也有利于新材料的继续补充。运用这种方法排列的有履历类、自传类、鉴定考核类和其他类。

(3)按问题结合时间顺序排列:先将这类材料按其内容反映的不同问题分开,再将同一问题的有关材料按时间顺序排列。这种方法适用于反映职务、工资等方面的材料。排列时先分为职务、职称、出国、工资、离退休、退职等问题,每一问题内按材料形成时间由远到近排列。

2.人事档案的编目

人事档案的编目,是指填写人事档案案卷封面,保管单位内的人事档案目录、件、页号等。

人事档案目录具有重要作用,可以固定案卷内各类档案的分类体系和类内每份材料的排列顺序及其位置,避免次序混乱,巩固整理工作成果。编目是帮助利用者及时准确查阅所需材料的工具,是人事档案材料登记和统计的基本形式,是人事档案管理和控制工具,有助于人事档案的完整与安全。人事档案卷内目录一般应设置类号、文件题名(材料名称)、材料形成时间、份数、页数、备注等著录项目。

(七)人事档案的复制与技术加工

1.人事档案材料的复制

人事档案材料的复制,就是采用复印、摄影、缩微摄影、临摹等方法,制成与档案材料原件内容与外形相一致的复制件的技术。复制的主要作用:一是为了方便利用;二是为了保护档案原件,使其能长期或永久保存,延长档案材料的寿命。

人事档案材料的复制,应该符合一定的要求,忠实于人事档案原件,字迹清晰,手续完备。

人事档案材料的复制范围,主要指建立副本所需的材料,如圆珠笔、铅笔、复写纸书写的材料、字迹不清的材料、利用较频繁的材料。

2.人事档案材料的技术加工

人事档案材料的技术加工,就是为便于装订、保管和利用,延长档案寿命,对于纸张不规则、破损、卷角、折皱的材料,在不损伤档案历史原貌的情况下,对其外形进行一些技术性的处理。

人事档案材料的技术加工的方法,包括档案修裱、档案修复、加边、折叠与剪裁。

3.人事档案材料的装订

人事档案材料的装订,是指将零散的档案材料加工成册。经过装订,能巩固整理工作中分类、排列、技术加工、登记目录等工序的成果。

4.验收

验收是对装订后的人事档案按照一定的标准,全面系统地检验是否合格的一项工作。其方法包括自验、互验、最后验收。

四、人事档案的统计

人事档案的统计是指通过特定的人事档案项目的数量统计,为人事管理部门提供科学参考。利用信息系统,尤其是网络化的人事档案管理信息系统,其中的"移交"或者 Excel 统计功能,可以方便地进行统计。

(一)人事档案管理各环节的数量状况统计

1.人事档案总量统计

(1)外部形式上:正本有多少,副本有多少。

(2)种类上:国家公务员档案有多少,教师档案有多少,科技人员档案有多少,新闻工作者档案有多少,一般职工档案有多少,流动人员档案有多少,军人档案有多少,学生档案有多少,每类还可以往下细分。

(3)保管期限上:永久的有多少,长期的有多少,短期的有多少。

2.人事档案收集情况的统计

人事档案收集情况的统计包括共收集人事档案有多少。其中属于归档的材料有多少,转给有关部门的有多少,销毁的有多少,在材料来源上,各是通过哪些途径收集的,各途径收集的有多少。

3.人事档案整理情况的统计

已经整理和尚未整理的数量有多少。通过整理需要销毁的档案材料有多少,复制的有多少,以及其他整理过程中的具体数字。

4.人事档案保管情况统计

人事档案保管情况统计包括统计档案的流动情况和档案遭受损失的情况。

5.人事档案提供利用工作情况的统计

人事档案提供利用工作情况的统计包括统计查阅人次,有哪几类利用者,在档案室阅览的有多少,外借的有多少。

(二)档案库房和人员情况的统计

1.档案库房设备情况的统计

统计库房设备的个数,其面积有多大,各类设备有多少,设备的保养情况等。

2.人事档案工作人员情况的统计

应定编人数、实定编人数、实有人数、与所管档案数量的比例、工作人员的年龄状况、文化程度、从事此工作的年限、是否受过训练等情况。

五、人事档案保管

人事档案保管是采取一定的制度和物资设备及方法,保存人事档案实体和人事档案信息。

(一)人事档案保管的范围

人事档案保管范围主要分为以下几种情况。

（1）分级管理的人员，其全套人事档案应由主管部门保管，主要协管的部门只保管档案副本，非主要协管和监管的单位不保管人事档案，根据工作需要可以建立卡片。

（2）军队和地方互兼职务的人员，主要职务在军队的，其人事档案则由军队保管；主要职务在地方的，其人事档案则由地方保管。

（3）人员离休、退休和退职后，就地安置的，由原管理单位或工作单位保管；易地安置的，则可以转至负责管理该人员的组织、人事部门保管。

（4）人员被开除公职以后，其档案转至该人员所在地方人事部门或管理部门保管，其中干部必须由当地县或相当县级的人事部门保管。

（5）人员在受刑事处分或劳动教养期间，其档案由原单位保管。刑满释放和解除劳教后，重新安置的，其档案应当转至主管单位保管。

（6）人员出国不归、失踪、逃亡以后，其档案由原主管单位保管。

（二）人事档案的存放与编号方法

人事档案的存放与编号方法主要有以下几种。

1.姓氏编号法

将同姓的人的档案集中在一起，再按照姓氏笔画的多少为序进行编号的方法叫姓氏编号法。具体方法如下。

（1）摘录所保管的一切人事档案中的姓名，将同姓的人的档案集中在一起。

（2）按照姓氏笔画的多少，将集中起来的人事档案由少到多的顺序排列起来。

（3）把同一姓内的姓名再进行排列。先按姓名的第二个字的笔画多少进行排列，如果第二个字的笔画相同，可以继续比较第三个字的笔画多少。

（4）将所排列的姓名顺序编制索引，统一进行编号。

（5）将索引名册的统一编号标注在档案袋上。

（6）按统一编号的次序排列档案，并对照索引名册进行一次全面的清点。

编号时需要注意几个问题：①每一姓的后面要根据档案递增的趋势留下一定数量的空号，以备增加档案之用。②姓名需用统一的规范简化字，不得用同音字代替。③档案的存放位置要经常保持与索引名册相一致。

2.四角号码法

所谓四角号码法就是按照姓名的笔形取其四个角来进行编号的方法。它的优点是比较简便易学，且因为按这种方法是根据姓名的笔形来编号存放的，所以查取时就不必像按姓名笔画顺序编号法和按单位、职务顺序编号法查找那样，一定要通过索引登记来找到档案号再取材料，而是根据姓名的笔形得出档案号直接查取。

人事档案的四角号码编号法，同四角号码字典的编写原理基本相同，只要掌握了四角号码字典的查字方法，再学习人事档案的这种编号法，就比较容易了。但是这种人事档案四角号编号法同四角号编号字典的方法也有某些不同之处。它有自己特殊的规律，所以不能完全等同于四角号码编号法。

3.组织编号法

将人事档案按照该人员所在的组织或单位进行编号存放的方法称为组织编号法。它适用于人事档案数量较少的单位，做起来比较简便。但是它也有一些弊病：一是位置不能固定，一旦该人员调离了该单位，就得改变其人事档案原来的存放位置；二是在档案增多超过了一定的限量时,就会给查找带来困难,因此使用这种方法的档案数量一般不得超过 300 个。

这种编号方法的具体过程:①将各个组织机构或单位的全部人员的名单进行集中,并按照一定的规律(例如,按照职务、职称、姓氏等)将各个组织的名单进行系统排列。②依据常用名册人员或编制配备表的顺序排列单位次序,并统一编号,登记索引名册。③将索引名册上的统一编号标注在档案袋上,按编号顺序统一存放档案。

此外,还必须注意以下两个问题:①要根据人员增长的趋势预留出一定数量的空号,以备增加档案之用。②各个组织或单位不能分得太细,一般以直属单位为单位,如果有二、三级单位,只能作为直属单位所属的层次,而不能与直属单位并列起来。

4.拼音字母编号法

拼音字母编号法是按照人事档案中姓名的拼音字母的次序排列的编号方法,其基本原理就是"音序检字法",这种方法的优点是比较简便。

拼音字母编号法的排列次序一般有 3 个层次。

(1)先排姓,按姓的拼音字母的顺序排列。

(2)同姓之内,再按其名字的第一个字的拼音字母的次序排列。

(3)如果名字的第一个字母相同,再按这个名字的第二个字的首字母进行排列。

5.职称级别编号法

职称级别编号法是将不同的职称级别和职位高低进行顺序排列,然后依次存放的编号方法。这种编号存放的方法,将高级干部、高级知识分子和其他特殊人员的档案同一般人员的档案区分开来单独存放,便于进行重点保护,特别是发生在突发事件时便于及时转移。这种编号方法的具体操作过程与第三种编号方法基本相同。

(三)人事档案保管设施与要求

根据安全保密、便于查找的原则要求,对人事档案应严密、科学地保管。人事档案部门应建立坚固的、防火、防潮的专用档案库房,配置铁质的档案柜。库房面积每千卷需 $2\,030$ m^2。库房内应设立空调、去湿、灭火等设备;库房的防火、防潮、防蛀、防盗、防光、防高温等设施和安全措施应经常检查;要保持库房的清洁和库内适宜的温、湿度(要求:温度 $14\sim24$ ℃,相对湿度 $45\%\sim60\%$);人事档案管理部门,要设置专门的档案查阅室和档案管理人员办公室。档案库房、查档室和档案人员办公室应三室分开。

六、人事档案的转递

由于当前新的劳动管理制度和用工制度的变化,人员的主管单位也不是永远不变的,人事档案管理部门必须随着该人员主管单位的变化及时将其人事档案转至新的主管或协管单位,做到人由哪里管理,档案也就在哪里管理,档案随人走,使人事档案管理的范围与人员管理的范围相一致,这就是人事档案的转递工作。如果人事档案的转递工作做得好,该转的及时送转,就不会造成人员的管理与人事档案的管理相脱节,原管单位有档无人,形成"无头档案",新的主管单位则"有人无档",这就很大程度地影响了人事档案作用的发挥。因此可以说人事档案的转递工作是人事档案管理部门接收档案的一个主要途径,也是一项基础性的工作。

(一)转递工作的基本要求

(1)安全人事档案转递过程中必须注意档案的安全,谨防丢失和泄密现象的发生。转递人事档案,不允许用平信、挂号、包裹等公开邮寄方式,必须经过严格密封以机密件通过机要交通转递或由转出单位选择政治可靠的人员专门递送。人事档案一般不允许本人自己转递。凡是转出的档案要密封且加盖密封章,严格手续,健全制度,保证绝对安全。

(2)必须在确知有关人员新的主管或协管单位之后才能办理人事档案转递手续。依照县及相当于县以上的各级党组织、人事部门可以直接相互转递人事档案的规定,尽量直接把人事档案转递至某人的新的主管单位,不要转递给某人的主管或协管单位的上级机关或下级机关,更不能盲目转递。

(3)及时要求人事档案的转递应随着人员的调动而迅速地转递,避免档案与人员管理脱节和"无人有档""有档无人"现象的发生。《干部档案工作条例》规定:"干部工作调动或职务变动后应及时将档案转给新的主管单位。"根据这一规定,人事档案部门发出调动和任免的通知时,应抄送给人事档案管理部门,以便及时将有关人员的档案转至新的主管部门;如果新的主管部门在这个人报到后仍未收到档案,应向其主管单位催要。

(二)转递工作的方式

人事档案转递工作的方式分为转入和转出 2 种。

1.转入

转入是指某一人员在调到新的主管单位后,该单位的人事档案部门接收其原来单位转来或转送的人事档案材料,这是人员调动过程中一个不可缺少的环节。转入的手续一般规定为如下内容。

(1)审查转递人事档案材料通知单,看其转递理由是否充分,是否符合转递规定。

(2)审查档案材料是否本单位所管的干部或工人的,以防收入同名同姓之人的档案材料。

(3)审查清点档案的数量,看档案材料是否符合档案转递单开列的项目,是否符合转入要求,有无破损。

(4)经上述 3 个步骤后,确认无误,在转递人事档案材料通知单的回执上盖章,并将通知单退回寄出单位,同时将转进档案在登记簿上详细登记。

2.转出

一个人将其人事档案转出的原因不外乎以下几种:此人转单位或跨系统调动;此人的职务或职位(包括提拔和免职、降职)发生变化;此人所在单位撤销或合并了;此人离退休以后易地安置;此人离职、退职或被开除公职;此人因犯罪而劳改,刑满释放后易地安置,或到其他单位工作;此人死亡;外单位要求转递;新近收到的不属于人事档案部门管理的档案材料;经鉴别应当退回形成单位重新加工或补办手续的材料。

转出的方式主要有两种,即零散转出和整批转出。零散转出即指日常工作中经常性的数量并不很大的人事档案材料的转出,这是转出的主要方式,一般通过机要交通来完成。整批转出是指向某个单位或部门同时转出大批人事档案材料,经过交接双方协商,一般由专人或专车取送。

转出的手续。对于零散转出的档案材料必须在转出材料登记簿上登记,注明转出时间、材料名称、数量、转出原因、机要交通发文号或请接收人签字;在档案底册上注销并且详细注明何时何原因转至何处,以及转递的发文号;填写转递人事档案通知单并按发文要求包装、密封,加盖密封章后寄出。对于整批转出的档案材料,其移交手续是首先将人事档案材料全部取出,在转出材料登记簿上进行详细登记,并在底册上注明以后,还要编制移交收据,一式 2 份。收据上应当注明移交原因、移交时间、移交数量、移交单位和经办人等,收据后要附上移交清单,注明移交人姓名、职务、材料名称、数量等栏目,以备查考。

(郝　静)

第五章

医院人力资源管理

第一节 医院人力资源管理的概念

一、医院人力资源

(一)人力资源的概念

人力资源最早是由美国当代著名管理学家彼得·德鲁克(Peter F.Drucker)在其《管理的实践》(The Practice of Management)一书中提出的。彼得·德鲁克认为,相比于其他资源,人力资源具有特殊性,包括生物性、能动性、时效性、智力性、再生性和社会性等。对于人力资源的概念,我们可以从广义和狭义两方面去理解:广义上讲,人力资源是一定范围内的人口中具有劳动能力的人的总和,是能够推动社会进步和经济发展的具有智力和体力劳动能力的人的总称;狭义上讲,从组织层面看,人力资源是有助于实现组织目标的,组织内外所有可配置的人力生产要素的总和。

人力资源是所有资源中最宝贵的资源。作为一种特殊的资源,人力资源具有极大的可塑性和无限的潜力。人力资源的最大特点是能动性,这是人力资源与其他一切资源最根本的区别。人力资源的活动总是处于经济或事务活动的中心位置,决定其他资源的活动。因此,人力资源在经济活动中是唯一起创造性作用的因素,它影响着一个组织的发展、进取和创新。IBM 公司创办人毕生说:"就算你没收我的工厂,烧毁我的建筑物,但留给我员工,我将重建我的王国。"在现代西方的管理中,随着管理理论和模式的变革,人力资源成为最重要的战略资源,"以人为本"的管理思想得到了越来越多的认同。

(二)医院人力资源的概念及其特点

医院人力资源是指为完成医院各项任务,在医疗、护理等各种活动中所投入的人员总和。医院开展的各项医疗活动,离不开人力、物力、财力、信息等这些基本要素的投入,这些要素的相互结合、相互作用,共同影响甚至决定医院的发展。其中人力是最重要、最核心的资源,人的主动性、创造性及技术水平的发挥,是医院活力的源泉和发展的基础。

相比于其他行业的人力资源,医院人力资源具有社会责任重大、知识技能高度密集、团队协作性强等特点。

1.社会责任重大

医院人力资源直接面对人群和病患,提供诊疗保健服务,涉及人们的生老病死,其服务水平和服务质量的优劣关系亿万人民的健康,关系千家万户的幸福。承担着对社会、对公众救死扶伤的责任和义务。与人民群众切身利益密切相关,社会关注度高,是重大的民生问题,关系到人民群众对社会事业的满意度,关系到社会公平正义的维护和稳定。

2.工作具有高风险性

医院人力资源工作过程中会面对很多已知和未知的风险,很多工作带有救急性质,不可拖延。面对重大传染病疫情、危害严重的中毒事件、自然灾害或灾难事故引发的险情、恐怖袭击、放射性物质泄漏事件等突发卫生事件,危急时刻医务人员需要挺身而出,工作强度和压力超乎寻常。所面对的每个患者,病情变化、身体素质、恢复程度等不确定因素较多,医务人员在对病情的判断上难免会发生偏差。同时,社会上有些人对这种高风险性缺乏足够的认识,有些医务人员还会受到患者及家属的辱骂、殴打,甚至受到行政处分和法律追究。

3.从事知识技能高度密集型的劳动

医院人力资源成长过程较长,需要接受扎实的基础理论学习和临床实践训练。一名医学生要成长为一名合格的医师,一般需要接受5～10年的院校学习和1～5年的实践培训。在从事临床工作之后,还需要接受各种继续医学教育和培训。经过长期培养出来的医务工作者,其专业知识、技术必定具有较高的专业性。医院人力资源所提供的服务种类繁多,因为人类所面临的疾病危害的种类多,诊断和治疗的方法相对更多。医务人员的劳动以付出技术为主要特点,在为患者服务中,每个环节都渗透着技术,患者的康复凝聚着技术和知识的结晶。这些技术和知识正是上述理论学习和实践积累的成果。

4.医务劳动的团队协作性强

医院人力资源一方面必须对种类繁多的服务提供完善的技术规范,另一方面又必须针对每一个不同的个体辨证施治。诊疗工作的完成需要不同专业群体的高度协调,同时不允许有任何模糊或者错误。例如在开展手术时,需要有外科医师、麻醉师、手术室护士及病房护士等组成工作组,团结协作、密切配合。没有团队协作精神,手术无法顺利开展。因此,医院工作中更强调临床、护理、医技以及医院管理等各类人员之间的相互支撑和密切配合。

5.医务人员具有实现自我价值的强烈愿望

医务人员作为知识型人才,通常具有较高的需求层次,更注重自身价值的实现。为此,他们很难满足于一般事务性工作,更渴望看到其工作的成果。医师通常会认为患者的康复结果才是工作效率和能力的证明。医师在其工作中愿意发现问题和寻找解决问题的方法,并尽力追求完美的结果。也期待自己的工作更有意义并对医院工作和社会健康有所贡献,渴望通过这一过程充分展现个人才智,实现自我价值。

6.道德潜质要求高

由于医疗市场的复杂性以及医务人员技术垄断性,医患双方存在严重的信息不对称,发生道德风险的现象很普遍,主要表现为:为追求最大化的经济利益,提供超过患者需求的医疗服务;为最大程度减少责任和医疗纠纷,对患者采取"保护性医疗";对患者知情权尊重不够,缺乏足够的、耐心的解释和沟通等情况。患者存在的上述风险,可以通过提高医务人员的道德品质来规避。医务工作的宗旨是"救死扶伤,实行人道主义",对医务人员的道德潜质提出了更高的要求。

二、医院人力资源管理

(一)医院人力资源管理的概念和内涵

人力资源管理是指运用现代科学方法,对与一定物力相结合的人力进行合理的培训、组织和调配,使人力、物力经常保持最佳比例,同时对人的思想、心理和行为进行恰当的指导、控制和协调,充分发挥人的主观能动性,使人尽其才、事得其人、人事相宜,以提高绩效,实现组织目标。通常一个组织的人力资源管理工作主要涉及以下几个方面:制订人力资源战略计划,岗位分析和工作描述,员工的招聘与选拔,雇佣管理与劳资关系,员工培训,员工工作绩效评估,促进员工发展,薪酬与福利设计,员工档案保管等。

医院人力资源管理就是为了更好地完成医院的各项任务而充分发挥人力作用的管理活动,是人力资源有效开发、合理配置、充分利用和科学管理的制度、法令、程序和方法的总和。医院人力资源管理贯穿于医院人力资源活动的全过程,包括人力资源的预测与规划、工作分析与设计、人力资源的维护与成本核算、人员的甄选录用、合理配置和使用,还包括对人员的能力开发、教育培训、调动人的工作积极性、提高人的科学文化素质和思想道德觉悟等。

(二)医院现代人力资源管理的特点

长期以来,医院人事管理沿袭计划经济体制下的集中统一管理制度,参照管理行政机关人员的管理模式。这种传统的人事管理忽视员工的主观能动性和自我实现的需求,是一种操作性很强的具体事务管理。随着社会经济发展,影响健康的因素越来越复杂,广大人民群众医疗卫生服务需求日益增强,传统的医院人事管理制度存在的弊端逐渐暴露,已不能适应医药卫生体制改革和医疗卫生事业发展的需求,建立适应现代医院建设和管理要求的现代医院人力资源管理模式势在必行。作为管理学一个崭新和重要的领域,现代医院人力资源管理具有以下特点。

1.强调"以人为本",坚持医院内部成员参与管理的原则

现代医院人力资源管理强调对"人"的管理,以人力资源为核心,使"人"与"工作"和谐有效地融合,寻找人、事相互适应的契合点,旨在人适其所、人尽其才。医院管理者坚持"以人为本"的思想,主动开发人力资源、挖掘潜能,"用事业凝聚人才、用精神激励人才",最大限度地激发员工的工作积极性和创造性。同时,树立医院内部成员的主体意识,明确他们的主体地位,吸纳员工代表参与医院管理,努力促进管理者与被管理者之间和谐的合作关系,使人力资源与医院发展呈现一种双向互动的关系,实现员工成长与医院发展的"双赢"。

2.注重战略性,建立战略性人力资源管理体系

现代医院注重战略性、适应性的管理,从战略层面对医院的人力资源活动进行设计、开发和管理,建立一整套战略性人力资源管理体系。医院人力资源管理者应着眼于未来个人和医院的发展,关注如何开发人的潜在能力,采用战略眼光和方法进行组织、实施和控制;充分分析内部人力资源的需求情况、供给状况,医院外部机遇和挑战等信息,制定出科学合理的人才发展规划;建设和完善人才梯队,有目的、有计划、有步骤地引进和培养满足医院发展需要的各类人才;完善管理,设计不同的职业生涯模式,满足医务人员的职业追求;通过尽早的职业生涯规划管理和组织设计,使医务人员对医院和社会的贡献达到最大。

3.树立人力资源是"资源"而非"成本"的观念

传统人事管理将人视为一种成本,而现代人力资源管理把人看作一种充满生机与活力、决定医院发展和提升医院水平的重要资源。因此,医院在开展管理时,要摒弃人力投入是成本的旧观

念,以人员保护、开发和增值作为工作重点,以投资的眼光看待在培养人才、吸引人才,以及使用人才方面的投入,不断提升医务人员的价值,促进他们积累医疗经验、扩充医疗知识、提高医疗技术。在开展培训时,要由传统的外部安排的课堂培训方式,向注重个人内在需要的灵活学习方式转变,使人才的知识转化为医疗服务能力,提高他们解决实际问题的能力。由于人力资源具有能动性和可创造性的特性,人力资源"投资"将成为医院发展最有前途的"投资"。

4.倡导"主动式管理"

医院传统的人事管理主要是按照国家卫生、劳动人事政策和上级主管部门发布的劳动人事规定、制度对职工进行管理,仅在"需要"时被动地发挥作用,而在对医院发展和职工的需求等方面,缺乏主动性和灵活性,对医务人员的管理缺乏长远规划。现代人力资源管理强调要发现人才、培养人才、使用人才,使每个人都工作在最适合自己的岗位上,做到"人-岗"匹配,同时创造一种积极向上、团结敬业的医疗卫生工作环境,提高医院工作效率。现代人力资源管理,通过实施医院的人才培养,把握医院人才信息并及时进行反思和修正,来达到确认和发掘每一位职工的潜力,促进医院发展的目的。

5.开展"动态管理"

医院传统人事管理多为行政性工作,是以执行、落实各项规定和控制人员编制为目标的计划性静态管理。医院职工的职业基本上从一而终,管理模式单一,管理方法陈旧。现代人力资源管理更强调参与制定策略、进行人力资源规划、讲究生涯管理等创造性动态管理工作,逐步建立起包括招聘机制、培训机制、考核机制、激励机制、奖惩机制等动态管理体系,在保持医疗队伍相对稳定的同时,建立起真正的激励与约束机制。打破干部终身制,竞争上岗、择优聘用;畅通人员进出渠道,一方面减员增效,一方面积极引进人才,形成优胜劣汰的竞争局面。创造出一种"人员能进能出、职务能上能下、待遇能高能低"的动态管理模式,促进医务人员潜能的发挥和自身素质的提高。

（孙涵琪）

第二节 医院人力资源管理的主要内容

一、医院人力资源规划

（一）人力资源管理战略体系

美国人力资源管理学者舒乐和沃克认为,人力资源战略是一种程序和活动的集合,它通过人力资源部门和直线管理部门的努力来实现组织的战略目标,并以此来提高组织的绩效、维持竞争优势。

人力资源战略也是人力资源管理战略。人力资源管理战略的践行能够调动、指引并确保所有的人力资源活动都能够围绕直接影响组织的问题实施。人力资源战略将组织管理思想与行动联系起来,确定了如何能够以战略为核心去进行人力资源管理,研究如何更加有效地实施人才强化战略、人员配置、薪酬管理、绩效管理,以吸引核心人才,保持竞争精神。

人力资源战略是为管理中可能产生的变化而制订的行动计划,它提供一种思路——通过人力资源管理使得组织获得和保持竞争优势。作为整个组织战略的一部分,人力资源问题事实上是组织战略实施的核心问题。在竞争日渐激烈的环境里,组织的目标就是要赢得胜利,而在此过程中,人力资源战略对组织来说无疑是越来越重要了,它能够确定组织如何对人进行管理,并以此实现组织目标。

同样,医院需要根据内外环境的变化来建立完善的人力资源管理的方法,正面影响医院绩效,为医院成功做出贡献。人力资源战略不但能提高医院绩效,还能够保证有效的成本控制。

(二)医院人力资源管理战略的实施

医院实施人力资源管理战略,一般有 3 个阶段。

1.制订阶段

制订人力资源管理战略虽然重要,但只有综合分析医院内外部那些影响人力资源的要素,确认所面临的境况,才能确定人力资源战略的方向。而要确定人力资源战略的方向,首先就要确定人力资源战略目标,随后制订实施计划,最后协调人力资源战略与医院整体战略间的平衡,合理配置医院内的资源,从整体的角度出发,调整人力资源战略使之符合医院整体战略的需要。

2.实施阶段

实施人力资源战略前,需先分解人力资源战略计划,化整为零,各部门明确自身的任务与作用,推动医院进入良性循环,实现医院目标。

3.评估与调整阶段

在人力资源战略计划实施以后,对该战略的有效性进行评估,保证战略计划的正确实施,也及时校验优化战略计划。当发现现行的人力资源战略已不符合医院的内外部环境时,最好的措施就是当机立断找出差距、分析原因并进行整改。

因此,人力资源战略需要不断地进行调整和修改,以随时适应环境,为医院航向掌好舵。

(三)医院人力成本核算与人力资源开发

人力成本包括以下几种。

1.取得成本

取得成本指医院在招募和录取职工的过程中发生的成本。如广告宣传费用、各种安置新职工的行政管理费用;为新职工提供工作所需装备的费用等。

2.开发成本

开发成本指医院为提高职工的技术能力、增加人力资源的价值而发生的费用。如上岗前教育成本、岗位培训成本、脱产培训成本等。

3.使用成本

使用成本指医院在使用职工的过程中而发生的成本。如工资、奖金、津贴、福利等。

4.保险成本

保险成本指按规定缴纳的各类社会保险费用。

5.离职成本

离职成本指由于职工离开组织而产生的成本。如离职补偿成本、离职前低效成本、空职成本等。

人力资源开发就是为了提高员工绩效,对人力资源进行投资,增强员工与工作绩效相关的技能水平。人力资源开发对于员工来说主要有三个主要方面:一是知识,二是技能,三是能力。

当然,人力资源开发不仅要着眼于员工知识、技能和能力,更要考虑到人岗匹配、知识共享、团结协作等方面。人力资源是所有资源中最本质、最重要、最有价值的资源,科学合理地加以管理开发,势必对医院整体绩效提升与目标实现有着至关重要的作用。

二、招聘与配置

(一)员工招聘

1.招聘的原则及途径

雷蒙德·A·诺伊在《人力资源管理:赢得竞争优势》中指出,招聘包括招募与选拔。招募是为现有的或预期的空缺职位吸引尽可能多的合格应聘者,这是个搜寻人才的过程,为空缺职位找到最优秀的应聘者群体;选拔是不断地减少应聘清单的人数,直到剩下那些最有可能达成期望产出或结果的人。

医院招聘的目的是通过寻找并获得合适的员工,确立医院的竞争优势,完成医院的战略,与此同时帮助员工实现个人价值。招聘是获取人力资源的第一环节,也是人力资源管理中的重要环节。做好招聘需要遵守一些基本的原则。①公平原则:公平是要将医院在招聘时空缺的职位种类、数量和任职要求等信息对外告知,扩大招募人员的范围,并为应聘者提供一个竞争的机会,体现信息公平。②双向原则:即医院根据自身战略发展和现实运作需要自主选择合适的人员,而应聘者也会根据自身的能力和愿望自主地选择岗位。③科学原则:人员招聘不是传统意义上的分配,而是需要对应聘者进行选拔,需要通过一些科学的操作程序、评价标准和测评方法(比如笔试、技能操作考核、小讲课等方式),有效地甄别应聘者的实际水平和具有的发展潜力,从而保证招聘最终效果的实现。④动态原则:无论是医院的发展还是岗位人员的状态都处于不断变化的动态过程中,人力资源在不断的流动中寻求适合自己的位置,医院则在流动中寻找适合自身要求和发展的人才。⑤经济原则:应重视招聘的效率和效益。招聘成本不仅仅包括招聘时所花费的费用,还包括因招聘不慎而重新招聘所花费的费用,以及人员离职时带给医院的损失。因此,在招聘过程中要注重招聘的经济性,以较低费用获得最合适的人才。⑥合法原则:招聘必须依据国家的相关政策法规,不违背法律和社会公共利益,坚持公平公正,不搞各类招聘歧视,符合相关法律法规要求医院所承担的责任。

招聘途径可以分为内部和外部两种:①内部招聘是指通过内部晋升、岗位轮换、内部竞聘、员工推荐和临时人员转正等方法面向现有员工进行招聘,将合适人选调剂在合适的岗位。②外部招聘是根据一定的标准和程序,通过广告招募、校园招募、人才市场招募、专业机构招募、网络招募等途径,从外来应聘者中选拔获取所需人选的方法。

为了确保招聘工作的有效性,在招聘开始之前就要根据需补充人员的业务类型、职位复杂度、招募方法的实用性、招募方法与渠道情况做出正确的策略选择。没有尽善尽美而只有最合适的方法和渠道。

2.招聘工作流程

一般人才招聘工作由人力资源处负责拟定招聘计划并组织实施,人员需求部门参与招聘测评的技术设计和部分实施工作。具体工作流程为:①制订计划和任职条件;②发布招聘信息;③资格审核与考核录用。

3.招聘理念与发展趋势

人员招聘有两个前提和一个必要。一个前提是人力资源规划,医院从人力资源规划中得到人力资源需求预测,决定预计要招聘的职位、部门、数量、类型等,它包括医院的人力资源计划和各部门人员需求的申请;另一个前提是工作描述和工作说明书,它们为录用提供了主要的参考依据,也为招聘执行提供了有关工作的详细信息。

一个必要则是胜任素质模型的构建。胜任素质模型是指驱动员工产生优秀工作绩效的各种个性特征的集合,包括动机、特质、自我概念、态度、价值、技能等要素。它是人力资源的高端管理方式,是人力资源管理的重要延伸方向。胜任素质模型的建立一般采用工作胜任能力评估法,先对既定职位进行全面分析,确定高绩效模范员工的绩效标准,再对高绩效员工进行分析和比较,建立起初步的胜任素质模型并对其进行验证,保证它的有效性。基于胜任素质的招聘能够吸引那些具备了很难或无法通过培训与开发获取的个体特征的招聘者,使甄选过程更加有效,有助于提高组织的绩效水平。

(二)岗位配置

1.岗位设置原则

(1)按需设岗、因事设岗、因岗设人:岗位设置则是根据工作设置的,这就是按需设岗、因事设岗原则。医院内的岗位设置既要着眼于现实,又要着眼于未来发展,按照医院各部门的职责范围来划定岗位,然后根据工作岗位的需要配置相应人员,尽量做到人岗匹配,人尽其才。

(2)合理结构:岗位设置需要动静结合,对基础性的工作岗位宜采用静态分析,对变化较频繁的岗位,宜采用动态分析。

岗位设置的一项基本任务就是保证每个岗位工作量的饱满和有效劳动时间的充分利用。尽可能使工作定额和岗位定量科学合理化。

2.岗位设置流程

任何医院在运行过程中总会出现各种问题,这些问题可能是由于组织结构设计不合理造成的,也可能是由于部门或岗位设置不完善。为了解决运行中的这些问题,管理人员就需要对组织架构、部门岗位及互相关系进行调整或重新设置,首先需要对医院任务进行确定,包括内外环境分析、医院定位分析和任务分析;其次是确定任务部门,分析并改进业务流程,设计组织架构,确定部门工作任务;最后是岗位工作任务的确定阶段,设计部门内的岗位,界定岗位工作。

编制工作说明书是岗位设置的基础,而工作说明书建立在工作分析的基础上。工作说明书包括工作描述和工作规范,工作描述主要涉及工作执行者实际在做什么、如何做以及在什么条件下做的,而工作规范说明工作执行人员为了圆满完成工作所必须具备的知识、技术、能力等要求。

工作描述主要包括工作名称、工作身份、工作目的、工作关系、工作职责、工作权限、绩效标准、工作环境等,其中工作职责在工作名称、身份、目的的基础上对职位内容加以细化,是工作描述的主体。

工作规范则是指任职者要胜任该项工作必须具备的资格和条件,它关注的是完成工作任务所需要的人的特质,一般包括身体素质、教育程度、知识、工作技能、心理品质、经历和道德等要求。

明确的工作描述与合理的工作规范所组成的工作说明书才能做好岗位设置。

(三)人才激励政策

1.人才引进的标准和待遇

引进的人才必须满足以下基本条件:①坚持四项基本原则,热爱卫生事业,具有良好的思想品质和职业道德。②掌握国内外本学科的最新发展动态,对学科建设和学术研究有创新性构思。③具有严谨的学术作风和团结协作、敬业奉献精神。④身体健康,具有与岗位需求所对应的学历和职称。

由于各医院所处地域、专业类别、人才需求的不同,很难有统一的人才引进标准。各医院应该根据自身的实际情况、业务特点,制订符合自身发展需求的人才引进要求和待遇标准,并为引进人才做好服务和管理工作。

2.引进人才的管理及追踪考核评估

(1)人才引进工作由人力资源处牵头,相关职能管理部门参加。定期分析医院各科梯队建设情况,制订人才引进规划,加强横向联系,拓宽引进高级卫生人才的渠道。

(2)对引进人才制订跟踪、评估体系,由人力资源处等职能管理部门分头负责考核。具体职责分工如下。①科研、教学管理部门:侧重考核引进人才的科研教育能力,包括其课题、论文的数量、质量、级别,外语水平,学术地位等。重点考核其基础知识广度、专业知识深度、知识更新程度及信息掌握能力。②医疗、护理部门:侧重考核引进人才的临床业务能力,包括其解决疑难杂症能力、较复杂的手术技能,重点考核其在本专业领域中专业技术的竞争力、影响力、创造力,能否站在该学科发展的前沿。③党办、监察审计等部门:侧重考核引进人才的医德医风,精神文明,包括其事业心、团队精神、廉洁行医、服务意识。④人力资源处:侧重对引进人才考核的综合归纳分析,具体组织引进人才考核工作,包括计划、督办、总结等。

(3)引进人员入院工作满半年后,由人力资源处会同相关部门对其个人条件及入院后工作表现和业绩进行审核;并将审核情况报党政联席会议,由会议讨论决定是否发放引进费用以及具体发放额度。

(4)由院领导和引进人才谈话,告知党政联席会议讨论结果。医院与引进的人才签订引进人才聘用合同补充协议书,约定一定年限的服务期。

(5)原则上医院每年召开一次学术委员会专题会议,对引进的人才进行追踪考评。考评主要侧重综合素质、团队协作、学术水平等方面,评估结果报党政联席会议审核。如达不到岗位职责要求或是有违纪违规行为,医院有权解除聘用合同,并按协议约定要求本人退赔相关费用。

3.PI 管理

为加快推进医学科研国际化的步伐,可以根据医院学科专业建设与师资队伍发展规划,依托院内特色学科,有计划、有重点地引进与聘请海外高水平、有较大影响力的学科带头人,实施海外特聘人才系列项目,以提高医院学科建设水平和人才培养质量。

"海外特聘人才系列"项目需坚持公开、公正、公平、择优录用的原则和坚持扶特、扶需、扶强,重点支持优先发展的原则。

根据入选标准和工作要求的不同,可分为特聘教授、顾问教授、兼聘 PI 等类别。原则上医院全部专业学科均可申请本项目的资助,但医院依托并鼓励重中之重学科、重点学科、新兴学科、交叉学科等领域积极申报。申报学科应满足以下条件。

(1)应掌握相关学科或专业领域的世界发展状况和趋势。

(2)应与拟聘请的专家或学者已有一定的合作关系或交流基础。

(3)应对拟聘请的专家或学者来华工作有明确的学术目标,并有详细的科研工作安排。

(4)学科、专业本身应具有较强的软、硬件优势,能够获取相关的配套经费支持。

三、培训与规划

(一)员工岗前培训

1.岗位职责

(1)在科室主任及上级医师领导下开展日常临床工作。

（2）积极参加医院及科室组织的各项活动,遵守活动规则和要求。服从工作分配,按要求完成各级领导交办的工作任务。

（3）严格遵守医院制定的各项规章制度,认真学习医院和各级主管部门颁发的文件和政策法规。

（4）积极参加继续教育活动,努力提高业务水平。

（5）正确处理工作中出现的问题和矛盾,按照个人利益服从集体利益,逐级上报的原则反映情况。

（6）热爱本职工作,遵守职业道德,严格执行医院的各种诊疗常规和技术操作常规及病历书写规范。积极进行医患沟通,主动避免医疗纠纷,杜绝差错事故。

（7）爱护医疗仪器设备,熟练掌握各种医疗仪器的使用,在治疗过程中严格遵守用药原则,认真选择药物,保证患者得到有效的救治。

（8）认真做好对所管患者巡诊活动(每天至少上、下午各巡诊一次)。严格遵守医院的十三项核心制度。

（9）积极参加科室内的抢救工作要求,在抢救患者过程中,做到处理得当,抢救及时,及时完成病程记录。对疑难危重病情,及时向上级医师报告病情,提出抢救或转运意见并采取相应的抢救措施,以保证患者安全。

2.工作态度

（1）应该忠诚和热爱本职工作。

（2）应关爱患者。

（3）医德医风是指医务人员在职业活动中所表现的道德品质和医疗作风,是医德意识和医德行为的综合反映。

（4）医务人员在诊疗过程中,应注意微笑服务。向患者展示“天使”的微笑,加上耐心、细心的服务态度,熟练的操作技能,会消除患者的焦虑、恐惧,使患者在疾病治疗、护理过程中,发挥主观能动性。

（5）医务人员只要心中充满着爱,在工作中满腔热情,在治疗、护理过程中要善于应用语言、非语言技巧与患者进行有效的沟通,同时要善于协调医师与医师之间、医师与护士之间、护士与护士之间、医师与患者之间、护士与患者之间,以及医务人员与患者家属、亲朋之间的关系。

3.从事临床工作需要了解的法律法规

（1）执业医师法。

（2）传染病防治法。

（3）侵权责任法。

（4）处方管理条例。

（5）医疗事故处理条例。

（6）抗菌药物临床应用管理办法、药品管理法医疗机构病历管理规定、母婴保健法等。

4.十三项医疗核心制度

（1）首诊负责制。

（2）三级医师查房制度。

（3）分级护理制度。

（4）疑难、危重病例会诊讨论制度。

（5）死亡病例讨论制度。

（6）危重患者抢救制度。

（7）会诊制度。

（8）手术分级管理制度。

（9）术前讨论制度。

（10）查对制度。

（11）病历书写规范与管理制度。

（12）医师交接班制度。

（13）手术安全核查制度。

5.防范医疗查促事故的措施

（1）加强医德医风学习,增强医务人员工作的责任心。

（2）落实岗位的首诊责任制。

（3）加强技术训练,提高医务人员的诊断治疗水平。

（4）增强医务人员的法律意识,保护自身的合法权益,自觉规避和防范医疗风险。

（5）积极加入科室内急救物品的检查,保证急救任务顺利完成。

（6）落实各项规章制度和各种医疗常规。

（7）尊重和保护患者对自己疾病及治疗的知情同意权。

（8）及时完成各种医疗文书的书写。

（9）加强医师和护上用药的"三清一复核和三查五对"（听清、问清、看清、与医师复核,三查为操作者前、中、后检查、五对为姓名、药名、浓度、剂量,用法。）

（10）发生事故四不放过:①查不清事故经过不放过。②找不出原因不放过。③不写检查不放过。④不处理不放过。

（二）员工在职培训

为了鼓励员工保持或提高当前或未来的工作绩效,对与之相关的员工的知识、技能、行为、态度做出系统性的计划活动,称之为员工培训开发。

世界银行《21世纪中国教育战略目标》归纳了21世纪的基本特征——科技的迅速变化、经济开放与竞争以及以知识为基础的产业发展。在这样的时代背景下,人员培训开发在组织发展中无疑越来越有举足轻重的作用。

培训和开发虽然经常作为一个概念使用,但二者依然有着一些区别。培训更侧重于教授员工为了完成当前的工作而需要的知识技能,而开发着眼于更长远的目标,希望员工将来能胜任工作或能长期保持合格绩效。

1.培训计划的制订

培训工作的起点是培训需求分析,培训需求分析就是员工培训开发的主体部门,在组织内部各方配合的情况下,确定目标绩效与现有绩效水平之间的差距,收集和分析与之相关的信息,寻找产生这些差距的原因,从源头中找到那些能够通过培训开发解决的员工问题,为进一步开展培训活动提供依据。

在完成了所有需要的培训需求分析后,就能够制订培训计划了,而培训计划制订的第一步就是确定培训目标,培训目标是确定培训内容和评估培训效果的依据。培训计划是针对培训目标,对培训过程中所涉及的时间、地点、培训者、受培训者、培训内容、培训方式等进行预先的设想并按照一定的顺序排列后的设计方案。

2.培训指导与实施

在培训计划的制订与实施过程中,培训的深度与广度都是受到培训预算的约束的,在确定培训预算时,要考虑培训的实际需求和经费支持的可能性。

在大多数情况下,培训经费的使用都不采取绝对平均的分配方式,依据员工任务、工作的重要度与紧急度,或是员工自身质素等考量因素,组织一般将70%左右的培训经费用于30%的员工身上,更有甚者会将80%左右的培训经费用于20%的员工身上。事实上,很多组织的培训预算费用是偏向组织的高层和骨干的,因为这些核心人才更能影响组织的未来发展。为了保证培训效果,培训场所的选择需要满足一些基本的物质条件,首先是排除干扰,使受训者能集中精力完成培训;其次是场地设备的有效功能需要确保。

3.培训质量与效果评估

培训效果评估是培训工作的重要环节,对于培训项目的发起者、组织者、培训者、受训者都有实践意义,因此培训效果评估环节不该被忽略。

(三)职业生涯开发

1.职称晋升与聘任

职业生涯是个人生命周期中的与职业或工作有关的经历,是个体生命质量和价值的重要体现。医院应该根据国家人力资源和社会保障部及各省市相关文件精神,结合医院实际情况,制订职称聘任实施方案,帮助员工规划其职业生涯。

(1)总则:医院对卫生专业技术人员实行专业技术职称聘任制。根据《事业单位岗位设置管理实施办法》的要求,确立高、中、初级专业技术职务的岗位和结构比例,明确不同的岗位责任、权限、任职条件和任职期限。

聘任原则:①以人员编制、岗位职数为依据;②与日常表现与考核结果相结合,坚持标准,择优聘任,宁缺毋滥;③注重医、教、研综合能力和学历结构合理;④逐级聘任。

(2)组织机构及职责:①医院成立考核聘任领导小组,由医院党政领导组成,主要职责为审定岗位设置、聘任工作实施办法以及考核聘任情况;②考核聘任工作主要由院、科两级考核小组组成,高级专业技术岗位的聘任由院级考核小组负责;中级职称及以下人员由科室组织考核。护理中级职称及以下人员由护理部组织考核。

院级考核小组由医院党政领导、学术委员会委员、相关职能处室负责人组成,主要职责为:①负责全院高级岗位的考核评议;②审议各级人员岗位考核评分标准;③审议中级及以下人员的考核结果;④受理岗位考核聘任中出现的意见、争议等问题。

科级考核小组由各科室行政正、副主任、支部书记、分工会主席组成,可以有护士长及科室职工代表参加,主要职责为:①负责所在科室中级及以下人员的岗位考核评议工作;②将考核结果及拟聘任情况报院级考核小组审定。

(3)受聘人员的基本条件:①遵守医院规章制度;②具有良好的医德医风和行为规范;③具有履行岗位职责的业务技术水平和解决实际问题的能力;④受聘担任卫生专业技术职务,应具有相应的卫生专业技术职务任职资格。

(4)聘任的形式:分为新聘、续聘、高职低聘、低职高聘(内聘)、特聘等。①新聘:取得相应的任职资格而未经聘任者。②续聘:原已聘任在相应任职资格的岗位,经考核合格,继续聘任在该岗位者。③高职低聘:因科室岗位编制数所限而低聘的;经考核不能胜任原岗位职责而低聘的;

因违反医院规章制度给医院造成一定损失而低聘的。④低职高聘(内聘):仅限在医疗一线岗位工作的卫生系列专业技术职称聘任中实施,必须是医疗、教学、科研及学科建设发展急需补充的专业技术人员。⑤特聘:因科室岗位编制数所限,但聘任考核为优秀者,由院部予以特聘。

(5)聘任程序:①信息公布,医院公布各部门的岗位、职数、岗位职责、聘任条件、聘任年限。②个人申报,应聘者根据自身的条件、任职资格,提出岗位申请,并填写岗位申请表,提供相关申报材料。③考核评议,职能处室汇总日常考核材料,由院、科级考核小组参照《岗位考核评分标准》,对被考核者的医、教、研、精神文明进行考核并综合评出 A、B、C、D 4 个档次,按科室派出同级人员名次顺序及是否聘任意见。④考核结果审议,院级考核小组负责审议各级人员考核结果,由考核聘任领导小组集体讨论确定拟聘人员。⑤聘前公示,对拟聘人员在院内进行聘前公示7 天。⑥签订岗位聘用合同书,由人力资源处统一与拟聘人员签订正式岗位聘用合同书。

(6)聘任管理:①聘任考核,聘任考核分为日常考核、年度考核和任期考核。年度考核为每年一次,任期考核为两年或三年一次;考核结果分为优秀、合格、基本合格、不合格四个等次,考核结果记入专业技术人员考绩档案,作为晋升、续聘、低聘、解聘的重要依据;日常考核分为医疗质量、科研教育、医德医风、精神文明等,由所在科、部门和相关职能处室负责。②聘后待遇,受聘人员按所聘任职务,享受相应待遇;受聘人员"高职低聘"后,其岗位工资按实际聘任的岗位重新核定;因岗位职数所限而低聘的人员(据法定退休年龄不足 2 年),考核合格,原执行的工资标准不变;内聘人员待遇根据医院相关文件规定执行。

2.内部聘任

为加强医院人才队伍建设,充分调动专业技术人员的积极性和创造性,对于一些在医疗、教学、科研及学科建设发展急需补充的专业技术人员,由于年限等原因没有达到一定职称的聘任标准,但是确有真才实学、业绩突出,医院应该创造条件帮助他们提前聘任到相应的岗位,鼓励他们为医院发展作贡献。

(1)聘任标准:各医院可根据本院人才队伍实际情况和特点自行制订内部聘任标准,其中医教研工作业绩标准一般应该高于常规的聘任标准。

(2)申报及聘任程序:①个人申请,对照申报条件,填写个人报名表。②科室考核推荐,科室根据申报者工作实绩,提出考核推荐意见。③相关职能部门审核申报者资质、条件。④院学术委员会评议,申报者进行述职,院学术委员会成员以无记名投票方式表决。出席成员应不低于院学术委员会成员总数的 2/3,申报者获得实际到会人数 2/3 赞成票者为评议通过。⑤聘前公示,对拟聘人员名单在院内公示 5 个工作日。⑥医院发文正式聘任。

(3)聘期及待遇:聘期原则上一个聘期两年或三年。内聘人员在聘期内,可对外使用内聘职称从事医疗、教学、科研及学科建设工作,同时应自觉履行岗位职责,接受岗位考核。聘期内按照内聘职称兑现工资,并可正常申报高一级职称。

3.聘后考核及分流

为了激励专业技术人员不断学习、提高业务能力,医院可以定期开展聘后考核工作,做到优胜劣汰,避免一聘定终身的现象。考核可以设定临床、科研、教学等多维度指标,根据最后考评分数确定 A、B、C、D 4 个档。前 3 档人员可以在原岗位继续聘任,D 档人员可能难以胜任目前的岗位要求,根据其实际情况给予低聘或分流安置。

分流可以在医院内部科室间安排,也可以在集团医院之间流动。分流的目的不是弃之不顾,而是希望他客观看待自身能力,帮助他找到合适的岗位,做到人岗匹配。

(四)各类人才培养项目申报

为了加快人才培养,从国家到各省市及相关行政部门,都设立了多样的人才培养项目。人才培养项目获得的数量和等级体现了医院的综合竞争力。

除了国家、省市级项目,医院还可为业绩突出的工作人员设置"特殊贡献特殊津贴"项目,依据"多劳多得、优劳优得"的原则,评选指标包括医、教、研、社会影响等各方面,一年评选一次。由人力资源处会同医务、教学、科研等部门共同打分,结果提交学术委员会审议决定。

(五)干部管理

1.中层干部届满考核与换届工作方案

(1)指导思想:根据《党政领导干部选拔任用工作条例》等相关文件精神为依据,围绕医院转型发展、和谐发展的目标,深化干部人事制度改革,按照公开、公平、公正、择优和任人唯贤、德才兼备、群众公认、注重实绩的原则,通过民主测评、民主推荐、个人自荐、竞争上岗、组织考察和公示任命有机结合的程序,建立有效的干部管理、监督、竞聘、激励和保障机制,努力建设一支团结进取、求真务实、开拓创新、勤政廉洁的中层干部队伍,为医院建设和发展提供坚强的组织保证。

(2)基本原则:①坚持党管干部原则和民主集中制原则。认真贯彻干部队伍德才兼备的标准,严格执行《党政领导干部选拔任用工作条例》,增加工作的透明度,做到公开、公正、公平,把政治坚定、实绩突出、群众公认的干部选拔到中层干部队伍中来。②坚持中层干部全面换届与岗位交流相结合的原则。注重干部轮岗交流工作,尤其在职能部门之间进行适当轮岗交流,逐步形成干部多岗位锻炼的管理机制。③换届工作与业绩考核相结合的原则。在换届中,要注重干部的工作业绩。对工作实绩突出,群众满意度高的干部作为提拔、任用的重要依据;对工作实绩不突出、群众评价不高者,不仅不能提拔任用,且应进行诫勉谈话,查找问题,限期整改;经核实确实存在问题的,经院党政联席会研究确认,根据实际情况降职使用或免除现任职务;在考核换届过程中发现有违法违纪问题的,交由纪检监察部门查处。

(3)有关规定:①换届涉及的中层干部是医院各职能部门、临床医技部门正副职干部。医院各党支部书记、工会和共青团等部门的负责人任期届满后,按照各自的章程进行换届选举,不列入考核竞聘范围。②在同一岗位任满2届的职能部门中层干部可考虑轮岗交流。③中层干部每届任期为2~3年。④换届调整范围内的中层干部进行统一述职考核,述职考核成绩为优秀或称职的,且本人符合继续任职条件并有继续任现职意愿的,予以续聘;述职考核为基本称职或不称职者,将通过公开选拔产生新的继任者;机构或干部职数有调整的岗位均采用公开选拔,竞聘上岗方式产生。⑤在讨论干部任免、调动或在考察干部工作中涉及本人及其亲属的,本人必须回避。

(4)职位和职数:坚持科学合理、精简高效的原则,严格控制机构和职数。①根据形势发展要求和医院实际,医院内设临床医技科室、职能部门、教研室、党支部、工青妇群团组织五类机构;②结合各部门工作职责、科室规模等因素,科学、合理设置职能部门、临床医技科室干部职数。

(5)干部选拔条件。

1)基本条件:①具有履行职责所应具备的政策和理论水平,认真贯彻执行党的路线、方针,在政治上、思想上、行动上与党中央保持一致;②坚持和维护党的民主集中制,有民主作风和全局观念,服从医院党政统一领导,善于集中正确意见,善于团结同志;③坚持解放思想、实事求是、开拓创新,认真调查研究,讲实话、办实事、求实效;④有事业心和责任感,具有胜任岗位工作的组织管理能力、文化水平和专业知识,有较强的沟通和协调能力;⑤清正廉洁、遵纪守法、作风正派,自觉接受群众的批评和监督;⑥身体健康,精力充沛。临床专业人员从事行政管理工作,必须保证80%以上的工作时间从事管理工作。

2)资格要求:①新提拔的职能部门中层干部应具有一定学历(学位)要求、职称要求和年龄要求;②临床医技科室中层干部应具有本科及以上学历、相应职称。新提拔的临床医技科室中层干部原则上应具有更高的学历(学位)要求、职称要求,二级以上医院正职原则上应具有正高级职称;③职能部门正职干部应具有副职岗位工作经历,副职干部应具有一定的工作经历;④岗位需要,且工作业绩特别突出者,可根据实际情况,酌情放宽有关资质要求;⑤年龄要求能任满一届(2年)。

(6)工作程序和步骤:成立中层干部届满考核与换届工作领导小组及工作小组,负责制订实施方案并组织实施。通过公告栏、院周会等途径公布工作启动的通知,并就此次调整的工作程序和时间节点进行说明。

届满考核和换届工作共分两个阶段进行。第一阶段是述职考核阶段;第二阶段是选拔竞聘阶段。

(7)工作要求:①中层干部届满考核与换届工作是一件重要而严肃的工作,各部门要树立大局意识和全局观念,严格遵守组织纪律、严禁违规用人,确保换届工作风清气正。②中层干部换届调整工作,必须在核定的中层干部职数内进行。对无人报名或虽有人报名但无合适人选的岗位,可根据工作需要进行统筹调配,无合适人选的岗位可暂时空缺。③凡在外出差、学习或因其他原因不在院内的人员,由其所在科室负责将换届工作的精神及时传达到本人。④在竞聘工作进行期间,所有干部必须坚守岗位、履行职责。竞聘上岗的新任干部和交流(或离任)的干部,应在聘任文件发布后一周内完成交接工作。⑤按照上级规定,重要部门的中层干部离岗实行经济审计,由监察审计部门根据有关规定负责组织实施。⑥医院实行中层干部任期目标管理。受聘的中层干部须在任职决定宣布后的一个月内,提出新的任期目标。医院将编制并签署中层干部任期目标责任书和廉政责任书,并接受公开监督。

2.医院中层干部年度绩效考核

为进一步加强干部队伍建设,激发中层干部的积极性、主动性和创造性,提高执行力,提升医院管理水平,对中层干部实行年度绩效考核

四、薪酬福利管理

(一)薪酬管理

1.薪酬体系

事业单位的工资制度,根据事业单位特点和经费来源的不同,对全额拨款、差额拨款、自收自支三种不同类型的事业单位实行不同的管理办法。

(1)事业单位实行分类管理:对全额拨款单位,执行国家统一的工资制度和工资标准。在工资构成中,固定部分为70%、浮动部分为30%。对差额拨款单位,按照国家制订的工资制度和工资标准执行。在工资构成中,固定部分为60%、浮动部分为40%。对自收自支单位,有条件的可实行企业化管理或企业工资制度,做到自主经营、自负盈亏。

(2)工资制度的分类和工资构成:依据事业单位工作人员分类,分别实行不同的工资制度。①医院事业单位专业技术人员实行职务等级工资制的居多。专业技术职务等级工资制在工资构成上,主要分为专业技术职务工资和津贴两部分。②事业单位管理人员实行职员职务等级工

制。职员职务等级工资制在工资构成上,主要分为职员职务工资和岗位目标管理津贴两部分。③事业单位技术工人实行技术等级工资制,在工资构成上,主要分为技术等级工资和岗位津贴两部分。④事业单位普通工人实行等级工资制,在工资构成上,主要分为等级工资和津贴两部分。

(3)工资制度的内容:专业技术人员的专业技术职务工资是工资构成中的固定部分,也是体现按劳分配的主要内容。专业技术职务工资标准,是按照专业技术职务序列设置的,每一职务分别设立若干工资档次。津贴是工资构成中活的部分,与专业技术人员的实际工作数量和质量挂钩,多劳多得。

职员职务工资主要体现管理人员的工作能力高低和所负责任大小,是工资构成中的固定部分。职员职务工资标准,是按照职员职务序列设置的。一至六级职员职务,分别设立若干工资档次。岗位目标管理津贴,主要体现管理人员的工作责任大小和岗位目标任务完成情况,是工资构成中活的部分。

技术工人的技术等级工资是工资构成中的固定部分,主要体现技术工人的技术水平高低和工作能力的大小。技术等级工资标准是按照高级工、中级工、低级工三个技术等级设置的,每个技术等级分别设立若干工资档次。高级技师、技师,按照现行技术职务分别设立若干工资档次。岗位津贴主要体现技术工人实际工作量的大小和岗位的差别,是工资构成中活的部分。

普通工人的等级工资是工资构成中的固定部分。津贴是工资构成中获得部分,主要体现普通工人师级工作量的大小和工作表现的差异。

(4)岗位工资的实施:国家制订事业单位岗位设置管理规定,对岗位总量、结构比例和最高岗位等级设置进行管理。

(5)薪级工资的实施:工作人员按照本人套改年限、任职年限和所聘岗位,结合工作表现,套改相应的薪级工资。套改年限是指工作年限与不计算工龄的在校学习时间合并计算的年限。不计算工龄的在校学习时间是指在国家承认学历的全日制大专以上院校未计算为工龄的学习时间。在校学习的时间以国家规定的学制为依据,如短于国家学制规定,按实际学习年限计算;如长于国家学制规定,按国家规定学制计算。任职年限是指从聘用到现岗位当年起计算的年限。

工作人员按现聘岗位套改的薪级工资,如低于按本人低一级岗位套改的薪级工资,可按低一级岗位进行套改,并将现聘岗位的任职年限与低一级岗位的任职年限合并计算。

工作人员高等级的岗位聘用到较低等级的岗位,这次套改可将原聘岗位与现聘岗位的任职年限合并计算。

工作人员按套改办法确定的薪级工资,低于相同学历新参加工作人员转正定级薪级工资的,执行相同学历新参加工作人员转正定级的薪级工资标准。

(6)绩效工资的实施:国家对事业单位绩效工资分配实行总量调控和政策指导。各地区、各部门根据国家有关政策和规定,结合本地区、本部门实际,制订绩效工资分配的实施办法。事业单位在上级主管部门核定的绩效工资总量内,按照规范的分配程序和要求,采取灵活多样的分配形式和办法,自主决定本单位绩效工资的分配。绩效工资分配应以工作人员的实绩和贡献为依据,合理拉开差距。

(7)津贴补贴的实施:规范特殊岗位津贴补贴管理。对在事业单位苦、脏、累、险及其他特殊岗位工作的人员,实行特殊岗位津贴补贴。国家统一制订特殊岗位津贴补贴政策和规范管理办法,规定特殊岗位津贴补贴的项目、标准和实施范围,明确调整和新建特殊岗位津贴补贴的条件,建立动态管理机制。除国务院和国务院授权的人事部、财政部外,任何地区、部门和单位不得自行建立特殊岗位津贴补贴项目、扩大实施范围和提高标准。

2.特殊人员的薪酬策略

(1)中国科学院院士、中国工程院院士以及为国家做出重大贡献的一流人才,经批准,执行专业技术一级岗位工资标准。

(2)对有突出贡献的专家、学者和技术人员,继续实行政府特殊津贴。

(3)对承担国家重大科研项目和工程建设项目等为我国经济建设和社会发展做出重要贡献的优秀人才,给予不同程度的一次性奖励。具体办法另行制订。

(4)对基础研究、战略高技术研究和重要公益领域的事业单位高层次人才,逐步建立特殊津贴制度。对重要人才建立国家投保制度。具体办法另行制订。

(5)对部分紧缺或者急需引进的高层人才,经批准可实行协议工资、项目工资等灵活多样的分配办法。具体办法另行制订。

(二)福利管理

1.福利体系

(1)员工福利的内涵:员工福利主要是指组织为员工提供的除金钱以外的一切物质待遇。员工福利本质上是一种补充性报酬,一般不以货币形式直接支付,而经常以实物或服务的形式兑现,如带薪休假、子女教育津贴等。员工福利和员工的工资、奖金不同,它与员工的绩效无关,它是基于员工的组织身份而决定的。

(2)员工福利的重要性。近年来,员工福利在人力资源管理中的地位日益重要,主要表现在以下5个方面:①可以为员工提供安全保障;②可以招募和吸引优秀的人才;③有利于降低员工流动率;④有利于提高员工的绩效;⑤有利于节约成本。在劳动力价格不断上升的今天,充分利用员工福利,既可以使员工获得更多的实惠,也可以使企业在员工身上的投入获得更多的回报。

2.具体内容

(1)员工福利的种类:福利作为培育员工对企业归属感和忠诚度的独特手段,历来为企业家和管理者所重视。在我国,福利与工资分配所依据的原则是不同的。工资分配依据的是"按劳分配"的原则,其水平是根据员工劳动的数量和质量来确定的;而福利则是根据整个社会的生活和消费水平、企业的实际支付能力,有条件、有限度地满足员工的物质文化需要,并利用各种休假和休养制度来保证员工的身心健康。

(2)员工福利种类概述:①福利设施;②补贴福利;③教育培训福利;④健康福利;⑤假日福利;⑥社会保险。

五、劳动关系管理

(一)医院用工中可能涉及的相关法律规定及操作规范

1.双方协商一致解除合同

《劳动合同法》第三十六条规定,用人单位与劳动者协商一致,可以解除劳动合同。如果甲乙双方不愿意继续保持劳动关系,共同提出解除劳动关系,或一方不愿意保持这种关系,另一方同意,双方协商一致,则可以解除劳动关系。

2.员工单方面解除劳动合同

《劳动合同法》第三十七条规定,劳动者提前三十天以书面形式通知用人单位,可以解除劳动合同。劳动者在试用期内提前三天通知用人单位,可以解除劳动合同。

《劳动合同法》第三十八条规定,用人单位有下列情形之一的,劳动者可以解除劳动合同:①未按照劳动合同约定提供劳动保护或者劳动条件的;②未及时足额支付劳动报酬的;③未依法为劳动者缴纳社会保险费的;④用人单位的规章制度违反法律、法规的规定,损害劳动者权益的;⑤因本法第二十六条第一款规定的情形致使劳动合同无效的;⑥法律、行政法规规定劳动者可以解除劳动合同的其他情形。用人单位以暴力、威胁或者非法限制人身自由的手段强迫劳动者劳动的,或者用人单位违章指挥、强令冒险作业危及劳动者人身安全的,劳动者可以立即解除劳动合同,不需事先告知用人单位。

3.用人单位单方面解除合同

《劳动合同法》第三十九条规定,劳动者有下列情形之一的,用人单位可以解除劳动合同:①在试用期间被证明不符合录用条件的;②严重违反用人单位的规章制度的;③严重失职,营私舞弊,给用人单位造成重大损害的;④劳动者同时与其他用人单位建立劳动关系,对完成本单位的工作任务造成严重影响,或者经用人单位提出,拒不改正的;⑤因本法第二十六条第一款第一项规定的情形致使劳动合同无效的;⑥被依法追究刑事责任的。

《劳动合同法》第四十条规定,有下列情形之一的,用人单位提前三十天以书面形式通知劳动者本人或者额外支付劳动者一个月工资后,可以解除劳动合同:①劳动者患病或者非因工负伤,在规定的医疗期满后不能从事原工作,也不能从事由用人单位另行安排的工作的;②劳动者不能胜任工作,经过培训或者调整工作岗位,仍不能胜任工作的;③劳动合同订立时所依据的客观情况发生重大变化,致使劳动合同无法履行,经用人单位与劳动者协商,未能就变更劳动合同内容达成协议的。

《劳动合同法》第四十六条规定,有下列情形之一的,用人单位应当向劳动者支付经济补偿:①劳动者依照本法第三十八条规定解除劳动合同的;②用人单位依照本法第三十六条规定向劳动者提出解除劳动合同并与劳动者协商一致解除劳动合同的;③用人单位依照本法第四十条规定解除劳动合同的;④用人单位依照本法第四十一条第一款规定解除劳动合同的;⑤除用人单位维持或者提高劳动合同约定条件续订劳动合同,劳动者不同意续订的情形外,依照本法第四十四条第一项规定终止固定期限劳动合同的;⑥依照本法第四十四条第四项、第五项规定终止劳动合同的;⑦法律、行政法规规定的其他情形。《劳动合同法》第四十七条规定:经济补偿根据劳动者在本单位工作的年限,按每满一年支付一个月工资的标准向劳动者支付。六个月以上不满一年的,按一年计算;不满六个月的,向劳动者支付半个月工资的经济补偿。劳动者月工资高于用人单位所在直辖市、设区的市级人民政府公布的本地区上年度职工月平均工资三倍的,向其支付经济补偿的标准按职工月平均工资三倍的数额支付,向其支付经济补偿的年限最高不超过十二年。本条所称月工资是指劳动者在劳动合同解除或者终止前十二个月的平均工资。

4.用人单位不得解除合同的情形

《劳动合同法》第四十二条规定,劳动者有下列情形之一的,用人单位不得依照本法第四十条、第四十一条的规定解除劳动合同:①从事接触职业病危害作业的劳动者未进行离岗前职业健康检查,或者疑似职业病患者在诊断或者医学观察期间的;②在本单位患职业病或者因工负伤并被确认丧失或者部分丧失劳动能力的;③患病或者非因工负伤,在规定的医疗期内的;④女职工在孕期、产期、哺乳期的;⑤在本单位连续工作满十五年,且距法定退休年龄不足五年的;⑥法律、行政法规规定的其他情形。

5.劳动合同的终止

劳动合同终止是指劳动合同期限届满或双方当事人主体资格消失,合同规定的权利义务即行消灭的制度。《劳动合同法》第四十四条规定,有下列情形之一的,劳动合同终止:①劳动合同期满的;②劳动者开始依法享受基本养老保险待遇的;③劳动者死亡,或者被人民法院宣告死亡或者宣告失踪的;④用人单位被依法宣告破产的;⑤用人单位被吊销营业执照、责令关闭、撤销或者用人单位决定提前解散的;⑥法律、行政法规规定的其他情形。

(二)各类人员的劳动关系处理

1.在编在册人员

聘用人员和医院签订事业单位聘用合同,由医院直接管理,属于事业编制和备案制人员。

2.非在编人员

聘用人员和人才派遣公司签订劳动合同,由派遣公司和医院共同管理。事业单位人员适用《事业单位人事管理条例》,如果该条例未涉及的,则适用《劳动合同法》或其他相关法律。

(三)档案管理

1.人事档案

(1)人事档案管理部门的职责:①保管干部人事档案,为国家积累档案史料;②收集、鉴别和整理干部人事档案材料;③办理干部人事档案的查阅、借阅和传递;④登记干部职务、工资的变动情况;⑤为有关部门提供干部人事档案信息资料;⑥做好干部人事档案的安全、保密、保护工作;⑦调查研究干部人事档案工作情况,制订规章制度,搞好干部人事档案的业务建设和业务指导;⑧推广、应用干部人事档案现代化管理技术;⑨办理其他有关事项。

(2)人事档案管理制度:分为人事档案安全保密制度,人事档案查(借)阅制度,人事档案收集制度,人事档案鉴别、归档制度,人事档案检查、核对制度,人事档案转递登记制度和人事档案计算机管理制度。

人事档案安全保密制度:①严格按照《中华人民共和国档案法》《中华人民共和国保守秘密法》,做好干部人事档案的安全保密工作;②干部人事档案管理部门,应设立专用档案库房(室),配置铁质档案柜,妥善保管干部人事档案;③干部人事档案库房(室)必须备有防火、防潮、防蛀、防盗、防光、防高温等设施,安全措施应经常检查,保持库房的清洁和适宜的温、湿度;④干部人事档案库房(室)和档案柜,应明确专人管理,管理人员工作变动时,必须办理好交接手续;⑤非管理及无关人员一律不得进入档案库房(室);⑥不得向无关人员谈论泄露有关干部人事档案的内容;⑦严禁任何人携带干部人事档案材料进入公共场所和娱乐场所;⑧在工作中形成的各种草稿、废纸等,不得乱扔、乱抛,一律按保密纸处理或销毁。

人事档案查(借)阅制度:①查阅单位应填写查阅干部档案审批表或查阅干部档案介绍信,按照规定办理审批手续,不得凭借"调查证明材料介绍信和其他联系工作介绍信查阅干部人事档案,阅档人员必须是中共党员干部。②阅档人员不得查阅或借阅本人及亲属的档案。③凡批准查阅干部档案部分内容的,不得翻阅全部档案,阅后要经档案管理人员检查,当面归还。④查(借)干部档案,必须严格遵守保密制度,不得泄密或擅自向外公布档案内容,严禁涂改、圈划、折叠、抽取和撤换档案材料;阅档时禁止吸烟和在材料上放置易污损档案的物品。⑤阅档人员经批准摘抄、复制干部档案内容,摘录的材料要细致核对,调查取证的材料,由档案管理人员审核后盖章;经档案主管部门签署盖公章后,方可使用。⑥干部人事档案一般不借出,因特殊需要(干部死亡、办理退休允许借一次),须按查(借)借用的干部档案要妥善保管,严格保密,不得转借;未经档案主管部门同意批准,不得以任何手段复制档案内容;档案借出时间不得超过两周,逾期使用者,应及时办理归还或续借手续。⑦查(借)阅干部档案必须认真填写查(借)阅档案登记簿。

人事档案收集制度:①严格按照中组部《干部人事档案材料收集归档规定》(组通字〈1996〉14 号),收集干部任免、考察考核、晋升、培训、奖惩、工资、入党等新形成的材料归档,充实档案内容。②各组织人事、纪检监察、教育培训、审计、统战等部门,应建立送交干部人事档案材料归档的工作制度,保持收集材料的渠道畅通;在形成材料后的一个月内,按要求将材料送交主管干部人事档案部门归档。③干部人事档案管理部门,应掌握形成干部人事档案材料的信息,建立联系、送交、催要、登记制度,及时向有关部门收集形成的干部人事档案材料。④收集的干部人事档案材料必须是组织上形成的,或者是组织上审定认可的材料,未经组织同意,个人提供的材料不得收集。任何组织与个人,不得以任何理由积压、滞留应归档的材料。⑤干部人事档案管理部门,发现有关部门送交归档的材料不符合要求时,应及时通知形成材料的部门补送或补办手续。形成干部人事档案材料的部门,有责任按规定认真办理。⑥凡新参加工作、新调入单位的干部、地方新安置的部队转业干部,都应填写"干部履历表"审核后归入人事档案。

人事档案鉴别、归档制度:①归档的材料必须根据中组部的有关规定进行认真鉴别,不属归档的材料不得擅自归档;材料必须是正式材料,应完整、齐全、真实、文字清楚、对象明确,有承办单位或个人署名,有形成材料的日期。②归档的材料,凡规定由组织审查盖章的,须有组织盖章,规定要同本人见面的材料(如审查结论、复查结论、处分决定或意见、组织鉴定等),一般应有本人的签字。特殊情况下,本人见面后未签字的,可由组织注明。③干部人事档案材料的载体应是A4(21 cm×29.7 cm)规格的办公用纸,材料左边应留出 2.5 cm 装订边。文字须是铅印、胶印、油印或用蓝黑墨水、黑色墨水、墨汁书写。不得使用圆珠笔、铅笔、红色墨水及纯蓝墨水和复印纸书写。除电传材料需复印存档外,一般不得用复印件代替原件存档。④对归档材料应逐份地登记,并于一个月内归入本人档案袋(盒)内,每年装订入卷一次。

人事档案检查、核对制度:①档案存放要编排有序,便于查找,一般每半年或一年将库房内干部人事档案与干部人事档案名册核对一次,发现问题,及时解决;②凡提供利用的干部人事档案,在收回时,要严格检查,经核对无误后,方可入库;③凡人员调动、职务变更,应及时登记;④每年末,对库房内档案进行统计,确保档案的完整与有序;⑤输入计算机的干部人事信息须与干部人事档案核对无误后方可使用。

人事档案转递登记制度:①凡干部任免或接到"催调干部人事档案材料通知单"后,应按规定办理登记手续,将干部人事档案正本(或副本)及时送交干部人事档案的主管(或协管)部门,并做好登记。②转出的档案必须完整齐全,并按规定经过认真的整理装订,不得扣留材料或分批转出。应检查核对材料与目录,防止张冠李戴或缺少材料。送交的档案必须按规定经过整理,对不合格的,可退回原单位重新整理,限期报送。③干部人事档案管理部门在收到档案材料后要逐一登记,并及时办理接收手续。④对送交的档案材料,要按中组部《干部人事档案材料收集归档规定》要求,认真鉴别,严格审查,防止不符合归档要求的材料进入档案。转递档案必须填写"干部人事档案转递通知单"。⑤干部人事档案应通过机要交通转递或派专人送取,不准邮寄或交干部本人自带。⑥接受单位收到档案后,应认真核对,并在"干部人事档案转递通知单"的回执上签名盖章,立即退回。逾期一个月未退回,转出单位要查询,以防丢失。⑦干部人事档案应随着干部的工作调动或职务的变动及时转递,避免人档分离;⑧凡是转出的干部人事档案或材料均应严密包封,并加盖公章。

　　人事档案计算机管理制度：①爱护机器设备，熟悉机器性能，按程序规范操作；②充分发挥干部人事档案管理信息系统的功能，建立完整的档案信息数据库，利用该系统完成档案查借阅、转递、目录及零散材料的管理；③以干部人事档案和干部人事工作中形成的正式文件为依据采集信息并及时维护，确保信息内容的准确、完整和新鲜；④对新维护的档案管理信息要及时备份，并登记备份的时间和主要内容；⑤不得随意使用外来磁盘，确需要使用时要进行病毒检查，防止机器故障造成信息的损坏或丢失；⑥未经批准不得提供、复制干部信息，无关人员不得查看干部信息，贮有保密信息的载体严禁外传，软件应由专人保管；⑦利用干部档案信息对干部队伍进行综合分析，为领导决策提供服务。

　　2.业务技术档案

　　对具有技术职称者，建立业务技术档案，收集和存储以下材料：个人业务技术自传，包括学历、资历、工作表现、奖惩情况等；个人论著，包括学术论文、资料综述、书刊编译、专著、论著等，并分别记载学术水平评价和获奖级别；创造发明，包括重大技术革新、有价值的合理化建议、科研成果等；定期或不定期的技术能力和理论知识水平的评定；考试成绩，包括脱产或不脱产参加学习班、进修班的考试成绩、鉴定等。

　　（四）员工奖惩

　　奖励和惩罚是员工纪律管理不可缺少的方法。奖励属于积极性的激励诱因，是对员工某项工作成果的肯定，旨在利用员工的荣誉感发挥其负责尽职的潜能；惩罚则是消极的诱因，是利用人的畏惧感促使其不敢实施违规行为。充分调动管理者和广大员工的工作积极性是现代组织管理的一项重要任务。激励是持续激发动机的心理过程，是推动人持续努力朝着一定方向和水平从事某种活动的过程。激励的水平越高，管理对象完成目标的努力程度就越高。依据坎贝尔和邓内特的观点，将激励理论划分为两大类：内容型激励理论和过程型激励理论。

　　内容型激励理论包括马斯洛的需要层次理论，即人有五种不同层次的基本需要——生理需要、安全需要、社交需要、尊重需要和自我实现需要；麦克利兰的成就需要理论——人在生理需要得到满足后只有三种需要：权力需要、归属需要、成就需要；赫茨伯格的双因素理论——工作中存在两种因素，保健因素和激励因素，保健因素对人没有激励作用，但是能够维持员工积极性，当保健因素得不到满足时，员工感到不满意，保健因素得到满足时，员工没有不满意，当激励因素没有保证时，员工不会感到满意，而当激励因素被满足时，就会使员工感到满意并受到激励。

　　过程型激励理论中则有弗隆的期望理论，激励力量＝效价×期望值，其中激励力量是指调动个体积极性的强度，效价指所要达到的目标对于满足个人需要来说具有的价值和重要性，而期望是指主观上对于努力能够使任务完成的可能性的预期，二者任何一项接近于零时，激励力量都会急剧下降；亚当斯的公平理论则是"个人对自身报酬的感觉/个人对自身投入的感觉＝个人对他人报酬的感觉/个人对他人投入的"，使我们看到了公平与报酬之间的独特性与复杂性。医院每年可进行优秀员工、优秀党员、优秀带教老师、优秀科研工作者等多项先进评选，以表彰先进、激励更广大职工共同努力，为医院发展作贡献。

　　在激励的同时，医院也应该有严格的规章制度约束员工，对于不合格的人员及时清退，比如：连续两次执业资格考试不合格人员，医院有权解除合同，以此保障员工队伍的质量。

（孙涵琪）

第三节　医院人力资源培训

一、培训特点和意义

(一)特点

1.培训对象

医院的员工多以知识型人才为主。知识型人才的特点在于,其工作动力并不仅仅来自物质报酬的多少,而更多的与其个人特质、心理需求、价值观念及工作方式等有关。知识管理专家玛汉·坦姆普经过大量的调查研究后认为,激励知识型员工的前四个因素分别是:个体成长(约占34％)、工作自主(约占31％)、业务成就(约占8％)、金钱财富(约占7％)。因此,与其他类型的员工相比,知识型员工更重视能帮助他们学到更多知识、获得更大发展的有挑战性的工作,并且他们在工作中要求拥有更大的自主权,希望能够通过自己的努力实现个人价值。

2.培训内容

社会经济文化环境日趋复杂,患者对医院技术和服务的水平提出了更高的要求。现代医院培训不仅包括岗前培训、技能培训、晋升培训、轮岗培训等传统培训内容,而且更注重对医院文化、团队精神、协作能力、沟通技巧、患者心理等新知识的宣讲。

3.培训手段

现代医院培训注重以员工需求为导向,运用现代教育技术和网络信息技术作为培训工具和培训手段,借助社会化的服务方式而达到培训的目的。为了使员工获得需要的技能和知识,培训需要更新原有的课程设置,根据差异化的需求作出个性化的设计,培训过程中强调培训者与被培训者之间的互动,提高被培训者学习的积极性。

4.培训效果评估

现代医院培训注重对培训效果的评估。根据美国培训专家柯克帕特克开发的四级评估法,对培训效果的评估有四个层次:①反应(他们喜欢它吗?)。②学习(他们学到了什么吗?)。③行为(他们会运用所学的知识吗?)。④结果(引起医院什么变化了吗?)。

(二)意义

1.医院的竞争归根到底是人才的竞争

随着当前国内医疗卫生体制改革的不断深化,医疗结构格局日益多元化,公立医院一统天下的局面被打破,而医疗市场的份额是有限的,各大医院间的竞争日趋激烈。可以肯定,医德高尚、技术精湛的医学人才将成为医疗队伍的主流;既懂医学又擅长管理的人才将是未来医院管理的中坚力量。科学、有效、持久地做好有针对性的培训,一方面能使员工适应日益复杂的医疗环境、快速发展的医学知识的要求,一方面有利于医院保持竞争优势,夯实医院发展的根基,在激烈的竞争中立于不败之地。

2.医疗环境日趋复杂,对医务人员的能力提出了更高的要求

中国正处于社会转型期,随着社会经济的发展、人民生活水平的不断提高,人们的文化素质和法律意识都有了很大的提高,这必然从客观上对医院的技术和服务提出更高的要求。医院员工从事的是与"人"打交道的工作,但过去医学教育中,并没有设立患者心理、人文技巧等方面的课程。单凭医学知识,一线员工已深感力不从心。因此只有顺应环境的变化,在培训内容上进行有针对性的开发,提升医院员工知识、技能,才能使医院员工更好地适应环境的变化。

3.医学知识更新换代迅速,需要医务人员随时补充新知识、新技能

随着疾病谱的不断扩大,医疗卫生行业的知识和技术也不断更新,且知识、技术更新的速度日益加快,很多治疗方式和方法在 3~5 年就会更新换代。医院想要为患者提供更高质量的服务,提高自己的业务素质,得到更多的尊重,都需要对医疗知识和技能予以提升。这显然是一次性教育所不能完成的,这需要不断地学习,不断地培训才能获得。

总之,人力资源的培训和开发是医院提高自身竞争力,提高服务质量和技术水平的必由之路。医院人力资源培训既有利于医院,又有利于员工的成长,还有利于患者,更有利于整个卫生事业的进步与发展。在思想上正确认识人力资源开发和培训的重要性,建立起职业化、系统化的人力资源机构,采用制度化的人力资源培训过程,是提高公立医院人力资源培训和开发水平的可行途径。

二、培训现状与问题

(一)现状

为了规范医学人才的教育培训,完善毕业后医学教育制度,国家针对不同的人才类型制定了一系列培养制度,如住院医师规范化培训、全科医师规范化培训、卫生技术人员继续医学教育、公共卫生应急队伍培训、卫生管理干部岗位培训等。但是对于医院内部培训没有明确的规定,没有统一的负责部门。

对医师和护士的培训,多数医院已形成了一套较为固定的培训模式,如到上级医院或国外进修,参加学术会议,参加学术讲座等。当然,这种模式对医院的发展是不可缺少的,但是也有其弊端,即时间长、范围小、成本高、知识更新速度慢。对医院管理人员的培训,数量较多,需求较大。我国医院管理人员大多医学专业出身,缺少系统的管理知识的学习。而科学管理是医院必然的发展趋势,也是医院的生存之道,这对医院管理人员提出了更高的要求,但是目前的培训活动知识零散,缺少系统性、针对性。对工勤人员的培训相对较少,而医院工勤人员总体上文化水平低,大部分未经专业培训,工作中往往凭个人经验自行其是,工作质量不高。医院对这类人群缺少规范统一的岗前培训,没有统一的工作方法和标准,岗位素质、院内感染、消毒隔离、工作规章制度、工作流程等方面标准不一。

在医院培训组织机构建设方面,各医院的设置不尽相同。一般由副院长分管培训工作,由人力资源管理部、科教部、医务部、护理部中的某个部门负责,或多个部门分工负责具体组织实施,医院不同,各部门分工、职责也不相同。

(二)问题

1.重视不足

医院人力资源培训的重要性毋庸置疑,但是在很多公立医院里,处于节约成本或是医院管理者对自身任期的考虑,培训却没有被放在重要的位置上。有些医院更加重视临床技术人员的技能培训,而不重视管理等其他培训。

2.专业性不高

有很多培训针对性不强,很多公立医院没有培训开发计划,培训学习大多数临时安排,事前

并没有进行科学、细致的培训开发需求分析,未能与医院发展目标和业务紧密相连,无法体现医院和员工的需求,难以做到有的放矢。

3.缺少培训评估

对培训的评估管理,是培训领域的难点。目前医院培训评估管理上普遍比较薄弱,没有较为系统、完善的评估机制。

三、医院职责

做好医院人力资源培训与开发工作,医院应设立相应的机构,承担起医院人力资源培训与开发的责任。

(一)机构设置

医院人力资源培训应在院长或副院长领导下,成立培训委员会,负责制订培训计划,监督落实情况等。由医院的科教部门、护理部门、后勤管理部门等分工合作,对医院人力资源开发与培训进行总体规划,做好不同类别人员培训的具体组织管理工作。

(二)机构职责

医院人力资源培训部门应按照计划或需求,对员工进行规范、公平的培训和继续教育。其工作内容应包括以下几个方面。

1.成立培训规划工作小组

培训规划工作小组,在主管院长领导下进行工作。工作小组成员包括医院人力资源管理部、财务部、医务部、护理部以及业务科室的负责人,也包括重点科室的专家。

2.做好培训需求的调查与分析

培训需求分析的目的是分析员工的培训需求,依此制订培训计划。在了解培训需求的前提下,能够避免医院培训工作的盲目性和随意性,做到有针对性地制订培训计划。在做医院培训中长期规划之前,应当摸清医院的一般情况,如所有人员的性别、年龄、学历、专业等;各科室、部门人员的性别、年龄、学历及知识结构;各级各类人员的知识、技能及其岗位的履职情况;医院各个时期人员流动情况;医院内部人员成长情况等,以便对医院中长期发展的人力资源需求进行预测,找到现状与目标的差距,制订有针对性的中长期培训计划。

3.制订合适的培训计划,选择合适的培训方法

确定培训需求后,就要制订相应的培训计划。培训计划对于整个培训工作将起到指导性的作用。培训方法一般包括理论讲座、具体案例研讨以及具体的技术操作。例如对于医疗技术人员的培训应根据学习对象、学习条件、学习内容等不同情况,采用组织学术讲座、研讨会、业务考察等方式。对于行政后勤人员的培训,可采用定期组织学习班的方式,提高其管理知识与职业修养,最后再进行定期考核。

4.监督、管理培训的组织实施

确定了培训的需求和计划后,就可以开展培训工作了。医院可根据自身的情况自己实施或外包给专业培训机构实施。培训的实施涉及培训内容的筛选、培训的时间、地点、师资、方式等的选择,培训对象的确定等。培训过程中,要特别注意培训内容与岗位工作结合,通过针对性、实用性的培训切实提高员工能力,收到实实在在的效果。

5.组织培训评估工作

培训完成后,需要对培训的成效进行评估和检查,了解培训的状态与目标的差距,及时纠正。

评估不是一次性的工作,应建立一个符合现代医院人力资源管理要求的评估系统,将每一次评估发现的问题进行真正意义上的解决。这样才能发挥评估的作用,提高培训的有效性和满意度。

四、培训模式

医院人力资源培训的需求可以分为宏观和微观两个层面。微观层面需求是指针对某一类岗位胜任要求产生的培训需求;宏观层面需求是指针对医院的某一业务体系存在的问题而产生的培训需求。针对这两类培训需求,可以将培训需求分为两种模式。

(一)基于胜任力的岗位培训模式

根据胜任力需求分析,确定岗位需要具备的条件,对该岗位人员进行相关知识、技能的培训。如入职培训、岗位知识更新的培训、轮岗培训、进修培训等。

"胜任力"的概念最早由哈佛大学戴维·麦克利兰(David·McClelland)教授正式提出,是指能将某一工作中有卓越成就者与普通者区分开来的个人的深层次特征,它可以是动机、特质、自我形象、态度或价值观、某领域知识、认知或行为技能等任何可以被可靠测量或计数的并且能显著区分优秀与一般绩效的个体特征。这些特征包括知识、技能、自我形象、社会性动机、特质、思维模式、心理定式,以及思考、感知和行动的方式。

在工作分析的基础上,结合工作岗位对胜任能力的要求,寻找不足之处,进行有针对性的培训,提高员工某方面的胜任能力。例如,我国医院管理者的胜任力包括:影响力、社会责任感、调研能力、成就欲、驾驭能力、人际洞察力、主动性、市场意识、人力资源管理能力,工作中分析这些因素中哪些比较欠缺,就可以有针对性地对欠缺的能力进行培训,使其胜任所在岗位的工作。

(二)针对业务系统的立体培训模式

围绕医院的业务系统、领域,组织相关人员进行立体培训,使相关人员对这一系统、领域的工作达成共识,进而促进整个系统工作效率的提高。如医院后勤管理系统运转效率不高、各环节衔接不畅,出现这种情况,就可以通过流程立体培训,组织后勤业务相关的各个部门各个层面人员进行培训,统一思想,明确工作,进而提高医院整个系统的工作效率。

基于胜任力的岗位培训可以满足员工个人能力提升的需求,但是不能解决医院系统运行中出现的问题。在解决跨部门的人员工作衔接不好、业务系统效率不高等影响医院战略目标的问题时,针对业务系统的立体计划就凸显重要性。

立体培训的设计要重点解决好两个问题,一是系统内不同人员的培训课程设计问题,要形成一个系统的课程体系,相互衔接;二是统一理念,在系统内形成统一的口径、统一的规范和标准,实现系统运转的通畅。

五、培训流程

流程就是多个人员、多个活动有序的组合。它关心的是谁做了什么事,产生了什么结果,传递了什么信息给谁。这些活动一定是体现组织价值的。国际标准化组织在质量管理体系标准中给出的定义是:"流程是一组将输入转化为输出的相互关联或相互作用的活动"。培训流程就是培训活动中各种相互联系或相互作用的活动转化为培训结果的有序组合。

培训流程从总体上可以划分为四个阶段,分别是培训需求分析培训计划、培训实施、培训评估。四个阶段构成一个完整的流程,培训各个阶段的评估结果又为下一次的培训提供参考(图 5-1)。

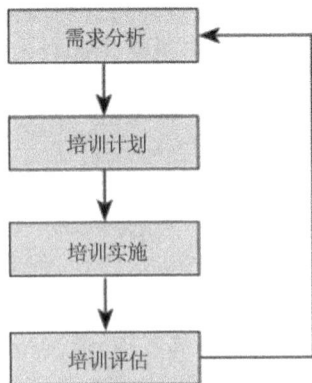

图 5-1　医院人力资源培训流程

在不同的培训阶段中，医院培训部门承担的责任和扮演的角色是不同的。医院人力资源培训部门的核心工作是参与需求调研、确定培训目标及方案、协调医院内部各层面员工的参与。一些具体工作，如需求分析、培训设计、培训组织、培训评估等则可以委托专业培训机构来实施。

一、需求分析

培训流程的第一个步骤是培训需求分析。需求分析是一个复杂的过程，主要以获取的信息为依据。培训需求分析要结合医院战略目标，在了解现有的政策、法律及医院情况下，确定医院的培训方向和重点。离开了医院战略目标的培训需求分析，就迷失了培训的大方向。

二、培训计划

在需求分析基础上，制订培训逻辑框架，明确培训活动的目标、产出、活动，以及相应的检测指标、评价方法、风险情况。结合需求分析和培训逻辑框架，制订培训计划。培训计划的载体就是培训计划书。培训计划书的内容要包括培训目标、对象、内容、师资、讲义/教材、方式和方法、时间、地点、经费、组织、评估方法和培训实施机构等信息。

三、培训实施

培训实施是对培训计划的落实。培训实施包括培训实施的准备阶段、实施阶段和总结阶段三个阶段。通过这三个阶段的工作，制订明确的培训日程，统筹培训师资，学员进行现场组织管理，并协调相关资源，实现既定培训目标。

四、培训评估

培训评估是对培训目标实现程度的一种评价，是贯穿于培训过程始终的活动。从项目立项阶段的需求调查开始到项目实施，到财务结算、资料存档等各个环节均需要进行评估。通过评估活动，实现培训过程和培训效果的监督、评价和指导。培训评估的内容主要包括两个方面，一是对培训内容、师资、课程等方面的评估；二是对培训组织和安排的评估。目前常用的方法是四级评估法。

（孙涵琪）

第六章

医院财务报告

第一节 医院财务报告的概述

一、医院财务报告的概念

医院财务报告是指医院对外提供的反映医院某一特定日期的财务状况和某一会计期间的经营成果、财政补助收支情况、现金流量等情况的书面文件。它是医院根据日常会计核算资料,归集、加工、汇总形成的一个完整的报告系统,是医院会计核算的最终成果。

会计报表是财务报告的主要组成部分,是医疗卫生机构向外传递会计信息的主要手段。会计报表是根据日常会计核算资料定期编制的,综合反映医疗卫生机构某一特定日期财务状况和某一会计期间运营成果的总结性书面文件。

通常日常的会计核算,虽然可以提供反映医疗卫生机构经济活动的财务收支情况,但是,反映在会计凭证和账簿上的资料是比较分散的,不便于理解和直观使用,很难满足医疗机构、各级主管部门及其他方面了解机构信息的需求,也很难满足机构内部加强财务管理的需求。因此,需要在日常核算的基础上,根据会计信息使用者的需求,定期对日常会计资料进行加工整理和分类,通过会计报表,总括、直观地反映医疗机构的财务状况和成果,以及财务收支情况。

二、医院财务报告的作用

财务报告是会计循环的最后一个步骤,因此会计报表的编制成为会计循环中的重要一环。会计报表是根据会计账簿中所记载的各种核算数据加以分析、整理、汇总而形成的具有相互关联、互为钩稽的一套具有整体性、综合性的信息资料。因此,根据会计报表提供的有关数据,可以考核、分析医疗机构财务收支情况及业务完成情况,借以评价医疗机构工作业绩和财务管理状况,以利于各级管理者作出决策,并加强会计管理。

(一)如实反映医院的财务状况、收入费用、现金流量等情况

一般而言,会计具有反映和监督两个职能,其中尤其是反映职能是会计最本质的职能。医院通过编制财务报告,可以真实、完整地反映其所控制的经济资源、所承担的债务状况、所取得的收

入、发生的成本费用情况,以及现金流量情况、财政补助收支执行情况等,从而可以反映出医院的经济实力、偿债能力、运营绩效、现金周转、预算执行情况等广泛的信息。医疗卫生机构内部管理者可以通过会计报表了解机构财务状况和报告期内的财务成果,总结经济管理的经验教训,剖析经济情况,进一步找出薄弱环节,从而研究和改善医院经济管理现状,明确绩效目标和发展方向。

(二)为主管部门提供财务信息

国家有关管理部门及社会其他有关方面,可以通过会计报表掌握医疗机构经济活动和财务收支状况,检查机构预算执行情况,考核机构对财经纪律、法规、制度的遵守情况,分析不同模式、不同地区、不同规模医疗机构在经济运行中存在的问题,作为确定医疗机构发展和预算收支的依据,以利于宏观调控。

(三)提供会计信息使用者决策有用的信息

医院定期编制财务报告不仅可以满足财政、卫生等主管部门及审计等其他监督部门的信息需要,还可以满足债权人、捐赠人、医院管理层和医院自身的信息需要,为这些会计信息使用者提供对其决策有用的信息。这些会计信息使用者通过全面阅读和综合分析医院财务报告,可以了解和掌握医院过去和当前的状况,预测医院的未来发展趋势,从而作出相关的决策。

(四)有助于提高医院的透明度,增强其社会公信力

由于医院的业务活动宗旨是"以患者为中心",所以,医院这一行业实际上是建立在信任或者诚信基础上的一个行业,信息的透明对于这个行业的发展至关重要。为此,医院通过编制财务报告,通过一定的途径,定期披露财务信息,可以有效提高其透明度,增强其社会公信力,从而有利于医院在社会公众中树立良好、可信的形象,促进其长远发展。

三、医院财务报告的构成

按照内容,医院财务报告由会计报表、会计报表附注和财务情况说明书组成。

(一)会计报表

会计报表是财务报告的主体和核心,反映医院基本的财务状况、运营业绩、现金流量和财政补助收支情况。会计报表包括"四主表一附表",即资产负债表、收入费用总表、现金流量表、财政补助收支情况表四张主表,以及作为收入费用总表附表的医疗收入费用明细表。

(二)会计报表附注

医院会计报表附注是为便于会计报表使用者理解会计报表的内容而对会计报表的编制基础、编制依据、编制原则和方法及主要项目等所作的解释。医院会计报表附注至少应当包括下列内容。

(1)遵循《医院会计制度》的声明。

(2)重要会计政策、会计估计及其变更情况的说明。

(3)重要资产转让及其出售情况的说明。

(4)重大投资、借款活动的说明。

(5)会计报表重要项目及其增减变动情况的说明。

(6)以前年度结余调整情况的说明。

(7)有助于理解和分析会计报表需要说明的其他事项。

(三)财务情况说明书

财务情况说明书是对医院一定会计期间业务活动,以及财务状况、收入费用、成本核算、预算执行等情况进行分析说明的书面文字报告。财务情况说明书应全面扼要地提供医院财务、运营等活动的全貌,分析总结其业绩和不足,是财务报告使用者了解和考核其业务活动开展情况的重要资料。医院财务情况说明书至少应当对医院的下列情况做出说明。

（1）业务开展情况。

（2）年度预算执行情况。

（3）资产利用、负债管理情况。

（4）成本核算及控制情况。

（5）绩效考评情况。

（6）需要说明的其他事项。

医院财务情况说明书中对成本核算及控制的说明应附有成本报表,医院会计制度提供了成本报表的参考格式。

四、医院会计报表的分类及编制要求

(一)医院会计报表的分类

医院会计报表可以按不同的标准进行分类。

1.按财务报告编制时间划分

会计报表按编制时间可分为月度报表、季度报表和年度报表。月度报表每月编制,对月度报表要求简明,季度报表每季编制,季度报表介于月度报表与年度报表之间。年度财务报告则是以整个会计年度为基础编制的财务报告。年度报表要求指标充分和信息齐全完整,医院对外提供的年度财务报告应按有关规定经过注册会计师审计。与年度财务报告相比,月报表和季报表可以不编制现金流量表和财政补助收支情况表,并可适当简化报表附注和财务情况说明书的内容。

2.会计报表按照报送对象划分

会计报表按照报送对象可以划分为对外报送的会计报表和内部使用的会计报表,医院向外报送的会计报表有“资产负债表”“收入费用总表”“医疗收入费用明细表”“现金流量表”“财政补助收支情况表”等。内部使用的会计报表是指医院根据内部管理需要和主管部门的要求自行设计编报的会计报表,如管理费用明细表、绩效考核表、其他收支明细表等。

3.会计报表按照其反映的内容划分

会计报表按照其反映的内容可以分为静态会计报表和动态会计报表。静态会计报表是指反映资产、负债和净资产的报表,如“资产负债表”反映一定时点医院资产总额、资产的构成和来源渠道,即从资产总量反映医院财务状况。动态会计报表是指反映一定时期内资金耗费和资金收回的报表,如“收入费用总表”。

(二)会计报表的编制要求

编制会计报表应做到数字真实、计算准确、手续完备、内容完整、报送及时。为此,在编制会计报表时,必须做好以下工作。

1.遵守会计制度的相关要求

医院应当根据《医院会计制度》有关会计报表的编制基础、编制依据、编制原则和方法的要求,对外提供真实、完整的会计报表。医院不得违反规定,随意改变会计报表的编制基础、编制依据、编制原则和方法,不得随意改变医院会计制度规定的会计报表有关数据的会计口径。

2.保持会计制度和填报方法的一致性

为了保证各期会计报表的可比性,编制会计报表时,在会计计量和填报方法上,应保持前后会计期间的一致性,一经采用某种会计方法,不得随意变动。另外,要注意各种会计报表之间、各项目之间、本期报表与上期报表之间的钩稽关系。会计报表中的内容和核算方法如有变动,应在报表说明中予以说明。

3.做好编制前的准备工作

编制会计报表前,必须做好以下工作:①本期所有经济业务须全部登记入账,不能为了赶编报表而提前结账。②核对账簿记录,做到账证相符、账账相符,发现不符应查明原因,加以更正。③按规定清查财产物资和往来账款,确保账实相符。对盘盈、盘亏和毁损的情况应及时查明原因,按规定进行账务处理。

4.编制报表要求会计信息准确内容完整

会计信息要具有相关性和可靠性,达到真实、准确、有效地满足报表使用者获得有用的会计信息,以供决策需要。会计信息要对决策有用,就要具备两种质量:相关性和可靠性。相关性包含及时性,可靠性包含如实反映和内容完整。相关性越大,可靠性越高,对决策越有用。相关性要求提供的会计信息能够帮助报表使用者并影响其经济决策,可靠性要求资料有用,能如实地反映其所反映或理当反映的情况,供报表使用者作为依据。做到数字真实、计算准确、内容完整。不能以估计、测算的数据作为填报根据。如报表规定的项目内容不能全面反映基层医疗卫生机构的重大事项,可以利用附表、报表附注、文字说明等形式加以补充。

5.会计报表要报送及时

会计报表主要是为财务管理提供决策信息,及时准确的信息有利于管理者的决策,而如果会计报表编制滞后,报送不及时,会计报表的信息就难以满足管理者制定政策的需要,所以会计报表的报送要及时。一般来讲,月度报表要在月度结束后 5 天之内报送,季度报表要在季度结束后10 天之内报送,年度报表要在年度结束后 15 天之内报送。

五、会计报表的格式和基本编制方法

(一)会计报表的格式

会计报表的格式一般有两种。①是横列式,其报表格式分为左右两部分,类似"丁字式"分类账,所以又称为"账户式",如"资产负债表"。②纵列式,其报表格式为由上向下顺序排列,类似于编写数字报告,所以又称为"报告式",如"收入费用总表"。

(二)会计报表的基本编制方法

会计报表是会计信息的沟通手段,都是以绝对数表示,这些绝对数都来自医院会计分类账各个账户的实际数,并在会计循环中与医院分类账各个账户相衔接。会计报表的编制,主要采用以下两种基本方法。

1.直接填列法

直接填列法即根据有关总账(或明细账)的期末余额直接填列报表项目的方法。

2.间接填列法

间接填列法即根据总分类账户、明细分类账户的期末余额、本期发生额及有关报表的数据,经过分析、计算、整理后填列报表项目的方法。

六、新旧医院会计报表的主要变化

原有的医院会计报表已经使用了十余年,如今医院本身及其所处的外部环境都发生了巨大的变化,原有的会计报表的内容与结构已不再适应新时期医院管理、上级主管部门的需要。为了同新会计制度中的新会计科目体系相适应,医院会计报表也进行了相应完善。

现行的新会计制度与原有的旧会计制度相比,新制度增加了现金流量表、财政补助收支情况表和报表附注,规定了财务情况说明书至少应包括的内容,提供了作为财务情况说明书附表的成本报表的参考格式,并全面改进了各报表的结构、项目及其排列方式,特别是为便于对医院进行财务分析,按照流动性和非流动性排列资产负债表项目;为合理反映医院的收支补偿机制,按照多步式结构设计收入费用总表;按照性质分类和功能分类分别列示医疗成本明细项目等。这一方面使医院的财务报表格式与国际惯例和企业会计更为协调,增强了通用性;另一方面,也兼顾了医院的实际情况,使医院的财务报告体系更为完善,以满足财务管理、预算管理、成本管理等多方面的信息要求。医院会计报表目录如表 6-1 所示。

表 6-1　医院会计报表目录

编号	会计报表名称	编制期
会医 01 表	资产负债表	月报、季度、年度
会医 02 表	收入费用总表	月报、季度、年度
会医 02 表附表 01	医疗收入费用明细表	月报、季度、年度
会医 03 表	现金流量表	年度
会医 04 表	财政补助收支情况表	年度

（柏　凤）

第二节　资产负债表

一、资产负债表的概念和作用

(一)资产负债表的概念

资产负债表反映医院某一会计期末全部资产、负债和净资产情况,或者说它反映的是医院在某一特定日期的财务状况,是反映医院某一时点财务状况变动结果的静态报表。具体而言,资产负债表反映医院在某一特定日期所拥有或控制的经济资源、所承担的现时义务和净资产的构成情况。资产负债表应当按照月度、季度、年度来编制。

(二)资产负债表的作用

资产负债表是会计报表中的重要组成部分。资产负债表是以"资产＝负债＋净资产"这一等式为理论基础,采用账户式结构,反映和填列每个项目的"期末余额"和"年初余额"。资产负债表的作用包括:①可以提供某一日期资产的总额及其结构,表明医院拥有或控制的资源及其分布情况,使用者可以一目了然地从资产负债表上了解医院在某一特定日期所拥有的资产总量及其结构。②可以提供某一日期的负债总额及其结构,表明医院未来需要用多少资产或劳务清偿债务及清偿时间。③可以反映净资产的状况,据以判断净资产增加、减少的情况及对负债的保障程度。

二、资产负债表的结构和格式

《医院会计制度》规定,医院的资产负债表采用账户式结构,报表分为左右两方,左方列示资产各项目,反映全部资产的分布及存在形态;右方列示负债和净资产各项目,反映全部负债和净资产的内容及构成情况。右方又分为上下两段,上段反映医院的负债构成情况,下段反映净资产构成情况。资产负债表左右双方平衡,即资产总计等于负债和净资产总计。符合"资产=负债+净资产"的平衡原理。

资产各项目按其流动性由强到弱顺序排列,包括流动资产和非流动资产;负债各项目按其到期日的远近或者偿付的紧迫程度顺序排列,包括流动负债和非流动负债;净资产按照项目内容排列。把流动资产排列在前,把流动资产中的速动资产排列在最前列,而固定资产、在建工程、无形资产排列在后,这样做的目的是为了反映医院近期偿债能力,提供有关方面(债权人、资金提供者等)关心资产变动和决策需要的资金状况,以满足多方面利用报表的需要。资产负债表的基本格式如表 6-2 所示。

表 6-2　资产负债表

会医 01 表

编制单位:　　　　　　　_____年_____月_____日　　　　　　　单位:元

资产	期末余额	年初余额	负债和净资产	期末余额	年初余额
流动资产:			流动负债:		
货币资金			短期借款		
短期投资			应缴款项		
财政应返还额度			应付票据		
应收在院患者医疗款			应付账款		
应收医疗款			预收医疗款		
其他应收款			应付职工薪酬		
减:坏账准备			应付福利费		
预付账款			应付社会保障费		
存货			应缴税费		
待摊费用			其他应付款项		
1 年内到期的长期债权投资			预提费用		
流动资产合计			1 年内到期的长期负债		
非流动资产:			流动负债合计		
长期投资			非流动负债:		
固定资产			长期借款		
固定资产原价			长期应付款		
减:累计折旧			非流动负债合计		

续表

资产	期末余额	年初余额	负债和净资产	期末余额	年初余额
在建工程			负债合计		
固定资产清理			净资产：		
无形资产			事业基金		
无形资产原价			专用基金		
减：累计摊销			待冲基金		
长期待摊费用			财政补助结转（余）		
待处理财产损益			科教项目结转（余）		
非流动资产合计			本期结余		
			未弥补亏损		
			净资产合计		
资产总计			负债和净资产总计		

三、资产负债表的编制方法

资产负债表的编制是以日常会计核算记录的数据为基础进行归类、整理、汇总和加工，总括反映报告期末的资产、负债和净资产构成的过程。医院资产负债表主体部分的各项目列有"年初余额"和"期末余额"两个栏目，是一种比较资产负债表。各个项目的具体填列方法归纳如下。

（一）"年初余额"的填列方法

"年初余额"栏内各项数字，应当根据上年年末资产负债表"期末余额"栏内数字填列。如果本年度资产负债表规定的各个项目的名称和内容同上年度不相一致，应对上年年末资产负债表各项目的名称和数字按照本年度的规定进行调整，填入本表"年初余额"栏内。

（二）"期末余额"的填列方法

1.数据来源

"期末余额"是指某一会计期末的数字，即中期期末或者年末的数字。资产负债表各项目"期末余额"的数据来源，一般可以通过以下几种方式取得。

（1）直接根据总账科目的余额填列。如"短期投资""财政应返还额度""应收在院患者医疗款""应收医疗款""待摊费用""固定资产原价""累计折旧""短期借款""应缴款项""应付票据""事业基金""专用基金""待冲基金""财政补助结转（余）""科教项目结转（余）"等项目。

（2）根据几个总账科目的余额计算填列。如"货币资金"项目，根据"库存现金""银行存款""零余额账户用款额度""其他货币资金"科目的期末余额合计填列；"存货"项目，根据"库存物资""在加工物资"科目的期末余额合计填列。

（3）根据总账科目和明细科目的余额分析计算填列。如"长期借款"项目，根据"长期借款"总账科目余额扣除"长期借款"科目所属的明细科目中反映的将于一年内到期的长期借款部分分析计算填列。这些项目有："长期借款""长期应付款""长期投资"。

（4）根据有关资产科目与其备抵科目抵消后的净额填列。如"固定资产""无形资产"项目等。此外，还要注意有关项目应根据相关科目的不同方向余额，以"－"填列的情况，如"坏账准备""固定资产清理""待处理财产损益""本期结余"等项目。

2.反映内容及填列方法

根据上述原则,《医院会计制度》规定了资产负债表各项目所反映的内容及其填列方法,具体如下。

(1)"货币资金"项目:反映医院期末库存现金、银行存款、零余额账户用款额度及其他货币资金的合计数。本项目应当根据"库存现金""银行存款""零余额账户用款额度""其他货币资金"科目的期末余额合计填列。

(2)"短期投资"项目:反映医院期末持有的短期投资的成本金额。本项目应当根据"短期投资"科目的期末余额填列。

(3)"财政应返还额度"项目:反映医院期末财政应返还额度的金额。本项目应当根据"财政应返还额度"科目的期末余额填列。

(4)"应收在院患者医疗款"项目:反映医院期末应收在院患者医疗款的金额。本项目应当根据"应收在院患者医疗款"科目的期末余额填列。

(5)"应收医疗款"项目:反映医院期末应收医疗款的账面余额。本项目应当根据"应收医疗款"科目的期末余额填列。

(6)"其他应收款"项目:反映医院期末其他应收款的账面余额。本项目应当根据"其他应收款"科目的期末余额填列。

(7)"坏账准备"项目:反映医院期末对应收医疗款和其他应收款提取的坏账准备。本项目应当根据"坏账准备"科目的期末贷方余额填列;如果"坏账准备"科目期末为借方余额,则以"一"填列。

(8)"预付账款"项目:反映医院预付给商品或者服务供应单位等的款项。本项目应当根据"预付账款"科目的期末余额填列。

(9)"存货"项目:反映医院在日常业务活动中持有已备出售给患者用于治疗,或者为了治疗出售仍处在加工(包括自制和委托外单位加工)过程中的,或者将在提供医疗服务或日常管理中耗用的药品、卫生材料、低值易耗品和其他材料。本项目应当根据"库存物资""在加工物资"科目的期末余额合计填列。

(10)"待摊费用"项目:反映医院已经支出,但应当由本期和以后各期分别负担的分摊期在1年以内(含1年)的各项费用。本项目应当根据"待摊费用"科目的期末余额填列。

(11)"1年内到期的长期债权投资"项目:反映医院将在1年内(含1年)到期的长期债权投资。本项目应当根据"长期投资——债权投资"明细科目的期末余额中将在1年内(含1年)到期的长期债权投资余额分析填列。

(12)"流动资产合计"项目:按照"货币资金""短期投资""财政应返还额度""应收在院患者医疗款""应收医疗款""其他应收款""预付账款""存货""待摊费用""1年内到期的长期债权投资"项目金额的合计数减去"坏账准备"项目金额后的金额填列。

(13)"长期投资"项目:反映医院准备持有时间超过1年(不含1年)的各种股权性质的投资,以及在1年内(含1年)不能变现或不准备随时变现的债权性质的投资。本项目应当根据"长期投资"科目期末余额减去其中将于1年内(含1年)到期的长期债权投资余额后的金额填列。

(14)"固定资产"项目:反映医院各项固定资产的净值(账面价值)。本项目应当根据"固定资产"科目期末余额减去"累计折旧"科目期末余额后的金额填列。

本项目下,"固定资产原价"项目,反映医院各项固定资产的原价,根据"固定资产"科目期末余额填列;"累计折旧"项目,反映医院各项固定资产的累计折旧,根据"累计折旧"科目期末余额填列。

（15）"在建工程"项目:反映医院尚未完工交付使用的在建工程发生的实际成本。本项目应当根据"在建工程"科目的期末余额填列。

（16）"固定资产清理"项目:反映医院因出售、报废、毁损等原因转入清理但尚未清理完毕的固定资产的账面价值,以及固定资产清理过程中所发生的清理费用和清理收入等各项金额的差额。本项目应当根据"固定资产清理"科目的期末借方余额填列;如果"固定资产清理"科目期末为贷方余额,则以"一"填列。

（17）"无形资产"项目:反映医院持有的各项无形资产的账面价值。本项目应当根据"无形资产"科目期末余额减去"累计摊销"科目期末余额后的金额填列。

本项目下,"无形资产原价"项目,反映医院持有的各项无形资产的账面余额,根据"无形资产"科目期末余额填列;"累计摊销"项目,反映医院各项无形资产已计提的累计摊销,根据"累计摊销"科目期末余额填列。

（18）"长期待摊费用"项目:反映医院已经支出但应由本期和以后各期负担的分摊期限在1年以上(不含1年)的各项费用。本项目应当根据"长期待摊费用"科目的期末余额填列。

（19）"待处理财产损益"项目:反映医院期末尚未处理的各种财产的净损失或净溢余。本项目应当根据"待处理财产损益"科目的期末借方余额填列;如果"待处理财产损益"科目期末为贷方余额,则以"一"填列。在编制年度资产负债表时,本项目金额一般应为"0"。

（20）"非流动资产合计"项目:按照"长期投资""固定资产""在建工程""固定资产清理""无形资产""长期待摊费用""待处理财产损益"项目金额的合计数填列。

（21）"资产总计"项目:按照"流动资产合计""非流动资产合计"项目金额的合计数填列。

（22）"短期借款"项目:反映医院向银行或其他金融机构等借入的、尚未偿还的期限在1年以下(含1年)的各种借款。本项目应当根据"短期借款"科目的期末余额填列。

（23）"应缴款项"项目:反映医院按规定应缴入国库或应上缴行政主管部门的款项。本项目应当根据"应缴款项"科目的期末余额填列。

（24）"应付票据"项目:反映医院期末应付票据的金额。本项目应当根据"应付票据"科目的期末余额填列。

（25）"应付账款"科目:反映医院期末应付未付账款的金额。本项目应当根据"应付账款"科目的期末余额填列。

（26）"预收医疗款"项目:反映医院向住院患者、门诊患者等预收的医疗款项。本项目应当根据"预收医疗款"科目的期末余额填列。

（27）"应付职工薪酬"项目:反映医院按有关规定应付未付给职工的各种薪酬。本项目应当根据"应付职工薪酬"科目的期末余额填列。

（28）"应付福利费"项目:反映医院按有关规定提取、尚未支付的职工福利费金额。本项目应当根据"应付福利费"科目的期末余额填列。

（29）"应付社会保障费"项目:反映医院按有关规定应付未付给社会保障机构的各种社会保障费。本项目应当根据"应付社会保障费"科目的期末余额填列。

（30）"应缴税费"项目:反映医院应缴未缴的各种税费。本项目应当根据"应缴税费"科目的期末余额填列。

（31）"其他应付款项"项目：反映医院期末其他应付款金额。本项目应当根据"其他应付款"科目的期末余额填列。

（32）"预提费用"项目：反映医院预先提取的已经发生但尚未实际支付的各项费用。本项目应当根据"预提费用"科目的期末余额填列。

（33）"一年内到期的长期负债"项目：反映医院承担的将于1年内（含1年）偿还的长期负债。本项目应当根据"长期借款""长期应付款"科目的期末余额中将在1年内（含1年）到期的金额分析填列。

（34）"流动负债合计"项目：按照"短期借款""应缴款项""应付票据""应付账款""预收医疗款""应付职工薪酬""应付福利费""应付社会保障费""应缴税费""其他应付款""预提费用""1年内到期的长期负债"项目金额的合计数填列。

（35）"长期借款"项目：反映医院向银行或其他金融机构借入的期限在1年以上（不含1年）的各种借款本息。本项目应当根据"长期借款"科目的期末余额减去其中将于1年内（含1年）到期的长期借款余额后的金额填列。

（36）"长期应付款"项目：反映医院发生的偿还期限在1年以上（不含1年）的各种应付款项。本项目应当根据"长期应付款"科目的期末余额减去其中将于1年内（含1年）到期的长期应付款余额后的金额填列。

（37）"非流动负债合计"项目：按照"长期借款""长期应付款"项目金额的合计数填列。

（38）"负债合计"项目：按照"流动负债合计""非流动负债合计"项目金额的合计数填列。

（39）"事业基金"项目：反映医院拥有的非限定用途的净资产，主要包括滚存的结余资金和科教项目结余解除限定后转入的金额等。本项目应当根据"事业基金"科目的期末余额填列。

（40）"专用基金"项目：反映医院按规定设置、提取的具有专门用途的净资产。本项目应当根据"专用基金"科目的期末余额填列。

（41）"待冲基金"项目：反映医院使用财政补助、科教项目收入购建固定资产、无形资产或购买药品等物资所形成的，留待计提资产折旧、摊销或领用发出库存物资时予以冲减的基金。本项目应当根据"待冲基金"科目的期末余额填列。

（42）"财政补助结转（余）"项目：反映医院历年滚存的财政补助结转和结余资金，包括基本支出结转、项目支出结转和项目支出结余。本项目应当根据"财政补助结转（余）"科目的期末余额填列。

（43）"科教项目结转（余）"项目：反映医院尚未结项的非财政资助科研、教学项目累计所取得收入减去累计发生支出后的，留待下期按原用途继续使用的结转资金，以及医院已经结项但尚未解除限定的非财政科研、教学项目结余资金。本项目应当根据"科教项目结转（余）"科目的期末余额填列。

（44）"本期结余"项目：反映医院自年初至报告期末止除财政项目补助收支、科教项目收支以外的各项收入减去各项费用后的累计结余。本项目应当根据"本期结余"科目的期末贷方余额填列；"本期结余"科目期末为借方余额时，以"－"填列。在编制年度资产负债表时，本项目金额应为"0"。

（45）"未弥补亏损"项目：反映医院累计未弥补的亏损。本项目应当根据"结余分配"科目的期末借方余额，以"－"填列。

（46）"净资产合计"项目：按照"事业基金""专用基金""待冲基金""财政补助结转（余）""科教

项目结转（余）""本期结余""未弥补亏损"项目金额的合计数填列。

（47）"负债和净资产总计"项目：按照"负债合计""净资产合计"项目金额的合计数填列。

（柏　凤）

第三节　收入费用总表

一、收入费用总表的概念和作用

收入费用总表是反映医院在某一会计期间内全部收入、支出的实际情况及年末结余分配情况的会计报表。利用收入费用总表可以了解医院一定时期的业务活动成果、医疗收入的来源和各项费用的去向，了解医院收支结余的分配去向及未分配结余情况。收入支出总表采取结余计算和结余分配合二为一的形式编报，既反映医院在一定期间的业务活动成果及其来龙去脉，又反映业务活动成果的分配过程。结余的实现和结余的分配一目了然。

医院应当编制月度、季度、年度收入支出总表。在实际工作中，按月计算本期结余、编报"收入支出总表"，年度中间不进行结余分配，年度终了计算出全年损益后，据实进行结余分配。

收入支出总表与资产负债表的要素，具有密切的内在联系。资产负债表可以从静态上了解在一定时期或一定时点的财务状况，但要了解在一定时期业务活动的成果，则要依赖于收入支出总表，两者互相依存，相为钩稽，缺一不可。

二、收入费用总表的内容和格式

收入费用总表反映两个方面的内容：①医院在某一会计期间内开展业务活动所实现的全部收入与发生全部费用的情况。②医院在年末的结余分配情况或亏损弥补情况。该表结构左右分为"本月数"和"本年累计数"两部分；上下分为"收入""支出""本期结余""结余分配""转入事业基金"五大项。按照各项收入、费用及其构成，以及结余分配或亏损弥补情况分项编制而成。

收入费用总表按反映内容性质的不同，可以分为三大部分。

（1）反映医院在一定会计期间除项目收支外的收入、费用及结余情况。体现在报表的"医疗收入、医疗结余、本期结余"部分。该部分采用多步式结构，反映医院除项目收支外的收入、费用及结余情况，其本质是反映出医院维持其基本运营活动的收支补偿机制。该部分反映的基本公式为：

医疗结余＝医疗收入＋财政基本补助收入－医疗业务成本－管理费用本期结余

　　　　＝医疗结余＋其他收入－其他支出

（2）反映医院在一定会计期间的项目收支情况。体现在报表的"本期财政项目补助结转（余）""本期科教项目结转（余）"两部分。反映医院财政项目补助资金和非财政科教项目资金的本期收支及结转（余）情况。该部分反映的基本公式为：

本期财政项目补助结转（余）＝本期财政项目补助收入－本期财政项目补助支出

本期科教项目结转（余）＝本期科教项目收入－本期科教项目支出

收入费用总表的以上两大部分反映了医院全部的收入、费用情况。

（3）反映年末结余分配或弥补亏损情况。集中体现在报表的"结转入结余分配"部分，该部分反映某一会计年度实现的可供分配的结余及其分配情况或累计亏损的弥补情况。其中"结余分配"反映本期结余减去财政补助结转(余)和其他限定用途结转(余)后结转入结余分配的金额,"转入事业基金"反映非限定用途的待分配结余完成弥补亏损及提取专用基金后转入事业基金的结余数额。按照有关部门预算管理规定,财政基本补助结转资金不得提取职工福利基金和转入事业基金,因此,本年可供分配结余的计算公式如下:

$$本年可供分配结余＝本期结余(指本年结余)－财政基本补助结转$$

按照医院财务制度和主管部门规定执行"超收上缴"政策的医院如果发生结余上缴义务的,则本年可供分配结余的计算公式如下:

$$本年可供分配结余＝本期结余(指本年结余)－财政基本补助结转－结余上缴$$

医院收入费用总表主要采用多步式结构。为提供相关比较信息,便于报表使用者分析判断医院运营成果的未来发展趋势,《医院会计制度》规定年度收入费用总表应提供两年的比较数据。收入费用总表的基本格式如表6-3所示。

表6-3 收入费用总表

会医02表

编制单位： _____年_____月 单位:元

项目	本月数	本年累计数
一、医疗收入		
加:财政基本补助收入		
减:医疗业务成本		
减:管理费用		
二、医疗结余		
加:其他收入		
减:其他支出		
三、本期结余		
减:财政基本补助结转		
四、结转入结余分配		
加:年初未弥补亏损		
加:事业基金弥补亏损		
减:提取职工福利基金		
转入事业基金		
年末未弥补亏损		
五、本期财政项目补助结转(余):		
财政项目补助收入		
减:财政项目补助支出		
六、本期科教项目结转(余):		
科教项目收入		
减:科教项目支出		

注:医院按照财务制度和主管部门规定,发生结余上缴义务的,应当在表中"减:财政基本补助结转"行和"四、结转入结余分配"行之间增加"减:结余上缴"行。

三、收入费用总表的编制方法

(一)基本填列方法

收入费用总表中"本月数"栏反映各收入、费用及结余项目的本月实际发生数。在编制季度收入费用总表时,应当将本栏改为"本季度数",反映各收入、费用及结余项目的本季度实际发生数。在编制年度收入费用总表时,应当将本栏改为"上年数"栏,反映各收入、费用及结余项目上一年度的实际发生数。如果本年度收入费用总表规定的各个项目的名称和内容同上年度不一致,应对上年度收入费用总表各项目的名称和数字按照本年度的规定进行调整,填入年度本表中的"上年数"栏。

表6-3中"本年累计数"栏反映各项目自年初起至报告期末止的累计实际发生数。可以根据各月数据累计加总填列。

收入费用总表各项目的填列方法可归纳为以下3类。

(1)根据总账及明细账科目的本期发生额直接或分析填列。如表中"医疗收入""财政基本补助收入""医疗业务成本""管理费用""其他收入""其他支出""财政项目补助收入""财政项目补助支出""科教项目收入""科教项目支出"等项目。

(2)只在编制年度收入费用总表时才填列的项目。如表中"财政基本补助结转""结转入结余分配""年初未弥补亏损""事业基金弥补亏损""提取职工福利基金""转入事业基金""年末未弥补亏损"7个项目。这些项目直接填列在"本年累计数"栏,有些按相关科目及明细科目发生额分析填列,有些根据相关科目及明细科目的年初、年末余额填列。

(3)根据表中项目计算填列。如表中"医疗结余""本期结余""本期财政项目补助结转(余)""本期科教项目结转(余)"项目。

(二)各项目的具体填列方法

根据上述原则,《医院会计制度》规定了收入费用总表各项目的内容及填列方法,具体如下。

(1)"医疗收入"项目:反映医院本期开展医疗服务活动取得的收入,包括门诊收入和住院收入。本项目应当根据"医疗收入"科目的贷方发生额减去借方发生额后的金额填列。

(2)"财政基本补助收入"项目:反映医院本期按部门预算隶属关系从同级财政部门取得的基本支出补助。本项目应当根据"财政补助收入——基本支出"明细科目的发生额填列。

(3)"医疗业务成本"项目:反映医院本期开展医疗活动及其辅助活动发生的各项费用。本项目应当根据"医疗业务成本"科目的发生额填列。

(4)"管理费用"项目:反映医院本期行政及后勤管理部门为组织、管理医疗、科研、教学业务活动所发生的各项费用,包括医院行政及后勤管理部门发生的人员经费、公用经费、资产折旧(摊销)费等费用,以及医院统一负担的离退休人员经费、坏账损失、银行借款利息支出、银行手续费支出、汇兑损益、聘请中介机构费、印花税、房产税、车船税等。本项目应当根据"管理费用"科目的借方发生额减去贷方发生额后的金额填列。

(5)"医疗结余"项目:反映医院本期医疗收入加上财政基本补助收入,再减去医疗业务成本、管理费用后的结余数额。本项目应根据本表中"医疗收入"项目金额加上"财政基本补助收入"项目金额,再减去"医疗业务成本"项目金额、"管理费用"项目金额后的金额填列;如为负数,以"—"填列。

(6)"其他收入"项目:反映医院本期除医疗收入、财政补助收入、科教项目收入以外的其他收入总额。本项目应当根据"其他收入"科目的贷方发生额减去借方发生额后的金额填列。

（7）"其他支出"项目：反映医院本期发生的，无法归属到医疗业务成本、财政项目补助支出、科教项目支出、管理费用中的支出总额。本项目应当根据"其他支出"科目的发生额填列。

（8）"本期结余"项目：反映医院本期医疗结余加上其他收入，再减去其他支出后的结余数额。本项目可以根据本表"医疗结余"项目金额加上"其他收入"项目金额，再减去"其他支出"项目金额后的金额填列；如为负数，以"－"填列。

（9）"财政基本补助结转""结转入结余分配""年初未弥补亏损""事业基金弥补亏损""提取职工福利基金""转入事业基金""年末未弥补亏损"7个项目，只有在编制年度收入费用总表时才填列。在编制年度收入费用总表时，该7个项目的内容及"本年累计数"栏的填列方法如下。①"财政基本补助结转"项目：反映医院本年财政基本补助收入减去财政基本补助支出后，留待下年继续使用的结转资金数额。本项目可以根据"财政补助收入——基本支出"明细科目本年发生额减去"医疗业务成本""管理费用"科目下"财政基本补助支出"备查簿中登记的本年发生额合计后的金额填列。②"结转入结余分配"项目：反映医院当年本期结余减去财政基本补助结转金额后，结转入结余分配的金额。本项目可以根据本表"本期结余"项目金额减去"财政基本补助结转"项目金额后的金额填列；如为负数，以"－"填列。③"年初未弥补亏损"项目：反映医院截至本年初累计未弥补的亏损。本项目应当根据"结余分配"科目的本年初借方余额，以"－"填列。④"事业基金弥补亏损"项目：反映医院本年以事业基金弥补亏损的数额。本项目应当根据"结余分配——事业基金弥补亏损"明细科目的本年贷方发生额填列。⑤"提取职工福利基金"项目：反映医院本年提取职工福利基金的数额。本项目应当根据"结余分配——提取职工福利基金"明细科目的本年借方发生额填列。⑥"转入事业基金"项目：反映医院本年转入事业基金的未分配结余数额。本项目应当根据"结余分配——转入事业基金"明细科目的本年借方发生额填列。⑦"年末未弥补亏损"项目：反映医院截至本年末累计未弥补的亏损。本项目可以根据"结余分配"科目的本年末借方余额，以"－"填列。

（10）"本期财政项目补助结转（余）"项目：反映医院本期取得的财政项目补助收入减去本期发生的财政项目补助支出后的数额。本项目应当根据"财政补助收入——项目支出"明细科目本期发生额减去"财政项目补助支出"科目的本期发生额后的金额填列。

其中"财政项目补助收入"项目，反映医院本期取得的财政项目补助收入。本项目应当根据"财政补助收入——项目支出"科目的本期发生额填列。

"财政项目补助支出"项目，反映医院本期发生的财政项目补助支出。本项目应当根据"财政项目补助支出"科目的本期发生额填列。

（11）"本期科教项目结转（余）"项目：反映医院本期取得的非财政科教项目收入减去本期发生的非财政科教项目支出后的数额。本项目应当根据"科教项目收入"科目本期发生额减去"科教项目支出"科目本期发生额后的金额填列。

本项目下："科教项目收入"项目，反映医院本期取得的非财政科教项目收入。本项目应当根据"科教项目收入"科目的本期发生额填列。"科教项目支出"项目，反映医院本期发生的非财政科教项目支出。本项目应当根据"科教项目支出"科目的本期发生额填列。

四、收入支出的结转方法

收入支出可以按照两种方法进行结转，即账结法和表结法。

（一）账结法

账结法是指通过会计账户结转结余的一种方法。在账结法下，每月月末均需编制转账凭证，将在账上结计出的各收入、支出类账户的余额结转入结余科目，各收入、支出类科目每月月末结转后均无余额。结转后，结余科目贷方余额反映历年滚存至本月的结余。

账结法下，由于各月收入支出类科目均要结转入结余科目，即各月均可直接通过结余科目提供当月及本年累计的结余，可以充分医院会计收入支出核算的系统性和准确性，但增加了转账环节和工作量，所以采用该方法，需要实现会计电算化的医院。对于手工操作的基础医疗机构不适用。

（二）表结法

表结法是指通过会计报表结转结余的一种方法。在表结法下，各收入、支出类科目每月月末均不需结转到结余科目，只有在年末时才将各收入、支出类科目全年累计余额结转入"结余"科目，各收入、支出科目年末结转后无余额。

表结法下，由于各月收入支出类科目无须结转入结余科目，从而减少了转账环节和工作量，但并不影响收入支出表的编制及有关指标的利用，是一种简化的基层医疗卫生机构收入支出会计核算方法。表结法适用于日常收入支出业务频繁、金额重大且尚未采用会计电算化的机构。

五、医疗收入费用明细表

（一）医疗收入费用明细表的概念

医疗收入费用明细表反映某一会计期间内医疗收入、医疗成本及其明细项目的实际发生情况。它是医院收入费用总表的附表。报表的使用者能够从这张表中得到更详细医院收入与费用的构成情况。医院应当编制月度、季度、年度医疗收入费用明细表。

（二）医疗收入费用明细表的内容和格式

医疗收入费用明细表作为收入费用总表的附表，是对收入费用总表中医疗收入、医疗业务成本和管理费用的明细内容所作的进一步说明。医疗收入费用明细表中医疗成本包括医疗业务成本和管理费用。

医疗收入费用明细表分左右两方，左边列示医疗收入各明细项目的金额，右边列示医疗成本各明细项目的金额。

1.医疗收入的列示内容

医疗收入按形成来源不同，分为门诊收入和住院收入。按照收入性质不同，门诊收入分为挂号收入、诊察收入、检查收入、化验收入、治疗收入、手术收入、卫生材料收入、药品收入、药事服务费收入和其他门诊收入；住院收入分为床位收入、诊察收入、检查收入、化验收入、治疗收入、手术收入、护理收入、卫生材料收入、药品收入、药事服务费收入和其他住院收入。

需要注意的是，各项医疗收入均应按照扣除分摊的医保结算差额后的净额列示。

2.医疗成本的列示内容

医疗成本指医疗业务成本和管理费用的总和。医疗成本应按性质和功能两种分类予以列示。

（1）按性质分类。医疗成本按性质分类，可分为人员经费、卫生材料费、药品费、固定资产折旧费、无形资产摊销费、提取医疗风险基金和其他费用。按性质分类列示医疗成本，有助于反映费用的经济用途。

（2）按功能分类。医院的业务活动通常可划分为临床服务、医技服务、医辅服务、行政后勤管理等，每一种活动上发生的费用所发挥的功能不同，因此，按功能分类列示医疗成本，有助于反映费用发生的活动领域。

按照费用在医院所发挥的功能进行分类，医疗成本可分为医疗业务成本和管理费用。其中，医疗业务成本指各医疗业务科室发生的可以直接计入各科室或采用一定方法计算后计入各科室的直接成本。具体包括临床服务成本、医疗技术成本和医疗辅助成本，分别反映临床服务类科室、医疗技术类科室、医疗辅助类科室发生的直接成本合计数。管理费用指医院行政后勤管理部门发生的费用，以及医院统一负担的管理费用。

（三）医疗收入费用明细表的编制方法

本表"本月数"栏反映医疗收入、医疗成本及其所属明细项目的本月实际发生数；在编制季度收入费用明细表时，应当将本栏改为"本季度数"，反映医疗收入、医疗成本及所属明细项目的本季度实际发生数。在编制年度医疗收入费用明细表时，应当将本栏改为"上年数"栏，反映医疗收入、医疗成本及其所属明细项目上一年度的实际发生数。如果本年度医疗收入费用明细表规定的各个项目的名称和内容同上年度不一致，应对上年度医疗收入费用明细表各项目的名称和数字按照本年度的规定进行调整，填入年度本表中的"上年数"栏。

本表"本年累计数"栏反映各项目自年初起至报告期末止的累计实际发生数。

本表各项目的填列方法如下。

（1）"医疗收入"项目及其所属各明细项目，应当根据"医疗收入"科目及其所属各明细科目的本期贷方发生额减去借方发生额后的金额填列，即各项收入均按照扣除分摊的医保结算差额后的金额填列。

（2）"医疗成本"项目，应当根据"医疗业务成本"科目和"管理费用"科目本期发生额合计填列。

本项目下：①"按性质分类"下各明细项目，应当根据"医疗业务成本"和"管理费用"科目各所属对应一级明细科目本期发生额合计填列。如"人员经费"项目，根据"医疗业务成本——人员经费"和"管理费用——人员经费"科目本期发生额合计填列；"固定资产折旧费"项目，根据"医疗业务成本——固定资产折旧费"和"管理费用——固定资产折旧费"科目本期发生额合计填列。②"无形资产摊销费"项目，根据"医疗业务成本——无形资产摊销费"和"管理费用——无形资产摊销费"科目本期发生额合计填列。③"提取医疗风险基金"项目，根据"医疗业务成本——提取医疗风险基金"科目本期发生额填列。④"其他费用"项目，根据"医疗业务成本——其他费用"和"管理费用——其他费用"科目本期发生额合计填列。⑤管理费用中一般不发生"药品费""卫生材料费"，这两个项目根据"医疗业务成本——药品费、卫生材料费"科目本期发生额填列。⑥"按功能分类"下各明细项目，应当根据"医疗业务成本"科目及其所属明细科目、"管理费用"科目的本期发生额分析填列。其中："临床服务成本"是指医院临床服务类科室发生的直接成本合计数；"医疗技术成本"是指医院医疗技术类科室发生的直接成本合计数；"医疗辅助成本"是指医院医疗辅助类科室发生的直接成本合计数。

（柏　凤）

第四节　现金流量表

现金流量表是反映医院一定会计期间现金流入和流出的报表。它是以现金为基础编制的财务状况变动表。通过分析现金流量表,报表的使用者能够掌握与评价医院运用现金和获得现金的能力。

一、现金流量表概述

这里的"现金"是指医院的库存现金及可以随时用于支付的存款,即不仅包括"库存现金"账户核算的库存现金,还包括可以随时用于支付的银行存款、零余额账户用款额度和其他货币资金。编制现金流量表有助于会计报表使用者了解和评价医院现金获取能力、支付能力、偿债能力和周转能力,有助于预测医院未来现金流量,有助于分析判断医院的财务前景。

现金流量表以现金为基础编制,划分为业务活动、投资活动和筹资活动,按照收付实现制原则编制,将权责发生制下的信息调整为收付实现制下的现金流量信息。医院应当在年末编制本年度现金流量表。

二、现金流量及其分类

现金流量是指现金的流入和流出。医院的现金流量产生于不同的来源,也有不同的用途。例如,可通过提供医疗服务收到现金,通过向银行借款收到现金等;购买卫生材料、固定资产需要支付现金,职工工资也需要用现金进行支付等。现金流量净额是指现金流入与流出的差额,可能是正数,也可能是负数。如果是正数,则为净流入;如果是负数,则为净流出。一般来说,现金流入大于流出反映了医院现金流量的积极现象和趋势。现金流量信息能够表明医院经营状况是否良好,资金是否紧缺,医院偿付能力大小,从而为行政管理部门、债权人、医院管理者等提供有用的信息。

需要注意的是,医院现金形式的转换不会产生现金的流入和流出,如医院从银行提取现金,是医院现金存放形式的转换,不构成现金流量。此外,医院取得财政补助,在直接支付方式下,实质是现金流入和现金流出同步发生,财政直接支付所取得的补助及同时发生的支出也构成医院的现金流量。

《医院会计制度》规定,现金流量表应当按照业务活动产生的现金流量、投资活动产生的现金流量和筹资活动产生的现金流量分别反映。

(一)业务活动产生的现金流量

业务活动是指医院投资活动和筹资活动以外的所有交易和事项,包括提供医疗服务、获得非资本性财政补助、取得科研项目拨款、支付人员经费、购买药品及卫生材料、支付项目支出、支付其他公用经费等。通过业务活动产生的现金流量,可以说明医院的业务活动对现金流入和流出的影响程度,判断医院在不动用对外筹得资金的情况下,是否足以维持日常业务周转、偿还债务等。

业务活动产生的现金流入项目主要有开展医疗服务活动收到的现金、财政基本支出补助收到的现金、财政非资本性项目补助收到的现金、从事科教项目活动收到的除财政补助以外的现金、收到的其他与业务活动有关的现金;业务活动产生的现金流出项目主要有发生人员经费支付的现金、购买药品支付的现金、购买卫生材料支付的现金、使用财政非资本性项目补助支付的现金、使用科教项目收入支付的现金、支付的其他与业务活动有关的现金。

(二)投资活动产生的现金流量

投资活动是指医院长期资产的购建和对外投资及其处置活动。现金流量表中的"投资"既包括对外投资,又包括长期资产的购建与处置。其中,长期资产是指固定资产、无形资产、在建工程等。医院的投资活动包括取得和收回投资、购建和处置固定资产、购买和处置无形资产等。通过投资活动产生的现金流量,可以判断投资活动对医院现金流量净额的影响程度。

投资活动产生的现金流入项目主要有收回投资所收到的现金,取得投资收益所收到的现金,处置固定资产、无形资产收回的现金净额,收到的其他与投资活动有关的现金;投资活动产生的现金流出项目主要有购建固定资产、无形资产支付的现金,对外投资支付的现金,上缴处置固定资产、无形资产收回现金净额支付的现金,支付的其他与投资活动有关的现金。

(三)筹资活动产生的现金流量

筹资活动主要是指导致医院债务规模发生变化的活动,包括取得和偿还借款、偿付利息等。应付账款、应付票据等属于业务活动,不属于筹资活动。医院取得的财政资本性项目补助(即用于购建固定资产、无形资产的财政补助)从性质上类似于国家对企业的投资,参照企业现金流量表中将实收资本作为筹资活动现金流量的做法,《医院会计制度》规定将医院取得的财政资本性项目补助作为筹资活动产生的现金流量。

筹资活动产生的现金流入项目主要有取得财政资本性项目补助收到的现金,借款收到的现金,收到的其他与筹资活动有关的现金;筹资活动产生的现金流出项目主要有偿还借款支付的现金,偿付利息支付的现金,支付的其他与筹资活动有关的现金。医院在进行现金流量分类时,对于现金流量表中未特殊说明的现金流量,应按照现金流量表的分类方法和重要性原则,判断某项交易或事项所产生的现金流量应当归属的类别或项目,对于重要的现金流入或流出项目应当单独反映。

三、现金流量表的内容和格式

按照《医院会计制度》规定,医院现金流量表在格式的设计上主要依照现金流量的性质,依次分类反映业务活动产生的现金流量、投资活动产生的现金流量和筹资活动产生的现金流量,最后汇总反映医院现金净增加额。在有外币现金流量折算为人民币的医院,正表中还应单设"汇率变动对现金的影响额"项目,以反映医院外币现金流量折算为人民币时,所采用的现金流量发生日的汇率或期初汇率折算的人民币金额与"现金净增加额"中外币现金净增加额按期末汇率折算的人民币金额之间的差额。

医院现金流量表的基本格式如表6-4所示。

表6-4 现金流量表

会医 03 表

编制单位: _____年_____月

单位:元

项目	行次	金额
一、业务活动产生的现金流量		
开展医疗服务活动收到的现金		
财政基本支出补助收到的现金		

续表

项目	行次	金额
财政非资本性项目补助收到的现金		
从事科教项目活动收到的除财政补助以外的现金		
收到的其他与业务活动有关的现金		
现金流入小计		
发生人员经费支付的现金		
购买药品支付的现金		
购买卫生材料支付的现金		
使用财政非资本性项目补助支付的现金		
使用科教项目收入支付的现金		
支付的其他与业务活动有关的现金		
现金流出小计		
业务活动产生的现金流量净额		
二、投资活动产生的现金流量		
收回投资所收到的现金		
取得投资收益所收到的现金		
处置固定资产、无形资产收回的现金净额		
收到的其他与投资活动有关的现金		
现金流入小计		
购建固定资产、无形资产支付的现金		
对外投资支付的现金		
上缴处置固定资产、无形资产收回现金净额支付的现金		
支付的其他与投资活动有关的现金		
现金流出小计		
投资活动产生的现金流量净额		
三、筹资活动产生的现金流量		
取得财政资本性项目补助收到的现金		
借款收到的现金		
收到的其他与筹资活动有关的现金		
现金流入小计		
偿还借款支付的现金		
偿付利息支付的现金		
支付的其他与筹资活动有关的现金		
现金流出小计		
筹资活动产生的现金流量净额		
四、汇率变动对现金的影响额		
五、现金净增加额		

四、现金流量表的编制方法

(一)"业务活动产生的现金流量"填列方法和内容

1.填列方法

编制现金流量表时,业务活动产生的现金流量的填列方法主要有两种:直接法和间接法。这两种方法通常也称为编制现金流量表的方法。

(1)直接法。指通过现金收入和现金支出的主要类别直接反映医院业务活动产生的现金流量,如开展医疗服务活动收到的现金、购买药品支付的现金等就是按现金收入和支出的类别直接反映的。在直接法下,一般是以收入费用总表中的本期各项收入为起点,调节与业务活动有关的项目增减变动,然后计算出业务活动产生的现金流量。

(2)间接法。指以本期净资产变动额为起点,通过调整不涉及现金的收入、费用等项目的增减变动,调整不属于业务活动的现金收支项目,根据计算并列示业务活动现金流量的一种方法。

按照《医院会计制度》的规定,医院应当采取直接法编制业务活动产生的现金流量,对于按照间接法反映业务现金流量的情况不做要求。采用直接法编报的现金流量表,便于分析医院业务活动产生的现金流量的来源和用途,预测医院现金流量的未来前景。

2.各项目编制内容

(1)"开展医疗服务活动收到的现金"项目:反映医院开展医疗活动取得的现金净额。本项目可以根据"库存现金""银行存款""应收在院患者医疗款""应收医疗款""预收医疗款""医疗收入"等科目的记录分析填列。

(2)"财政基本支出补助收到的现金"项目:反映医院接受财政基本支出补助取得的现金。本项目可以根据"零余额账户用款额度""财政补助收入"等科目及其所属明细的记录分析填列。

(3)"财政非资本性项目补助收到的现金"项目:反映医院接受财政除用于购建固定资产、无形资产以外的项目补助取得的现金。本项目可以根据"银行存款""零余额账户用款额度""财政补助收入"等科目及其所属明细科目的记录分析填列。

(4)"从事科教项目活动收到的除财政补助以外的现金"项目:反映医院从事科研、教学项目活动取得的除财政补助以外的现金。本项目可以根据"库存现金""银行存款""科教项目收入"等科目的记录分析填列。

(5)"收到的其他与业务活动有关的现金"项目:反映医院收到的除以上项目之外的与业务活动有关的现金。本项目可以根据"库存现金""银行存款""其他应收款""其他收入"等科目的记录分析填列。

(6)"发生人员经费支付的现金"项目:反映医院为开展各项业务活动发生人员经费支付的现金。本项目可以根据"库存现金""银行存款""在加工物资""医疗业务成本""管理费用""应付职工薪酬""应付福利费""应付社会保障费"等科目的记录分析填列。

(7)"购买药品支付的现金"项目:反映医院购买药品而支付的现金。本项目可以根据"库存现金""银行存款""应付账款""应付票据""预付账款""医疗业务成本""库存物资"等科目的记录分析填列。

(8)"购买卫生材料支付的现金"项目:反映医院购买卫生材料支付的现金。本项目可以根据"库存现金""银行存款""应付账款""应付票据""预付账款""医疗业务成本""库存物资"等科目的记录分析填列。

（9）"使用财政非资本性项目补助支付的现金"项目：反映医院使用除用于购建固定资产、无形资产外的财政项目补助资金发生支出所支付的现金。本项目可以根据"银行存款""零余额账户用款额度""财政项目补助支出"等科目的记录分析填列。

（10）"使用科教项目收入支付的现金"项目：反映医院使用非财政科研、教学项目收入支付的现金；不包括使用非财政科教项目收入购建固定资产、无形资产所支付的现金。使用非财政科教项目收入购建固定资产、无形资产所支付的现金，在"购建固定资产、无形资产支付的现金"项目反映。本项目可以根据"库存现金""银行存款""科教项目支出"等科目的记录分析填列。

（11）"支付的其他与业务活动有关的现金"项目：反映医院除上述项目之外支付的与业务有关的现金。本项目可以根据"库存现金""银行存款""其他应付款""管理费用""其他支出""应缴税费"等科目的记录分析填列。

（12）"业务活动产生的现金流量净额"项目：按照"业务活动产生的现金流量"项下"现金流入小计"项目金额减去"现金流出小计"项目金额后的金额填列；如为负数，以"－"填列。

（二）"投资活动产生的现金流量"各项目的内容和填列方法

现金流量表中的投资活动包括短期投资和长期投资的取得与处置、固定资产的购建与处置、无形资产的购置与转让等。单独反映投资活动产生的现金流量，能了解医院为获得未来收益或提供服务而导致对外投资或内部长期资产投资的程度，以及以前对外投资所带来的现金流入的信息。投资活动现金流量各项目的内容和填列方法如下。

（1）"收回投资所收到的现金"项目：反映医院出售、转让或者到期收回长期投资而收到的现金；不包括长期投资收回的利润、利息，以及收回的非现金资产。本项目可以根据"库存现金""银行存款""长期投资"等科目的记录分析填列。

（2）"取得投资收益所收到的现金"项目：反映医院因对外投资而被投资单位分回利润收到的现金及取得的现金利息。本项目可以根据"库存现金""银行存款""其他应收款""其他收入——投资收益"等科目的记录分析填列。

（3）"处置固定资产""无形资产收回的现金净额"项目：反映医院处置固定资产和无形资产所取得的现金，减去为处置这些资产而支付的有关费用之后的净额。由于自然灾害所造成的固定资产等长期资产损失而收到的保险赔偿收入，也在本项目反映。本项目可以根据"库存现金""银行存款""固定资产清理"等科目的记录分析填列。

（4）"收到的其他与投资活动有关的现金"项目：反映医院除上述项目之外收到的与投资活动有关的现金。其他现金流入如果金额较大的，应当单列项目反映。本项目可以根据"库存现金""银行存款"等有关科目的记录分析填列。

（5）"购建固定资产、无形资产支付的现金"项目：反映医院购买和建造固定资产，取得无形资产所支付的现金；不包括为购建固定资产而发生的借款利息资本化的部分、融资租入固定资产支付的租赁费。借款利息和融资租入固定资产支付的租赁费，在筹资活动产生的现金流量中反映。本项目可以根据"库存现金""银行存款""固定资产""无形资产""在建工程"等科目的记录分析填列。

（6）"对外投资支付的现金"项目：反映医院进行对外投资所支付的现金，包括取得长期股权投资和长期债权投资所支付的现金，以及支付的佣金、手续费等附加费用。本项目可以根据"库存现金""银行存款""长期投资"等科目的记录分析填列。

（7）"上缴处置固定资产、无形资产收回现金净额支付的"项目：反映医院将处置固定资产、无形资产所收回的现金净额予以上缴所支付的现金。本项目可以根据"库存现金""银行存款""应缴款项"等科目的记录分析填列。

(8)"支付的其他与投资活动有关的现金"项目：反映医院除上述项目之外支付的与投资活动有关的现金。如果其他现金流出金额较大的，应当单列项目反映。本项目可以根据"库存现金""银行存款"等有关科目的记录分析填列。

(9)"投资活动产生的现金流量净额"项目：按照"投资活动产生的现金流量"项下"现金流入小计"项目金额减去"现金流出小计"项目金额后的金额填列；如为负数，以"—"填列。

(三)"筹资活动产生的现金流量"各项目的内容和填列方法

单独反映筹资活动产生的现金流量，能了解医院筹资活动产生现金流量的规模与能力，以及医院为获得现金流入而付出的代价。筹资活动现金流量各项目的内容和填列方法如下。

(1)"取得财政资本性项目补助收到的现金"项目：反映医院接受用于购建固定资产、无形资产的财政项目补助取得的现金。本项目可以根据"银行存款""零余额账户用款额度""财政补助收入"等科目及其所属明细科目的记录分析填列。

(2)"借款收到的现金"项目：反映医院举借各种短期、长期借款所收到的现金。本项目可以根据"库存现金""银行存款""短期借款""长期借款"等科目的记录分析填列。

(3)"收到的其他与筹资活动有关的现金"项目：反映医院除上述项目之外收到的与筹资活动有关的现金。如果其他现金流入金额较大的，应当单列项目反映。本项目可以根据"库存现金""银行存款"等有关科目的记录分析填列。

(4)"偿还借款支付的现金"项目：反映医院偿还债务本金所支付的现金。本项目可以根据"库存现金""银行存款""短期借款""长期借款"等科目的记录分析填列。

(5)"偿付利息支付的现金"项目：反映医院实际支付的借款利息等。本项目可以根据"库存现金""银行存款""长期借款""管理费用""预提费用"等科目的记录分析填列。

(6)"支付的其他与筹资活动有关的现金"项目：反映医院除上述项目之外支付的与筹资活动有关的现金，如融资租入固定资产所支付的租赁费。本项目可以根据"库存现金""银行存款""长期应付款"等有关科目的记录分析填列。

(7)"筹资活动产生的现金流量净额"项目：按照"筹资活动产生的现金流量"项下"现金流入小计"项目金额减去"现金流出小计"项目金额后的金额填列；如为负数，以"—"填列。

(四)"汇率变动对现金的影响额"项目的内容和填列方法

现金流量表中"汇率变动对现金的影响额"项目，反映医院外币现金流量折算为人民币时，按照现金流量发生日的汇率或期初汇率折算的人民币金额，与本表"现金净增加额"中外币现金净增加额按期末汇率折算的人民币金额之间的差额。

(五)"现金净增加额"项目的内容和填列方法

现金流量表中"现金净增加额"项目，反映医院本年度现金变动的金额。本项目应当根据本表"业务活动产生的现金流量净额""投资活动产生的现金流量净额""筹资活动产生的现金流量净额"和"汇率变动对现金的影响额"项目的金额合计填列。

五、现金流量表的具体编制说明

在具体编制现金流量表时，医院可根据业务量的大小及复杂程度，采用工作底稿法、T型账户法，或直接根据有关科目的记录分析填列。

（一）工作底稿法

采用工作底稿法编制现金流量表就是以工作底稿为手段，以收入费用总表和资产负债表数据为基础，结合有关科目的记录，对现金流量表的每一项目进行分析并编制调整分录，从而编制出现金流量表。

采用工作底稿法编制现金流量表的程序如下。

（1）将资产负债表的期初数和期末数过录到工作底稿的期初数栏和期末数栏。

（2）对当期业务进行分析并编制调整分录。调整分录大体有这样几类：第一类涉及收入费用总表中的收入和费用项目及资产负债表中的资产、负债和净资产项目，通过调整，将权责发生制下的收入费用转换为现金基础；第二类涉及资产负债表和现金流量表中的投资和筹资项目，反映投资和筹资活动的现金流量；第三类涉及收入费用总表和现金流量表中的投资和筹资项目，目的是将收入费用总表中有关投资和筹资方面的收入和费用列入现金流量表投资、筹资现金流量中去。此外还有一些调整分录并不涉及现金收支，只是为了核对资产负债表项目的期末期初变动。

在调整分录中，有关现金的事项，并不直接借记或贷记现金，而是分别计入"业务活动产生的现金流量""投资活动产生的现金流量""筹资活动产生的现金流量"的有关项目，借记表明现金流入，贷记表明现金流出。

（3）将调整分录过录到工作底稿中的相应部分。

（4）核对调整分录，借贷合计应当相等，资产负债表项目期初数加减调整分录中的借贷金额以后，应当等于期末数。

（5）根据工作底稿中的现金流量表项目部分编制正式的现金流量表。

（二）T 型账户法

采用 T 型账户法编制现金流量表，是以 T 型账户为手段，以资产负债表和收入费用总表数据为基础，结合有关科目的记录，对现金流量表的每一项目进行分析并编制调整分录，从而编制现金流量表。采用 T 型账户法编制现金流量表的程序如下。

（1）为所有的非现金项目（包括资产负债表项目和收入费用总表）分别开设 T 型账户，并将各自的期末期初变动数过入到各相关账户。如果项目的期末数大于期初数，则将差额过入到与项目余额相同的方向；反之，过入相反方向。

（2）开设一个大的"现金"T 型账户，每边分为业务活动、投资活动和筹资活动三个部分，左边记现金流入，右边记现金流出。与其他账户一样，过入期末期初变动数。

（3）以收入费用总表项目为基础，结合资产负债表分析每一个非现金项目的增减变动，并据此编制调整分录。

（4）将调整分录过入各 T 型账户，并进行核对，该账户借贷相抵后的余额与原先过入的期末期初变动数应当一致。

（5）根据大的"现金"T 型账户编制正式的现金流量表。

（三）分析填列法

分析填列法是直接根据资产负债表、收入费用总表和有关会计科目明细账的记录，分析计算出现金流量表各项目的金额，并据以编制现金流量表的一种方法。

（柏　凤）

第五节　成本报表

成本报表反映医院各科室在经营过程中发生的直接成本和临床服务类科室的全成本情况。它是医院财务报告的重要组成部分。它对医院加强成本管理,提高医院整体管理水平有着重要的作用。

一、成本报表概述

随着医疗卫生体制改革的不断深入,医院成本核算、分析及管理工作变得越来越重要。一方面在卫生资源有限的情况下,医院需要依靠技术进步、科学管理和结构调整,降低成本,提高效率,向社会提供更多、更好的卫生服务;另一方面,科学的成本核算与分析结果也是制定合理的医疗收费标准的重要依据。

为了促进医院加强成本核算与控制,便于医院行政管理部门等相关方面了解、评价、监督医院的成本管理工作,并为国家研究、制定医疗收费标准及医疗改革政策提供依据,《医院会计制度》规定医院应当在编报财务报告时,在财务情况说明书中对医院的成本核算与控制情况做出说明,并附送成本报表。同时,《医院会计制度》提供了成本报表的参考格式。

二、成本报表的内容及参考格式

医院需要作为财务情况说明书附表编报的成本报表包括 3 张表,即医院各科室直接成本表、医院临床服务类科室全成本表和医院临床服务类科室全成本构成分析表,这 3 张表的编制期间均为月度和年度。

(一)医院各科室直接成本表

医院各科室直接成本表反映管理费用(行政后勤类科室成本)和医疗技术、医疗辅助科室成本分摊至临床服务类科室成本前各科室直接成本情况。直接成本是指科室为开展医疗服务活动而发生的能够直接计入或采用一定方法计算后直接计入的各种费用。

各科室直接成本需要按成本项目,即人员经费、卫生材料费、药品费、固定资产折旧费、无形资产摊销费、提取医疗风险基金和其他费用分项列示。

(二)医院临床服务类科室全成本表

医院临床服务类科室全成本表反映医院根据《医院财务制度》规定的原则和程序,将管理费用、医疗辅助类科室直接成本、医疗技术类科室直接成本逐步分摊转移到临床服务类科室后,各临床服务类科室的全成本情况。即临床服务类科室全成本包括科室直接成本和分摊转移的间接成本。

各临床服务类科室的直接成本、间接成本和全成本也应当按成本项目,即人员经费、卫生材料费、药品费、固定资产折旧费、无形资产摊销费、提取医疗风险基金和其他费用分项列示。

(三)医院临床服务类科室全成本构成分析表

医院临床服务类科室全成本构成分析表反映各临床服务类科室的全成本中各项成本所占的比例情况,以及各临床服务类科室的床日成本、诊次成本情况。

诊次和床日成本核算是以诊次、床日为核算对象,将科室成本进一步分摊到门急诊人次、住院床日中,计算出诊次成本、床日成本。

医院成本报表的参考格式如表 6-5、表 6-6、表 6-7 所示。

表 6-5　医院各科室直接成本表

成本医 01 表

编制单位：　　　　　　　　　　　　　_____年_____月　　　　　　　　　　　　　单位：元

科室名称	人员经费①	卫生材料费②	药品费③	固定资产折旧④	无形资产摊销⑤	提取医疗风险基金⑥	其他费用⑦	合计⑧=①+②+③+④+⑤+⑥+⑦
临床服务类科室 1								
临床服务类科室 2								
…								
小计								
医疗技术类科室 1								
医疗技术类科室 2								
…								
小计								
医疗辅助类科室 1								
医疗辅助类科室 2								
…								
小计								
医疗业务成本合计								
管理费用								
本月总计								

注：说明：1.本表反映管理费用和医疗技术、辅助类科室成本分摊至临床服务类科室成本前各科室直接成本情况；2.医疗业务成本合计=临床服务类科室成本小计+医疗技术类科室成本小计+医疗辅助类科室成本小计；3.本月总计=医疗业务成本合计+管理费用。

表 6-6　医院临床服务类科室全成本表

科室名称	人员经费①	卫生材料②	药品费③	固定资产折旧④	无形资产摊销⑤	提取医疗风险金⑥	其他费用⑦	合计⑧=①+②+③+④+⑤+⑥+⑦
科室名称								
临床服务类科室 1								
临床服务类科室 2								
…								
科室成本合计								

注：说明：1.本表反映医院根据《医院财务制度》规定的原则和程序,将管理费用、医疗辅助类科室直接成本、医疗技术类科室直接成本逐步分摊转移到临床服务类科室后,各临床服务类科室的全成本情况。即临床服务类科室全成本包括科室直接成本和分摊转移的间接成本；2.表中的"直接成本"反映间接成本分摊前各临床服务类科室发生的直接成本金额；3.表中的"间接成本"反映将管理费用、医疗辅助类科室直接成本、医疗技术类科室直接成本按规定的原则和程序分摊转移至各临床服务类科室的间接成本金额。

表 6-7　医院临床服务类科室全成本构成分析表

成本医 03 表

编制单位：　　　　　　　　　　　　　　　年　　　　　月　　　　　　　　　　　　　　单位：元

成本项目	内科		··· 各临床服务类科室合计	
	金额	%	金额	%
人员经费				
卫生材料费				
药品费				
固定资产折旧	（＃＃）		（＊＊）	
无形资产摊销				
提取医疗风险基金				
其他费用				
科室全成本合计	（100％）		（100％）	
科室收入				
收入—成本				
床日成本				
诊次成本				

注：说明：本表用于对医院临床服务类科室全成本要素及其结构进行分析与监测，"＃＃"为某一临床服务类科室不同成本项目的构成比，用于分析各临床服务类科室的成本结构，确定各科室内部成本管理的重点成本项目。科室全成本包括临床服务类科室直接成本和分摊转移的间接成本。例：人员经费％（＃＃）＝（某一临床服务类科室人员经费金额/该科室全成本合计）×100％；人员经费金额合计（＊＊）＝各临床服务类科室人员经费之和；人员经费合计％＝（各临床服务类科室人员经费之和/各临床服务类科室全成本合计）×100％；诊次和床日成本核算是以诊次、床日为核算对象，将科室成本进一步分摊到门急诊人次、住院床日中，计算出诊次成本、床日成本。

三、成本报表的编制方法

医院各科室直接成本表的各项目可以根据有关科目记录直接或计算填列。医院临床服务类科室全成本表中的"直接成本"栏可根据有关科目记录填列，"间接成本""全成本"栏需根据《医院财务制度》规定的方法计算填列。医院临床服务类科室全成本构成分析表各项目需要依据医院临床服务类科室全成本表的数据计算填列，其中，床日成本、诊次成本需根据《医院财务制度》规定的方法计算填列。

需要说明的是：以上 3 张报表所反映的成本信息主要以科室、诊次和床日为成本核算对象，所反映的成本均不包括财政补助、非财政科教项目资金形成的固定资产折旧和无形资产摊销。开展医疗全成本核算的地方或医院，还应将财政项目补助支出、非财政科教项目支出所形成的固定资产折旧、无形资产摊销纳入成本核算范围。

（买　瑞）

第七章

医院财务预算管理与控制

第一节　医院全面预算管理体系

医院通过预测和决策,确定发展的长期战略目标和短期运营目标。为保证决策方案得以执行,实现既定目标,必须编制未来一定期间的全面预算,对医院的各项活动进行统筹安排及全面控制。

医院全面预算是指以数字形式表示的计划,反映医院以政府要求、患者要求和市场为导向的运营活动的各项目标及其资源配置的数量和金额等,它既是决策的具体化,又是控制医院运营活动的依据。

医院的全面预算由一系列预算构成,它覆盖整个医院的各个部门、科室。在医院全面预算的体系中,各项预算之间相互联系、相互制约、相互对应,构成一个有机的整体。

一、医院预算的概念和内容

(一)医院预算的概念

医院预算是指医院根据事业发展计划和任务编制的年度财务收支计划。医院预算由收入预算和支出预算组成。

国家对医院实行"核定收支、定额或定项补助、超支不补、结余留用"的预算管理办法。定额或定项补助的具体内容和标准,可根据各级各类医院不同的特点和业务收支状况及财力可能进行确定。大中型医院一般以定项补助为主,小型医院一般以定额补助为主。

医院预算参考以前年度预算执行情况,根据预算年度收入的增减因素和措施,编制收入预算;根据事业发展需要、业务活动需要和财力可能,编制支出预算。编制收支预算必须坚持以收定支、收支平衡、统筹兼顾、保证重点的原则,不得编制赤字预算。医院要逐步采用零基预算方法编制预算。医院所有收支应全部纳入预算管理。

医院财会部门根据年度事业计划提出预算建议数,经主管部门审核汇总报财政部门核定。医院根据主管部门下达的预算控制数编制预算,报主管部门审核批复后执行。

在医院预算执行过程中,当上级下达的事业计划有较大调整或由于国家有关政策的变化对预算执行影响较大时,医院须报经主管部门或财政部门调整预算;对预算执行影响较小时,由医院自行调整,报主管部门备案。

(二)医院预算的内容

医院未来一定期间的预算,包括收入预算和支出预算,是以决策确定的运营目标为指导,以运营预算为基础,根据医院的人力、财力和物力资源而确定的。如根据支出预算确定人力成本、药品、材料、管理费用等预算。

编制医院全面预算是通过编制一整套预计的财务报表和其他报表来实现的,这些表格相互衔接,组成医院的全面预算体系。

1.运营预算

运营预算是指为保证医院正常运营的收入、支出、存货等而编制的预算。它是预算体系的核心,包括收入预算、服务量预算、人力成本预算、药品、材料成本预算、管理费用预算等。医院的收入预算,包括财政补助收入、上级补助收入、医院收入、药品收入、其他收入等内容;医院的支出预算,包括事业支出、经营支出、自筹基本建设支出、对附属单位补助支出和上缴上级支出等项内容。

2.财务预算

财务预算是关于资金筹措和使用的预算,它以运营预算为基础,主要编制现金预算、信贷预算、预计总收入支出、预计资产负债和预计现金流量等。

3.专门(专项)决策预算

专门(专项)决策预算是指根据医院投资决策所编制的投资支出预算,即经医院有关部门反复论证确定的项目支出预算。它可能只涉及现金支出,也可能同时涉及固定成本(提取固定资产更新维护费)。

二、医院全面预算的作用

编制医院全面预算是规划和控制医院未来运营活动的手段之一,是强化医院运营管理的重要环节,其作用主要有以下几个方面。

(一)目标具体,责任明确

要实现对医院经济活动的有效控制,不仅需要制定医院发展总目标,而且需要将运营总目标按医院内部各职能部门的职责分工层层分解,使医院的运营总目标成为各职能部门工作的具体目标,以便能够控制医院内部各部门、各科室的业务活动,并使医院全体员工都知道自己在预算期内的具体任务及其与医院运营目标之间的关系,从而明确自己所承担的责任。

医院在持续运营的过程中,通过编制全面预算,可以把医院的收入、支出、收支结余、项目支出等方面的目标要求,同有关部门、科室、班组的具体工作任务有机地结合起来,使每位员工的工作在预算指导和控制下有计划、有步骤地进行。由于全面预算全面、具体,因此可时时掌握执行过程中的偏差信息,采取有效措施,保证医院在预算期内整个运营活动不偏离运营目标。

(二)可协调医院各部门的运营活动

医院为实现决策层所提出的既定目标,必须使医院内部各部门、各科室、各班组之间紧密联系,有机配合,避免医院运营过程相互脱节。通过编制全面预算,可以把各部门、各科室、班组、个人和每一环节的目标有机地结合起来,明确各自的经济责任和相互关系,有助于医院各层次、各个部门、科室、班组和个人通过正式渠道加强内部沟通。同时,有助于发现医院未来时期运营活动的薄弱环节,从而为加强薄弱环节的管理和控制,克服消极因素的影响,更好地协调医院内部各项运营活动,最终实现医院社会效益、经济效益和技术效益最大化创造良好条件。

(三)有利于日常经济活动标准的控制

医院在日常运营活动中,各项经济活动的进展如何,是否符合预算进程,能否实现决策目标,都需要根据一定的标准进行分析和判断,以便及时采取措施。预算使各个部门的管理人员、医技科室的专业人员和全体员工明确知道运营期间部门、个人都应该做什么和怎样做,并以预算为依据,通过计量、对比,及时提供实际执行结果及与预算标准之间的差异,然后采用有关的分析方法,找出原因,采取有效措施,保证预算目标顺利实现。

(四)为经营控制提供可靠依据

全面预算一经制定,就必须付诸实施,在预算执行过程中,各部门、各医技科室应以全面预算为依据,通过计量、对比,及时提供实际偏离预算的差异数额并分析其原因,以便采取有效措施,挖掘潜力、巩固成绩、纠正缺点,保证预定目标的完成。从这个意义上说,全面预算为经营控制提供了可靠依据。

(五)为评价、考核工作绩效提供客观标准

预算一旦经过全院各部门充分酝酿、讨论、起草、修改,就确立为医院内部各部门、科室、员工行动的目标和可考核的经济责任。医院可以通过对其实际完成数与预算数的比较分析,检查其完成预算目标的程度,考核评价各部门、员工的工作业绩。同时,根据预算与实际的偏差,检查预算的编制质量,以便提高预算编制水平。此外,编制全面预算,还有利于找到降低成本、提高效益的措施和途径,有利于调动全院职工为实现医院的总体目标而不懈工作。

三、医院全面预算的编制原则与依据

(一)医院全面预算的编制原则

1.坚持收支统管、收支平衡的原则

医院在编制预算时,必须将一切财务收支全部列入预算,包括计划部门根据项目功能、规模核定安排的基本建设计划,以及医院自筹用于发展建设和对外投资的资本支出等。医院预算要做到收支平衡,根据预算收入安排相应支出,保证国家下达的卫生事业计划能够顺利完成。

2.坚持量入为出、统筹兼顾的原则

要按照上年度的执行情况,考虑预算年度的可变因素,将收入打足,在安排支出预算时,应分清轻重缓急,将有限的资金安排到最需要的地方。要对各类资金统筹调度,合理安排。人员支出是保证医院正常运转的基本支出,必须优先安排。然后,再视财力可能,本着先急后缓、先重后轻的原则,妥善安排其他支出项目,做到既要保证重点,又要兼顾一般。基本原则是效率优先,兼顾公平。

3.坚持积极稳妥、依法理财的原则

编制预算要坚持以收定支、量入为出、收支平衡、略有结余或要有结余的原则,不能赤字预算。收入预算既要实事求是,又要留有余地;支出预算要打紧,坚持勤俭办院的方针。要把效益放在突出位置,一切收支数字要科学、严密、准确、真实。预算是医院财务工作的重要基础,预算的编制过程也是贯彻国家有关方针、政策、法规、制度及规范财务管理的过程。因此,医院在编制预算的过程中,必须认真贯彻和准确体现国家有关财经和医疗卫生方面的政策、法规、制度,特别是财政、财务、会计等方面的规章制度。

(二)医院预算的编制依据

为了保证医院预算切实可行,在编制预算时,要有充分的依据,主要包括:①国家卫生行政管理部门下达的卫生事业发展计划。②以往年度的预算执行情况。③本单位的业务规划及工作目标。

四、医院全面预算的编制与实施程序

(一)编制预算的准备工作

编制预算是医院预算管理的基础环节。为保障预算编制的科学、合理,应做好以下准备工作。

1.对上年预算执行情况进行全面分析研究

通过分析研究,掌握财务收支和业务规律及有关资料的变化情况,预测预算年度的收支增减趋势,为编制新年度预算打下基础。主要的分析包括分析上年计划和任务完成情况,预算执行情况,找出规律;分析各项资金来源及其变化情况;分析收支标准及定员、定编、定额的变化情况;分析资金使用中存在的问题及改进措施;分析有关政策对预算收支的影响程度。

2.核定基本数字

基本数字是反映医院规模、工作量多少、人员配置等情况的基础统计数据,是编制预算最基础的依据。核定基本数字包括:①定员,职工人数包括人员编制、在职职工实有人数、离退休职工实有数等。②定额,如每次食品检测的收费、每位从业人员的健康体检收费、支出定额中的人员经费等。③开支标准,计划年度各项费用的开支范围、额度、标准等,如差旅费、会议费等。④基本数字是卫生机构事业发展规模和业务量的依据,如各种服务量。

3.正确测算各种因素对单位收支的影响

(1)分析测算计划年度内国家有关政策对单位收支的影响,如监督和防疫分离政策、收费标准变动对收入的影响,职工医疗保险制度改革对收入的影响等。

(2)分析事业发展计划对单位收支的要求,如新建疾病控制中心,新进大型检测设备等对资金的需求和对收入的影响等。

4.准确掌握各种预算知识

准确掌握财政部门和主管部门有关编制收支预算的要求,熟悉新的预算科目及其内涵,熟悉预算表格的内在联系,熟悉预算科目,包括收入预算科目和支出预算科目,熟悉各种预算表格包括基本数字表、大型购置预算明细表、预算单位收支预算表等,理解其内在含义和联系,以保证预算编制的统一性和规范性。只有充分做好上述各项准备工作,才能将预算编制做得符合实际,更具有操作性。

(二)医院全面预算的编制程序

医院预算的编制是非常复杂的,涉及行政、后勤、医疗、医技等各个部门,只有全员参与预算的编制,才能使预算成为各部门、科室、全体员工自愿努力完成的目标。医院全面预算的编制程序如下。

(1)医院最高管理层根据医院长期发展战略规划、运营目标、运营方针,提出医院在预算期(财年)的预算总目标和具体目标。

(2)各业务部门对于分配的预算指标进行反复研究,编制本部门预算,报送医院预算管理部门。

（3）医院预算管理部门审查、论证、平衡各部门编制的预算，汇总编制医疗收支、药品收支、管理费用、专项收支等预算，汇总出医院的全面预算，提交医院院长办公会。

（4）经医院院长办公会批准，审议机构（预算管理委员会或职工代表大会）通过或驳回修改预算。

（5）主要预算指标报给主管部门（市卫生局、市财政局）。

（6）批准后的医院预算，下达各部门、科室并执行。

（三）医院全面预算的实施程序

1.首先要对医院的外部环境和内部环境进行调查摸底

在市场经济条件下，医院的经济目标要服从于市场经济的客观规律，所以在预算管理中要准确把握国家宏观经济政策和卫生改革的总体方向，周边医疗市场资源配置状况，地区居民收入发展趋势，居民医疗消费需求发展情况及同行业相关信息。对医院内部要充分把握工作思路、目标、各项事业发展计划和实施计划，全面了解单位人员编制、财产分布及使用情况，了解科室、部门的人员、设备、技术力量、盈利能力、工作量情况，并对历年数据进行加工、分析，以便做好经费的预算和项目论证工作。

2.确立医院收支目标

医院的收入主要包括业务收入、财政拨款收入和投资收入三大部分。确立医院收入目标时应以医院业务收入为重点。通常根据医院总体发展规划和目标确定总收入；根据医保定点人员的扩大、绩效激励政策的改变等因素来确定医院的增收额；根据卫生及物价等政策的改变、周边卫生资源配置变化、医保政策的变化等因素确立医院的总的减收额；根据医院总的工作量指标（如门、急诊人次，出院人数），确立医院业务收入结构。医院的支出应遵循"一要吃饭，二要建设，三要有所积累"的原则量入为出，量力而行，并与医院成本核算相结合。

3.对医院收支目标进行合理分解，并层层落实到科室、部门

（1）业务收入部门。根据业务科室的历年经营状况及技术水平，结合科室的人员结构，设备投入情况，医院对科室的扶持政策，科室所承担的职能来分解落实收入目标；根据收入来配比药品、器械、材料消耗支出；根据历年情况核定其他公用经费支出。

（2）行政后勤部门。主要根据所承担的职能、任务，强调费用的合理开支，减少浪费，通过定额、定项管理的办法来核定费用支出。当然这些收支指标的分解、落实并非一劳永逸，而是按"自上而下，自下而上，上下结合，多次平衡"的方式进行，从而缩小预算与实际的偏差，使目标更具合理性和可操作性。

4.全面预算的评价与激励

杰克·韦尔奇说："我的经营理念是要让每个人感觉到自己的贡献，这种贡献看得见、摸得着、数得清。"医院全面预算管理是一项全员参与、全面覆盖、全程跟踪的系统工程，要使其有效实施，必须充分调动管理者和全院职工的积极性，使执行情况与医院管理者、职工的经济利益挂钩，并做到奖罚分明、到位。要奖罚必须定期对科室的实绩与预算的差异进行分析、评估，考评中要求明确责任，区分执行中的可控及不可控因素，对于那些由责任部门创造的预算绩效，按增加收入、节约支出金额的一定比例确定奖励额度；对由于主观过失所造成的损失，按收入减少、费用超支额度酌情确定责罚额度。

医院全面预算管理是单位和医院行之有效的财务管理手段与技术。积极推进医院全面预算管理将从根本上推动医院建设和发展。

五、预算编制方法

预算编制方法很多,常用的编制方法包括传统的预算编制方法、弹性预算和零基预算。

(一)传统的预算编制方法

1.基期法

基期法指确定基期(通常为上一年度)预算收支的基数,在基期执行数的基础上,按照一定增减比例或数额确定预算年度收支指标的方法。该方法的最大优点是简单方便。它的缺点是没有考虑基数收支是否合理;它是一种增量预算,是在原预算基础上的增加,实际上是承认既成事实,而不管这个事实是否科学。

2.系数法

$$系数=收支统计数÷同期有关技术经济指标数$$
$$收支预算数=系数×计划年度有关的技术经济指标数$$

3.定额法

定额法是利用各种定额和有关的技术经济指标来测算近年收支预算数。

$$收支预算数=定额×计划年度有关的技术经济指标$$

如医院人员工资的编制采用的就是定额的方法,每一名职工工资有一个基本的定额,根据在职职工实有人数,就可以确定在职人员工资。

4.比例法

比例法是在已知全部预算收支总额的情况下,利用局部的比例关系,测算局部收支数的一种方法。它的公式为:

$$某项收支预算数=预算收支总额×比例$$

如根据卫生材料费占事业收入的比例,测算卫生材料预算数。

5.分析法

分析法是在原有基础上,分析各种新发生的因素或者原有因素的新变化对预算收支影响的方法。它的公式为:

$$预算收支数=基数±各种增减因素$$

6.综合法

综合法是综合利用系数法和分析法等,测算预算支出的一种方法。它的公式为:

$$预算收支数=系数×有关指标计划数±各种增减因素$$

以上传统的预算编制方法共同的特点是操作简单,适应性强,但是,这些方法没有考虑到收支因素的变动及这些变动是否合理。运用传统方法编制预算,实际上是只能升不能降,不利于加强财务管理。

(二)弹性预算

弹性预算是在不能准确预测业务量的情况下,根据本量利关系,按照一系列业务量水平编制的有伸缩性的预算。它的特点是在可预见的业务量范围内确定多个业务量水平的预算数,根据实际业务量确定相应的费用预算。编制的步骤如下。

(1)选择业务量的计量单位。

(2)确定适用的业务量范围:70%~120%。

(3)研究各项成本与业务量之间的关系。

成本＝固定成本＋单位变动成本×业务量

（4）计算各项成本预计数，并用一定的方式表达出来。

（三）零基预算

1.零基预算的概念

零基预算是目前世界各国普遍采用的一种相对科学的预算方法。我国 20 世纪 80 年代初期有人提出这个名词，20 世纪 90 年代陆续有些地区和部门采用这个方法。零基预算是指预算的收支以零为基点，对预算期内各项支出的必要性、合理性，预算收入的可能性及预算数额的大小，逐项审议决策从而确定收支水平的一种预算方法。零基预算适用于较难分辨其产出的服务型部门或不经常发生的及预算编制基础变化较大的预算项目。

2.零基预算的特点

零基预算的特点是以零为起点；要求针对一切业务活动；在对各项目成本效益分析的基础上，按项目的轻重缓急和财力可能分配预算金额；可以排除以前年度的不合理因素，使预算更切合实际；有利于调整单位之间的利益格局。

3.零基预算的编制

（1）各部门根据各自的分目标列出预算期内可能发生的费用支出项目及目的，并对各费用项目列示出几套不同的经济活动方式下的费用开支方案，上报预算管理委员会。

（2）对各费用开支方案进行汇总、排序。将刚性支出在尽可能节约的前提下，列为第一层，对酌量性费用进行成本效益分析，按成本效益比的大小进行排序，列为第二层和第三层。

（3）根据可动用的财力资源，按费用层次和轻重缓急进行资金分配，汇总编制成费用预算。

（夏青华）

第二节　财务预测与财务计划

一、财务预测

财务预测是医院管理人员以对未来经济状况和经济行为的假设为基础，对医院预期的经营成果、财务状况和现金流量所做的预测。财务预测的成果是预测性的财务报告，其表现形式可以是整套的财务报告预测，也可以是财务报告一部分或多部分的预测。

从财务管理的整个过程来看，财务预测在财务计划、财务决策和财务控制之前，是财务管理的首要环节。通过财务预测可为进行财务计划、做出财务决策和实施财务控制提供依据，也是提高医院经济效益的手段。

（一）财务预测的目的

财务预测是融资计划的前提。医院要为患者提供医疗服务，必须要有一定的资产。医疗服务增加时，医院必然要相应增加医药用品等流动资产，甚至还需要增加医疗设备等固定资产。为取得改善医疗服务所需增加的各项资产，医院要筹措资金。这些资金，一部分来自保留盈余，另一部分通过外部融资取得。因此医院需要预先知道自己的财务需求，提前安排融资计划，否则就可能发生资金周转问题，影响服务质量。财务预测的真正目的是应变。财务预测与其他预测一样都不可能很准确。从表面看,不准确的预测只能导致不准确的计划,从而使预测和计划失去意义,其实并非如此。预测可以提高企业对不确定事件的反应能力,从而减少不利事件出现带来的损失,增加利用有利机会带来的收益。

(二)我国财务预测的特点

(1)财务预测体系不健全、法规不完善。现阶段的法律、法规未对医院财务预测的程序、方法、具体要求等提供相应的规定或指南。

(2)财务预测内容不完整、行为不规范。预测的范围主要是盈利预测,而不是医院全面的财务预测,盈利预测的审计主要是对预测的基本假设及所选用的会计政策、预测编制的基础和计算方法进行审核,对预测的准确性不承担审计责任。

(三)财务预测的种类

(1)按预测对象分类,可分为筹资预测、投资预测、成本预测、收入预测和利润预测。

(2)按预测性质分类,可分为定性预测和定量预测。

(3)按预测跨度时间分类,可分为长期预测、中期预测和短期预测。

(4)按预测项目多寡分类,可分为单项预测和多项预测。

(5)按预测态势分类,可分为静态预测和动态预测。

(四)财务预测的基本程序

首先,明确预测对象和要求,即确立财务预测的目标,使预测工作有目的地进行。其次,收集和分析财务预测的资料,并加以分类和整理,使之满足预测的需要。再次,选择合适的预测方法,有效地进行预测工作,以取得初步的预测结果。最后,检查和修正预测的结果,分析误差及其产生原因,以保证目标的完成。

(五)财务预测的主要方法

1.定性预测法

定性预测法也称专家预测法,是通过判断事物所具有的各种因素、属性进行预测的方法,它是建立在经验判断、逻辑思维和逻辑推理基础之上的,主要特点是利用直观的材料,依靠专家个人的经验和直觉进行综合分析,主观地对事物未来状况进行预测定性。经常采用的定性预测方法有专家会议法、德尔菲调查、访问、现场观察、座谈等。定性预测法的优点是在资料不足的情况下可以加快预测速度,但科学依据不足,可靠性较差。

2.定量预测法

定量预测法主要是根据变量之间的数量关系建立数学模型,通过分析事物各项因素、属性的数量关系来进行预测的方法。它的主要特点是根据历史数据找出其内在规律,运用连贯性原则和类推性原则,通过数学运算对事物未来状况进行数量预测。有时间序列预测法和因果预测法两种。

(1)时间序列预测法也称趋势预测法,是分析按时间顺序排列的历史资料,根据事物发展趋势进行预测的一种方法。这种方法可以分为算术平均法、加权平均法、移动平均法、指数平滑法、最小二乘法、回归趋势法等。

(2)因果预测法是根据历史资料找出要预测的因素与其他因素之间的因果关系,并建立数字模型进行预测的方法。有一元回归法、多元回归法和投入产出法等。

定量预测法和定性预测法并不是相互孤立的,在进行财务预测时,经常要综合运用。进行财务预测所取得的资料要真实、及时,采用的方法要科学、合理,预测结果要正确、可靠。

二、医院财务计划

财务计划是在一定时期内以货币形式综合反映医院资金运动和财务成果的形成和分配的计划。它是组织和指导医院财务活动及进行财务管理的重要依据,既可以使各项经营目标具体化、系统化,协调各项计划指标,综合平衡各项生产经营计划,也可以为检查、考核和分析生产经营过程与结果提供依据。

(一)财务计划的作用

财务计划是以货币形式表示的财务方面的经营计划,是规定计划期医院经营中资金来源和运用、资金消耗和收入分配的计划。正确编制财务计划,对有效地组织财务活动,控制货币收支,努力达到预定的财务目标具有重要的意义。具体来说,财务计划有以下两个方面的作用。

1.有助于明确目标

财务计划是具体化的财务目标。编制财务计划有助于医院内部各个科室、部门的主管和员工了解本科室、部门、本人在医院财务目标中的地位、作用和责任,有助于医院财务人员为保证医院运营目标的实现,经济合理地使用资金和筹措资金。财务计划围绕医院的财务目标,把医院运营过程中各个环节的工作紧密组织起来,有利于消除部门之间的隔阂和本位主义,使医院内部各方面力量相互协调,资金运用保持平衡,减少和消除可能出现的各种矛盾冲突,从而使医院成为一个为完成其运营目标、财务目标而顺利运转的有机整体。

2.有助于控制资金

财务计划的控制作用主要表现在 3 个方面:事前控制、事中控制和事后控制。计划的事前控制,主要是控制计划单位业务范围和规模,以及可用资金限额。由于医院计划总是有一定限度的,因此各科室、部门不能随心所欲,应分清轻重缓急,在资金允许的情况下,合理安排。科学合理的计划能激发各科室、部门和医院员工的工作积极性,主动献计献策,提出降低医疗服务费用,增加医疗收入的措施,以确保计划目标的完成。计划的事中控制主要是按计划确定的目标,对计划收入进行督促,争取实现预期收益和货币资金的流入;对计划的各项耗费和货币资金流出进行审核,防止超支,保证计划的执行。计划的事后控制主要是进行计划和实际执行结果的比较,分析差异产生的原因,进行业绩评价,并为下一期的计划编制工作提供依据。

(二)财务计划的内容

财务计划就是以现金收支预算为核心,编制现金收支预算表、预计损益表和预计资产负债表。

现金收支预算由现金收入、现金支出、现金多余或不足、资金的筹集和运用 4 个部分组成,其目的在于协调医院现金收支的平衡,提供现金收支的控制依据。预计损益表是在汇总销售、成本、费用、投资和营业外收支预算基础上编制的,其格式基本上与会计报表相同,其目的是可以掌握税后净利润。预计资产负债表是利用期初资产负债表相关数字,根据销售、生产、资本等预算的有关数据加以调整后编制的,其目的是为了预见计划期的财务状况,保证各项目的收支平衡。

(三)编制财务计划的程序

首先,收集和整理资料,并根据上期指标预计执行情况和财务决策,结合市场形势,全面提出财务计划指标;其次,紧密结合医院各项计划,对各项指标进行协调,实现计划的综合平衡;再次,在先进、合理的技术经济定额的基础上,调整各项指标,提出计划表格;最后,组织讨论,提出措施,发动职工,贯彻计划的执行。

(四)确定财务计划的方法

计划的编制是个信息的转换过程,将初始信息转化成关于医院未来发展目标、资金筹措、运用和考核效果的财务计划指标,必须借助于一定的数量分析和推断的方法。财务计划的编制方法一般有以下几种。

1.平衡法

平衡法即利用有关指标客观存在的内在平衡关系计算确定计划指标的方法。

2.因素法

因素法即根据影响各项指标的各种因素来推算计划指标的方法。

3.比例法

比例法即根据医院历史上已经形成的各种指标之间的比例关系来计算计划指标的方法。

4.定率法

定率法即根据有关规定的固定比率来确定计划指标的方法。如税金、利息、折旧等都可以按照固定比率计算确定有关计划指标。

5.定额法

定额法即以医院规定的定额作为计划指标的一种方法。

6.趋势计算法

趋势计算法即根据历年指标的发展趋势确定计划指标。

(夏青华)

第三节　责任中心及其绩效考核

一、责任中心概述

(一)责任中心的概念

责任中心是医院实行责任会计制度的基础,是指医院内部按照责权统一的原则划分的、相对独立的、根据其管理权限承担一定经济责任并能反映其经济责任履行情况的核算单位。

医院在进行医疗服务的过程中,为了有效地进行内部经济管理和控制,在统一领导、分级管理的原则下,根据本院的具体情况,将整个医院的经济管理逐级划分为若干个责任领域或范围,即责任中心。让其主管负责人员在其职责范围以内,尽其职,负其责,努力工作,并定期就其经济责任进行绩效考核,实行奖惩,将权、责、利有机地结合起来,围绕各责任中心的经营活动实行自我控制。实行责任中心制,可以真实反映医院各部门、各科室自身经济责任的完成情况,进一步规范科室成本计算办法,加强成本控制,有利于激励各部门、科室和全体人员的工作热情,有利于医院总体经济管理目标的实现,从而推动医院逐步形成集约化的经营管理模式。其目的是加强医院内部管理,保证社会效益和经济效益的不断提高。

(二)医院责任中心的划分

医院划分责任中心前,必须明确每个责任单位的权责范围,做到权小责小,权大责大,权责紧密结合。医院责任中心的划分原则如下。

（1）医院在运营过程中,各部门、科室、班组应具有相对独立的地位,能独立承担一定的经济责任。

（2）作为责任中心的部门、科室、班组应有一定的管理权、控制权和责任范围。

（3）作为责任中心的部门、科室、班组均能制定明确的控制目标,并具有实现控制目标的能力。

（4）在医院运营活动过程中,各责任中心都必须能独立地执行和完成目标规定的任务。

责任中心无论其级次与大小,凡在经济管理上的责任可以辨认者,都可以作为单独的考核单位。从门诊部、药械科、制剂室、药房,到临床科室、医技科室、洗衣室、技工室、锅炉房、电工班组,甚至医院或某科室的某项设备,都可以划分为责任中心。医院内部的责任层次一般分为院、科两级,以一个科室为一个责任中心为宜。后勤保障部门少数科室所属的室(组),其责任范围易于区分并能够独立核算的,也可划分为责任中心。

二、责任中心的分类

责任中心按其责任范围所控制的区域大小,一般分为医疗成本中心、收益中心和投资中心三类。

(一)医疗成本中心

1.医疗成本中心的范围

医疗成本中心又称医疗费用中心,是指医院在运营过程中医疗成本发生的区域。医疗成本中心在一般情况下,只能控制医疗成本。即医疗成本中心的主管负责人,对责任范围内发生的医疗成本应负责任,并能对其中的若干个医疗成本项目加以控制,但无法控制医疗收入和盈亏。

医疗成本中心在医院各种形式的责任中心中应用范围较广,凡在医院内部对成本负有责任的部门、科室、班组都可视为医疗成本中心。例如,医院的挂号室、普通制剂室、无菌制剂室、药品室、输血室、输氧室等都是医疗成本中心。有条件的或分工较细的科室,也可以将若干班组、员工个人或某一项设备,如CT、B超、动态心电图划为医疗成本中心,在一个医院内部,只要有需要和可能,各级组织都可成为成本中心。

2.责任成本

责任成本是指医院将成本支出按部门、科室、班组等责任者进行归类,并由责任者负责和进行核算的可控成本。计算责任成本,要求把能够分清责任的成本数据,分解到医院各部门、科室、班组或个人,做到干什么、管什么,干与管一致,干的要对一定的成本负责,经济责任清楚。责任成本是考核各成本中心工作业绩的依据,但应和奖惩制度挂钩。

责任成本有可控成本和不可控成本两类。可控成本是指可由医院一个部门、科室、班组或个人对其发生额施加影响并控制的成本。不可控成本是指不能由医院某一个部门、科室、班组或个人施加影响并控制的成本。可控成本与不可控成本的划分标准如下。

（1）成本中心在运行过程中,是否有办法知道将要发生什么性质的耗费。

（2）成本中心是否有办法计量此种耗费。

（3）成本中心在运行过程中,当耗费发生偏差时,是否有能力控制并调节此种耗费。

责任成本的可控与不可控是相对的,一项成本对某责任中心来说是可控的,而对另一责任中心来说则可能是不可控的;对上级责任中心是可控的,而对下级责任中心则可能是不可控的。如医院总收入的成本,对药品责任中心来说是不可控成本,药品责任中心对其不可控成本也就不能负责。

如果成本中心对于某项成本,能够按以上3个要求进行管理,那么这项成本便称作该成本中心的可控成本;否则,就是不可控成本。成本中心的各项可控成本之和,即构成该成本中心的责任成本。如各医技科室,作为成本中心来说,对人工、水、电、医用材料、设备维修、折旧的提取,都有一定的方法计量,在实际工作中既有办法知道其耗费中活劳动与物化劳动各占的比重,又有能力控制、调节其耗费量,但对间接费用则不能控制和调节。

由于成本中心只对其可控成本负责,因此,每个成本中心在月、季、年计划开始以前,应根据上级下达的工作任务先编制责任预算,平时应根据本中心的可控成本,对责任成本的实际发生数进行记录,定期编制该成本中心的责任成本实绩报告,其工作实绩也以它的可控成本作为效绩评估和考核的依据;对不可控成本,由于成本中心无能为力,在定期的实绩报告中不予反映,最多只能作为补充资料上报,供上级参考。

成本中心的负责人,只能对其可以直接影响和控制的责任成本负责,对其不能影响和控制的不可控成本就不能负责。可见,只有可控成本才能构成该成本中心的责任成本。通过经济责任制的实施,医院根据需要和可能,可以将本院所属各部门、科室、班组或个人都划分为成本中心,分别编制责任预算,记录、分析和考核各成本中心的责任成本,并据其绩效实行奖惩,促进各成本中心积极努力抓成本管理,这是医院控制成本,增加效益的必要途径。

在实际工作中,一个医疗成本中心的不可控成本,往往是另一个医疗成本中心的可控成本。如医院实行医疗项目成本核算后,各医疗项目成本的间接费用和行政管理费,对辅助科室和行政部门来说是可控成本,而对各医疗项目的成本中心则是不可控成本;又如直接用于制剂室生产的原材料、燃料、动力、人工工资等,对于制剂室成本中心是可控成本,而制剂室应摊的医院行政管理费等间接费用则是不可控成本。

在通常情况下,小规模的部门、班组、某项设备的成本中心,与较大规模的科室成本中心相比,其所计算的成本指标范围不尽相同。前者涉及的成本项目较少,后者可能要涉及全部成本项目,但都是责任成本。

(二)收益中心

1.医院收益中心概述

收益中心是指既对医疗成本负责,又对医疗收入和盈亏负责的医院内部单位。该单位既要控制成本的发生,又要对应取得的收入和收益进行控制,即它能通过对运营决策的调整来对该单位的盈亏产生影响,为医院增加经济效益。

2.医院收益中心分类

医院的收益中心可以是自然形成的,也可以是人为划分的。自然的收益中心一般是指医院内部的独立单位,如所属分院、门诊部(所)、独立的药品零售店、服务中心等,这些单位一般可以直接与外部市场发生业务上的联系,提供劳务或销售最终产品,既有收入,又有成本,可以计算盈亏,并且直接以完成的财务成果与其责任预算对比,即可评价和考核其工作业绩。人为划分的收益中心,一般不与外部市场发生业务上的联系,它适用于医院内部具有独立收入来源的药房、医技科室、在加工材料等部门。采用收益中心的管理办法,可以充分调动这些部门的积极性,达到节约挖潜、增加收入、提高经济效益的目的。

3.医院收益中心的管理

医院在实行收益中心管理时,既可以对其进行完整的、独立的全部成本核算,也可以采取不分摊不可控成本,如间接费用和管理费用的办法,只计算收益中心的毛收益,让收益中心由净收益中心变为毛收益中心。

4.医院收益中心应实行等价交换

应当指出的是,医院的收益有自然形成的,也有人为的。如供给患者的药品实现的收益是自然形成的。人为的收益是指在医院内部各责任中心之间,采用"内部货币"的结算办法,按照"内部转移价格"或称"内部费用转移"的办法,实行等价交换所实现的收益。如汽车班按照内定价格收取使用车辆的费用;维修班、洗衣房、供应室、药库等按照内定价格向有关科室收取的费用。由于将成本中心作为收益中心来运营管理,能够加强工作人员的责任心,做到人人既关心成本,又关心收益。因此,人为的收益中心随着市场经济的发展和医院经济管理的深化,逐渐被一些医院采用。

(三)投资中心

投资中心是指既对成本、收入、利润负责,又对投入的资金的使用效果负责的医院所属内部单位。投资中心不但能控制成本、收入与收益,同时也能控制所占用的全部资金,包括流动资产和固定资产。投资中心一般适用于运营规模和经营管理权限较大的内部单位,如医院后勤体制改革后,服务公司对某医院的后勤部门——洗衣、食堂、运输、维修、小卖部等实行统一管理。由于在保证优质服务的前提下要对投资的经济效益负责,所以,服务公司有充分的运营决策权和投资决策权。各投资中心共同使用的资产必须划分清楚,共同发生的成本应按适当标准进行分摊,这样才能比较准确地算出各投资中心的经济效益。投资中心比医院其他责任中心的权力更大、责任更重。医院的投资中心是在医院规模不断扩大、市场竞争加剧以后医院获得较大运营投资权的产物。

三、责任中心的绩效考核

绩效考核是指以责任报告为依据,分析、评价各责任中心责任预算的实际执行情况,找出差距,查明原因,借以考核各责任中心工作成果,实施奖罚,促使各责任中心积极纠正行为偏差,完成责任预算的过程。

从考核的指标口径看,绩效考核包括狭义和广义两种。前者仅考核责任中心的价值指标(如成本、收入、利润及资产占用额等责任指标)的完成情况;后者则还包括非价值责任指标的完成情况。

(一)成本中心的绩效考核

由于医疗成本中心没有收入,只对医疗成本负责,因而对医疗成本中心的绩效考核应以责任成本为重点,即以其责任报告为依据,来衡量责任成本发生的实际数与预算数的差异,并分析研究其产生的原因。

医疗成本中心编制的责任报告,也称作实绩报告,通常只需按该中心可控成本的各明细项目列示其预算数、实际数和差异数三栏。实绩报告中的"成本差异"是评价和考核医疗成本中心工作实绩好坏的重要指标。

(二)收益中心的绩效考核

对医院收益中心的绩效考核,应以贡献毛益与税前净利为重点,也就是应以责任报告为依据,来衡量其实际收入与成本是否达到目标收入和成本水平。

医院收益中心编制的责任报告,又称为成果报告。在这报告中需分别列出总收入、变动成本、贡献毛益、期间成本和税前净利等五项指标的预算数、实际数和差异数。

(三)投资中心的绩效评估

投资中心实质上也是利润中心,对投资中心的效绩评估,不但要计算收益,而且要考虑投资,除考核成本、收入、利润等指标外,要重点考核"投资报酬回收率",又称投资的"获利能力",它是全面反映投资中心运营管理活动的综合质量指标,可以综合考核投资中心的运营成果。投资报酬回收率的计算公式为:

$$投资报酬回收率＝投资中心收益额÷投资中心平均占有资产额×100％$$

上述公式中的"收益",是指减去成本后的收益;"资产额"是指运营业务所用的全部资产的平均占用额。计算时应以期初和期末的平均占用额为准。根据以上公式,提高投资报酬回收率的主要途径如下。

1.增加服务收入

(1)设法使服务收入增长的比例高于服务成本增长的比例。

(2)设法在服务用资产额相对稳定的情况下,增加服务收入。

(3)设法使收益增加的幅度高于服务用资产额增加的幅度。

2.降低成本数额

设法在服务收入稳定的情况下,逐步降低服务成本。

3.减少服务用资产额

(1)压缩库存,减少外欠,减少资金占用,加速资金周转。

(2)设法在收益不变或增加的情况下,减少服务用资产额。

(3)设法使服务用资产额减少的幅度,大于收益减少的幅度。

(4)提高设备完好率和使用率,出售或调出多余的固定资产。

综上所述,在实际工作中采用什么模式,建立何种责任会计制度,如何划分责任中心的层次和如何将医院的全面预算从最高层逐级向下分解,形成责任预算,都要同医院的具体情况,如组织结构等相适应。将各责任单位对应的责、权、利紧密结合,使相关制度同时兼顾国家、集体和个人三方面的需要。同时应注意促使各个责任单位为了医院总体目标的实现而协调工作,使各个责任单位的目标和利益同企业的总体目标和利益保持一致。

(刘娟芳)

第四节 财 务 控 制

财务控制是指财务人员(部门)通过财务法规、财务制度、财务定额、财务计划目标等对资金运动(或日常财务活动、现金流转)进行指导、督促和约束,确保财务计划(目标)实现的管理活动。在医院财务管理工作中,财务控制是财务管理的重要环节或基本职能,与财务预测、财务决策、财务分析与评价一起成为财务管理的系统或全部职能。医院的任何一项财务活动都需要控制。

财务控制是通过对财务活动约束、调节、疏通,使个别、分散的财务行动按预定目标运行的过程。财务控制要以消除隐患、防范风险、规范经营、提高效率为宗旨,建立全方位的控制体系、多元的监控措施和循序渐进的多道控制防线。

一、财务控制的目的

(1)对理财目标本身进行控制,使它达到先进的水平,进而确定一个优良的财务活动运行轨道。

(2)对理财目标的执行情况进行控制,消除财务活动运行结果与既定目标的偏差,以保证整个财务活动按照既定的目标进行。

(3)通过财务对经营活动进行控制,使经营活动的发展符合理财目标,并保证理财目标的实现。

二、财务控制的地位与作用

财务控制在医院财务管理中具有重要的地位和作用,财务预测、决策、计划、控制、分析、检查构成财务管理的循环体系。从一定意义上说,财务预测、决策、计划是为财务控制指明方向、提供依据、规划措施,财务控制则是对这些规划和设想的具体落实。在医院财务管理中,财务控制是财务管理循环中的关键环节,没有控制,一切预测、决策和计划都是徒劳无益的。财务控制是经济控制系统的重要组成部分。经济控制系统由物质控制系统、技术控制系统、人员控制系统及财务控制系统等多个控制系统构成,而其中的财务控制是借助于货币这一价值尺度所实施的控制。

(一)保证作用

通过控制资金占用规模,保证医院正常业务活动对资金的合理需要;通过控制资金占用结构,保证医院业务活动持续高效地运行;通过控制资金耗费价值的补偿,保证和维护医院业务的顺利进行。

(二)促进作用

通过对资金占用的日常控制,促进医院加速资金周转;通过对基金耗费的控制,促进医院提高经营管理水平,不断增收节支,提高经济效益。

(三)监督作用

通过控制医院各项财务收支,督促医院严格执行党和国家有关方针政策与财经纪律,防止违法乱纪,保护医院资产的安全与完整;通过控制医院财务活动,防止损害国家利益和患者利益,以利于医院的健康发展。

(四)协调作用

通过控制资金运用的结构与规模,控制资金的收入、支出及分配,协调国家、单位、患者及职工个人之间的经济利益关系。

三、财务控制的基础和原则

(一)财务控制的基础

财务控制的目的是为了实现财务预算,而财务预算所包含的各项指标都是以价值形式来反映的,因此财务控制必须借助价值手段来进行。财务控制以价值控制为手段,可以对不同岗位、不同部门、不同类型的经济业务活动进行度量,有利于进行对比、分析和考核。财务控制的基础是进行财务控制所必须具备的基本条件,这主要包括以下几个方面。

1.组织保证

控制必然涉及控制主体和被控制对象。就控制主体而言,应围绕财务控制建立有效的组织保证。如为了确定财务预算,应建立相应的决策和预算编制机构;为了组织和实施日常财务控制,应建立相应的监督、协调、仲裁机构;为了便于考评预算的执行结果,应建立相应的考评机构等。就被控制的对象而言,应本着有利于将财务预算分解落实到内部各部门、各层次和各岗位的原则,建立各种执行预算的责任中心,使各责任中心对分解的预算指标既能控制,又能承担完成责任。

2.制度保证

财务控制必须以财务控制责任制为基础。实行责任控制,按照职务分管的原则,明确职权,使各个部门既相互联系,又相互制约,便于检查。进行财务控制,要按照各自的职责分工进行,以有效达到控制的目的。内部控制制度包括组织机构的设计和医院内部采取的所有相互协调的方法和措施。这些方法和措施用于保护医院的财产,检查医院会计信息的准确性和可靠性,提高经营效率,促使有关人员遵循既定的管理方针。

3.科学管理

财务控制必须以医疗业务活动过程、管理方法、程序、标准为依据,才能有效实施。财务控制效率的高低,很大程度上与医院管理工作密切相关,要提高资金利用效果,必然要求医院各管理部门对其工作进行科学的管理和有效的控制。因此,必须以科学管理为基础,才能充分发挥财务控制的作用。

4.预算目标

财务控制应以健全的财务预算为依据,面向各个部门的财务预算是控制经济活动的依据。财务预算应分解落实到各责任中心,成为控制各责任中心经济活动的依据。若财务预算所确定的财务标准严重偏离实际,财务控制就无法达到目的。

5.财务信息

无论是财务控制目的的选择和财务控制标准的制定,还是差异揭示和分析,都必须建立在及时掌握并加工和反馈信息的基础上。财务信息是财务控制的指示信号,因此,要搞好医院经营管理的各项工作,应建立健全管理制度和方法,建立医院财务信息网,及时收集、加工、传递、储存、处理信息。财务信息包括2个方面内容。

(1)财务预算总目标的执行情况必须通过医院的汇总会计核算资料予以反映,透过这些会计资料可以了解和分析医院财务预算总目标的执行情况,找出存在的差异及其原因,并提出相应的纠正措施。

(2)各责任中心及各岗位的预算目标的执行情况必须通过各自的会计核算资料予以反映,透过这些会计资料可以了解、分析各责任中心以至各岗位预算目标的完成情况,将其作为各责任及各岗位改进工作和考核工作业绩的依据。

6.信息反馈系统

财务控制是一个动态的控制过程,要确保财务预算的贯彻实施,必须对各责任中心执行预算的情况进行跟踪监控,不断纠正执行中出现的偏差。这就需要建立一个信息反馈系统。

7.奖罚制度

财务控制的最终效率取决于是否有切实可行的奖罚制度,以及是否严格执行了这一制度,否则,即使有符合实际的财务预算,也会因为财务控制的软化而得不到贯彻落实。

财务控制必须以充分调动职工的积极性为基础。实施财务控制,不能仅靠制度、上级的监督和检查,还应充分发动群众,调动广大干部职工的积极性,想办法、出主意、定措施,把财务控制变成干部职工的自觉行动,只有建立在此基础上的财务控制,才能发挥更大的作用。

(二)财务控制的原则

1.全面控制与重点控制相结合的原则

全面控制也就是对医院资金运动全过程的各个环节及影响财务成果的全部因素,实施全员、全方位的控制。重点控制就是按照例外管理的原则,对医院资金运动过程中出现的重点事项及重大差异实施的控制。重点控制寓于全面控制之中,重点控制使全面控制更为有效,全面控制与重点控制结合在一起才能发挥更大的作用。

2.专业控制与非专业控制相结合的原则

财务人员根据占有的资料,借助专业的方法,对资金运动进行专业控制。为了使专业控制发挥更大效能,还应充分发动广大干部职工参加财务管理,对各部门各环节的经济活动进行控制。只有将专业控制与非专业控制结合起来,才能实施对资金运动的有效控制。

3.责权利相结合的原则

控制本身是一种责任,从某一方面讲也是一种权力。光有责任,没有权力,不能保证责任的完成。有责权,还要与考核奖惩制度相联系,责权利相结合,才能充分调动医院各部门和个人在财务控制中的责任心和主动性。

4.目标控制与追踪控制相结合的原则

控制是对目标进行控制,控制的关键在于确定目标。但只对目标控制还远远不够,在实际资金运动过程中,资金运动不可能完全按既定的目标进行,总会有差异。因此,必须搞好资金的动态追踪控制,查找差异原因,及时采取措施或重新修订目标。只有把两者有效地结合起来,才能保证财务控制的有效性。

5.日常控制与定期控制相结合的原则

日常控制主要与各责任中心、各部门、各科室的正常工作结合进行。为了保证日常控制的有效性,还要定期不定期地检查落实日常控制情况,分析资金利用效果,找出不足,以便采取相应的措施。

6.财务控制与行为控制相结合的原则

要使财务控制有效,必须研究人们对财务控制的行为因素。一般情况下,人们对控制有一种反感情绪,医院是技术密集型单位,技术专业人员荟萃,又是与患者打交道,如果控制标准方法缺乏科学性,更容易使财务控制效果大打折扣。因此,必须把财务控制与行为控制结合起来,讲清财务控制的目的和意义,让广大干部职工认识理解,并变成他们自觉接受的一种管理制度。既要坚持政治思想教育,发动广大干部职工讨论财务控制标准,力求公正合理,又要严格考核制度,实事求是,奖优罚劣。

7.强制性控制与建议性控制相结合的原则

强制性控制是指对违法违纪的经济活动所进行的强制惩罚。建议性控制是指财务控制能引导经济活动更迅速地朝着既定目标前进。把强制性控制与建议性控制有效结合起来,以达到开源节流、增收节支、提高资金使用效益的作用。

四、财务控制的形式

财务控制可采取多种多样的方式,而且随着客观环境的变化而变化。医院常用的控制形式包括集中控制与分级控制。

（一）集中控制

集中控制是指由一个控制中心对所有子系统的情况进行集中加工、处理，集中指令，操纵所有子系统的财务活动的一种控制形式。集中控制一般适用于规模较小的医院。控制中心对信息的掌握、传输与处理具有高效率与可靠性，有利于实现整体的最优控制。对于规模较大的医院来说，实行集中控制，不利于调动各方面的积极性，风险集中，信息传递不快，容易使控制失效。

（二）分级控制

分级控制是指在一个最高控制中心的领导下，按照整个系统内在的结构层次，分别设置不同级别的控制中心，层层控制，分级控制，一般适用于规模较大的医院。

五、财务控制的种类

（一）按控制的时间分类

可分为事前控制、事中控制和事后控制。

1.事前控制

事前控制是指在活动发生之前所进行的控制活动。如对指标进行分解，将各项指标分解后落实到各归口部门，使各项指标的实现有切实可靠的保证。又如规定计划执行的标准和制度——现金使用范围、费用开支标准等，用以事前加强内部的控制能力。

2.事中控制

事中控制是对医院经营过程中实际发生的各项业务活动按照计划和制度的要求进行审查，并采取措施加以控制。如为了控制医院的短期偿债能力，随时分析医院的流动比率，在发现该比率不合理时，采取措施加以调整。又如为了执行限额制度，在医院内部实行限额发料、限额开支等措施，保证计划目标的执行。

3.事后控制

事后控制即在计划执行后，认真分析检查实际与计划之间的差异，采取切实的措施，消除偏差或调整计划，使差异不致扩大。

（二）按控制的依据分类

可分为具有激励性的预算控制和具有防护性的制度控制。

（二）按控制的对象分类

可分为以降低成本、减少支出和实现利润最大化为目的的收支控制和以确保现金流入与流出的基本平衡，避免现金短缺或沉淀为目的的现金控制。

（四）按控制的手段分类

可分为缺乏弹性的定额控制（绝对控制）和具有弹性的定率控制。

六、财务控制的主要方法

（一）组织控制法

医院要实行财务控制，不仅要有控制目标，而且要有实施控制的机构，有些目标还要按照机构设置状况进行分类或分解，以便于贯彻和执行。合理的组织规划是保证经济业务按照医院既定的方针执行，提高经营效率，保护资产，增强会计数据可靠性的重要条件。各个医院所处的环境、规模大小及业务复杂程度不同，组织机构也应根据各单位的不同实际情况而定。机构设置以后，首先要进行职责划分，明确规定每一层次机构的任务和应负的职责，还要按不相容职务分离的原则,规定相互配合与制约的方法。组织控制法是一种事前控制法。在实施组织控制时,要分清职责,杜绝一个部门或个人控制经济业务的全过程。每类经济业务循环,必须经过不同的部门并保证业务循环有关部门之间互相进行检查,同时,在每项经济业务检查中,检查者不应从属于被检查者。职能责任和职权的分配,应避免重叠、重复和冲突,还要避免职权分工过细,力求机构精干。

(二)授权控制法

授权控制是指在各项财务活动发生之前,单位的各级人员必须获得批准或授权,才能开展正常的或特殊的业务。授权控制是一种事前控制,能使一切不正确、不合理、不合法的经济行为在其发生之前被制止。授权管理的方法是通过授权通知书来明确授权事项和使用资金的限额。

进行授权控制的注意事项:①要求医院内部要有授权环节并明确各环节的授权者。②授权级别应与授权者地位相适应。③授权人应该是称职的人员,对于不能胜任的人不得授权。④各级人员应严格按所授权权限办事,对在授权范围内的行为给予充分信任,对其超越权限外的行为不予认可。⑤无论采取什么样的授权方式,都应有文件记录。

按授权的性质可分为一般授权和特定授权。一般授权是指对单位内部较低层次的管理人员在正常业务范围内的授权,是根据既定的预算、计划、制度等标准,对正常的经济行为进行的授权。一般授权在单位大量存在。与一般授权不同,特别授权是对某些非经常经济业务进行的专门授权,这些经济业务往往是个别的、特殊的,一般没有既定的预算、计划等标准,需要根据具体情况进行具体分析和研究。例如,授权购买一件重要医疗设备就是特别授权的事例。

授权控制对于保护医院财产安全与完整,防止出现弊端是一项重要措施。一个医院的授权控制应做到以下几点:①医院所有人员不经合法授权,不能行使相应权力。这是最起码的要求,不经合法授权,任何人不能审批。有权授权的人则应在规定的范围内行事,不得越权授权。②医院的所有业务不经授权不能执行。③财务业务一经授权必须予以执行。按照责权利相结合的原则,在合理分工的基础上,授予各层次管理人员以相应的权限并赋予相应的责任,各级领导授权后应按规定执行,以身作则,不能越权办事。

(三)目标控制法

目标控制法是指一个单位内部的管理工作应遵循其创建的目标,分期对经济业务活动制定切实可行的计划并对其执行情况进行控制的方法。目标控制是一种事前控制。

实行目标控制的注意事项:①应根据财务控制的对象与要求,制定控制目标。②根据财务指标的组成因素,分解目标,落实到责任单位,做到层层把关。③规定财务指标责任单位的权责利,并制定相应的奖惩办法。④连续不断地检查财务目标的实现情况,并与计划进行比较,揭示差距,查明原因,及时采取相应措施。⑤对财务目标达到的情况进行考核,做到奖惩兑现。

为了进行目标控制,医院要编制计划,实行分级分口管理,推行全面经济责任制,对医院内部职能目标任务的完成情况进行严格考核。

(四)预算控制法

预算控制法是以预先编制的财务预算为标准来实施控制的方法。实际上,预算控制是在年度经济业务开始之前,根据预算期的结果,对全年经济业务的授权批准控制。医院预算按其内容可分为财务收入预算、财务支出预算、财务收支综合预算等;按时间则可分为长期预算、短期预算、临时预算;按形式分为固定预算、滚动预算和弹性预算。医院预算是由多个相互联系的预算组合而成的严密的体系。

预算控制能够最大限度地保证预算得以实现,通过对预算目标与实际执行情况的比较,可以及时了解实际进展情况,找出存在差异的原因,反映原始预算的现实性和可行性,据此决定是否修改原始预算,使之更有利于目标的科学性与合理性。预算控制的方法包括制定预算、指标分解、指标落实、检查考核与奖惩兑现等,与目标控制法相似。

(五)措施控制法

措施控制法主要指政策制度控制措施、文件记录控制措施和实物控制措施。

1.政策制度控制

政策制度控制主要指以国家有关方针政策及医院的计划预算、制度作为控制手段。现代医院财务管理决不能在基础工作不扎实、管理制度不健全的环境中进行。因此,医院内部要建立健全财务管理制度及各项制度,按照国家有关法律、法规、规章、制度,结合医院的实际情况,使医院的财务管理做到有章可循。

2.文件记录控制

文件记录在医院财务控制中有着重要的地位,要使文件记录有效,必须进行可靠性控制。各种文件记录资料的可靠性主要来源于经济业务的真实性及反映的正确性,各种资料的记录应符合其内在联系的规律,按文件记录的性质可分为管理文件和会计记录。管理文件是以书面方式明确单位、各部门、各级管理人员的任务、职权和责任等的方针程序,以便单位有关人员全面了解内部控制的文件,一般包括组织结构图、岗位工作说明、方针和程序手册、系统流程图等。会计记录反映经济业务的发生、处理及其结果。会计记录制度要求保证会计信息反映及时、完整和正确。会计记录制度的主要内容有会计凭证的审核、复式记账、账账核对、复核、稽核、科目控制、凭证控制、账簿控制、权责控制、核算形式控制及电算化控制等。

3.实物控制

实物包括医院的资产、物资及会计账表等,实物控制是指为保护各种实物的安全与完整,防止舞弊行为所进行的控制。实物控制的主要内容包括实物的限制接近(根据医院的实际情况,一般情况下限制接近现金,限制接近库存物资及其他容易转作个人使用的实物,以及会计账单、账册、账簿),实物的保护和实物的定期盘点清查。

(六)责任控制法

科学的组织结构、合理的分工、建立适合医院特点的责任制度是财务控制的又一种形式。责任控制是以明确经济责任,检查和考核责任履行情况为主要内容的控制,要求把职责和权利结合起来,把工作任务和工作方法结合起来,把上下左右的工作结合起来。责任控制的具体形式有2种。

1.部门责任制

医院由许多部门组成,各部门之间存在着密切的联系,部门责任制就是按照单位各部门各自具有的职能来明确责任,考核责任的制度。目的就是理顺各部门之间的联系,督促各职能部门互相配合、协调同步,防止扯皮现象的发生。实行部门责任制,首先要确定各部门的工作内容、责任范围及部门之间的联系,其次制定各部门工作标准,并经常检查执行情况。

2.岗位责任制

岗位责任制是在合理分工的基础上,按照岗位明确责任、考核责任的制度,目的是使单位内部有关人员都有明确而具体的职权范围和工作责任。

（夏青华）

第八章

医院财务成本核算与管理

第一节　成本核算的理论

一、医院成本的概念和分类

(一)医院成本的概念

医院成本是指医院在提供医疗服务过程中所消耗的物化劳动和活劳动的货币表现,包括人力成本(工资、奖金、补助等)、物耗成本(低值易耗品、卫生材料)、设备成本、房屋成本等。

(二)医院成本的分类

1.按成本性态分类

分为固定成本、变动成本和混合成本。

(1)固定成本。指在一定时期和一定业务量范围内,成本总额不随业务量、作业量变动而发生增减的成本。固定成本常常是维持性作业消耗的资源耗用,维持性作业是指使医院内部某部门受益,而与医疗服务项目或患者几乎没有联系的作业。固定成本总额只有在一定时期和一定业务量范围内才是固定的,这就是说固定成本的固定性是有条件的,不能以绝对化的观点来看待固定成本与业务量之间的依存关系,超出相关范围,固定成本还是会发生变动。

(2)变动成本。指在一定相关范围内,成本总额随着业务量的变动而成正比例变动的成本。这里的变动成本是就总业务量的成本总额而言。变动成本是与业务量的总数成正比例增减变动的成本总额,主要是科室可以控制的成本,包括各种材料消耗、水电气的消耗等。

(3)混合成本。介于固定成本和变动成本之间,其总额虽受业务量变动的影响,但其变动幅度并不与业务量保持严格比例的成本。固定成本与变动成本只是经济生活中诸多成本形态的两种极端类型,多数成本是以混合成本的形式存在,即同时兼有变动成本和固定成本两种不同性质的成本项目。

2.按与成本对象之间的关系分类

分为直接成本和间接成本。

(1)直接成本。指在成本核算中,不需要通过分配可以直接追踪归属于某一成本对象的成本,即医院在开展业务活动中可以直接计入医疗服务支出的费用。直接成本包括医疗科室开支的人员经费、耗用的药品及卫生材料支出、计提的固定资产折旧、无形资产摊销、提取医疗风险基金,以及医疗科室直接发生的、可独立计量的办公费、印刷费、水费、电费、邮电费、取暖费、物业管理费、差旅费、会议费、培训费等其他费用。

（2）间接成本。指同多个受益对象相联系的成本,需要先归集而后采用一定的成本分摊方法在多个受益对象之间进行分配的成本,即不能直接计入医疗服务支出的管理费用和其他支出。包括医院行政管理部门和后勤部门发生的各项支出。间接费用按照一定的方式（如按人员比例）可以在医疗科室中进行分摊。

3.按核算内容分类

分为人员经费、材料经费和其他费用。

（1）人员费用。指应计入医疗业务成本和管理费用的职工工资、奖金、津贴、补贴和其他工资性支出及职工福利费和对个人和家庭的补助支出等。

（2）卫生材料费和药品费。医疗运营过程中实际消耗的医疗耗材、辅助材料和药品、燃料的原价、运输、装卸等费用。

（3）固定资产折旧费、无形资产摊销费。固定资产折旧、租赁费、修理修缮费和低值易耗品的摊销、无形资产的摊销。

（4）提取医疗风险基金。用于支付医院购买医疗风险保险发生的支出或实际发生的医疗事故赔偿的资金。

（5）其他费用。不属于以上各要素但应计入医疗业务成本和管理费用的支出,如办公费、水电费、差旅费等。

二、医疗保险付费方式

医院成本核算层次的划分与医保付费方式的变革密不可分。当前,医保付费方式的改革正在进行中。实行付费方式的改革能控制医疗需求和医疗费用的增长,使之与GDP增长水平相适应;能够促进医院转变管理模式、降低医疗成本、提供适宜的医疗服务;能够优化医疗费用报销流程,缩短报销周期;能够实现医疗保险基金管理的信息化,便于调节与控制。

我国医疗体制改革试点的实践证明,单一的费用支付方式难以达到预期的效果,建立多元化、混合的支付体系,便于实践管理,保留综合优势以消除单一支付体系的负面效应。

（一）医保付费方式

医疗保险付费方式是指医疗保险经办机构代表参保患者为患者提供医疗服务的定点医疗机构支付费用的方式,即第三方付费（也就是通常所说的保险报销费用）。目前国际上保险人对医院的付费方式有5种,分别是按服务项目付费、总额预付、按人头付费、按服务单元付费和按病种付费。当前我国城镇职工医保、城镇居民医保和新农合的支付方式主要是按服务项目付费,总体逐步转化为按服务单元付费、按病种付费等多种付费方式。由于不同的支付方式对医疗供需双方存在着不同的刺激作用,直接影响卫生费用的控制和医疗保险制度实施的成败。

1.按服务项目付费

按服务项目付费是对医疗服务过程中所设计的每一服务项目制定价格。参保人员在享受医疗服务时逐一对服务项目计费或付费,然后由医疗保险经办机构向参保人或者定点医疗机构依照规定比例偿付发生的医疗费用。这是一种运用最早而又最常用的一种付费方式,也是我国当前医疗服务付费的基本方法。

2.总额预付

总额预付制是政府或医保经办机构与医疗服务提供方协商,以前期医院总支出为依据,在剔除不合理支出后,确定供方下一年度总额预算,保险机构在支付供方费用时,以此为最高限额。这种付费方式对医院服务量方面有高度的控制权,医疗机构一旦采纳这种补偿方式,对所有前来就诊的参保人必须提供医疗保险范围内的服务,因此会在总预算额内精打细算,控制过量医疗服务。我国在进行医院体制改革前,国家对多数公立医院实行这种付费方法。现在一些地方社保机构也采用这种方法。

3.按人头付费

按人头付费是医疗保险机构每月或每年按医院或医师服务的人数和规定收费的定额,预付给服务提供方一笔固定的费用。在此期间,供方提供合同范围内的一切医疗服务。这是在没有完整、高效的管理系统前,常被社会保险采用的一种方法。按照既往数据,测算出每一住院人次的花费,再考虑地域费用水平和医疗费用上涨等因素确定付费标准。

4.按服务单元付费

服务单元是指将医疗服务的过程按照一个特定的参数划分为相同的部分,每一个部分为一个服务单元。例如,一个门诊人次、一个住院人次和一个住院床日。按服务单元付费即保险机构根据过去的历史资料及其他因素制定出平均服务单元费用标准,然后根据医疗机构的服务单元量进行偿付。与按人头付费方式相比,按单元付费更进一步,它把患者每次住院分解成每天或其他单元来付费,相对科学一些。

5.按病种付费

即按疾病诊断付费方案(DRG)。这一概念是由耶鲁大学研究者于 20 世纪 70 年代提出来的。它的出发点是基于患者所接受的治疗与患者的病情有关而与医院的特性无关,如病床规模、是不是专科医院等。治疗每位患者都要消耗一定的资源,而每位患者因其年龄、性别、主要和次要诊断及入院时的状况等因素的不同而消耗不同的资源。疾病诊断付费方案正是基于这个出发点用大量的临床数据,采用量化的办法,核算每种条件下资源消耗的正常值(或平均消耗量)建立起来的。医院被看成是一个生产多种产品的企业,它可以医治多种类型和不同状态下的疾病。显然,按照补偿的价格和医院可能消耗的资源,医院总是承担着一定的经济风险。按疾病诊断付费方案是一个庞大而复杂的系统,它首先将疾病分成 23 种主要的诊断类型,进而将它们分成470 个独立的组,然后再按美国不同地区工资指数制定不同的支付比例。预付标准从疾病的主要诊断、是否需要手术、患者年龄及有无并发症四个方面综合平衡,确定每种疾病的住院日和费用,用预付方式支付给医疗服务提供者。DRG 方式因涉及医疗机构之间利益的公平性、标准评判和医疗责任界定等问题,为可能出现的法律诉讼,DRG 是通过法案的方式推行下去的。

(二)医保付费方式对医院财务管理的影响

医疗保险付费方式改革对医院的管理理念、管理模式、工作流程、医疗行为等都带来了一定的影响,对医院的医保管理工作更是提出了挑战。如何适应改革,应对挑战成为医院管理和医保管理必须面对而又亟待解决的问题。

《关于进一步推进医疗保险付费方式改革的意见》指出当前推进付费方式改革的任务目标是结合基金收支预算管理加强总额控制,探索总额预付。在此基础上,结合门诊统筹的开展探索按人头付费,结合住院门诊大病的保障探索按病种付费。建立和完善医疗保险经办机构与医疗机构的谈判协商机制与风险分担机制,逐步形成与基本医疗保险制度发展相适应,激励与约束并重的支付制度。

门诊医疗费用的支付,要结合居民医保门诊统筹的普遍开展,适应基层医疗机构或全科医师首诊制的建立,探索实行以按人头付费为主的付费方式。实行按人头付费必须明确门诊统筹基本医疗服务包,首先保障参保人员基本医疗保险甲类药品、一般诊疗费和其他必需的基层医疗服务费用的支付。要通过签订定点服务协议,将门诊统筹基本医疗服务包列入定点服务协议内容,落实签约定点基层医疗机构或全科医师的保障责任。

住院及门诊大病医疗费用的支付,要结合医疗保险统筹基金支付水平的提高,探索实行以按病种付费为主的付费方式。按病种付费可从单一病种起步,优先选择临床路径明确、并发症与并发症少、诊疗技术成熟、质量可控且费用稳定的常见病、多发病。同时,兼顾儿童白血病、先天性心脏病等当前有重大社会影响的疾病。具体病种由各地根据实际组织专家论证后确定。有条件的地区可逐步探索按病种分组付费的办法。生育保险住院分娩(包括顺产、器械产、剖宫产)医疗费用,原则上要按病种付费的方式,由经办机构与医疗机构直接结算。暂不具备实行按人头或按病种付费的地方,作为过渡方式,可以结合基金预算管理,将现行的按项目付费方式改为总额控制下的按平均定额付费方式。

要针对不同付费方式明确监管重点环节。采取按人头付费的,重点防范减少服务内容、降低服务标准等行为;采取按病种付费的,重点防范诊断升级、分解住院等行为;采取总额预付的,重点防范服务提供不足、推诿重症患者等行为。

三、医院成本核算的层次

开展成本核算,首先要明确的是成本核算的对象,这是开展成分费用归集的前提和基础。成本核算对象不同,核算的内容、方法和口径都不同。按照我国财务制度的规定,根据核算对象的不同,成本核算可分为总成本核算、科室成本核算、医疗服务项目成本核算、病种成本核算、床日和诊次成本核算。成本核算一般应以科室、诊次和床日为核算对象,三级医院及其他有条件的医院还应以医疗服务项目、病种等为核算对象进行成本核算。

(一)医院总成本

医院总成本是指医院在医疗运营过程中耗费资金的总和。它可总括反映医疗成本状况,评价和考核医院的运营水平,也是用于对外和向上级报告的财务成本,如财务会计报表反映的医疗总成本。在总成本中可划分为门诊总成本、住院总成本、医疗总成本、药品总成本。

(二)科室(部门)成本

科室、部门成本是按责任会计理论方法对责任单位的成本核算,是责任单位在医疗运营过程中所耗费的资金。科室、部门成本主要是对责任单位并对科室的运营作出预测和决策,在医院的管理中有着重要作用。

(三)医疗项目成本

医疗项目成本是针对每个医疗项目所核算的成本,反映了医疗项目所耗费的资金。项目成本主要作用在于考核医疗项目的盈亏作为补偿和定价的依据。

(四)病种成本

病种成本是反映在治疗某病种所耗费的资金总和。可以作为对治疗过程的综合评价,为病种收费提供依据,为医保的结算开辟新的途径。

(五)床日和诊次成本

1.床日成本

床日成本是指住院患者每一床位日所耗费的成本,是医院为一个住院患者提供一天的诊疗服务所耗费的平均成本。床日成本包括住院、检查、治疗、药品、血液、其他医疗材料等所有住院服务的成本。

2.诊次成本

诊次成本是医院为患者提供一次完整的门诊服务所耗费的平均成本。一个诊次的服务包括从挂号、交款、检查、诊断,直至明确结局的全过程。它和住院患者病种成本一起构成了医院最终极的两个成本核算对象。事实上,医院任何一项成本核算工作最终都指向这两类成本。

每诊次成本和每床日成本是考核医院实际成本水平的指标,便于同类医院之间的比较。在一般情况下,一个医院的某单位成本的升降,可以直接表示医院在此方面成本控制上的成效。

在以上述核算对象为基础进行成本核算的同时,开展医疗全成本核算的地方或医院,应将财政项目补助支出所形成的固定资产折旧、无形资产摊销纳入成本核算范围;开展医院全成本核算的地方或医院,还应在医疗成本核算的基础上,将科教项目支出形成的固定资产折旧、无形资产摊销纳入成本核算范围。

四、不计入医院成本核算范围的支出

为了正确反映医院正常业务活动的成本和管理水平,在进行医院成本核算时,凡属下列业务所发生的支出,一般不应计入成本范围。

(1)不属于医院成本核算范围的其他核算主体及其经济活动所发生的支出。

(2)为购置和建造固定资产、购入无形资产和其他资产的资本性支出。

(3)对外投资的支出。

(4)各种罚款、赞助和捐赠支出。

(5)有经费来源的科研、教学等项目支出。

(6)在各类基金中列支的费用。

(7)国家规定的不得列入成本的其他支出。

(柏　凤)

第二节　科室成本核算

一、科室成本核算的含义

科室成本核算是指将医院业务活动中所发生的各种耗费以科室为核算对象进行归集和分配,计算出科室成本的过程。建立成本责任中心,核算科室成本,将成本形成过程的控制落实到具体科室和个人,节省医院开支,减少卫生资源浪费。科室成本核算有利于改善医院运营管理,加强医院对科室医疗投入、产出的管理。

二、科室成本核算的作用

（1）实行科室成本核算，有利于医院各层次的成本核算。成本核算分为总成本核算、科室成本核算、医疗服务项目成本核算、病种成本核算、床日和诊次成本五个层次。科室是医院组织架构中最基本明晰的责任单元，科室成本是对医院总成本的细分，科室成本核算既是医院总成本核算的延伸，又是项目成本核算和病种成本核算的基础。

（2）实行科室成本核算，有利于增强职工的成本效益责任意识。随着我国医疗卫生改革的不断发展和深入，医院面临着前所未有的压力。医院要发展就必须强化内部管理，完善内部机制，明确经济责任。将科室作为成本责任中心，进行科室成本核算，不仅能培养职工成本效益责任意识，促使科室人员自觉加强管理，节约开支，减少浪费，而且有利于降低医院的运行成本，提高医疗管理水平。

（3）实行科室成本核算，有利于医疗资源合理配置。医院在重大项目的立项选择和决策上，充分依靠成本核算数据，进行事前的成本分析及成本预测，最大可能地减少投资风险，避免盲目决策，使医院的发展规划决策更具科学性，对科室的业务发展、人力的配备、床位的设置更加合理化，医疗卫生资源配置更加高效。

（4）实行科室成本核算，有利于控制医院的整体成本。进行科室成本核算，有利于更好地执行医院的支出标准和消耗定额制度。通过实行定额制度和部门预算管理，能有效地控制卫生材料和业务费用的增长。

（5）实行科室成本核算，有利于正确处理经济效益和社会效益的关系。医院实行成本核算能够调动职工工作的积极性、主动性，为医院开源节流、增收节支，有利于持续改进、提高医疗质量和医院声誉，不断加强和提高医院管理水平，在获得较好的经济效益的同时，也获得较好的社会效益，保证医院持续、稳定、健康地发展。

三、科室分类

根据《医院财务制度》的规定，科室成本核算的科室区分为以下类别：临床服务类、医疗技术类、医疗辅助类和行政后勤类等。

（一）临床服务类

临床服务类指直接为患者提供医疗服务，并能体现最终医疗结果、完整反映医疗成本的科室，包括门诊和病房。

（二）医疗技术类

医疗技术类指为临床服务类科室及患者提供医疗技术服务的科室。该类科室作为一个医疗检查、治疗项目的执行科室，只是提供医疗服务过程中的中间服务，并不体现医疗服务的最终产品，如检验科、心功能科等。

（三）医疗辅助类

医疗辅助类科室是服务于临床服务类和医疗技术类科室，为其提供动力、生产、加工等辅助服务的科室，如门诊病案室、咨询导诊室等。

（四）行政后勤类

行政后勤类指除临床服务、医疗技术和医疗辅助科室之外的从事院内外行政后勤业务工作的科室，如医务处、财务处、行保处等。

四、科室成本的归集

医院应通过健全的组织机构,按照规范的统计要求及报送程序,将支出直接或分配归属到耗用科室,形成各类科室的成本,包括直接成本和间接成本。

直接成本的归集分两种情况,一种情况是为开展医疗服务活动而发生的能够直接计入或采用一定方法计算后直接计入该科室的各种支出,即直接成本,如人员支出、直接耗材、药品成本等,按照实际耗用情况,计入相关科室成本。对于科室有用水、用电记录的,水费、电费也直接计入相关科室成本。

另一种情况为开展医疗服务活动而发生的不能直接计入、需要按照一定原则和标准分配计入该科室的各项支出,即科室的间接成本,即公摊成本。公摊成本需按一定的分摊标准在医院所有科室进行分摊。公摊成本包括煤、水、电、取暖费,房屋修缮费等。分摊标准可以采用人员比例、房屋面积或仪器设备占用等。如取暖费、房屋维修费按房屋面积比例进行分摊,科室无用水、用电记录时,水费按科室人员比例分摊,电费按房屋面积或按仪器设备占用比例进行分摊。

以水费为例,计算公式如下:

$$某科室分摊的水费 = \frac{该科室的人员数}{无用水记录的科室人员数之和} \times 水费$$

医院根据成本核算的要求设置成本核算科室,在各级科室下还需要设定核算单元,它是成本核算的最小单位。核算单元与成本责任中心既有区别又是相互关联的。成本责任中心是按照成本管理目标,将医院运营的整体目标分解为不同层次的子目标,落实到有关单位完成而形成的内部责任单位。核算单元是成本责任中心的分支单位,核算单元的成本核算是责任中心的成本核算的延伸和细化,每个责任中心的成本等于其各个核算单元的成本之和。如神经内科是成本责任中心,但它的核算单元有神经内科一病区、神经内科二病区和神经内科门诊。核算单元的确定要科学合理,如果核算单元过多,就会增加核算难度和成本,如果核算单元过少,也无法精细化进行成本核算。所以,确定核算单元既要遵循成本效益原则,又要满足成本核算的要求。

经过归集,可以编制科室直接成本表,如表 8-1 所示。

五、科室成本的分摊

医院全成本核算过程对各级各类科室成本都要核算和反映,但医技科室、医辅科室和行政后勤科室并不是医院成本核算的终点,临床科室才是终点,其他科室的成本要归集分配到临床各相关科室。

根据《医院财务制度》规定,各类科室成本应本着相关性、成本效益关系及重要性等原则,按照分项逐级分步结转的方法进行分摊,最终将所有成本转移到临床服务类科室。

科室成本的分摊通常按照受益原则进行,即"谁受益、谁分摊"。分摊流程可以用图 8-1 来表示。

(一)管理费用的分摊

在将公摊成本进行分配后,将行政后勤类科室的管理费用向临床服务类、医疗技术类、医疗辅助类科室分摊,如图 8-1 中 A1 所示。分摊参数可采用人员比例、内部服务量、工作量等。

表 8-1　医院各科室直接成本表

成本医 01 表

编制单位　　　　　　　　　　　　　　_____年_____月　　　　　　　　　　　单位:元

成本项目 科室名称	人员经费(1)	卫生材料费(2)	药品费(3)	固定资产折旧(4)	无形资产摊销(5)	提取医疗风险基金(6)	其他费用(7)	合计(8)=(1)+(2)+(3)+(4)+(5)+(6)+(7)
临床服务类科室 1								
临床服务类科室 2								
…								
小计								
医疗技术类科室 1								
医疗技术类科室 2								
…								
小计								
医疗辅助类科室 1								
医疗辅助类科室 2								
…								
小计								
医疗业务成本合计								
管理费用								
本月总计								

注:说明:①本表反映管理费用和医疗技术、辅助类科室成本分摊至临床服务类科室成本前各科室直接成本情况;②医疗业务成本合计=临床服务类科室成本小计+医疗技术类科室成本小计+医疗辅助类科室成本小计;③本月总计=医疗业务成本合计+管理费用。

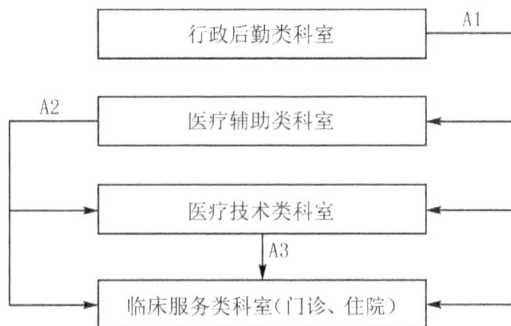

图 8-1　科室成本分摊流程

分摊标准以人员比例为例：

$$某科室分摊到的管理费用＝\frac{该科室人员数}{临床、医技、医辅类科室人员总数}×管理费用$$

在管理费用的分摊中，可以根据科室服务对象的性质采用不同的人员系数，如医务处主要为医疗人员提供管理服务，所以人员系数采用科室医师、医技人员总数分摊；护理部主要为护理人员提供管理服务，人员系数采用科室护理人员总数分摊。

（二）医疗辅助成本分摊

管理费用分配后，再将医疗辅助类科室成本向临床服务类和医疗技术类科室分摊，分摊参数可采用人员比例、内部服务量、工作量等，如图 8-1 中 A2 所示。

如消毒供应室成本按该科室向临床科室、医疗技术科室提供的消毒服务量比例分摊，挂号室成本按该科室向临床科室提供的挂号工作量比例分摊。以分摊消毒供应室为例：

$$某科室分摊的消毒供应室成本＝\frac{消毒供应室向该科室提供的消毒服务量}{消毒供应室全部服务量}×消毒供应室总成本$$

这里所分摊的消毒科总成本含消毒科直接成本（包括直计成本与分配的公摊成本），以及行政后勤科室分摊到消毒科的成本。

在医疗辅助成本的分摊中，如果医疗辅助科室按其为其他科室提供的服务指定内部价格，并按内部价格归集科室成本时，由于该科室的成本已经计入各被分摊科室中，因此其成本不能直接再分摊，应将已计入科室成本的部分先剔除，差额部分再按服务量进行分摊。

如供应室的成本，在核算时已按消毒费内部价格将一部分成本直接计入到了各科室中。

$$供应室未分摊成本＝供应室总成本－已计入科室的消毒费之和$$

$$某科室所分摊到的供应室的成本＝供应室未分摊成本×\frac{供应室向该科室提供的服务量}{供应室全部服务量}$$

需要注意的是，医院内部价格应定期检查，发现实际成本与内部价格差异较大时应重新核定，以尽可能减少未分摊成本。

（三）医技科室成本分摊

最后将医疗技术类科室成本向临床服务类科室分摊，分摊参数可采用工作量、业务收入、收入、占用资产、面积等，分摊后形成门诊、住院临床类科室的成本。以手术麻醉室成本分摊为例：

$$某科室所分摊到手术麻醉室的成本＝\frac{手术麻醉室提供给该科室的工作量}{手术麻醉室提供给所有科室的工作量}×手术麻醉室$$
总成本

这里所分摊的手术麻醉室总成本含手术麻醉室直接成本已经分摊到的行政后勤科室成本和医疗辅助科室成本。

科室全成本核算公式：

某临床科室全成本＝直计成本＋公摊成本＋管理费用分摊＋医辅成本分摊＋医技成本分摊

经上述分摊后，可以编制医院临床服务类科室全成本表，如表 8-2 所示。

表 8-2　医院临床服务类科室全成本表

成本医 02 表

编制单位 _____ 年 _____ 月　　　　　　　　　　　　　　　　　　　　单位:元

成本项目 / 科室名称	人员经费(1)			卫生材料费(2)			药品费(3)			固定资产折旧(4)			无形资产摊销(5)			提取医疗风险基金(6)			其他费用(7)			合计(8)=(1)+(2)+(3)+(4)+(5)+(6)+(7)		
	直接成本	间接成本	全合计	直接成本	间接成本	全合计	直接成本	间接成本	全合计	直接成本	间接成本	全合计	直接成本	间接成本	全合计	直接成本	间接成本	全合计	直接成本	间接成本	全合计	直接成本	间接成本	全合计
临床服务类科室(1)																								
临床服务类科室(2)																								
……																								
科室全成本合计																								

注:说明:①本表反映医院根据《医院财务制度》规定的原则和程序,将管理费用、医疗辅助类科室直接成本、医疗技术类科室直接成本逐步分摊转移到临床服务类科室后,各临床服务类科室的全成本情况。即:临床服务类科室全成本包括科室直接成本和分摊转移的间接成本;②表中的"直接成本"反映间接成本分摊前各临床服务类科室发生的直接成本金额;③表中的"间接成本"反映将管理费用、医疗辅助类科室直接成本、医疗技术类科室直接成本按规定的原则和程序分摊转移至各临床服务类科室的间接成本金额。

（柏　凤）

第三节　项目成本核算

一、医院项目成本核算概述

医院服务项目成本核算是以各科室开展的医疗服务项目为对象,归集和分配各项支出,计算出各项目单位成本的过程。核算办法是将临床服务类、医疗技术类和医疗辅助类科室的医疗成本向其提供的医疗服务项目进行归集和分摊,分摊参数可采用各项目收入比、工作量等。

医疗服务项目成本核算就是对围绕某一服务项目所发生的一切成本进行审核、记录、汇集和分配,并计算实际成本的过程。

医疗服务项目成本核算是以临床服务科室及医疗技术科室二次分摊后的科室成本为基础,以各科室开展的医疗服务项目为对象,归集和分配各项支出,计算出各科室所开展医疗服务项目单位成本的过程。

通过项目成本核算,可以明晰成本与价格关系,有利于政府部门准确制定医疗服务项目的价格,对医院发生的各种费用进行合理补偿;有利于对不同部门或不同医院的同一医疗服务项目进行成本差异分析,找出运营管理的差距及存在的问题,指导医院优化资源配置;项目成本的核算也是病种成本核算的基础。

二、项目直接成本的归集

即收集可直接归集到各医疗服务项目的费用,如人员经费、卫生材料费等。

三、项目其他成本的分摊

即将项目开展科室的医疗成本按照一定方法分摊至服务项目。以二次分摊后的临床服务类、医疗技术类科室成本为基础,向所有医疗服务项目分摊。

一般来说,成本分摊系数包括收入分配系数、工作量分配系数和操作时间分配系数。因为项目成本核算的对象是医疗服务项目,其目的是为政府部门制定医疗服务价格提供依据,因此参与项目成本核算的成本范围不包括单收费材料和药品的成本。

(一)收入分配系数

收入分配系数是指某服务项目年医疗收入占该项目所在科室总医疗收入的百分比。计算公式如下:

$$某服务项目成本=\frac{该服务项目医疗收入}{该科室总医疗收入}×(该科室二次分摊后成本-该科室所有医疗服务项目直接成本-单独收费的药品及材料成本)$$

(二)工作量分配系数

工作量分配系数是指某服务项目工作量占该项目所在成本科室总工作量的百分比。计算公式如下:

$$某服务项目成本=\frac{该服务项目工作量}{该科室总工作量}×(该科室二次分摊后成本-该科室所有医疗服务项目直接成本-单独收费的药品及材料成本)$$

(三)操作时间分配系数

操作时间分配系数是指某项目的操作时间占该项目所在成本科室总操作时间的百分比。计算公式如下:

$$某服务项目成本=\frac{该项目操作时间}{该科室总操作时间}×(该科室二次分摊后成本-该科室所有医疗服务项目直接成本-单独收费的药品及材料成本)$$

四、项目成本的汇总

由于项目成本核算的工作量较大,通常以年为单位进行核算,将项目消耗的人员经费、卫生材料费、低值易耗品、专用设备折旧等直接成本,加上项目开展科室的成本分摊额,即可得到该服务项目的年总成本,再根据该项目年工作量可得到单位成本。

$$项目的单位成本=\frac{该服务项目年总成本}{该服务项目年工作量}$$

五、作业成本法

为了准确核算项目成本,要以作业成本法为指导。作业成本法(简称 ABC 法)作为一种先进的成本管理方法,可以提高医院的运营业绩和决策水平,促进医院的内涵建设,增强医院的生命力和竞争力。作业成本法是一种通过对所有作业活动进行动态追踪反映,计量作业和成本对象的成本,评价作业业绩和资源利用情况的成本计算和管理方法。与各种传统的成本计算方法相比,作业成本法把医疗服务提供过程看作是由一系列作业组成的动态过程,在资源和医疗服务项目之间引入"作业"。以作业为中心,根据作业对资源耗费的情况将资源成本分配到作业中,然后根据医疗服务项目所耗用的作业量,最终将成本分配医疗服务项目,即对价值的研究着眼于"资源→作业→项目"的过程,而不是传统的"资源→项目"的过程。作业成本法的计算原理如图 8-2 所示。

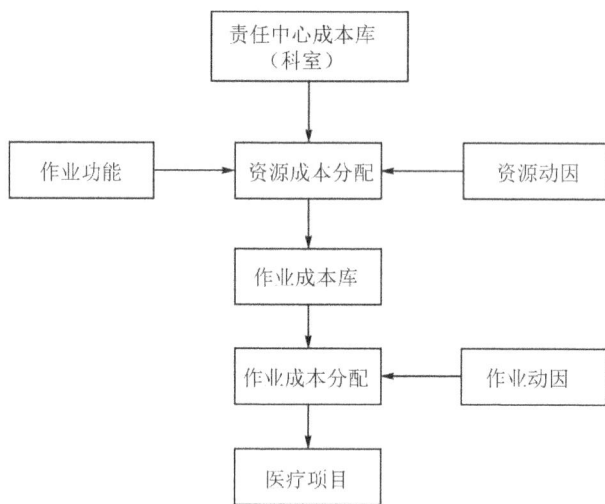

图 8-2 作业成本法计算原理

根据作业消耗资源、服务项目消耗作业的指导思想,先将消耗的资源分配到作业,再将作业成本归集到服务项目。医院的医疗服务活动过程可被分为若干作业,这些作业分别以各自不同的方式耗费资源为患者提供服务,所以需要根据医院行业特点和实际情况,把资源费用分配到直接成本中心,最后分配到各项作业中。而医疗服务项目是由一系列的作业构成的,这样就可以通过归集作业成本来核算医疗服务项目成本。

资源是指在一定期间内为提供服务而发生的各类成本,是作业进行中被耗费的人力、物力、财力等经济要素,这些资源消耗用货币形式来表现就是作业成本。从成本计算的角度看,作业是基于一定目的,以人为主体,消耗一定资源的特定范围内的活动。从管理角度讲,医疗服务提供过程中的各个工序或环节,如诊疗、手术(消毒、探查)、护理等行为都可以视为作业。可以根据人员类型、工作流程、日常工作范围及工作内容划分科室作业。

在医院的运营活动中,会有多个作业消耗同一经济资源的情况,这就需要寻找一个标准,来将这一资源合理地分配到有关的作业中去,这一标准就是资源动因。资源动因是指作业消耗资源的原因或方式,反映了作业对资源的消耗状况,是对一项作业所消耗资源数量的计量。资源动因可以根据作业人数、作业工时、材料消耗比例、设备原值、房屋占用面积等进行设置。在医院里资源动因即指各医疗或医技的科室成本向作业分配的依据。

作业动因是引起作业发生的因素,是指各项作业被最终服务消耗的原因和方式,是对一项作业产出的定量计算,是成本对象对作业需求的频度与强度,反映了每项作业利用率的产出计量标准,反映了成本对象对作业消耗的逻辑关系,是将成本库中汇集的各种成本分配到医疗服务中去的标准,也是沟通资源耗费和最终服务的中介。作业动因可以根据医疗项目执行人员类型、作业时长、工作量、工时、项目消耗材料比例、项目耗用设备额定功率等进行设置。在医院里作业动因即指各项作业成本向医疗项目分配的依据。作业成本法的计算方法如图 8-3 所示。

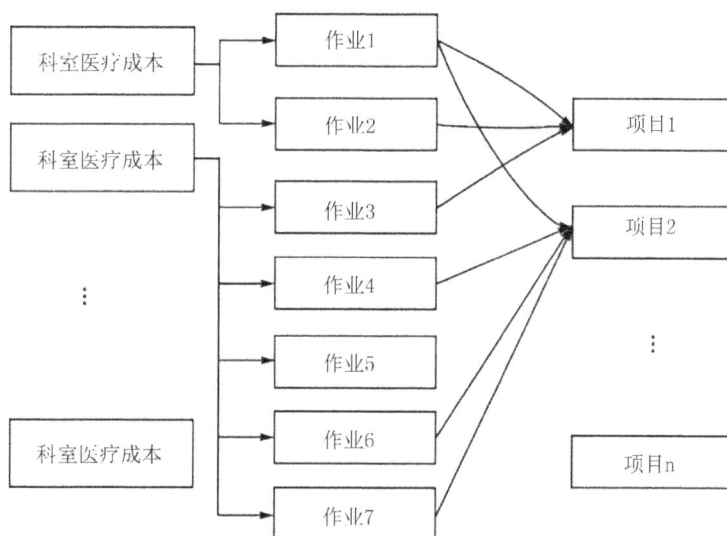

图 8-3　作业成本法计算方法

（柏　凤）

第九章

医院财务会计内部控制与管理

第一节　医院财务会计内部控制与管理的概述

一、医院财务会计内部控制现状

随着医疗体制改革的不断深入,建立健全医院财务会计内部控制制度对提高医院管理水平有着重要的意义。在医院财务会计内部控制实施过程中存在一些问题,需要进一步完善和提高。只有不断健全与完善内部控制,加强内部运营管理,提高医院财务会计内部控制的效率和效果,提高内部管理水平和风险防范能力,推进廉政建设,才能维护社会公众利益,达到内部控制的最终目标,使医院稳步健康的发展。

内部控制制度是现代管理理论的重要组成部分,是强调以预防为主的制度,目的在于通过建立完善的制度和程序来防止错误和舞弊的发生,提高管理的效果及效率。严控则强,失控则弱,无控则乱。目前,我国医院财务会计内部控制与管理中还存在着一些问题。

(一)对财务会计内部控制的重要性缺乏应有的认识

内控意识是内控制度中的一项重要内容,良好的内控意识是确保内控制度建立健全并有效实施的重要保证。但是许多医院缺乏对财务会计内部控制知识的基本了解,对建立健全内部控制的重要性和现实意义认识不够,内控意识薄弱。有的医院管理层只是把内控理解为各种规章制度的汇总,有的在处理内控与管理、内控与风险、内控与发展的关系问题上的认识有偏差,把内控与发展和效益对立起来。有的医院管理者简单地将预算控制等同于内部控制,认为有了预算控制就无所谓内部控制体系了,还有的单位干脆拒绝进行内部控制制度的建设。

(二)忽视了财会部门在医院财务会计内部控制中的地位和作用

医院财务部门是医院财务会计内部控制制度的执行者和实施者,对财务会计内部控制制度的有效实施起着举足轻重的作用。许多医院的财会部门没有得到应有的重视,财务管理制度不健全,财务会计基础工作仍很薄弱,需要进一步强化。有的单位缺乏明确的岗位责任制,财会人员对其所处岗位的职责内容不详,职权不明确,责任不清楚,程序不规范,造成财务管理及运营失控。

(三)财产物资的控制较薄弱

财产物资是医院资产的重要组成部分,医院必须制定切实可行的财务会计内部控制制度,保证其安全和完整,防止资产流失。实行政府采购制度以后,医院固定资产的购置环节得以规范,但在使用管理方面仍缺乏相关的内部控制,重钱轻物,重购轻管现象比较普遍。有的医院对财产物资的采购具有盲目性,只是依据科室申请去采购,而不进行可行性研究,造成资产的重复购置和闲置浪费。

(四)费用支出方面缺乏有效控制

许多医院对经费的支出(特别是招待费、办公费、会议费、车辆费等)缺乏严格的控制标准,有的医院即使制定了内部经费开支标准,仍较多采用实报实销制,只要有相应审批人员签字同意,会计人员就予以报销;专项经费被挤占、挪用、执行效率低的现象比较普遍,致使专项资金未能发挥其应有的资金效益。

(五)缺少评价、监督机制

财务会计内部控制是一个系统管理的过程,需要通过大量的制度和活动来实现,要确保内控制度的执行效果,就必须进行监督。目前,财务会计内部控制制度的内部监督和评价机制没有很好地建立起来,缺乏统一的标准和体系,致使检查监督和评价流于形式,无法达到理想效果。如在实际工作中存在着不相容岗位没有相互分离的问题,记账人员、保管人员、经办人员没有设置专人专岗,存在出纳兼复核、采购兼保管等违规现象,重大事项决策和执行没有实行分离制约制度。缺乏应有的监督机制,任何严密的内部控制系统都难以发挥作用。

(六)财务会计内部控制人员的素质不能适应岗位要求

目前很多医院缺乏经过正规培训的财务会计内部控制人员。很多在职内部控制人员在意识上、技能上和行为方式上不能达到实施财务会计内部控制的基本要求,对内部控制的程序或措施经常理解不到位。多数医院的内部审计部门没有发挥其监督、评价、防范的作用。

我国医院财务会计内部控制与管理还存在着很多缺陷,在医疗体制改革不断深化的情况下,医院的内控建设面临着前所未有的挑战,因此财务会计内部控制制度的健全及发挥作用也就显得尤为重要。

二、医院内部控制与管理的改进

(一)促使财务内控制度有效实施

增强医院员工特别是管理层对财务会计内部控制重要性的认识,促使财务内控制度有效实施:医院管理层的思想意识、道德水平和综合素质是医院财务会计内部控制的关键因素。医院领导层应改变旧的"重医疗、轻管理"的管理理念,更新知识,加强对会计法律和法规的学习,明确财务负责人参与医院重大决策的职责。管理理念的提升是医院形成良好的内控机制和制度执行的关键。

(二)切实加强财产物资的安全控制

按照不相容职务相分离的原则,合理设置会计及相关工作岗位,明确职责及权限,对重要岗位定期轮换,形成相互制衡的机制。建立和完善各项资产在采购、验收、付款等环节上的授权审批制度。严格规范固定资产的购建与使用。建立和完善各项管理制度,并组织实施。

(三)建立和完善监督机制

监督机制是确保财务会计内部控制有效的关键环节。内部控制制度的制定不仅是文字化的制度形式,更重要的是在工作中要监督执行,行使监督的职能作用。达到查错防弊、改进管理的目的。

(四)建立适合医院的成本费用考核体系

医院要结合自身的实际情况,建立成本费用管理的组织体系和考评体系,各成本责任中心将成本管理机构制定的指标,落实到人,采取奖罚措施,达到成本控制的目的,提高医院的运营效率。

(五)加强人员培训,提高审计人员素质

加强内部审计人员业务培训和后续教育工作,以培训学习及考核来提高内部审计人员的整体素质,全面提高他们的思想素养、理论水平、学历层次。同时,应积极吸收经济、会计、法律等相关专业人才或复合人才加入审计队伍,促进医院内部审计人员素质的提高,为有效开展内审业务提供保障。

(夏青华)

第二节　医院财务会计内部控制与管理的基本要求

一、内部控制的定义

内部控制是指单位为实现控制目标,通过制定一系列制度、实施相关措施和程序,对经济活动的风险进行防范和管控的动态过程。

医院财务会计内部控制是医院为了保证业务活动的有效进行和资产的安全与完整,防止、发现和纠正错误与舞弊,保证会计资料的真实、合法、完整而制定和实施的政策、措施及程序。通过建立健全财务会计内部控制,使医院各部门、各岗位相互监督、制约和联系,从而维护国有资产安全与完整,堵塞漏洞,加强医院财务管理,促进各医院财务会计内部控制制度的建设,提高医院财务管理水平和会计信息质量,为提高医院自身竞争力和医院发展战略目标的实现,提供合理保证。

二、内部控制的目标

内部控制与管理的目标可归纳为 5 个方面。

(一)合理保证医院管理和服务活动合法合规

内部控制要求医院的管理和服务活动必须置于国家法律、法规允许的基本框架之下,在守法的基础上进行管理。

(二)合理保证医院资金安全完整

资金安全是医院正常经营的前提和基础,也是财务管理的目标之一,而良好的内部控制,应当为资产安全提供扎实的制度保障。

(三)合理保证医院财务报告及相关信息真实准确

可靠的信息报告能够为医院管理者提供适合其制定目标的准确而完整的信息,同时,保证对外披露的信息报告的真实、完整,有利于提升医院的诚信度和公信力,维护医院良好的声誉和

形象。

(四)提高管理服务的效率和效果

要求医院结合自身管理和提供服务的环境,通过健全有效的内部控制,不断提高管理服务活动的效率和效果。

(五)促进医院实现发展战略

这是内部控制的终极目标。它要求医院在运营管理中努力做出符合战略要求,有利于提升可持续发展能力和创造长久价值的策略选择。

三、内部控制的原则

内部控制制度的建立与实施,应当遵循下列原则。

(一)全面性原则

内部控制应当贯穿决策、执行和监督全过程,覆盖各种业务和事项。内部控制是一个全方位的整体,它渗透于医院管理和服务活动整个过程并贯穿于活动的始终。

(二)重要性原则

内部控制应当在全面控制的基础上,关注重要业务事项和高风险领域。医院在构建内部控制制度时,应密切关注所面临的各种风险,有针对性地设计内部控制措施,使风险降低到可以忍受的合理水平,保持医院健康持续地发展。

(三)制衡性原则

内部控制应当在治理结构、机构设置及权责分配、业务流程等方面相互制约、相互监督,同时兼顾运营效率。一项完整的经济业务事项,如果是经过两个以上的相互制约环节对其进行监督和检查,其发生错弊现象的概率就很低。就具体的内部控制措施来说,相互牵制必须考虑横向控制和纵向控制两个方面的制约关系。从横向关系来讲,完成某个环节的工作需有来自彼此独立的两个部门或人员协调运作、相互监督、相互制约、相互证明;从纵向关系来讲,完成某个工作需经过互不隶属的两个或两个以上的岗位和环节,以使下级受上级监督,上级受下级牵制。横向关系和纵向关系的核查和制约,使得发生的错弊减少到较低程度,或者即使发生问题,也易尽早发现,便于及时纠正。

(四)适应性原则

内部控制应当与医院规模、业务范围、竞争状况和风险水平等相适应,并随着情况的变化及时加以调整。进行内部控制设计时应根据不同的控制类型灵活采用不同的策略。

(五)成本效益原则

内部控制应当权衡实施成本与预期效益,以适当的成本实现有效控制。在设计内部控制时,一定要考虑控制投入成本和控制产出效益之比,一般来讲,要对那些在业务处理过程中发挥作用大、影响范围广的关键控制点进行严格控制;而对那些只在局部发挥作用、影响特定范围的一般控制点,其设立只要能起到监控作用即可,不必花费大量的人力、物力进行控制。力争以最小的控制成本获取最大的经济效果。

四、内部控制的要素

借鉴 1992 年美国提出的《内部控制——整体框架》即 COSO 框架,内部控制的要素归纳为内部环境、风险评估、控制活动、信息与沟通、内部监督五大方面。

（一）内部环境

内部环境规定医院的纪律与架构，影响运营管理目标的制定，塑造医院文化并影响员工的控制意识，是实施内部控制的基础。它通常包括下列 5 个方面。

1.医院的治理结构

医院的治理结构，如管理层、核心部门的分工制衡及其在内部控制中的职责权限等。

2.医院的内部机构设置及权责分配

尽管没有统一模式，但所采用的组织结构应当有利于提升管理效能，并保证信息通畅流动。

3.内部审计机制

内部审计机制包括内部审计机构设置、人员配备、工作开展及其独立性的保证等。

4.医院的人力资源政策

医院的人力资源政策，如关键岗位员工的强制休假制度和定期岗位轮换制度等。

5.医院文化

医院文化包括医院整体的风险意识和风险管理理念，管理层的诚信和道德价值观，医院全体员工的法制观念等。一般而言，医院负责人在塑造良好的内部环境中发挥着关键作用。

（二）风险评估

风险是指一个潜在事项的发生对目标实现产生的影响。风险评估是指医院及时识别、科学分析管理服务活动中与实现控制目标相关的风险，合理确定风险应对策略，是实施内部控制的重要环节。风险评估主要包括目标设定、风险识别、风险分析和风险应对。风险与可能被影响的控制目标相关联。医院必须制定与各项管理服务项目相关的目标，设立可辨认、分析和管理相关风险的机制，以了解医院所面临的来自内部和外部的各种不同风险。在充分识别各种潜在风险因素后，要对固有风险（即不采取任何防范措施）可能造成的损失程度进行评估。

（三）控制活动

控制活动是指医院管理层根据风险评估结果，采用相应的控制措施，将风险控制在可承受度之内的政策和程序。控制措施可概括为 7 个方面，即不相容职务分离控制、授权审批控制、会计系统控制、财产保护控制、预算控制、运营分析控制和绩效考评控制。同时规定医院应当建立重大风险预警机制和突发事件应急处理机制，明确风险预警标准，对可能发生的重大风险或突发事件，制订应急预案、明确责任人员、规范处置程序，确保突发事件得到及时妥善处理。

（四）信息与沟通

信息与沟通是指医院及时准确地收集、传递与内部控制相关的信息，确保信息在医院内部、医院与外部之间进行有效沟通，是实施内部控制的重要条件。信息与沟通的主要环节包括确认、计量、记录有效的管理服务业务；在财务报告中恰当揭示财务状况、运营成果和现金流量；保证管理层与医院内部、外部的顺畅沟通。信息与沟通的方式是灵活多样的，但无论哪种方式，都应当保证信息的真实性、及时性和有用性。

（五）内部监督

内部监督，即医院对内部控制建立与实施情况进行监督检查，评价内部控制的有效性，对于发现的内部控制缺陷，及时加以改进。内部监督是实施内部控制的重要保证，包括日常监督和专项监督。监督情况应当形成书面报告，在报告中应揭示内部控制的重要缺陷。内部监督形成的报告应当有畅通的报告渠道，确保发现的重要问题能传达到管理层。同时，应当建立内部控制缺陷纠正、改进机制，充分发挥内部监督效力。

（夏青华）

第三节　医院财务会计内部控制的主要内容与要求

一、预算控制

(一)预算编制控制

根据国家有关规定和医院的实际情况,建立健全预算编制、审批、执行、分析、调整、决算编报、绩效评价等内部预算管理工作机制。单位一切收入、支出必须全部纳入预算管理。

医院的预算编制应当做到程序合理、方法科学、编制及时、数据准确。按规定程序逐级上报,由上级预算管理部门审批。

医院应当指定部门专人负责收集、整理、归档并及时更新与预算编制有关的各类文件,定期开展培训,确保预算编制部门人员及时全面掌握相关规定。

医院应当建立内部预算编制部门与预算执行部门、资产管理部门的沟通协调机制,确保预算编制部门及时取得和有效运用财务信息和其他相关资料,实现对资产的合理配置。应严格按照批复的预算组织收入、安排支出,确保预算严格有效执行。

(二)预算执行控制

1.建立预算执行的适时分析机制

财会部门定期核对内部各部门的预算执行报告和已掌握的动态监控信息,确认各部门的预算执行完成情况。医院根据财会部门核实的情况定期予以通报并召开预算执行分析会议,研究、解决预算执行中存在的问题,提出改进措施。确保年度预算的完成。

2.年度预算一经批复,一般不予调整

因政策变化、突发事件等客观原因影响预算执行的,按规定程序报批。应当建立突发事件应急预案资金保障机制,明确资金报批和使用程序。因突发事件等不可预见因素确需调整预算的,应当按照国家有关规定和医院的应急预案办理。

(三)决算控制

加强决算管理,确保决算真实、完整、准确,建立健全预算与决算相互协调、相互促进的机制。

建立健全预算支出绩效评价机制,按照国家有关规定和本单位具体情况建立绩效评价指标,明确评价项目和评价方法,加强业务或项目成本核算;通过开展支出绩效评价考核,控制成本费用支出,降低运行成本,提高资金使用效率。

二、收入与支出控制

(一)收入控制

1.医院应当建立健全收入管理制度和岗位责任制

根据收入来源和管理方式,合理设置岗位,明确相关岗位的职责权限,确保提供服务与收取费用、价格管理与价格执行、收入票据保管与使用、办理退费与退费审批、收入稽核与收入经办等不相容职务相互分离,合理设置岗位,加强制约和监督。

2.各项收入应符合国家有关法律、法规和政策规定

要严格按照国家规定管理各项收入,严格执行收入管理业务流程。

(1)重点控制门诊收入、住院结算收入。加强流程控制,防范收入流失,确保收入的全过程得到有效控制。

(2)加强结算起止时间控制。统一规定门诊收入、住院收入的每天、每月结算起止时间,及时准确核算收入。

(3)建立退费管理制度。各项退费必须提供交费凭据及相关证明,核对原始凭证和原始记录,严格审批权限,完备审批手续,做好相关凭证的保存和归档工作。

(4)各项收入应当由单位财会部门统一收取并进行会计核算,其他部门和个人未经批准不得办理收款业务,严禁设立账外账和"小金库"。严格按照医院财务会计制度规定确认、核算收入。

3.财务部门要及时备案各项收入合同

业务部门应在涉及收入的合同协议签订后及时将合同副本交存财会部门备案,确保各项收入应收尽收,及时入账。财会部门应当定期检查收入金额是否与合同约定相符;对应收未收项目应当查明情况,明确责任主体,落实追缴责任。按照规定项目和标准实现的收入不得以任何形式截留、挪用、私分或者变相私分。

4.指定专人负责文件

指定专人负责收集、整理、归档并及时更新与收入有关的文件,定期开展培训,确保主管领导和业务人员及时全面掌握相关规定。

5.取得的各项收入必须开具统一规定的票据

各类收入票据由财务部门统一管理。

(1)建立各项收入与票据存根的审查核对制度,确保收入真实完整。建立健全票据管理程序和责任制度。明确票据的购买、印制、保管、领用、核销、遗失处理、清查、归档等环节的职责权限和程序,财政票据等各类票据的申领、启用、核销、销毁均应履行规定手续。

(2)按照规定设置票据专管员,建立票据台账,做好票据的保管和序时登记工作。票据应当按照顺序号使用,不得拆本使用。设立票据登记簿进行详细记录,防止空白票据遗失、盗用。

(3)每位负责保管票据的人员要配置单独的保险柜等保管设备,并做到人走柜锁。不得违反规定转让、出借、代开、买卖财政票据,不得擅自扩大财政票据的适用范围。

6.重点关注一些特殊项目的收入情况

医院内部应当定期和不定期检查、评价收入管理的薄弱环节,如发现问题,应当及时整改。重点关注:长期挂账的往来款项和冲减支出的交易或事项是否真实;挂账多年的应收款项是否及时进行追缴,确实无法追缴的,是否按照规定程序报批后处理;已核销的应收款项是否按照"账销、案存、权在"的要求,保留继续追缴权利,明确责任人追缴义务;与收入相关的其他情形。医院的收入管理岗位流程图如图9-1所示。

(二)支出控制

1.建立健全支出管理制度和岗位责任制

合理设置岗位,明确相关岗位的职责权限,确保支出申请和内部审批、付款审批和付款执行、业务经办和会计核算等不相容岗位相互分离。合理设置岗位,加强制约和监督。

2.完善支出管理的流程

按照支付业务的类型,完善支出管理流程,明确内部审批、审核、支付、核算和归档等支出各

关键岗位的职责权限。实行国库集中支付的,应当严格按照财政国库管理制度有关规定执行。

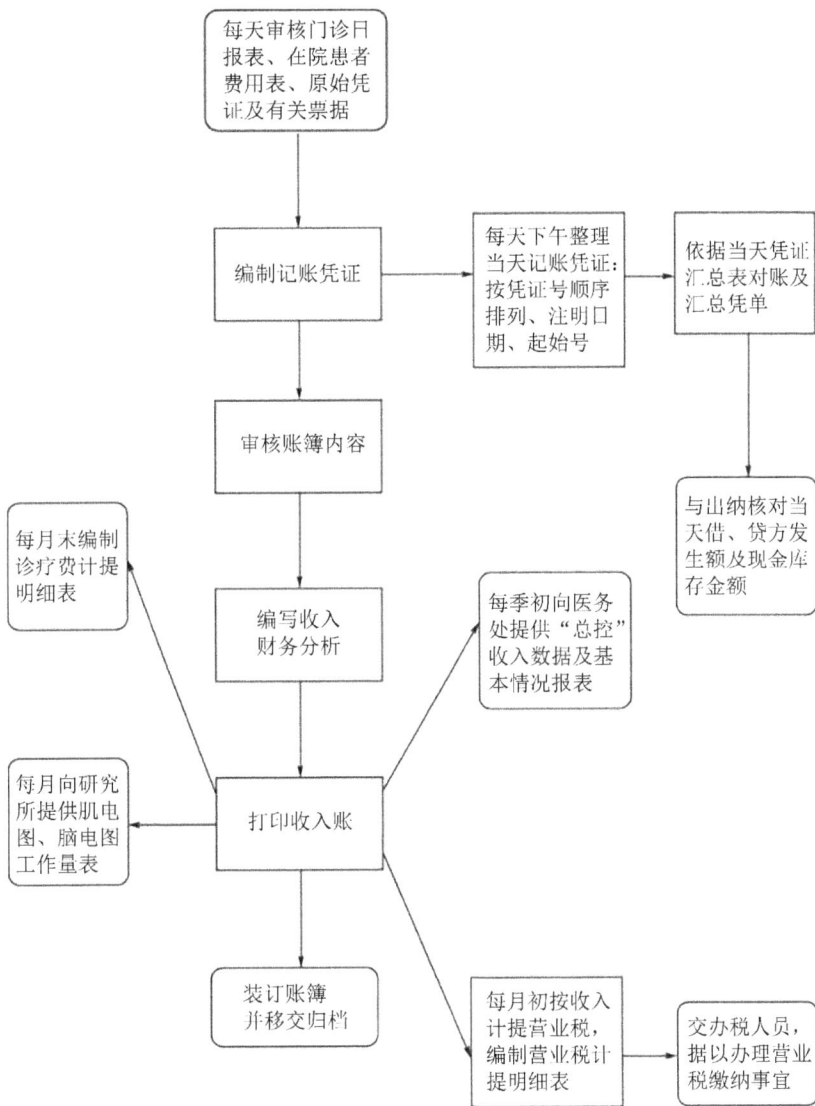

图 9-1 医院的收入管理岗位流程

3.加强支出审批控制

明确支出的内部审批权限、程序、责任和相关控制措施。审批人应当在授权范围内审批,不得超越权限审批。

4.建立重大支出集体决策制度和责任追究制度

重大支出应当由单位领导班子集体决策,重大支出标准根据本单位实际情况确定,不得随意变更。

5.加强支出审核控制

全面审核各类付款凭证及其附件的所有要素。主要做到几个方面:①重点审核单据凭证是否真实、合规、完整,审批手续是否齐全,以及是否符合国库集中支付和政府采购等有关规定;

②会议费、差旅费、培训费等支出报销凭据应附明细清单,并由经办人员签字或盖章;③超出规定标准的支出事项应由经办人员说明原因并附审批依据,确保单据凭证与真实的经济业务事项相符。

6.加强支付控制

明确报销业务流程,按照规定办理资金支付手续。签发的支票应当进行备查登记。使用公务卡结算的,应当按照公务卡管理有关规定办理业务。

7.加强支出的核算和归档控制

由财会部门根据业务的实质内容及时登记账簿,保证核算的及时性、真实性和完整性。与支出业务相关的经济合同和专项报告应当按照有关规定交存财会部门备案。各项支出要符合国家有关财经法规制度。严格按照医院财务会计制度的规定确认、核算支出。

8.加强成本核算与管理

严格控制成本费用支出,降低运行成本,提高效益。

9.一些项目的支出要重点关注和管理

医院内部应当定期和不定期检查、评价支出管理的薄弱环节,如发现问题,应当及时整改。重点关注内容包括:①是否存在挪用预算资金向无预算项目支付资金或用于对外投资的情形。②是否存在采用虚假或不实事项套取预算资金的情形。③是否存在违规向所属预算单位划转资金的情形。④是否存在将财政预算资金借贷给其他单位的情形。⑤预付款项的转回或冲销是否合理、合规,是否存在协同第三方套取预算资金的情形;与支出相关的其他情形。

三、采购控制

医院应当按照《中华人民共和国政府采购法》及相关法律、法规的规定加强对采购业务的控制。建立健全包括采购预算与计划管理、采购活动管理、验收与合同管理、质疑投诉答复管理和内部监督检查等方面的内部管理制度。对未纳入《中华人民共和国政府采购法》适用范围的采购业务,应当参照政府采购业务制定相应的内部管理制度。

医院应当结合本规范的要求和实际情况,对采购业务的关键环节制定有针对性的内部控制措施。

(一)加强采购业务的预算和计划管理

建立预算管理部门、采购管理部门和资产管理部门之间的沟通机制。采购管理部门根据本单位工程、货物和服务实际需求及经费预算标准和设备配置标准细化部门预算,列明采购项目或货物品目,并根据采购预算及实际采购需求安排编报月度采购计划。

指定专人负责收集、整理、归档并及时更新与政府采购业务有关的政策制度文件,定期开展培训,确保办理政府采购业务的人员及时全面掌握相关规定。

建立采购业务管理岗位责任制,明确相关部门和岗位的职责权限,确保采购需求制定与内部审批、招标文件准备与复核、合同签订与验收、采购活动组织与质疑投诉检查等不相容岗位相互分离。

(二)加强审批审核事项管理

审批审核事项包括采购组织形式变更、采购方式变更、采购进口产品和落实政府采购扶持节能、环保产品政策的审核等。建立采购进口产品或变更采购方式的专家论证制度及严格的内部审核制度,以及向上级主管部门报批报备及公告登记管理制度。

（三）加强对采购活动的控制

通过竞争方式择优选择政府采购业务代理机构。在制定采购文件、签订合同及组织重大采购项目的验收过程中应当聘请技术、法律、财务等方面的专家共同参与,确保需求明确、翔实,采购文件和合同条款完备、合法。单位在采购活动中要严格执行对评审专家登记、评审过程记录、专家评价管理规定,要对代理机构直接或代为收取的投标保证金和履约保证金进行严格管理,确保保证金按法律制度规定及时返还供应商或上缴国库。

（四）加强采购项目的验收管理

根据规定的验收制度和采购文件,由独立的验收部门或指定专人对所购物品的品种、规格、数量、质量和其他相关内容进行验收,出具验收证明。对重大采购项目要成立验收小组。对验收过程中发现的异常情况,负责验收的部门或人员应当立即向有关部门报告;有关部门应查明原因,及时处理。

（五）建立采购业务质疑投诉管理制度

采购活动组织部门要与采购需求制定部门建立协调机制,共同负责答复供应商质疑。答复质疑应当采用书面形式,答复及时,内容真实、客观、清晰。

（六）加强采购业务的记录控制

妥善保管采购业务的相关文件,包括采购预算与计划、各类批复文件、招标文件、投标文件、评标文件、合同文本、验收证明、质疑答复文件、投诉处理决定等,完整记录和反映采购业务的全过程。定期对采购业务的信息进行分类统计,并在单位内部进行通报。

（七）大宗设备、物资或重大服务采购业务需求

对于大宗设备、物资或重大服务采购业务需求,应当由医院领导班子集体研究决定,并成立由医院内部资产、财会、审计、纪检监察等部门人员组成的采购工作小组,形成各部门相互协调、相互制约的机制,加强对采购业务各个环节的控制。

（八）加强涉密采购项目安全保密管理

涉密采购项目应当严格履行安全保密审查程序,并与相关供应商或采购中介机构签订保密协议或者在合同中设定保密条款。

（九）重点关注的项目和内容

医院内部应当定期和不定期检查、评价采购过程中的薄弱环节,如发现问题,应当及时整改。重点关注内容包括:①是否按照预算和计划组织采购业务。②对于纳入政府集中采购目录的项目,是否按照规定委托集中采购机构实行集中采购。③是否存在拆分政府采购项目逃避公开招标的情形。④采购进口品或变更采购方式的项目是否履行了审批手续。⑤涉及节能、环保、安全产品的项目是否执行了相关政策。⑥是否按时发布了采购信息。⑦对采购限额标准以上公开招标数据标准以下的政府采购项目,是否按照法定要求选择采购方式。⑧是否按照规定履行验收程序。⑨与采购业务相关的其他情形。

四、重要项目控制

（一）资产控制

1.货币资金控制

医院应当按照《行政单位国有资产管理暂行办法》《事业单位国有资产管理暂行办法》及相关法律、法规的规定,建立健全符合本规范要求和医院实际情况的资产管理制度和岗位责任制,强化检查和绩效考核，加强对资产安全和有效使用的控制。

（1）建立健全货币资金管理岗位责任制，合理设置岗位，不得由一人办理货币资金业务的全过程，确保不相容岗位相互分离和定期轮岗规定落实到位。

（2）担任出纳的人员应当具备会计从业资格。出纳不得兼任稽核、票据管理、会计档案保管和收入、支出、债权、债务账目的登记和对账工作。医院不得由一人办理货币资金业务的全过程。办理货币资金业务的人员，要有计划地进行岗位轮换。医院门诊和住院收费人员要具备会计基础知识和熟练操作计算机的能力。

（3）严禁一人保管支付款项所需的全部印章。财务专用章应当由专人保管，个人名章应当由本人或其授权人员保管。每位负责保管印章的人员要配置单独的保险柜等保管设备，并做到人走柜锁。

（4）建立严格的货币资金业务授权批准制度。明确被授权人的审批权限、审批程序、责任和相关控制措施，按规定应当由有关负责人签字或盖章的经济业务与事项，必须严格履行签字或盖章手续，审批人员按照规定在授权范围内进行审批，不得超越权限。使用财务专用章必须履行相关的审批手续并进行登记。

（5）货币资金纳入信息化管理。已实现财务信息化管理的单位，货币资金的收付流程要全面纳入信息系统管理，禁止手工开具资金收付凭证。按照规定的程序办理货币资金收入业务。货币资金收入必须开具收款票据，保证货币资金及时、完整入账。

（6）货币资金支付控制。货币资金必须按规定程序办理。①支付申请：用款时应当提交支付申请，注明款项的用途、金额、预算、支付方式等内容，并附有有效经济合同或相关证明及计算依据。②支付审批：审批人根据其职责、权限和相应程序对支付申请进行审批。对不符合规定的货币资金支付申请，审批人应当拒绝批准。③支付审核：财务审核人员负责对批准的货币资金支付申请进行审核，审核批准范围、权限、程序是否合规；手续及相关单证是否齐备；金额计算是否准确；支付方式、收款单位是否妥当等，经审核无误后签章。④支付结算：出纳人员根据签章齐全的支付申请，按规定办理货币资金支付手续，并及时登记现金日记账和银行存款日记账。签发的支票应进行备查登记。其中：按照《现金管理暂行条例》的规定办理现金的收支业务。不属于现金开支范围的业务应当通过银行办理转账结算。实行现金库存限额管理，超过限额的部分，必须当日送存银行并及时入账，不得坐支现金。出纳人员每天要登记日记账、核对库存现金、编制货币资金日报表，做到日清月结。加强对现金业务的管理与控制。按照《支付结算办法》等有关规定加强银行账户的管理。严格按照规定开立账户、办理存款、取款和结算；定期检查、清理银行账户的开立及使用情况；加强对银行结算凭证的填制、传递及保管等环节的管理与控制。严禁出借银行账户。

（7）加强货币资金的核查控制。指定不办理货币资金业务的会计人员不定期抽查盘点库存现金，抽查银行对账单、银行日记账及银行存款余额调节表，核对是否账实相符、账账相符。对调节不符、可能存在重大问题的未达账项应当及时向会计机构负责人报告。

加强与货币资金相关的票据的管理，明确各种票据的购买、保管、领用、背书转让、注销等环节的职责权限和程序，并专设登记簿进行记录，防止空白票据的遗失和被盗用。

（8）货币资金控制重点内容。医院内部应当定期和不定期检查、评价货币资金管理的薄弱环节，如发现问题，应当及时整改。重点关注：①货币资金业务相关岗位设置情况。②是否存在违反《现金管理暂行条例》的情形。③是否存在违规开立、变更、撤销银行账户的情形及其他违反

《人民币银行结算账户管理办法》《支付结算办法》的情形。④对以前检查中发现的违规情况,是否及时进行整改。⑤与货币资金管理相关的其他情形。

2.药品及库存物资控制

(1)建立健全库存物资控制制度。医院应当建立健全物资保管、领用审批、登记记录、盘点清查等专项制度,明确内部相关部门和岗位的职责权限,确保请购与审批、询价与确定供应商、合同订立与审核、采购与验收、采购验收与会计记录、付款审批与付款执行等不相容职务相互分离,合理设置岗位,加强制约和监督。防止物资被盗、过期变质、毁损和流失。医院不得由同一部门或一人办理药品及库存物资业务的全过程。

(2)制定科学规范的药品及库存物资管理流程。明确计划编制、审批、取得、验收入库、付款、仓储保管、领用发出与处置等环节的控制要求,设置相应凭证,完备请购手续、采购合同、验收证明、入库凭证、发票等文件和凭证的核对工作,确保全过程得到有效控制。

(3)加强药品及库存物资采购业务的预算管理。具有请购权的部门按照预算执行进度办理请购手续。

(4)健全药品及库存物资采购管理制度。药品和库存物资由单位统一采购。对采购方式确定、供应商选择、验收程序等做出明确规定。纳入政府采购和药品集中招标采购范围的,必须按照有关规定执行。

根据药品及库存物资的用量和性质,加强安全库存量与储备定额管理,根据供应情况及业务需求,确定批量采购或零星采购计划,具体做到以下几点:①确定安全存量,实行储备定额计划控制。②加强采购量的控制与监督,确定经济采购量。③批量采购由采购部门、归口管理部门、财务部门、审计监督部门、专业委员会及使用部门共同参与,确保采购过程公开透明,切实降低采购成本。④小额零星采购由经授权的部门对价格、质量、供应商等有关内容进行审查、筛选,按规定审批。

(5)加强药品及库存物资验收入库管理。根据验收入库制度和经批准的合同等采购文件,组织验收人员对品种、规格、数量、质量和其他相关内容进行验收并及时入库;所有药品及库存物资必须经过验收入库才能领用;不经验收入库,一律不准办理资金结算。

(6)加强物资保管与领用控制。除物资管理部门及仓储人员外,其他部门和人员接触或领用物资时,应当由授权部门和授权人批准;大批物资和属于贵重物品、危险品或需保密的物资,应当单独制定管理制度,规定严格的审批程序和接触限制条件。

(7)加强物资的记录和核算控制。物资管理部门应当建立物资台账,保持完整的物资动态记录,并定期对物资进行清查盘点,确保账实相符。财会部门要根据审核无误的验收入库手续、批准的计划、合同协议、发票等相关证明及时记账。财会部门的物资明细账与物资台账应当定期进行相互核对,如发现不符,应当及时查明原因。保证账账、账实相符。

药品及库存物资的储存与保管要实行限制接触控制。指定专人负责领用,制定领用限额或定额;建立高值耗材的领、用、存辅助账。

(8)健全药品及库存物资缺损、报废、失效的控制制度和责任追究制度。完善盘点制度,库房每年盘点不得少于一次。药品及库存物资盘点时,财务、审计等相关部门要派人员监督。

3.固定资产控制

(1)建立健全固定资产管理岗位责任制。明确内部相关部门和岗位的职责权限,加强对固定资产的验收、使用、保管和处置等环节的控制。确保购建计划编制与审批、验收取得与款项支付、处置的申请与审批、审批与执行、执行与相关会计记录等不相容职务相互分离,合理设置岗位,加强制约和监督。医院不得由同一部门或一人办理固定资产业务的全过程。

(2)制定固定资产管理业务流程。明确取得、验收、使用、保管、处置等环节的控制要求,设置相应账卡,如实记录。

(3)建立固定资产购建论证制度。按照规模适度、科学决策的原则,加强立项、预算、调整、审批、执行等环节的控制。大型医用设备配置按照准入规定履行报批手续。

(4)加强固定资产购建控制。固定资产购建应由归口管理部门、使用部门、财务部门、审计监督部门及专业人员等共同参与,确保购建过程公开透明,降低购建成本。

(5)固定资产验收控制。取得固定资产要组织有关部门或人员严格验收,验收合格后方可交付使用,并及时办理结算,登记固定资产账卡。验收控制包括:①建立固定资产信息管理系统,及时、全面、准确反映固定资产情况,统计分析固定资产采购预算编制的合理性及资产使用的效果和效率。②明确固定资产使用和保管责任人,贵重或危险的固定资产,以及有保密等特殊要求的固定资产,应当指定专人保管、专人使用。建立固定资产维修保养制度。归口管理部门应当对固定资产进行定期检查、维修和保养,并做好详细记录。严格控制固定资产维修保养费用。③明确固定资产的调剂、出租、出借、处置及对外投资的程序、审批权限和责任。固定资产的调剂、出租、出借、对外投资、处置等必须符合国有资产管理规定,进行可行性论证,按照规定的程序和权限报批后执行,并及时进行账务处理。出租、出借、对外投资固定资产的合同副本应当交存财会部门备案。④固定资产管理部门应当建立固定资产台账,保持完整的固定资产动态记录,并定期对固定资产进行清查盘点,确保账实相符。财会部门的固定资产明细账与固定资产台账应当定期进行相互核对,如发现不符,应当及时查明原因。加强固定资产处置管理制度。明确固定资产处置(包括出售、出让、转让、对外捐赠、报损、报废等)的标准和程序,按照管理权限逐级审核报批后执行。

4.对外投资控制

(1)建立健全对外投资业务的管理制度和岗位责任制。明确相关部门和岗位的职责、权限,确保项目可行性研究与评估、决策与执行、处置的审批与执行等不相容职务相互分离。

(2)建立对外投资决策控制制度。加强投资项目立项、评估、决策环节的有效控制,防止国有资产流失。所有对外投资项目必须事先立项,组织由财务、审计、纪检等职能部门和有关专家或由有资质的中介机构进行风险性、收益性论证评估,经领导集体决策,按规定程序逐级上报批准。决策过程应有完整的书面记录及决策人员签字。严禁个人自行决定对外投资或者擅自改变集体决策意见。

(3)加强无形资产的对外投资管理。医院以无形资产对外投资的,必须按照国家有关规定进行资产评估、确认,以确认的价值进行对外投资。

(4)严格对外投资授权审批权限控制,不得超越权限审批。建立对外投资责任追究制度。对出现重大决策失误、未履行集体审批程序和不按规定执行的部门及人员,应当追究相应的责任。

(5)加强对外投资会计核算控制。建立账务控制系统,加强对外投资会计核算核对控制,对其增减变动及投资收益的实现情况进行相关会计核算。

(6)建立对外投资项目的追踪管理制度。对出现的问题和风险及时采取应对措施,保证资产的安全与完整。

(7)加强对外投资的收回、转让和核销等处置控制。对外投资的收回、转让、核销,应当实行集体决策,须履行评估、报批手续,经授权批准机构批准后方可办理。

(8)对外投资应当由单位领导班子集体研究决定,投资活动和投资范围应当符合国家有关投资管理规定。单位应当建立对外投资信息管理系统,及时、全面、准确地反映对外投资的价值变动和投资收益情况,财会部门应当及时进行会计核算。

5.重点关注的内容

医院内部应当定期和不定期检查、评价实物资产管理的薄弱环节,如发现问题,应当及时整改。重点关注内容包括:①不定期抽查盘点报告并实地盘点实物资产,查看是否存在账实不符、核算不实、入账不及时的情形,对已发现的资产盘盈、盘亏、毁损,是否查明原因、落实并追究责任。②结合资产、收支等账簿记录和资产保险记录、资产租赁经济合同等原始凭证,检查是否存在少计资产或账外资产的情形。③是否存在资产配置不当、闲置、擅自借给外单位使用等情形。④与实物资产管理相关的其他情形。

(二)建设项目控制

医院应当建立健全建设项目管理制度和廉政责任制度。通过签订建设项目管理协议、廉政责任书等,明确各方在项目决策程序和执行过程中的责任、权利和义务,以及反腐倡廉的要求和措施等。合理设置岗位,明确相关部门和岗位的职责权限,确保项目建议和可行性研究与项目决策、概预算编制与审核、项目实施与价款支付、竣工决算与竣工审计等不相容职务相互分离。建设项目的控制从以下几方面入手。

1.建设项目立项

建设项目立项、概预算编制和招标等应当严格遵循国家有关法律、法规的要求,符合国家政策导向和医院实际需要,经内部职能部门联合审核后,由领导班子集体决策,重大项目还应经过专家论证。

任何部门不能包办建设项目全过程,严禁任何个人单独决策或者擅自改变集体决策意见。

决策过程及各方面意见应当形成书面文件,与相关资料一同妥善归档保管。

建立工程项目相关业务授权批准制度。明确被授权人的批准方式、权限、程序、责任及相关控制措施,规定经办人的职责范围和工作要求。严禁未经授权的机构或人员办理工程项目业务。

按照国家统一的会计制度的规定设置会计账簿,对建设项目进行核算。如实记载业务的开展情况,妥善保管相关记录、文件和凭证,确保建设过程得到全面反映。

国库支持项目的控制:实行国库集中支付的建设项目,应当按照财政国库管理制度相关规定,根据项目支出预算和工程进度办理资金支付等相关事项。

按照审批单位下达的投资计划(预算)专款专用,按规定标准开支,严禁截留、挪用和超批复内容使用资金。

建立工程项目概预算控制制度。严格审查概预算编制依据、项目内容、工程量的计算和定额套用是否真实、完整、准确。

2.建设项目施工

(1)加强工程项目质量控制。工程项目要建立健全法人负责制、项目招投标制、工程建设监理制和工程合同管理制,确保工程质量得到有效控制。

(2)建立工程价款支付控制制度。严格按工程进度或合同约定支付价款。明确价款支付的审批权限、支付条件、支付方式和会计核算程序。对工程变更等原因造成价款支付方式和金额发生变动的,相关部门必须提供完整的书面文件和资料,经财务、审计部门审核并按审批程序报批后支付价款。

3.建设项目竣工

项目竣工后应当按照规定的时限办理竣工决算,并根据批复的竣工决算和有关规定办理建设项目档案和资产移交等工作。

经批准的投资概算是工程投资的最高限额,未经批准,不得突破,单位应当杜绝超规模、超概预算现象的发生。

加强项目竣工决算审计工作。未经竣工决算审计的建设项目,不得办理资产验收和移交手续。

4.建设项目控制重点内容

应当定期和不定期检查、评价建设项目管理的薄弱环节,如发现问题,应当及时整改。重点关注:①是否违反规定超概算投资。②工程物资采购、付款等重要业务的授权批准手续是否健全,是否符合《中华人民共和国招投标法》《中华人民共和国政府采购法》及相关法规、制度和合同的要求。③是否存在已交付使用的建设项目长期不结转入账的情形。④是否存在建设项目结余资金长期挂账的情形。⑤是否存在与施工方协同操作套取预算资金的情形。⑥是否存在不按照规定保存建设项目相关档案的情形。⑦与建设项目相关的其他情形。

(三)债权和债务控制

严格遵循国家有关规定,根据单位的职能定位和管理要求,建立健全债权和债务管理制度,明确债务管理部门或人员的职责权限。确保业务经办与会计记录、出纳与会计记录、业务经办与审批、总账与明细账核算、审查与记录等不相容职务相互分离。

加强债权控制。明确债权审批权限,健全审批手续,实行责任追究制度,对发生的大额债权必须要有保全措施。建立清欠核对报告制度,定期清理,并进行债权账龄分析,采取函证、对账等形式加强催收管理和会计核算,定期将债权情况编制报表向单位领导报告。

建立健全的应收款项、预付款项和备用金的催收、清理制度,严格审批,及时清理。建立健全患者预交住院金、应收在院患者医药费、医疗欠费管理控制制度。主要内容包括:①每天进行住院结算凭证、住院结算日报表和在院患者医药费明细账卡的核对。②每月核对预收医疗款的结算情况。③加强应收医疗款的控制与管理,健全催收款机制,欠费核销按规定报批。

单位大额债务的举借和偿还属于重大经济事项,单位应当进行充分论证,并由单位领导班子集体决策。要充分考虑资产总额及构成、还款能力、对医院可持续发展的影响等因素,严格控制借债规模。

经办人员应当在指定职责范围内,按照单位领导班子的批准意见办理债务的举借、核对、清理和结算。不得由一人办理债务业务的全过程。

按照国家有关规定设置各类账簿,核算债务资金来源、使用及偿还情况,妥善保管相关记录、文件和凭证,按照规定及时向有关部门上报债务情况。

建立债务授权审批、合同、付款和清理结算的控制制度。加强债务的对账和检查控制。定期与债权人核对债务余额,进行债务清理,防范和控制财务风险。医院内部应当定期和不定期检查、评价债务管理的薄弱环节,如发现问题,应当及时整改。防范和控制财务风险。

五、经济合同控制

医院应当指定经济合同归口管理部门,对经济合同实施统一规范管理。

(一)建立经济合同授权制度

(1)建立与经济合同相关的授权批准制度,严禁未经授权擅自以单位名义对外签订经济合同;严禁违反相关规定签订担保、投资和借贷合同。

(2)采购业务应当订立经济合同。医院授权采购代理机构代为签订政府采购业务经济合同的,应当签订授权委托书。

(3)加强经济合同订立控制。合同订立前,单位应当充分了解合同对方的主体资格、信用情况等有关内容,确保对方当事人具备履约能力。

(4)对于影响重大、涉及较高专业技术或法律关系复杂的合同,应当组织法律、技术、财会等专业人员参与谈判,必要时可聘请外部专家参与相关工作。

(5)应当指定相关职能部门或聘请外部专家对合同文本进行严格审核,重点关注合同的主体、内容和形式是否合法,合同双方的权利和义务、违约责任和争议解决条款是否明确等。

医院订立政府采购合同的,应当在中标、成交通知书发出后 30 天内签订。

(二)加强经济合同履行控制

合同履行过程中,因对方或自身原因导致可能无法按时履行的,应当及时采取应对措施,并向医院有关负责人汇报。

(1)应当建立政府采购合同履行监督审查制度。对政府采购合同履行中签订补充合同,或变更、中止或者终止合同等情形应按政府采购法及相关制度规定的条件进行审查和控制。

(2)财会部门应当根据经济合同条款办理结算业务。未按经济合同条款履约的,或应签订书面经济合同而未签订的,或验收未通过的业务,财会部门有权拒绝付款,并及时向单位有关负责人报告。

(三)加强经济合同登记控制

经济合同要进行登记,经济合同副本应当交存单位财会部门备案;政府采购合同副本还应当于签订之日起 7 个工作日内交所属主管部门备案。

应当定期对合同进行统计、分类和归档,详细登记合同的订立、履行和变更情况,实行合同的全过程封闭管理。

(四)加强经济合同的安全工作

应当加强经济合同信息安全保密工作,未经批准,不得以任何形式泄露合同订立与履行过程中涉及的国家机密或商业秘密。

(五)经济合同纠纷控制

应当加强经济合同纠纷控制。经济合同发生纠纷的,应当在规定时效内与对方协商谈判并向单位有关负责人报告。经双方协商达成一致意见的纠纷解决方法,应当签订书面协议。纠纷经协商无法解决的,经办人员应向单位有关负责人报告,并依经济合同约定选择仲裁或诉讼方式解决。

六、财务电子信息化控制

(一)建立健全财务电子信息化管理制度和岗位责任制

应用专门的授权模块,明确相关部门和岗位的职责、权限,确保软件开发与系统操作、系统操作与维护、档案保管等不相容职务相互分离,合理设置岗位,加强制约和监督。

财务电子信息系统凡涉及资金管理、物资管理、收入、成本费用等部分,其功能、业务流程、操作授权、数据结构和数据校验等方面必须符合财务会计内部控制的要求。

门诊收费和住院收费系统必须符合《医院信息系统基本功能规范》的要求,实时监控收款员收款、交款情况;提供至少两种不同的方式统计数据;系统自动生成的日报表不得手工修改;预交款结算校验;开展票据稽核管理、欠费管理、价格管理、退款管理。

(二)加强财务电子信息系统的应用控制

建立用户操作管理、上机守则、操作规程及上机记录制度。加强对操作员的控制,实行操作授权,严禁未经授权操作数据库。监控数据处理过程中各项操作的次序控制、数据防错、纠错有效性控制、修改权限和修改痕迹控制,确保数据输入、处理、输出的真实性、完整性、准确性和安全性。

(三)加强数据、程序及网络安全控制

设置和使用等级口令密码控制,健全加密操作日志管理,操作员口令和操作日志加密存储,加强数据存储、备份与处理等环节的有效控制,做到任何情况下数据不丢失、不损坏、不泄露、不被非法侵入;加强接触控制,定期监测病毒,保证程序不被修改、损坏和病毒感染;采用数据保密、访问控制、认证及网络接入口保密等方法,确保信息在内部网络和外部网络传输的安全。

建立财务电子信息档案管理制度,加强文件储存与保管控制。数据要及时双备份,专人保管,并存放在安全可靠的不同地点。

(夏青华)

第四节　医院财务会计内部控制的评价与监督

一、内部控制评价制度

应当根据规范的要求和单位的实际情况,制定内部控制评价制度,对内部控制设计和运行的有效性进行评价。

(一)内部控制评价的组织机构

由内部审计机构或者指定专职人员具体负责财务会计内部财务控制制度执行情况的监督检查,确保财务会计内部控制制度的有效执行。

医院可聘请中介机构或相关专业人员对本单位财务会计内部控制制度的建立健全及实施进行评价,并对财务会计内部控制中的重大缺陷提出书面报告。对发现的问题和薄弱环节,要采取有效措施,改进和完善内部控制制度。

(二)内部控制评价的要求

内部控制评价工作应当与内部控制设计与实施工作保持独立性,评价的方法、范围和频率由单位根据本单位的性质、业务范围、业务规模、管理模式和实际风险水平确定。

常用的评价方法包括穿行测试、实地查验、问卷调查、抽样和比较分析、专题讨论等。

(三)内部控制评价结果

内部控制评价的结果应当形成书面报告,对执行内部控制成效显著的内部机构和人员提出表彰建议,对违反内部控制的内部机构和人员提出处理意见;对发现的内部控制设计缺陷,应当分析其产生的原因,提出改进方案。内部控制评价报告经单位负责人签字后应当报送同级财政部门。

二、内部控制的监督

国务院财政部门和县级以上地方各级人民政府财政部门应当根据《中华人民共和国会计法》和内部控制规范,对本行政区域内各单位内部控制的建立和运行情况进行监督检查。

财政部门等在依法检查、处理、处罚财政违规行为时,应当同时检查确定是否存在造成财政违规行为的内部控制缺陷,并跟踪有关单位内部控制缺陷的整改情况,巩固检查成果。

国务院审计机关和县级以上地方各级人民政府审计机关对单位进行审计时,应当对单位特定基准日内部控制设计和运行的有效性进行审计,在实施审计工作的基础上对内部控制的有效性发表审计意见。

已经按有关规定接受注册会计师审计的单位,接受委托的会计师事务所应当对单位特定基准日内部控制设计和运行的有效性进行审计,在实施审计工作的基础上对内部控制的有效性发表审计意见。

(夏青华)

第十章

医院审计管理

第一节　审计的概念

一、审计的定义

审计是独立检查会计账目,监督财政、财务收支真实、合法、有效的行为。该定义指明了审计是与经济行为相关的监督检查活动,同时突出了这种监督检查的独立性特征。因而审计的基本含义应该是独立的经济监督。

二、审计的对象

(一)审计主体和审计客体

审计对象同审计主体、审计客体是息息相关的,审计主体通常是指计关系中的审计人,即实施审计的主体,包括国家审计机关、部门或单位内部审计机构、社会审计组织。

审计客体是接受审计人审计的经济责任承担者和履行者,即被审单位,包括国务院各部门、地方各级政府及其所属单位部门、财政金融机构、企业事业组织等。

(二)审计对象

审计对象是审计客体因承担和履行经济责任而发生的事前、事中、事后的经济活动。而这些经济活动的载体是原始凭证、记账凭证、账薄、财务报表等会计资料,还有文件、统计报表、业务核算、经济合同、磁带软盘等有关资料。从审计具体过程来看,审计的对象可分为两个层次:第一个层次是被审计单位的会计资料,第二个层次是被审计单位的财政财务收支及其有关经济活动。

三、审计的职能

审计职能是审计本身固有的、体现审计本质属性的内在功能。它是不以人们的意志为转移的客观存在。审计具有经济监督、经济鉴证和经济评价的职能。

(一)经济监督职能

经济监督职能是审计的基本职能,它主要是通过审计、监察和督促被审计单位的经济活动,在规定的范围内沿着正常的轨道健康运行;检查受托经济责任人忠实履行经济责任的情况,借以揭露违法违纪、制止损失浪费、查明错误弊端,判断管理缺陷,进而追究经济责任。

审计要充分发挥其监督职能,就要依法独立行使审计监督权,不受其他行政机关、社会团体和个人的干涉。作为内部审计机构和内部审计人员,要在本单位负责人的领导下,依照国家法律、法规和政策的规定,对本单位及本单位下属的财务收支及其经济效益进行内部审计监督。

(二)经济鉴证职能

经济鉴证是指审计人员对审计单位的会计报表及其他经济资料进行检查和验证,确定其财务状况和经营成果的真实公允性、合法性,并出具证明性审计报告,为审计授权人或审计委托人提供确切的信息,并取信于社会公众。审计报告体现了审计的经济鉴证职能。

(三)经济评价职能

经济评价是指审计人员对被审计人的经济资料及经济活动进行审查,并依据相应的标准对所查明的事实作出分析和判断,肯定成绩、揭露矛盾、总结经验,从而改进工作,提高效益和效率的途径。审计人对被审计人的内部控制系统是否健全、有效,各项经济资料是否真实可靠,以及各项资源的利用是否合理、有效等诸多方面所进行的评价,都可以作为提出改善管理的依据,在现代审计实务中,经济效益审计最能体现审计的经济评价职能。

四、审计的任务

审计的任务是国家根据审计的职能和我国社会经济状况,以及国家进行宏观调控的需要确定的。依照审计条例,我国社会主义审计的任务可以归纳为以下 8 个方面。

(一)对各级政府的财政、财务收支和财政决算进行审计监督

各级政府是各级财政的执行者,对他们进行审计监督,就是要审查是否如实地执行各级人大批准的财政预算,积极地组织财政收入,合理地、节约地分配财政支出,做出的财政决算是否真实,有无虚伪。各级政府为进行其本职工作,需要国家拨付一定的经费,经费的使用是否正当,是否符合节约的原则,有无违反有关规定的经费支出等,这是审计的一项任务。

(二)对银行信贷计划的执行及其结果进行审计监督

银行信贷是国家动员资金和分配资金的一种形式,信贷平衡是稳定经济的主要条件,是宏观调控的主要手段。对银行信贷计划的执行及其结果进行审计时,要审查银行是否按计划扩大存款,贷款方向是否符合国家对宏观经济进行调整的有关方针政策,有无以贷款谋私等问题。

(三)对企事业单位的财务收支及经济效益进行审计监督

企事业单位进行经营活动和完成各自的工作任务,必然要发生财务收支,这些财务收支活动是社会资金运动的重要组成部分。企事业单位财务收支是否正常,不仅影响本身的经济活动和事业任务的完成,而且还影响着宏观经济的正常运行。对企事业单位财务收支进行审计监督,就是要对其以财务收支为主要形式的经济活动的合法性和效益性进行审查。

(四)对被审计单位国有资产的管理情况进行审计监督

国家行政机关、企事业单位的国有资产,是社会主义国家全体人民的财富,是这些部门完成其工作任务和进行经营活动不可缺少的物质条件。对国家资产管理情况进行审计,一方面要审查这些单位有无健全完整并能认真实施的管理制度,同时要审查这些财产是否安全完整,有无因管理不善造成的损失,有无化公为私和贪污盗窃等现象。对国家资产管理情况进行审计即是维护国家利益的需要,也是保证机关、企业事业单位正常工作的有力措施之一。

（五）对被审计单位的内部控制系统进行监督评价

健全完善的内部控制系统可以防止错误和弊端的发生,可以有助于提高经济效益和工作效率。对被审计单位的内部控制系统进行全面的审查评价,对其不健全、不完善、不合理之处提出改进意见,是建立和加强被审计单位内部自我约束机制,实现管理目标的重要途径。在审计工作中,首先对被审计单位的内部控制系统进行审查,有利于审计人员发现薄弱环节,以确定审计工作的重点和方向。

（六）对严重损害国家利益的违反财经法纪的行为进行专项审计

社会经济生活中,侵占国家资产,严重损失浪费,严重损害国家利益等行为,是发展生产力的一大障碍。它严重地败坏社会风气,破坏经济体制改革。坚决有力地打击这些行为是当前审计工作的主要任务,也是审计工作贯彻"调整经济结构,整顿经济秩序"方针的具体表现。

（七）对基本建设和更新改造项目的财务收支及其经济效益进行审计监督

基本建设和更新改造投资,是社会扩大再生产的主要形式。为了保持国民经济持续、健康稳定的发展,扩大再生产的投资规模必须与国家的资源和各方面的能力相适应。改革开放以来,我国基本建设的规模一直在迅速扩大,监督有关单位压缩基建规模,调整投资结构,促进降低工程成本,缩短建设周期,提高投资效益是审计的任务之一。

（八）对国家专门规定的建设项目的财务收支及其使用效果进行审计监督

审计部门要对国家利用国际金融组织贷款的建设项目、联合国及其专门机构援建项目的财务收支以及资金使用效果进行审计监督。

卫生经济审计是一种行业审计,以上各项任务除第一、第二两项以外,均属卫生审计涉及的范围。依据上述原则,医院内部审计任务的具体内容如下。

(1)对医院贯彻执行国家财经法令、方针、政策、制度情况进行监督检查,维护财经纪律。

(2)对财务收支计划、经费预算、经济合同等的执行情况及其经济效益进行审查。

(3)对资金、财产的完整安全进行监督检查。

(4)对会计资料的真实、合法、正确、合规性进行审计,并签署意见。

(5)对严重违犯财经法规,严重损失浪费,以及损害国家经济利益的行为,进行专案审计。

(6)评价单位承包经营责任的履行情况。

(7)对内部控制系统的健全有效情况进行检查。

(8)对基本建设和更新改造工程的监督审计。

(9)对单位主管领导及主要负责人的离任及任期内经济责任审计。

(10)办理单位领导、上级内部审计机构交办的审计事项,配合国家审计机关对本部门、本单位进行的审计。

五、审计与会计的区别和联系

（一）审计与会计的区别

1.性质不同

会计属于经济管理范畴,是经济管理的一部分;审计属于经济监督范畴。虽然会计也具有监督职能,但是审计是对会计监督的再监督,是直接对最高统治者负责的监督系统。哪个时期审计从财务的管理中独立出来,其审计作用就大,经济秩序就好,如审计丧失其独立性,就失去了审计存在的意义。

2.对象范围不同

会计对象是以资金运动为表现形式的经济活动。审计对象不仅包括全部会计对象,还扩大到全部经营活动和管理活动,乃至宏观经济活动,都在它的监督视野之内。

3.地位不同

会计是行政机关、企业事业单位之内的职能部门,它参与本单位的管理与决策,是会计资料及其所反映的经济业务的当事人。而审计是独立于被审计单位和部门之外,内部审计机构也不直接管理财产物质,只行使监督权。

4.审计与会计进行工作的依据不同

会计进行工作的依据是会计法、会计制度、会计原理和会计基本准则;审计依据则是除上述会计依据外,还主要以宪法、审计法和一切有关财经法规,作为进行审计工作的依据。

(二)审计与会计的联系

1.审计与会计同属经济范畴

审计虽处于监督地位,但仅限于经济监督,与会计同属经济范畴。

2.审计和会计的根本目的一致

审计的根本职能是监督,会计的职能之一也是监督,它们都是通过对经济活动的监督,达到维护法纪,纠正弊端,保证国家财产的安全完整,提高经济效益的目的。

3.会计资料和会计行为是审计的主要对象

由于审计工作首先对会计资料的真实性和合法性进行审查,对会计工作形成一个经常性的监督,从而对会计行为有保证和促进作用。

4.会计原理和会计制度是审计的依据之一

审计在审查会计资料的正确性时,要以会计原理和会计制度为衡量标准。

(柏　凤)

第二节　医院内部审计概述

一、医院内部审计的概念

医院审计属单位内部审计,医院内部审计机构在本单位主要负责人的直接领导下独立行使内部审计监督权,对本单位负责并报告工作;业务上受上级审计机构的指导,并办理本单位领导和上级审计机构交办的审计事项,以及配合国家审计机关对本单位进行审计。

二、医院内部审计的特点

(一)审计对象的单一性和审计目的的内向性

审计对象是单一的,只能是本部门、本单位的经济活动,有助于内部审计人员深入了解情况,抓住主要矛盾。医院内部审计机构工作的主要目的在于促进医院经营管理和医院基本目标的实现,是为医院内部服务的,因而,具有明显的内向性特征。

(二)工作的相对独立性

注册会计师审计具有比较强的独立性,因为作为审计主体的会计师事务所既独立于被审计单位又独立于委托人。医院内部审计机构虽然独立于被审计的部门,但它是医院内部的机构,是在本医院主要负责人的领导下进行的,因而其独立性具有明显的相对性。

(三)审查范围的广泛性

医院内部审计主要是为医院经营管理服务的,决定了内部审计的范围必然涉及医院内部财务收支、内部控制及医院经营管理活动的各方面。而且内部审计人员对本单位的情况比较熟悉,因而可以比外部审计更深入更细致地进行。

(四)审计实施的及时性和经常性

医院内部审计的目的是为了完善自我约束机制、建立健全内部控制制度、维护财经法纪、改善经营管理、提高社会效益和经济效益等,因此内部审计的重点是管理审计、经营审计和效益审计。同时,它可以随时发现问题,随时解决问题,所以它比外部审计更有条件进行事前、事中及事后审计。

(五)医院内部审计的局限性

要搞好内部审计,要求审计人员必须掌握执行审计工作所需要的各种专业知识及完成审计任务的技能。医院内部审计人员非专业出身的居多,素质普遍较低,难以胜任较复杂的审计任务,搞不好会流于形式。因此,必要时需请外部审计组织协助,不可简单从事,否则就失去了审计监督的严肃性和有效性。

三、医院内部审计的分类

医院内部审计按活动内容不同,可分为4类。

(一)财务审计

财务审计指对财务报表(如资产负债表、现金流量表、损益表及内部报表等)进行的审计,对医院财务状况、经营管理成果、现金流量进行全面审计及针对财产物资、成本费用、债权债务、经营损益等实施单项审计,财务审计是医院内部审计最原始、最基本的内容。

(二)经济/社会效益审计

经济/社会效益审计指对医院重要事项的经济性、效率性、效果性按一定标准加以评价,确定提高效益(社会效益/经济效益)的差距和潜力。在现代市场竞争环境下,效益审计越来越受到重视,甚至发展成为内部审计的重要内容。

(三)内控系统评价

内控系统评价是指对医院内部控制系统设计的合理性、运用的有效性进行评价。

(四)经济责任审计

经济责任审计指对医院内部机构、人员在一定时期内从事的经济活动进行评价,以确定其经济业绩,明确其经济责任。在反腐倡廉的现阶段,医院内部审计的这项职能正发挥着重要作用。

四、医院内部审计的职能

(一)监督评价职能

监督评价是医院内部审计工作的传统职能,也是履行其他职能的基础。内部审计在履行监督职能的基础上以履行评价职能为首要内容。两者结合保证为实现医院目标所从事的一切经营管理活动合法、合规、合理、有效。在当前形势下,发挥内部审计的监督职能,强化源头防腐,对医院内部的廉政建设有重要意义。

(二)管理控制职能

医院内部审计是医院内部控制系统的一个重要组成部分,它能全面、独立、客观、权威地衡量和评价其他内部控制的适当性和有效性,是对其他控制的一种再控制,其管理功能超然于其他职能部门。

(三)服务咨询职能

内部审计旨在增加价值和改善组织的运营,医院内审工作通过行使监督评价和管理控制职能,其最终目的是帮助管理层改善控制、经营过程和风险管理,发现风险因素,挖掘增值潜力,保证医院以一种合法、有效(包括效率和效果)的运作方式实现其各项目标。因此,内部审计要本着"一审、二帮、三促进"的原则开展工作,把为被审单位服务的思想贯穿于审计全过程。

五、医院内部审计的作用

传统内部审计的作用主要是查错防弊,保护财产安全。而现代审计的作用则扩大到对外维护社会整体利益,维护财经法纪的遵循,对内当好组织机构的参谋,为提高经济效益发挥作用。

(一)防护性作用

建立健全有效的内部控制提供合理的保证,避免因管理和控制的缺陷带来的各项损失,揭露和制止已经发生和正在发生的贪污舞弊和欺诈行为。保证会计资料的真实、正确、及时、合理合法的事实。因此,医院审计部门通过常规审计,对财务收支及经济运行情况进行监督,保证国有资产的安全、完整,可增加领导的法制观念,保证医院各项经济活动健康进行和资金的良性循环,内部审计便是一剂良方。

(二)建设性作用

审查评价医院管理和控制制度的健全和有效性,纰漏薄弱环节,解决存在的问题,完善内部控制制度,堵塞漏洞。针对医院控制系统的缺陷,提出符合成本效益原则并且切实可靠的控制措施,使其控制成本最低。推荐更有效、更经济的资源使用方法,帮助医院管理者优化资源配置,扩大业务范围,提高经济效益,增强医院的竞争能力。

六、医院内部审计机构和人员

根据《卫生系统内部审计工作规定》和《综合医院分级管理标准(试行草案)》要求,二、三级医院应设有与财务机构相平行的审计机构或者职级相应的专职审计人员,人员编制合理,具备执行审计工作所需要的各种专业知识及完成审计任务的技能,并保持相对稳定。

医院内部审计人员,在本单位主要负责人直接领导下依法行使职权,受法律保护,任何人不得打击报复。坚持原则、实事求是、忠于职守、秉公办事、不滥用职权、不徇私舞弊、不泄露机密,是每个内部审计人员必须严格遵守的行为准则。

七、医院内部审计机构的任务

根据《综合医院分级管理标准(试行草案)》和《卫生系统内部审计工作规定》,医院内部审计机构的工作和应负的职责,主要有以下内容。

(1)对财务计划或预算的执行情况和决算进行审计监督。

（2）对财务收支及有关的经济活动实行经常性审计监督。

（3）对资金、财产的完整、安全进行监督检查。

（4）对内部控制制度的健全、有效及执行情况,进行监督检查。

（5）对卫生、科研、教育和各类援助等专项经费的管理和使用情况,进行审计监督。

（6）经常检查、评估资金、财产的使用效益,提出改进建议。

（7）经济责任审计。

（8）对建设项目的预（概）算和决算进行审计。

（9）对严重违反财经法纪的行为进行专案审计。

（10）贯彻执行国家审计法规,制定或参与研究本单位有关的规章制度。

（11）办理本单位领导和上级内部审计机构交办的审计事项,配合国家审计机关对本单位进行的审计。

八、医院内部审计机构的职权

根据审计部门和卫生行政部门有关规定,医院内部审计机构在其职务范围内的权力,主要有以下几项。

（1）要求被审计单位按时报送财务计划、预算、决算、会计报表,检查会计凭证、账簿、报表、决算、资金、财产,查阅有关的文件和资料。

（2）参加有关的会议。

（3）对审计中发现的问题,向有关单位和人员进行调查并索取证明材料。

（4）提出制止、纠正和处理违反财经法纪事项的意见,以及改进管理、提高效益的建议。

（5）对严重违反财经法纪和严重失职造成重大经济损失的人员,向领导提出追究其责任的建议。

（6）对阻挠、拒绝和破坏内部审计工作的,必要时,经领导批准,可采取封存账册和资财等临时措施,并提出追究有关人员责任的建议。

（7）对审计工作中的重大事项,应向上级内部审计机构反映,或向国家审计机关反映。

（柏　凤）

第三节　医院审计程序和方法

一、医院内部审计程序

内部审计程序指内部审计工作从开始到结束的整个过程,包括审定审计计划、审查和评价审计资料、报告审计结果、进行后续审计。

根据审计部门和卫生行政部门关于内部审计工作的有关规定,医院内部审计工作的程序如下。

（1）根据上级部署和本单位的具体情况,拟订审计工作计划,报经本单位领导批准后,制订审计方案,进行审计工作。

（2）对审计中发现的问题，可随时向有关单位和人员提出改进意见，审计终了应提出审计报告，在征求被审计单位的意见后，报送本单位领导，重要的应同时报送上级内部审计机构。

（3）对重大审计事项作出的处理决定必须报经本单位领导批准；经批准的处理决定被审计单位必须执行。

（4）被审计单位对处理决定如有异议，可在 15 天内向本单位负责人或上级内部审计机构提出申诉；单位负责人和上级内部审计机构应在接到申诉 30 天内做出复审结论和决定。申诉期间原审计处理决定照常执行。

二、一般审计程序

一般审计程序是指审计组织进行审计活动时通常所采用的工作程序。一般可分为 4 个阶段。

（一）审计准备阶段

实施就地审计是审计程序中的第一个阶段，即从确定审计项目起到抵达现场实施审计前的工作阶段。一般情况下，准备阶段的主要工作包括确定审计项目、制订审计工作计划、收集必要的资料、调查审计对象的情况、制订审计实施方案、委派审计人员、签发审计通知书等。

审计工作计划的主要内容包括：审计的目标、审计的依据、审计的内容、审计的方法、审计工作的步骤、审计工作的日程安排、审计人员的具体分工、其他应注意的审计事项等。

审计工作方案是指确定了审计项目之后，审计小组按照审计计划所拟定的审计工具实施计划。审计工作方案主要内容、范围、方式、工作时间及编制的依据等。

审计通知书是指计机关根据审计工作方案向被审计单位发出的书面通知，内容主要包括审计的内容、范围、方式、时间、要求和审计人员名单。

（二）审计实施阶段

实施就地审计是审计程序中的第二个阶段，即从审计组织到达现场开始审查至审查完毕的工作阶段。实施阶段的基本步骤是检查－取证－分析－评价。一般情况下，财务审计的主要工作包括以下内容。

（1）会见被审计单位领导，说明审计目的。

（2）由被审计单位负责人及有关职能部门介绍情况。

（3）集中审计资料。

（4）编制查账试算表。

（5）审查凭证账簿、报表，检查现金、实物，查阅有关的文件、资料，并向有关人员调查。

（6）根据审计目标，对各项业务具体进行审查并做好审计记录。

（7）按审计工作底稿归纳的问题与被审计单位交换意见，以便进行总结报告。

（三）审计报告阶段

实施就地审计是审计程序中的第三个阶段。审计实施阶段完毕，各项审计目标已经达到，便进入报告阶段。报告阶段的主要工作，是对审计过程中发现的问题、各种证明材料及有关资料进行综合分析，编写审计报告。审计报告草稿完成后应征求被审计单位意见，取得一致意见后编写正式报告，报送委派领导。被审计单位如有不同意见，应在报告中说明。

审计报告的主要内容包括被审计单位（审计项目）、审计范围和内容、审计中发现的问题、评价和结论、处理意见和建议。审计报告必须附有证明材料和有关资料，对问题定性要准确，提出的处理意见要适当。

(四)审计后续阶段

实施就地审计是审计程序中的最后阶段。审计机构在做出审计报告和决定后,为考察被审计单位的执行情况和审计效果,相隔一段时间应进行后续审计检查。一般情况下,后续阶段的主要工作包括以下内容。

(1)检查审计决定的执行情况。

(2)考察审计效果。

(3)进一步解决存在的问题,落实各项措施。

(4)发现和弥补原来审计中的不足和错误。

(5)根据新的情况提出新的建议和措施,扩大审计效果。

三、医院内部审计的方法

审计方法是指收集审计证据,达到审计目的的手段。按审查程序可分为顺查法和逆查法;按审查范围可分为详查法和抽查法。在具体审查过程中,还可根据需要运用审计的各种技术方法,包括复核法、核对法、审阅法、盘点法、调查法和分析法等。

随着管理审计和经济效益审计的发展,审计分析的内容和方法有了新的变化。分析的内容除了传统的财务审计分析的内容以外,又增加了对计划、方案的可行性分析,计划、方案执行情况的分析,经营成果和经济效益的分析,长期投资及其效益的分析,重大事故、决策失误等经济损失分析,以及生产、经营管理过程中的经济效果、效率的分析等新的内容。分析的方法除了传统的财务分析外,大量地应用现代化企业管理中的数量经济分析方法和经济活动分析方法,以及管理会计中的各种分析方法,如本量利分析、成本效益分析等。

(柏 凤)

第四节 审计证据和审计工作底稿

一、审计证据

(一)审计证据的概念

审计证据是审计人员为表明审计意见而在审计过程中获取的证明被审单位经济活动及经济资料的真实性、合性法和有效性的一系列事实和资料。

(二)审计证据的作用

(1)审计证据是编制审计报告、作出审计结论和审计决定的重要依据。

(2)审计证据是支持审计意见的依据。

(3)审计证据是解除和肯定行为人经济责任和法律责任的依据。

(4)审计证据是审计小组负责人控制审计工作质量的依据。

(三)审计证据的内容

(1)被审计单位的会计凭证、账簿、报表等资料。

（2）被审计单位的现金、材料、药品、固定资产等实物财产的盘点资料。

（3）各单位邮来的各种对账单据，如银行存款对账单、往来款项对账单等。

（4）对外调查的各种资料和证明材料。

（5）社会各界人士检举揭发的材料。

（6）被审计单位登记的各种辅助记录。

（7）被审计单位领导的有关正式谈话记录。

（8）被审计单位的有关会议记录。

（9）内部控制制度的测试记录。

（10）其他记录和资料。

（四）审计证据的收集方法

收集审计证据是审计人员的一项重要工作。审计人员在审计工作过程中，必须按照审计程序，采取各种方法收集能证明审计项目的各种证据。

（1）向被审计单位索取有关资料。

（2）通过参加实地盘点收取证据。

（3）通过做好观察、面询、函询等调查工作获取证据。

（4）抽查会计记录。

（5）对不能取得原始证据的可采用现代技术将原始证据进行复印、照相、录音、录像，这样能保证原始证据的原貌，使其具有与原始证据相同的作用。

二、审计工作底稿

（一）审计工作底稿的概念

审计工作底稿有广义和狭义之分。广义的审计工作底稿是指审计人员的一切记录，包括审计计划、审计档案、目录、索引在内的所有记录。狭义的审计工作底稿是指审计人员为了编制审计报告，在审计实施阶段中完成一系列工作的记录的总称，包括审计实施阶段中审计人员自己编写的各种文件、记录以及从被审计单位和其他地方取得的各种资料和证据等所做的记录。

（二）审计工作底稿的作用

（1）在审计准备阶段，它可为编制审计计划与审计方案提供重要参考资料。

（2）在审计实施阶段，它可为组织及协调审计工作提供情况。

（3）审计工作底稿是编制审计报告的基础，所以审计报告的结论是以审计工作底稿作为佐证和说明的。

（4）审计结束后，审计工作底稿能够提供永久性的历史记录。

（三）审计工作底稿应具备的条件

（1）内容完整、精练。

（2）每份审计工作底稿必须有事实和审计意见两部分。

（3）力求清晰，易懂。

（4）格式设计必须适用、合理。

（柏　凤）

第五节 审计报告和审计档案

一、审计报告

(一)审计报告的概念

审计报告是审计人员对被审单位经济活动,包括财务情况、经济效益和遵守财经法纪情况,进行综合评价,提出意见和建议,做出审查结论的书面文件。审计报告按内容不同分财务收支审计报告、财经法纪审计报告、经济效益审计报告等不同种类,按表达形式不同分审计报告书、审计证明书、审计决定。

(二)审计报告的总体结构

1.标题

一般包括被审单位名称、审计内容、审计范围等,如《关于××医院 2022 年度财务收支的审计报告》。

2.正文

报告表述的基本内容。

3.结尾

即落款,包括编写审计报告主体的名称和写作时间或通过时间。如为审计小组编写,还要注明审计小组全体成员的姓名,并由组长签字或盖章。单位撰写的审计报告,此处要加盖公章。

(三)审计报告的基本内容

不同种类的审计报告,内容有区别。

1.财务收支审计报告

财务收支审计报告,一般分为简式和详式。简式的主要包括审计范围、审计依据、审计过程和审计意见 4 项内容,详式的一般包括审计概况、主要问题、处理意见、改进建议和审计附件 5 部分内容。

2.财经法纪审计报告

一般包括审计过程、审计事实、审计结论和审计附件 4 部分内容。

3.经济效益审计报告

一般包括基本评价、主要经验、存在问题和改进建议 4 部分内容。

(四)审计报告的编制程序

审计报告的编写过程,一般分以下几个步骤。

1.整理材料,问题归类

从着手编写审计报告开始,先把所掌握的情况、资料、审出的问题、分析、研究的结果等,进行整理,然后按具体的问题归类为经济、技术、管理及其他等方面。

2.精选材料,确定重点

对整理好的材料和已归类的问题进行去伪存真、去粗取精、由此及彼、由表及里的分析、研究、讨论及筛选,确定重点问题和要纳入报告的资料。

3.复查数据,拟定提纲

对已确定的重点问题及有关资料要进行复查,以保证数据的可靠性和问题的真实性。然后拟定审计报告提纲,简要地列出报告的内容。

4.选材构思,撰写报告

根据拟定的审计报告提纲,对有关方面的材料进行挑选,选取有针对性的、最能说明问题的、最有说服力的有关资料,构思如何撰写,怎样写好。可一人写,也可分头写,最后由一人统稿。

5.征求意见,定稿上报

审计报告写完后,不能马上上报,要征求被审单位的意见。被审单位可以口头或书面的形式,对审计报告中有异议的地方与审计小组商议。如果被审单位的意见是合理的,应予以采纳并修改报告;如果被审单位的意见与审计报告意见不一致,而审计人员经过复议或复审,认为报告的内容是正确的,则可在报告后加注说明。经过征求意见,酌情修改后,方可送审计机构有关领导审阅定稿,再将审计报告打印报出。

二、审计档案

(一)审计档案的概念

审计档案是国家审计机关、内部审计机构和社会审计组织在进行审计活动中直接形成的、具有保存价值的、各种形式的历史记录。

(二)审计档案归档文件材料的范围

凡记录和反映审计机关在履行审计职能活动中直接形成的文件、电报、信函、凭证、笔录的原件及其复印件,照片、音像磁带以及与审计事项有关的其他文件材料,均应收集齐全,立卷归档。

(三)审计档案的立卷原则

审计档案立卷工作,实行谁审计谁立卷,边审计边收集整理,审结卷成的原则。立卷归档工作应列入项目审计计划,由审计组指定专人负责文件材料的收集、整理和立卷工作,做到边审计、边收集整理、审结卷成。

同时,还要认真贯彻审计监督和行政管理两类文件材料分开立卷的原则,一般不得将两类文件材料混合立卷或在审计案卷与文书案卷中重复立卷,以保证审计档案的完整性、系统性和便于利用。

(四)审计档案的立卷组合方法

审计文件材料立卷,采用按职能分类、按项目立卷、按单元排列的方法。

1.按职能分类

就是立卷时,先划清审计监督和行政管理活动所形成的两种不同文件材料之间的界限,分别按各自的要求立卷。

2.按项目立卷

就是对应立卷归档的文件材料,根据审计项目的不同情况和便于管理的需要,采用不同的方法立卷,如专案审计、以项目为单位进行立卷;定期审计、按被审计单位和年度立卷;审计调查、按专题立卷;承包经营责任审计、按单位、人名和审计年度分别立卷。

3.按单元排列

就是卷内文件的排列顺序,一般采用单元排列法。即将需立卷归档的文件材料先分为三个单元,第一单元是结论性文件材料,逆审计程序结合重要程序排列;第二单元是证明性材料,按其所证明的审计报告所列问题的先后次序排列;第三单元是立项性文件材料,按文件产生的先后顺序排列。卷内各类文件排列时一般批复在前,请示在后;正件在前,附件在后;印件在前,定稿在后;定稿在前,修改稿在后。

上年度的审计文件材料立卷后,应于本年 6 月底以前向机关档案室移交,统一保管。

(柏　凤)

第六节　医院专项审计

一、医院货币资金的审计

医院货币资金审计是指对库存现金、银行存款、外币、挂号处、收费处、住院处等资金的审查监督。在医院为患者服务过程中,必须保持一定数额的货币资金,同时会引起很多货币资金的收付业务,通过对货币资金的审计,揭示在货币资金管理方面存在的问题,促使医院正确地核算货币资金,真实地反映货币资金的收支和结存情况,认真执行国家有关货币资金的制度规定,保护货币资金的安全完整。

审计人员审查医院货币资金的目的,主要是证实货币资金余额的真实存在性、完整性,有无虚列和故意漏记;证实货币资金收、付业务的合法性,有无按照国家有关制度规定,是否超范围、超标准收费;证实货币资金业务计算和账务处理的正确性,是否按医院会计制度规定,正确记入相应账户中。

(一)内部控制系统测试

审计人员应通过询问、观察、阅读被审计单位的规章制度等方式,调查了解医院货币资金内部控制系统的设置情况,并将其流程及控制环节记录在审计底稿上,进行实地审查。并对其内控制度的健全性、有效性作出评价,分析其薄弱环节和失控点,向医院提出改进管理的建议。

1.不相容职务的划分

任何一项货币资金业务处理过程,都必须由几个人分别做,以达到相互制约的目的。有些职务是不相容职务,如登记现金日记账和银行日记账与核对银行账工作,支票保管与印章保管工作等必须分离。

2.审批授权手续

货币资金各项业务,都必须由部门或单位负责人审查批准、签字盖章以示授权后方可办理。各级领导有多大的权限,要有明确的制度规定,审计人员要验证货币资金支出的审批签章人,是否符合授权的层次和范围。如需领用支票,应在支票登记薄及支票存根上签字。

3.审核制度

办理各项货币资金收付业务和进行账务处理时,都必须经过严格的审核。要设凭证审核员,在办理货币资金收付业务时,审核原始凭证的真实性、合法性;进行账务处理时,审核记账凭证的正确性、完整性,审核后要签字盖章。

4.及时入账及定期对账制度

出纳员应根据审核后的原始凭证所编制的记账凭证,及时登记现金日记账和银行日记账,作到日清月结。会计与出纳员应定期核对日记账和总账,保证账账一致;主管会计要定期与银行对账,编制银行存款调节表,保证医院银行存款账与银行账相符;财务负责人应定期或不定期地监查库存现金,保证账实相符。

5.货币资金安全的管理

为保证货币资金的安全,医院内部的现金收付应尽可能集中办理,要限制出纳员以外的其他人接近现金,收到现金后应及时解缴银行。

(二)实质性审查

1.库存现金的清查

对库存现金清查一般采用实地突然式盘点进行审查。首先由出纳员将全部现金放入保险柜封存,结出当日现金账余额,填写"现金余额表"后,应在会计主管人员和审计人员在场的情况下,由出纳员自点,审计人员只是监盘。要注意有无利用借条或收据抵库现象。清点后填制"库存现金清点表"需被审部门出纳员、主管会及、审计人员共同签字,确认盘点数额,作为审计工作底稿。

2.现金收付业务的审查

审计人员应抽查至少1个月的现金日记账,审阅现金日记账摘要栏,看现金收付业务是否合法,有无超出结算规定的范围;审阅现金日记账金额栏,看现金收付金额是否过大,有无超过国家规定限额;审阅现金日记账余额,看是否超过银行审批的备用金限额;审查有无收入现金未解缴银行而直接用于支出的作支现象。

3.银行存款的审查

审查银行存款的重要业务,审阅银行存款日记账的摘要栏和金额栏,验证经济业务发生的合法性,是否存在出借银行账号现象,有无套取现金的情况;抽查与银行存款有关的往来账户,查明有无进行非法及贪污的情况。审查银行存款账目余额,核对银行存款调节表,证实银行存款与对账单是否一致。

4.外币业务的审查

审查外币业务应首先检查医院外币业务是否有完备的账务记录与有关部门的批准文件,是否存在收支不入账行为,即真实性;核对原始凭证及外汇收支明细账,审查有无套汇、逃汇等违法行为,即合法性;审查外币折算及汇兑损益计算的正确性。

二、医院库存物资审计

库存物资是指医院在开展业务活动及其他为耗用而储存的资产,包括材料、燃料、包装物和低值易耗品等,是医院流动资产的重要组成部分。《医院财务制度》规定"库存物资要按照计划采购,定额定量供应"的办法进行管理。加强对库存物资的审查,控制材料消耗、降低费用、减少浪费,是医院加强经济管理必不可少的手段。

审计人员审查医院库存物资的目的,主要是确认库存物资的真实存在性、完整性,有无虚列和漏列库存物资,财务报表反映不完整的情况;查明库存物资的所有权是否属于本医院;证实库存物资计价、分类和账务处理的正确性。

(一)内部控制系统测试

审计人员应通过查阅医院关于物资采购、保管、领用等方面的规章制度,实地考察采购部门、仓库及财会部门的库存物资管理流程,了解内控制度的建立和执行情况。

1.明确职责分工

库存物资控制系统中的采购、验收、保管、发货、盘存等职责都应有明确的分工,并建立健全岗位责任制。采购与验收、采购与保管等职务必须分离,不可同一人担任。审计人员查看岗位责任制及出入库单及验收单,确认不同岗位的分工负责及相互牵制情况是否有效。

2.实行授权管理

医院的库存物资无论购入还是发出,都必须层层授权,经过严格的批准手续才可办理。如库存物资的领用应由每个使用科室固定人员办理,采购应由管理科室按照采购计划统一购买。审计人员应查看审批范围与手续是否符合制度规定。

3.健全验收、保管与出库手续

库存物资的收、存、发过程要有严格的审核、计量、验收等完备手续,及时进行账务处理,保证正确反映库存物资的实际情况。审计人员应观察管理制度的落实情况,库存明细账及出入库手续是否健全,账、卡是否及时登记。

4.定期盘点与稽核

医院库存物资要合理确定储备定额,定期进行盘点,年终必须进行全面盘点清查。定期盘点的工作应由物资管理部门组织实施。同时应坚持定期稽核,财务部门的明细账、总账要与仓库的明细账、卡片核对,保证账账、账卡的一致。审计人员应抽查若干月份的盘点记录,确认盘点结果与账面余额的一致性。

(二)实质性审查

库存物资的审查主要应从其收、存、发,即采购、保管、领用方面进行审查。

1.库存物资采购的审查

审查订货合同确定合同的合法性,是否有法人资格,内容是否合法;合同条款是否明确,审查合同的规范性;计算的正确性。审查验收和入库的手续是否齐全,数量及质量问题的账务处理是否正确。审查库存物资采购成本核算的合法性、准确性。账务处理的及时性、正确性。

2.库存物资保管的审查

审查库存物资的具体方法是盘点。可抽查盘点记录并结合实地盘查部分实物,以确认物资的存在性、完整性;鉴别其所有权,对于产权不明确的应加以必要的询证和核实;将实物与库存物资明细账核对,证实账实是否相符,如出现不符,应作出盘盈、盘亏记录;库存物资盘盈、盘亏的账务处理要按照《医院会计制度》执行;查验库存物资质量,有无过期、失效、损毁或材质下降的物资,造成库存物资价值不实。

3.库存物资领用的审查

审查各项领用制度是否健全,并有效执行,使用科室有无专人负责领物,对丢失、损坏物品有无赔偿、处罚制度;领用的一次性物品、消耗物品是否与科室二级核算结合,控制超计划使用。

三、医院药品及再加工材料审计

药品是医院为了开展正常医疗业务工作,用于诊断、治疗疾病的特殊商品。药品的消耗占医院各种消耗的比重很大,药品的储备与周转是医院资金运动的重要组成部分,所以药品资金管理工作的成效,直接关系到医院的社会效益和经济效益,加强药品的进销存管理是医院经济管理的重点,也是审计工作的重点。药品管理应遵循"定额管理,合理使用,加速周转,保证供应"的原则。实行"核定收入,超收上缴"的管理办法。

（一）内部控制系统测试

审计人员应通过查阅被审计单位的药品管理制度,询问药剂科、住院处、收费处、财务科,了解进、销、存的全部管理流程及核算控制环节,并进行实地观察,对药品内控制度的健全性、有效性进行客观评价,分析薄弱环节,提出改进工作建议。

1.明确职责分工

药品管理控制系统中的采购员、检验员、药库药房保管员、药品会计等相关人员,都应建立明确的岗位责任制。采购员与保管员、采购员与药品检验员等职务必须分离。审计人员应查看出入库单及验收单,确认不同岗位的分工负责及相互牵制是否有效。

2.实行授权管理

医院药品的购入要有采购计划,并由授权人批准后,才可从规定的进货渠道购买药品;出库药品必须遵照医嘱与处方,由药剂人员准确发放。审计人员要查看药品采购计划的审批、药剂人员的资格是否符合制度规定。

3.健全验收、保管与出库手续

药品的收、存发过程要有严格的审核、计量、验收等完备手续,保管员要经常查看药品有效期;药品会计应及时行赊药、结账、报损等的账务处理,保证正确反映库存药品的实际情况。审计人员应观察管理制度的落实情况,查看库存明细账及出入库手续是否健全,账、卡能否及时登记,药品进销差价核算范围准确。

4.定期盘点与稽核

医院药品要根据使用量和药品有效期合理确定储备定额,防止积压;加强交接清点管理,防止丢失;定期进行盘点,年终必须全面盘点清查,药品定期盘点的工作应由药剂科组织实施。同时应坚持每月与财务科稽核,财务部门的总账、分类账,要与药库、药房的明细账、卡片核对,保证账账、账卡、账实相符。审计人员要抽查数次药品盘点表,及每月药品收、支、存表,评价盘点与稽核制度的执行情况。

（二）实质性审查

1.药品购入的审查

审计人员应审查药品是否按计划采购,有无超计划购入,造成积压、变质、浪费;审查进货渠道,是否按照卫生部门指定的国有主渠道进货;审查药品供应商付的药品让利款,是否正确记入"药品进销差价"科目,有无记入其他收入或存留账外;审查医院是否执行物价部门规定的标准价格,并正确计算加成率;审查医院是否及时调整物价部门新颁布的药品价格,维护消费者权益;审查赊销药品的账务处理是否及时准确,应付账款是否按每个药品供应商为债权单位设置明细账;审查药品计价的准确性,药品入账价值不应该含采购费、运输费等。

2.药品管理的审查

审查药品出、入库单是否有负责人、保管员和领药人签字;审查月末是否凭出、入库单做汇总,与财务科核对;审查病房医嘱与处方核对制度的执行情况;审查药房是否经常清点、检查有无应退未退及积压过久的药品,避免损失和浪费;审查药品盘盈、盘亏的审批手续是否合规,正常损耗与非正常损耗的账务处理是否正确;审查药品价格调整,账务处理是否及时准确。

3.药品消耗的审查

药品消耗主要指药品费的支出。药品消耗必须实耗实销,不能以存代销,以领代销。要根据各药房月末统计的实际处方金额,按药品加成率或药品差价率计算出药品费支出。审计人员应审查处方统计是否真实、准确,计算机录入医嘱是否及时准确;加成率是否在正常范围内,有无领发手续不健全或药品价格收费问题。

4.药品收入定额管理的审查

药品实行"核定收入,超额上缴"的管理办法。审查财政和主管部门给被审计医院核定的药品收入总额,超出核定数部分,是否按规定上缴卫生主管部门。

5.在加工材料的审查

"在加工材料"一般指医院炮制药品、制剂等,核算中涉及"药品""药品进销差价"科目较多,所以要在审查药品管理时注意在加工材料的审查。审计人员应审查委托加工材料是否有严格的出入库手续,成品入库是否经过验收,剩余材料是否退库;审查加工材料的成本核算与结转情况,检查其成本是否包括原材料与加工费和运费,收回的剩余材料是否冲减加工成本。

四、医院固定资产审计

固定资产是指一般设备单位价值在 500 元以上,专用设备单位价值在 800 元以上,使用价值在一年以上,并在使用过程中基本保持原有物质形态的资产。医院为开展医疗服务活动购置和建设上述各种房屋、设备、仪器的投资,形成固定基金,而固定基金的实物形态则是固定资产,固定资产价值在医院全部资产价值中占用相当的份额,因此,固定资产审计是审计重要组成部分。

审计人员审查固定资产的目的,主要是证实固定资产的真实存在性、完整性,查固定资产的实际数量与价值,防止虚挂账或遗漏;确定固定资产所有权的归属,剔除无产权的固定资产;证实固定资产分类、计价、修购基金提取及账务处理的正确性。

(一)内部控制系统测试

审计人员可以通过审阅固定资产管理制度、固定资产盘点表及有关文件,询问有关人员及实地观察等方式了解医院内部固定资产的管理情况。

1.固定资产全面管理,严格审批

固定资产要从投资方案的论证、决策、设计、建筑(购建)、使用、维修到清理整个周期全过程进行管理。要相应填写"固定资产请购单""可行性分析方案""固定资产验收清单""固定资产报废单"等,并要经管理部门调研后,主管领导审批方可进行固定资产的购置与清理等增加与减少运作。

2.固定资产的三级管理、三账一卡制度

医院固定资产实行财务三级管理制度,即财务部门、固定资产管理部门(总务科、设备科)、使用科室。并建立相应的三账一卡:财务科设总账及按照《医院财务制度》规定分五类账(房屋及建筑物、专业设备、一般设备、图书、其他),管理部门设明细账,使用科室要建立固定资产卡片,实行总账、分类账、明细账、卡片等三账一卡相互制约的管理制度。

3.固定资产的定期盘点

医院对固定资产应当定期或不定期地进行清查盘点,尤其是在年度终了前,必须进行一次全面的清查盘点。盘盈、盘亏要及时、正确进行账务处理,保证账账、账实相符。及时发现堵塞管理中的漏洞,制定相应的改进措施,保证固定资产的安全完整。

(二)实质性审查

1.固定资产购入的审查

审计人员要审查固定资产购入前的可行性论证及调研情况证实资金投入的合理性;审查固

定资产中专控商品是否经过控办审批;审查固定资产购置过程中的本单位审批权限的落实,是否有使用科室的申请,有关部门的调研及有关领导的批示。

2.固定资产入账的审查

根据《医院财务制度》规定,固定资产应当按照取得时的实际成本入账。由于取得固定资产的渠道不同和方式不同,其实际成本的确定与构成内容也不同。审计人员要根据不同情况,具体审查。要注意捐赠的固定资产按同类资产的市场价格入账;审查固定资产入账前的质量验收制度的建立与落实情况。

3.固定资产的报废、清理

医院固定资产要执行国有资产管理条例,对于应报废的固定资产,使用科室提出报残意见,技术及管理部门出具鉴定意见,报请院领导和上级主管审批后,方可进行冲减固定基金的工作;审查固定资产的有偿转让收入、残值收入是否全部记入专用基金——修购基金中,有无私自留存及私分现象。

4.固定资产结存的审查

审查固定资产的真实存在性,要经过固定资产盘点加以证实,可以查阅以往的固定资产盘点报表,并结合重点抽查验证;审查固定资产三账一卡的建立及定期核对制度的执行情况,做到账账、账实相符;审查固定资产盘盈、盘亏的账务处理是否符合财务规定。

5.在建工程的审查

医院自行建造、改扩建固定资产,都需要通过"在建工程"科目核算,完工后转入"固定资产"。审计人员要审查在建工程的合法性,是否经有关部门批准;审查预付工程价款支付的合理性,是否按照合同规定的进度和比例支付;审查工程价款支付的手续是否健全,有无非正式票据抵账;审查工程结算的正确性,是否遵守预算定额标准,计算额正确,账务处理准确。

6.提取修购基金的审计

修购基金是指医院按固定资产账面价值的一定比例提取或由固定资产报废和转让所取得的变价净收入转入的,用于固定资产的更新和大型修缮的专用基金。提取方法为平均年限法和工作量法。审计人员要审查修购基金的提取比例是否符合《医院财务制度》规定的医院专用设备提取年限的标准,有无因效益指标原因,人为调整提取标准;审核提取修购基金的账务处理是否正确。

五、医院业务收入审计

医院收入是医院在完成医疗、教学、科研、预防任务过程中劳动消耗的价值补偿。差额预算补助单位除部分经费由国家补贴外,其余均为医院业务收入,包括医疗收入、药品收入和其他收入。医院实现、归集业务收入的经济活动主要体现在 4 个途径上:门诊挂号收入、门诊诊疗化验和药费收入、住院各类收入、急救车及培训等其他收入。医院业务收入审计是对医院为服务对象提供医疗服务过程中收取费用的真实性、合法性、合理性所进行的审查。

(一)内部控制系统测试

审计人员通过对住院处、收费处、挂号处等有收入科室的调查询问,查阅有关规章制度,了解医院业务收入的流程及主要控制环节,实地观察制度落实和环节控制情况,评价内部控制系统的健全性、有效性。

1.岗位职责控制

为了防止收费业务中错误和弊端的发生,应当在合理分工和协作的基础上,严格划分有关部门及部门内部成员之间的权限及职责,严格执行不相容职务的分离,充分发挥内部牵制的功能,以达到在业务进行过程中避免发生和自动纠正错误和弊端的能力。

2.票据控制

医院各种票据,含预交金收据、医院住院收费收据、挂号收据、医院门诊收费收据等,都是收付款的凭证和会计核算的原始凭证。医院各部门必须依据《中华人民共和国发票管理办法》对各种票据的购买、领用、开具、销号、保管等进行严格控制,并保证其合法性、真实性和正确性。

3.发药控制

为保证医院业务收入的完整性,应建立健全药品及其他物品的发出制度,并严格执行。现在许多医院实现了收费处与药房的计算机联网后,杜绝了发药中的漏洞,但还应加强核对收入与处方的工作,对于安全完整收回医疗费用有着重要作用。

4.账务处理控制

为保证业务收入核算的合规性和正确性,医院应按照《医院会计制度》的要求,合理地设置会计科目、账簿和建立完整的核算流程,按规定的控制程序和方法进行账务处理,并检验其执行的正确性。

(二)实质性审查

1.医院业务收入合法性审计

医院收入合法性审计主要是两点:对医院的经营范围和经营内容合法性的审计,查看业务收入是否超出经营范围收费。对医院的各类服务项目的收费标准的合法性审计,查看医院执行的收费标准是否符合《收费许可证》及所辖有关文件要求。审计人员要审查挂号费收费标准和应诊医师职别是否符合规定;审查药品加成率核算是否正确,零售价是否符合规定;审查各种检查、治疗、手术项目是否经过批准,是否执行正确标准,有无分解收费,超标准收费问题;审查自制药品是否符合制剂定价原则,售价是否经过物价部门批准等。

2.医院业务收入合理性审计

医院业务收入合理性审计,主要审查医院是否有因追求医院经济利益,而造成收费不合理的问题,如:床位费即收入院日,又收出院日床费的;已明确诊断又重复做检查的;一瓶药剂多人使用,多人都全额收费的;等等。

3.医院业务收入真实性审计

医院业务收入真实性审计,主要审查医院在实现、归集业务收入的过程,能否反映医院经济活动的真实情况。审计人员应索取票据存根,审阅账簿,确定被审计单位是否按照《医院会计制度》要求正确确认和核算业务收入;审查各类收据,是否有隐匿收入和短款现象,影响收入的真实性;审查有关凭证、账簿报表是否于实际收入内容、时间一致,是否有记错或人为变动记账期,而影响收入真实性的。

4.医院有价票据审计

审查票据管理制度的落实情况,各种票据都应由财务部门统一购买、登记、发放,票据用完回交时应有专人复核,保证足额交款;销号手续健全,防止收据、票据丢失。

六、医院业务支出审计

医院支出是医院开展业务活动和其他活动过程中发生的各种资金耗费和损失。除财政专项支出外,其余均为医院业务支出,主要包括医疗服务业务支出、药品业务支出、管理费用、其他支出。医院业务支出审计是对医院支出的管理制度、手续、开支标准和范围,资金渠道的划分和资金使用效果等进行审计,以判断支出管理的真实性、合法性、效益性。

(一)内部控制系统测试

审计人员应通过查阅被审计单位有关业务支出的规章制度,询问财务科有关人员,了解医院业务支出的流程、主要控制环节和授权情况,并考察制度落实情况,评价内部控制系统的健全性、有效性。

1.计划、预算控制

医院应根据事业单位财务规定,结合本单位实际情况制定业务支出计划、预算,以及相应的管理制度,从时间、数量、用途等方面对医院业务支出进行控制。

2.审核、授权控制

医院的任何业务支出,最终要体现在货币支出中,只有层层严格的授权管理,强化财经纪律,才能促进增收节支,保证流动资金正常周转,提高医院的经济效益。所以任何费用都要经主管人员审核批准后才能开支。

3.职责划分控制

有业务支出的各部门,应按规定的审批权限和程序进行审批、报销;财会部门的审查、稽核、记账应由不同人员分管,实行内部牵制。

4.账务处理控制

经审核的各项开支,应及时、准确记入各有关账户以保证账务处理的正确性。

(二)实质性审查

管理费用支出按内容分为工资、补助工资、其他工资、职工福利费、社会保障金、业务费、卫生材料、药品费、修缮费、购置费、业务招待费和其他费用等。审计人员在评价医院业务支出的内控系统的基础上,着重审查。

1.审计工资、补助工资

工资是职工的劳动报酬,工资核算的政策性很强。审计人员应审查有无健全的工资管理制度和核算制度;审查工资的计算和发放;审查工资资料是否归档,妥善保管。

2.审计职工福利费

审查医院是否按规定的范围和标准计提职工福利费;审查职工福利费的使用是否符合财务制度规定的范围。

3.审计业务费

审计水、电、煤、汽油等的能源消耗开支是否合理、准确;职工培训开支是否有计划、有审批手续;办理印刷及管理印刷品的制度是否健全,有无浪费和积压现象等。

4.审计修缮费、购置费

修缮费和购置费是按固定资产原值的一定比例提取修购基金时形成的,审计人员应审查提取方法的正确性及核算的准确性,有无为了调节收支结余,而减少或增加提取的现象。

还有邮电费、业务招待费、宣传费、差旅费等,都是应审查的内容。

七、医院往来业务审计

医院在医疗服务的经济活动中,需要和患者、药品供应商、协作单位等,不同对象形成债权债务关系。加强对医院往来业务的审计对有效使用预收款、暂存款,充分发挥资金作用,提高医院经济效益是非常有意义的。

医院往来业务主要有"应收在院患者医药费""应收医疗款""其他应收款""应付账款""预收医疗款""其他应付款"等,审计人员审查往来业务的目的是要确认这些债权、债务的真实性存在性;确认往来账项金额的准确性;证实账务处理的正确性。

（一）内部控制系统测试

审计人员通过向财务科、药剂科、住院处的调查询问,查阅有关规章制度,了解医院对往来业务财务核算的内部控制系统的健全、有效性。

1.明确职责分工

医院应对下述职责加以分离,并明确各自的职责,即药库保管员、药品会计、出纳员、收费员、会计记录、账目核对等,互不相容,应互相牵制。

2.催收欠款及时

财务科应会同住院处定期编制应收款项账龄分析表,经常催缴及时收回欠款。

3.坏账的审批与注销

医院确认"应收医疗款"不能收回时,应经有关部门批准后方能注销,但要留备查簿永可追溯,防止不法分子利用坏账注销,贪污应收账款。

4.账务处理及时

收回账款要及时计入相应的应收账款,防止账务混乱不清或发生舞弊。

（二）实质性审查

（1）审计人员要到住院处索取"应收在院患者医药费""应收医疗款""预收医疗款"明细表,总数进行验算,与总账进行比较,如有差异,寻找原因。

（2）审计人员要取得或编制应收款项（应收医疗费、其他应收款）的账龄分析表,确定应收款项的可实现价值。

（3）审计人员要审查坏账准备的提取与使用,是否符合《医院会计制度》要求。

（4）"应付账款"主要是由赊药形成的债务,审计人员要到药剂科索取"应付账款"明细表;查看是否按每药品供应商为单位,建立明细账;加总验算,与财务科总账核对金额的一致性。

（5）审计人员要向财务科索取"其他应付款"明细账,确认债务的真实性,防止将应记入医疗收入或其他收入的款项串记,造成报表的债务不真实。

八、物资采购审计

（一）物资采购审计含义及目的

物资采购审计是指医院内部审计机构及人员根据有关法律、法规、政策及相关标准,按照一定的程序和方法,对物资采购各部门、环节和内部控制等所进行的独立监督和评价活动。

物资采购审计的目的是改善物资采购质量,降低采购费用,维护医院的合法权益,促进价值的增加及目标的实现。

在物资采购审计过程中,内部审计人员既要对物资采购的合法性和合规性进行审计,以达到纠错防弊的目的,又要对物资采购的效率性、经济性进行审查,以达到使医院尽可能以较低的成本取得质量较好物资的目的,促进物资采购活动效率和效果的提高。

（二）物资采购审计特点

1.时效性

对外物资采购审计具有极强的时效性。一方面,医院计划采购的项目是在一定时期内维持医院正常运转或进一步提高医疗质量和效益所需要的物资、服务,推迟采购就会影响医院的正常运转和发展。需要内部审计部门在一定时限完成对外物资采购审计。否则,迟到的审计对医院运作和发展来讲,不仅是无效的,甚至是有害的。另一方面,内部审计机构如果不能在一定期限内完成对外物资采购价格审计工作,可能会引发医院内部矛盾,加大审计的风险,对内部审计机构造成不利影响。

2.效益性

物资采购审计可以通过降低采购成本来提高医院的经济效益。

3.综合性

物资采购审计涉及的领域范围较广,不仅要掌握财务、会计、审计等专业知识,还要熟悉医疗设备报价体系、药品报价体系、招标投标法等专业知识。

（三）确定物资采购审计项目应考虑的因素

1.重要性

应当优先选择采购数量较大、采购次数频繁、采购价格较高、采购价格变化频繁、质量问题突出的物资,或者员工反映普遍、领导关注、内部控制薄弱和出现错弊概率较高的部门、环节作为审计项目。

2.内部审计机构的人力资源和审计时间

内部审计机构在确定物资采购审计项目,应当考虑内部审计人员的数量和素质、可以利用的审计时间等方面的资源。

（四）物资采购审计要点

1.物资采购方式及供应商选择的合理性审计

物资采购方式有定点采购和非定点采购,具体方式包括市场选购、电子商务采购、招标采购、委托加工等,其中市场选购和招标采购是两种最主要的采购方式;供货商有定点供货商和非定点供货商。

2.市场选购审计

应该重点审查采购时是否有货比三家的记录,是否进行了比质比价,内部审计机构可以要求经办部门必须经过货比三家程序并将有关资料一并报审;审查采购是否考虑了付款条件、售后服务及供货商的信誉等因素;市场选购的最终确定是否经集体决策等。

3.招标采购审计

应该重点审查以下内容:在招标过程中有无违反规定程序;审计招标文件的条款,招标方式的选择是否合理,招标信息发布范围是否具有广泛性;招标控制价是否合理;招标文件必须按照内部审计机构的审计意见修改后才能正式发布;中标后审计采购合同,采购合同按审计意见修改后才能正式签订。

4.定点供货商选择审计

应该重点审查选择的合理性,包括供货商选择评价程序是否规范,有无明确的供货商选择目录和评价标准;是否经集体决策进行供货商选择,有无过度依赖特定供应商。

(五)物资采购价格审计

物资采购价格审计包括采购申报价格审计和实际采购价格审计。采购申报价格审计是对采购价格申报内容的完整性、价格的合理性和申报程序的规范性等方面进行审计。

在采购申报价的合理性方面,从以下方面审查:审查采购部门是否进行了货比三家的工作;审查采购申报价有无高估虚报问题,采购申报价的构成是否齐全,是否进行了综合比价,物资采购价格包括采购物资的买价、运杂费、保险费、运输费等;审查采购申报价格有否超过采购计划价格。

采购申报价格审计的方法主要有:市场询价法、成本测算法、参与招标法、计算机辅助审计法等,内部审计人员应根据实际情况选择合适的审计方法。

实际采购价格审计:审查实际采购价格是否与采购申报价格、合同价一致,如有变动是否合理,是否经审核。

1.物资验收情况审计

(1)审查物资验收程序是否合理,有无适当措施防止采购人员、验收人员与保管人员串通舞弊。

(2)审查物资的规格、型号、数量等与采购价格申报单是否相符。

2.物资采购后续审计

物资采购后续审计是内部审计人员在提交了物资采购审计意见后,针对采购项目进行的跟踪审计,应关注的风险领域包括物资超储积压或储备不足风险、物资使用质量低劣风险、物资价格失控风险、资信低的供货商定点供货风险和审计建议无效风险等。

(六)物资采购审计中应注意的问题

1.医院领导重视是开展物资采购审计的前提

物资采购审计会揭露采购价格领域的过错、舞弊现象,必然会遭到相关部门的百般阻挠,不配合审计工作,因此只有医院领导重视,并给予充分支持,物资采购审计工作才能开展,取得成效。

2.建立多种询价渠道和健全的价格信息库是开展物资采购审计的基础

物资采购审计涉及广泛的价格信息,且市场价格不断变化,同一时期、同一品种的货物,不同渠道供应的价格也不一样。为了掌握实时的市场价格信息,内部审计机构必须有通畅的询价渠道和建立价格信息库。

3.完善的物资采购审计制度是物资采购审计的保障

医院应当按照公开公正、比质比价和监督制约的原则,建立健全采购管理监督的各项制度,可以在医院内部审计工作规定中制定完善的物资采购审计细则,使物资采购审计有章可循、操作规范。

4.高素质的内部审计人员是物资采购审计成功的保障

物资采购审计涉及财务、管理和市场等方面的知识,而且还又可能牵涉到相关部门和相关人员的利益,这就要求内部审计人员具有廉洁奉公、坚持原则、维护医院利益等素质,还要有认真的工作作风及较强的业务能力,才能在开展审计工作的同时处理好方方面面的关系。

九、建设项目审计

(一)建设项目审计的概念

建设项目审计是指医院内部审计机构依据国家有关法律、法规和医院内部规章制度,按照一定的审计程序,运用审计技术和方法,对医院的建设项目全过程管理及其经济技术活动的合法、合规性以及相关工作的效率、效果,进行审查、监督和评价。

(二)建设项目审计的范围和特点

建设项目涵盖基建项目、技术改造项目和其他建设项目,包括建筑物新建、改建、扩建、大修、修缮、装饰项目等。建设项目审计范围包括审查和评价医院基建管理内部控制制度和执行情况;监督、评价建设项目全过程的经济活动控制及其效果。

1.阶段性、专业性强

建设项目一般包括前期工作、设计、施工招标、施工合同、施工、竣工验收、结算及评价等阶段,各阶段所涉及的法规、工作内容专业性很强,内部审计机构须配备工程专业审计人员才能顺利开展建设项目审计工作。

2.工程跟踪审计

建设项目的实施过程本身具有环节多、不可重复的特殊性,因此内部审计机构必须对建设项目的各阶段进行跟踪审计,注重建设项目事前管理环节的有效性,尤其建设项目前期阶段工作的质量,对整个项目具有决定性的作用。

3.效益性

建设项目涉及的投资额大,建设项目审计能在项目实施过程的各环节为医院节约成本,降低支出,维护医院利益。

(三)建设项目审计的内容和重点

1.对医院基建管理内控制度审计

建设项目在实施过程中能否达到预期效果,与医院在基建管理方面的内部流程和内部控制制度息息相关,因此建设项目审计工作首先从基建管理的流程和内部控制制度着手,重点审核以下内容。

(1)审查基建管理内控制度的健全性、合理性及执行情况。审查医院是否建立基建管理制度,内部控制制度是否符合内部控制原则,在内容上是否健全、严密、有效,管理流程是否合理、可操作和有效,可通过基建项目的实施过程检查管理流程中各相关部门的职能执行情况。

(2)审查各部门工作衔接情况。各部门工作是否有职责重叠、管理薄弱环节、"管理真空",内部审计机构对项目管理中发现的问题进行分析、归纳,预测存在风险,提出整改建议。

(3)审查是否建立相互制约机制。项目管理的不同部门或同一部门不同人员之间应当建立相互制约机制,在业务授权、执行、监督等方面都有明确的分工,根据不相容职务分离的原则,不得由同一个部门或同一个人同时负责上述任何两项工作。

2.投资立项审计

投资立项审计是指内部审计人员对已立项建设项目的决策程序和可行性研究报告的真实性、完整性和科学性进行的审查与评价。

(1)可行性研究报告内容审计。主要审计可行性研究部报告是否具备行业主管部门发布的《投资项目可行性研究指南》规定的内容,审查该报告的真实性、科学性。

(2)决策程序的审计。即审查决策程序是否符合民主化、科学化要求,评价决策方案是否经过分析、选择、实施、控制等过程;检查决策是否符合国家宏观政策及医院的发展战略,检查有无违反决策程序及决策失误的情况等。

3.招标工作审计

招标工作审计是指内部审计人员对建设项目的勘察设计、施工等各方面的招标和工程承包的质量及绩效进行的审查和评价。

(1)招标前准备工作的审计。

审查是否建立、健全招标的内部控制,其执行是否有效;审查招标项目是否具备相关法规和制度中规定的必要条件;审查是否存在人为肢解工程项目、规避招标等违规操作风险;审查招标的程序和方式是否符合有关法规和制度的规定,审查是否公开发布招标公告,对潜在投标人的选择及资质审查是否公平公正;审查是否存在因有意违反招标程序的时间规定而导致的串标风险。

(2)招标文件及招标控制价的审计。

招标文件的审计:招标文件的条款对投标报价、合同条款、变更计价、结算办法等有很大的约束力,招标文件中评标方法的选择对评标、中标也有影响;工程量清单、材料清单的准确性会影响投标报价及招标控制价的准确性。这些条款都能影响基建项目的投资额,所以内部审计机构要在招标文件发布前详细审核招标文件、工程量清单、材料清单。

招标文件的审核内容:合同条款,尤其涉及工程质量、计价、工期及索赔方面的条款。工程款的支付也是合同条款的重要内容,支付的比例即要保证工程施工所需要的资金又要防止付超。评标方法则要根据每个项目的特点来选择,对于普通项目,首选经济评审合理低价法作为评标方法;对于有特种技术要求的项目,则要选择考虑经济、技术两方面的综合评审合理低价法,并选择恰当的经济、技术得分比例,减少人为中标的因素。

工程量清单的编制水平对工程造价有很大的影响,所以在审核工程量清单时要注意以下方面:①工程量清单中的项目名称要准确,能清楚描述该项目的工作内容、项目特征,尤其对报价有影响的项目特征必须标明,避免中标后对中标综合单价所含内容有争议。②避免清单项目漏项,若漏项较多会使结算价与中标价相差较远。③材料清单中的材料品牌、规格型号一定要明确,为材料进场验收、结算提供依据。

招标控制价的审计:施工招标时,内部审计部门审核招标控制价,对控制招标项目的价格水平能起到很好的效果。设置招标控制价的原因:目前工程招标均采用工程量清单方式招标,投标方所报的综合单价作为中标后结算的单价。鉴于目前工程招标中存在的某些漏洞,中标结果有可能出现对招标方不利的情况:投标方抬高报价也有可能中标(施工单位串通抬高报价时会出现这种结果);通过设置招标控制价可以把投标报价控制在合理的范围以内。设置招标控制价既不能太高又不能太低,太高给医院造成损失,太低施工单位或者不参与投标或产生废标,使招标工作无法正常进行。

4.工程合同管理审计

(1)勘察设计合同的审计。勘察设计合同审计应审查合同是否明确规定建设项目的名称、规模等,审查合同是否明确规定勘察设计的工作范围、进度、质量和勘察设计文件份数;审查勘察设计费的计费依据、收费标准及支付方式是否符合有关规定。

(2)施工合同的审计。严密的合同条款,可以全面的制约承包商,防止承包商以各种借口增加工程费用。工程量清单计价的模式下,施工合同多为单价包干合同,工程量按实结算,工程量的变动使工程结算造价存在很大的不确定,这一风险由招标人承担。在签订合同时,可与施工单位协商,把一些在总造价中所占比例比较小的费用实行总价包干,如技术措施项目费等。这样可以节约工程费用,也减少工程量变动引起工程费用增加的风险。

(3)委托监理合同的审计。审查监理公司的监理资质与建设项目的规模是否相符;检查合同是否明确建设项目的名称、规模,审查监理的业务范围和责任是否明确;审查监理费的计算方法和支付方式是否符合有关规定;审查合同有无规定对违约责任的追究条款。

(4)合同变更的审计。审查合同变更的原因及医院是否建立合同变更的相关内部控制程序;审查合同变更程序执行的有效性及索赔处理的真实性、合理性;审查合同变更的原因及变更对工程造价、工期及合同付款的影响的处理是否合理;审查合同变更后的文件处理工作有无影响合同继续生效的漏洞。

(5)合同履行的审计。检查合同履行是否全面、真实;审查合同履行中的差异及产生差异的原因;审查有无违约行为及其处理结果是否符合有关规定。

(6)终止合同的审计。审查终止合同的已执行情况和验收情况;审查最终合同费用及其支付情况;审查合同签订、履行分析、跟踪监督及合同变更、索赔等一系列资料的收集和保管是否完整。

5.工程施工管理审计

工程施工管理审计是指内审人员对建设项目施工过程中的材料设备进场、变更、签证、进度等环节及时进行跟踪审计。

(1)工程材料设备审计。在施工过程中,内审人员对材料设备进场验收进行审计,审查施工用材和设备是否按合同签订的质量、规格型号,是否有健全的验收、记录、入库和保管制度,审查验收记录的真实性、完整性、有效性,审查设备和材料的验收程序是否规范。

(2)工程变更、签证审计。审查和评价建设项目工程变更、签证环节内部控制及风险管理的适当性、合法性和有效性;工程变更依据的充分性和合理性;工程签证的真实性、合法性和有效性,变更、签证的程序是否符合规定。内部审计机构要及时审核变更部分的造价,尽量做到先审核后变更。签证单要及时办理以减少事后补签证,发生多签、重签的现象,对于造价较高的签证工程量、隐蔽工程,审计人员还必须到施工现场核准签证内容及工程量。

(3)工程进度及付款跟踪审计。内部审计人员在工程施工过程中,应依据施工图纸、设计变更通知单、会议纪要、合同等对工程的进度及时进行跟踪审计,并对进度的付款进行审计。

6.工程造价审计

工程造价审计是指内部审计人员对建设项目全部成本的真实性、合法性进行的审查和评价。工程造价审计主要包括:设计概算审计、施工图预算审计(或招标控制价)、合同价审计、变更造价审计、进度款审计、结算审计。

工程造价审计要点:工程量的审核;材料价格的审核;定额套用的合理性;各项取费基数、取费费率的合理性和准确性。

(四)建设项目审计的工作程序

(1)由医院经办部门在项目实施各阶段事前报审,对于招标项目,报审事项包括招标前期事项、招标代理合同、招标文件(含清单)、招标控制价、合同、进度款、变更、结算、付款,对于非招标项目,报审事项包括预算、合同、结算、付款。

(2)审计项目需要委托社会中介机构进行审计的,由内部审计机构负责办理,由委托的中介机构出具审计报告并对其真实性、合法性和有效性负责和承担相应的法律责任。

(3)内部审计机构对审计事项出具审计意见,经办部门应当执行。审计意见的执行情况,应在执行的同时及时反馈内部审计机构。内部审计机构对审计项目可以进行后续审计,检查审计意见的执行情况。

(五)建设项目审计应注意的问题

1.事前审计

内部审计机构对建设项目各阶段进行事前审计,实行"先审计,后招标""先审计,后结算"和"先审计,后付款"的原则。应按内部审计机构审核的结果进行各阶段的工作;按审定的招标控制价进行招标,按审定的进度金额支付进度款,按审定的结算价支付结算款。

2.具备适当的审计条件和人力资源

招标文件、招标控制价、合同、变更、进度款、结算等都是专业性强且决定着项目的最终投资额,内部审计机构必须具备完整的终审条件和配备专业的内部审计人员才能开展基建项目审计,否则面临的风险很大。

3.全过程跟踪审计引起的审计风险

全过程跟踪审计涉及基建项目施工过程各个环节,若医院内部控制制度不健全、医院现场管理人员缺乏基建专业知识、敬业精神和责任感、施工单位高估冒算等,都会使基建项目审计存在较大的审计风险。

控制这种风险,应合理界定医院各管理部门的职责。内部审计机构在基建管理中的职能是监督和增加内部控制环节。经办部门承担基建项目各环节的经办职责,内部审计机构的审计行为并不替代经办部门的职责。通过合理界定各管理部门职责,降低审计风险。

十、合同审计

(一)合同审计的相关概念

合同审计是指医院内部审计机构依据国家有关法律、法规和医院内部管理制度,按照一定的审计程序,运用审计技术和方法,对合同的签订、履行、变更、终止各过程及合同管理进行的审计监督。

从涉及部门划分,合同审计分为对总务、设备、信息及劳资等部门的合同审计。从发生的时间划分,分为合同签订前,事前、事中、事后审计。从审计的范围划分,分为合同管理全面审计、某类合同管理专项审计、某项合同审计。内部审计机构可依据医院内部情况选择合适的审计方式。

(二)合同审计的一般原则

(1)内部审计机构进行合同审计,必须坚持"依法审计、实事求是、客观公正、保守秘密"的原则。

(2)签订合同,应坚持"不经审计,不得签约;不经审计,不得付款"的原则,应在医院的合同管理制度或内部控制制度中体现此原则。

(三)合同审计的范围和特点

1.合同审计的范围

(1)买卖合同。出卖人转移标的物的所有权于买受人,买受人支付价款的合同。买卖合同是承诺、双方义务、有偿合同,如设备、耗材、试剂等买卖合同。

(2)借款合同。

（3）租赁合同。出租人将租赁物交付承租人使用、收益，承租人支付租金的合同。如物业租赁合同。

（4）融资租赁合同。

（5）建设工程合同。承包人进行工程建设，发包人支付价款的合同。包括工程勘察、设计、施工合同。

（6）运输合同。

（7）技术合同。当事人就技术开发、转让、咨询或者服务订立的确立相互之间权利和义务的合同。

（8）委托合同。委托人和受托人约定，由受托人处理委托人事务的合同。如监理合同、造价咨询合同。

（9）赠予合同。

2.合同审计的主要特点

（1）合同审计内容的广泛性。合同涉及生产经营管理的各个方面，涵盖医院对外经济活动的各个方面，决定了合同审计的广泛性。

（2）合同审计的专业性。合同本身具有很强的专业性，不同的经济活动有不同的特点，内部审计机构必须配备经济、工程、审计、会计等多方面专业人员，与合同审计的专业性相适应。

（3）合同审计的复杂性。合同审计涉及专业广泛、内容多，需要临床、采购、行政、后勤、财务等相关部门配合工作。

（4）合同审计的法规性。合同审计的主要依据是法律、法规、部门规章、地方政府规章，如审计建筑合同要依据合同法、建筑法、招标投标法、地方政府规章。

（四）合同审计的内容

1.合同签订前审计

合同签订前审计是指当事人就相关经济事项协商达成一致，合同条款基本确定，但双方尚未签字所进行的审计。合同签订前审计是合同审计的重点和关键，合同签订过程中的任何失误都可能造成损失或带来风险。合同签订前审计的主要内容如下。

（1）审核合同签订的必要性。合同项目是否在财务预算范围内，项目立项审批等程序是否完成。

（2）审核合同的合法性、合规性。①合同内容是否符合国家法律和行政法规的规定。②合同的订立是否符合法律规定的形式和程序，涉及法律裁决的条款是否完善。③签订合同的当事人是否具备合法资格。④合同的订立是否遵守平等公平、诚实信用、不损害社会公共利益原则。⑤对有规范合同文本的，所签合同是否采用规范文本。

2.合同主要条款的审计

（1）数量条款审核。在大多数合同中，数量是必备条款，须审核合同标的数量是否明确、具体，计量单位、计量方法和计量工具是否恰当。

（2）质量条款审核。质量是标的的内在素质和外观形态的综合，一般以品种、型号、规格、等级和工程项目的标准等体现出来。合同中必须对质量明确加以规定，国家有强制性标准规定的，必须按照规定的标准执行。如有多种质量标准的，应尽可能约定其适用的标准。有的合同还须约定质量检验的方法、质量责任的期限和条件，对质量提出异议的条件与期限。

（3）价款或报酬审核。价款作为主要条款，在合同中应当明确规定其数额、计算标准、结算方式和程序;价款包含的内容是否明确;基建合同中的费率基数、取费认定是否符合规定;分期支付价款及预留保修金的,是否合理确定支付期限、支付条件和支付金额。

(4)履行期限、地点和方式的审核。标的物的支付方式和价款结算方式是否具体。

(5)违约责任条款审核。违约责任条款规定是否明确、切实可行。

3.合同履行过程的审计

主要审计双方在合同执行过程中权利、义务的履行情况,重点审核以下几个方面。

(1)双方是否按合同约定全面履行义务。

(2)合同价款和酬金是否依合同约定支付。

(3)对分批、分次履行的合同,有无提前、超付、多付的情况。

(4)不能按期履行或不履行合同的原因、责任及造成的损失。

(5)合同的变更理由是否充分,是否符合法定条件,是否按约定的程序进行,手续是否完备。

4.合同管理审计

主要对合同管理内部控制的健全性、科学性和有效性进行审计,主要审核以下几个方面。

(1)单位是否建立、健全合同管理办法,合同管理制度是否完备、有效,有无重大合同变更的风险防范措施。

(2)合同订立的内部控制是否完善、有效,订立程序是否符合规定,订立手续是否完备。

(3)合同履约付出款项是否有严格的程序控制和授权批准。

(4)对所有的合同变动是否进行适当确认、记录和控制。

(五)合同审计的工作程序

(1)经办部门与对方洽商后,初步确定合同条款(招标项目则按招标文件确定合同条款),经相关程序后报送内部审计机构。

(2)内部审计机构对合同进行审核,与经办部门沟通后和对方进行谈判,内部审计机构根据最终谈判结果出具审计意见(或报告)。

(3)经办部门根据审计意见(或报告)修改合同,按合同签订程序与对方签订合同。

(4)跟踪审计,合同执行中,根据需要,审计人员对合同执行结果进行跟踪审计,了解合同履行情况,审查有无违约行为。为了确保审计意见(或报告)得到执行,合同的付款须经内部审计机构出具意见后,财务部门依据审计意见付款。

(六)合同审计的要点

1.合同送审材料提供

合同审计时,内部审计机构应要求经办部门报送的材料如下。

(1)合同书。

(2)与合同立项有关的文件、材料。

(3)项目评估、可行性论证有关材料。

(4)价款或酬金计算依据有关数据、公式等材料。

(5)招标项目还需有中标通知书、投标书、招标文件等材料。

(6)其他与合同审计有关的材料。

2.价款和酬金审核要点

(1)凡有政府定价或指导价的,按定价或指导价执行。

(2)无政府定价或指导价的,但有市场价格的,参照市场价格执行。

（3）既无定价又无市场价格的,根据产品或劳务的成本及费用,加上合理利润确定。

3.工程建设项目合同的审核要点

（1）固定总价。工期较短、变更少、技术简单且图纸齐备的工程,可采用固定总价合同方式。

（2）固定单价。在合同中约定综合单价包干的风险范围,在约定的风险范围内综合单价不再调整;风险范围以外的综合单价调整方法,应当在合同中约定。

（3）可调价格。可调价格包括可调综合单价和措施费等,双方应在合同中约定综合单价和措施费的调整方法。

4.合同价款支付方式

（1）工程预付款的金额、支付时限及抵扣方式。

（2）工程进度款的支付方式、金额及时限。

（3）工程价款的结算及支付方式、金额及时限。

（4）工程质量保修金的金额、预扣方式及时限。

（5）安全文明措施费及其支付方式。

（6）工期提前或拖延的奖惩办法。

5.工程设计变更价款调整

（1）施工中工程发生变更,承包人按照发包人认可的变更设计文件,进行变更施工。

（2）在工程设计变更确定后在规定时间内,设计变更涉及工程价款调整的,由承包人向发包人提出,经发包人审核同意后调整合同价款。

（七）合同审计风险

合同审计风险是内部审计机构在合同审计工作中,由于出具违背客观事实的审计结论意见,可能给医院造成损失,而由此承担审计责任的可能性。一般而言,合同审计风险大于一般审计风险,这是由合同审计的特点决定的。因此内部审计机构在合同审计中要注意防范和降低审计风险。

1.内部控制制度不健全引起的审计风险

如果医院缺少具体某个环节的内部控制制度,或对有关环节审批权限规定不明确,这样就存在较大的合同审计内在风险和控制风险。

控制这类审计风险关键是医院应制定完善的控制制度。主要包括合同档案管理控制制度、组织机构控制制度、合同签订授权审批控制制度、相应业务控制制度,还应建立合同审计控制制度。

2.合同价款变化引起的审计风险

合同价款审计,常用的方法是市场调查法。但在市场经济条件下,价格信息纷繁复杂,不断变化,影响内部审计人员正常的职业判断,形成价格审计风险。控制这种风险,内部审计人员应充分了解各种价格信息,为形成审计结论提供充足支持。同时,应合理定位合同审计职能,立足于审核监督,以有效地控制和防范审计风险。

3.财务结算引起的审计风险

合同履行过程,结算是最后一关,也是最重要的一道关口。财务付款审批过程存在隐含的审计风险。如合同的结算付款经内部审计机构审核并出具付款意见后,财务部门见到付款意见才能付款,这样,财务部门在结算中只是履行结算手续,财务结算的责任将全部由内部审计人员承担,从而加大审计风险。

控制这种风险,应合理界定医院各管理部门的职责。结算付款是由经办部门经过审核后报送内部审计机构,内部审计机构审核后出具付款审计意见,财务部门根据付款审计意见并从财务角度进行审核,最后确定付款。这样经办部门、财务部门都承担相应环节的把关责任,内部审计机构的审计行为并不替代经办部门的职责,只是增加付款程序中的监督环节。通过合理界定有关管理部门职责,降低了审计风险。

（柏　凤）

第十一章

医疗废物管理

第一节　医疗废物的定义与特性

一、医疗废物的定义

医疗废物是指医疗卫生机构在医疗、预防、保健及其他相关活动中产生的具有直接或者间接感染性、毒性及其他危害性的废物。包括医疗活动中产生的一切废物,如手术和包扎残余物,生物培养、动物试验残余物,化验检查残余物,传染性废物,废水处理污泥,废药物,废化学试剂、消毒剂,感光材料废物(如X线和CT检查中产生的废显影液及胶片)。医疗废物是高污染、高危险性的垃圾,虽然其产量仅占城市固体废物的3%,但其中可能含有多种传染性病菌、病毒、化学污染物、针头锐器及放射性等有害物质,具有极大的危险性,必须严格处理与管理,应该控制收集、运送、贮存和处理过程中可能发生传染性物质、有害化学物质的流散等,以确保居民健康和环境安全。国际上已将其列入控制危险废物越境转移及其处置的《巴塞尔公约》,我国的《国家危险废物名录》也将其列为头号危险废物。医疗废物如果处置不当,将对广大居民的身体健康和生命安全构成巨大威胁。

医疗废物分为感染性废物、损伤性废物、病理性废物、药物性废物和化学性废物五大类。感染性废物为携带病原微生物具有引起感染性疾病传播危险的医疗废物;损伤性废物为能够损伤人体的废弃的医用锐器;病理性废物为人体废弃物或医学实验动物尸体等废物;药物性废物为过期、淘汰、变质或者被污染的废弃的药物;化学性废物为具有毒性、腐蚀性、易燃易爆性的废弃的化学物品。根据医疗废物材质的不同感染性废物和损伤性废物又可分为塑料类、棉纤维类、玻璃类和其他材质类等组别,有利于按照材质进行无害化处置。

二、医疗废物的理化特性

医疗废物不同的理化特性决定了其处置方法的不同。

(一)医疗废物的物性与热解-焚烧特性

医疗废物的物性与热解-焚烧特性与医疗废物的处置密切相关,是医疗废物无害化处理的重要因素,也是保证全系统整体功能正常发挥的重要基础。一般说来,准确掌握医疗废物物性、热解特性和焚烧特性,对医疗废物无害化处置方案的规划、决定适宜的处置方式、配置设施和系统具有决定性作用。因此评价废物的组成是非常重要的,国家与国家之间很不相同,且在同一国家的不同医院也是不同的。这是与每个医院的性质、医疗废物管理政策、使用可重复使用的用品的比例等有关。众所周知医疗废物在焚烧处理时,被处理物的热值和焚烧结果好坏、处置成本费用高低有着密切的关系。热值高含水量低的废物焚烧效果好,相同热值时,含水量越高,焚烧效果越差,为达到一定炉温加入的助燃剂越多。调查表明,在医疗废物分类中,忽略了这一技术问题。在收集的废物中,存在数量不少的废液和被液体浸透的固体废物。由于废物总量不变,这类废物如采用非焚烧技术处理,不但可提高焚烧的质量,也能有效节省焚烧的成本费用。

(二)高分子材料废物的特性

高分子材料是以高分子化合物为基础的材料。高分子材料是由相对分子质量较高的化合物构成的材料。高分子材料按来源分为天然、半合成(改性天然高分子材料)和合成高分子材料。按特性分为橡胶、纤维、塑料、高分子胶粘剂、高分子涂料和高分子基复合材料等。用于一次性医疗器械和用品的材料主要是合成或半合成的高分子材料。

高分子聚合物通常安全无毒,但几乎所有的塑料制品都添加了一定成分的添加剂,使得塑料制品的可塑性和强度得到改善,从而满足塑料制品的各种使用性能。也导致了其水解和光解速率都非常缓慢,属于难降解有机污染物,在大气、降尘、生物、食品、水体和土壤等的污染及河流底泥、城市污泥等介质中残留,并可以在焚烧过程中产生大量的持久性有机污染物。适合于非焚烧技术处置。

高分子废物中的塑料废物主要有四种:聚乙烯、聚苯乙烯、聚氨酯和聚氯乙烯,其中以聚乙烯材料的塑料废物占比例最大。适合此类废物处置的非焚烧方法包括高温蒸汽处理技术、微波处理技术、等离子热解法和化学浸泡法。

(三)玻璃材料的特性

在医疗废物中玻璃材料大约占8%,具有体积大,易碎伤人和价值低的特点。在压力蒸汽消毒过程中,瓶上有盖的容器不易被蒸汽穿透,消毒效果不佳,需做进一步的细分处理,可选择的处理方法包括用化学消毒剂浸泡、压力蒸汽、微波等消毒处理后,送玻璃制品厂熔炼再生利用。

(四)金属材料的特性

金属材料在医疗废物中大约占2.5%,由于比重大,体积小的特点,十分适合做现场处理,试验表明,压力蒸汽对金属材料的消毒效果稳定可靠,消毒后的医用金属废物可回收利用。

(李年国)

第二节 医疗废物的危害

在医疗卫生机构的医疗、预防、保健及其他相关活动中可以产生大量的废物,其中85%的废物属于对人类、环境无危害的非危害性废物,非危害性废物可以视为生活废物而按照生活废物的处置方法进行处置。只有15%对人类及环境直接造成危害即为危害性废物。危害性废物则称之为医疗废物,这类废物能对人类和环境造成很大影响。

一、医疗废物的危害性

(1)可以造成疾病的传播,此类医疗废物携带病原微生物具有引起感染性疾病传播的危险即感染性废物。

(2)可以造成人体损伤,同时可能导致感染性疾病传播的危险金属类废物及玻璃类废物。

(3)可以造成人体毒性伤害的毒性药物废物、化学性废物、重金属废物。

(4)涉及伦理道德问题及国家相关政策的人体组织类废物。

(5)可以造成人体放射性危害的放射性废物。

(6)由于医疗废物处置不当造成的环境污染,对人类和环境造成极大的危害。

二、各类医疗废物的主要危害

(1)感染性废物以传播感染性疾病为主。被患者血液、体液、具有传染性的排泄物污染了的废弃的器具和用品具有高度引发感染性疾病传播危险。但接触废物不一定都会使人和动物受到传染,废物所含的病原体可以通过下列途径传染给人体:皮肤的裂口或切口吸收(注射),黏膜吸收及罕见情况下由于吸入或摄取吸收。棉纤维类废物多为天然纤维类的一次性医疗用品,主要存在生物危害。

(2)金属性和玻璃性废物以损伤性锐器为主,锐器不仅造成伤口或刺孔,而且会由已被污染锐器的媒介感染伤口。由于这种伤害和传播疾病的双重风险,锐器被列为危险废物。关注的主要疾病是可能通过媒介的皮下导入传播的传染病,如经血液传播的病毒感染。注射针头特别受到关注。这类锐器离开医院后,如不进行有效管理,也极有可能对废物处理处置人员和普通民众造成身体伤害,并进而引发相关疾病的发生。

(3)药物性废物涵盖多种多样的活性成分和各种制剂。根据其危害程度不同分为几类管理。①一般性药物:对环境无明显危害,但要防止被不法再用,因此成批的过期药品应集中收回统一处理。②细胞毒性药物:是一类可有效杀伤免疫细胞并抑制其增殖的药物,可用于抗恶性肿瘤,也用作免疫抑制剂。能作用于 DNA(遗传物质),导致 DNA 损伤,包括致癌,诱变或致畸物质及某些抑制细胞增长的药物。细胞毒性废物的主要危害是在药物的准备过程中和处理废弃药物的搬运和处置过程中对处置人员造成严重危害。造成危害的主要途径是吸入灰尘或烟雾,皮肤吸收和摄入毒害细胞(抗肿瘤)药物、化学品或废物偶然接触的食品,或接触化疗患者的分泌物和排泄物。细胞毒性药物主要用于一些特殊部门如肿瘤科和放射治疗(简称放疗)单位,不过在医院其他部门和医院外的使用正在增加。此类毒性废物产生可以有几个来源,包括以下内容:在药物管理和药物制备的过程中污染的材料,如注射器、针头、仪表、药瓶、包装;过期的、剩余的、从病房返回的药品;其中可能包含潜在或有害的被管理的抑制细胞生长的药物或代谢物的患者的尿液、粪便、呕吐物,这种毒性可以持续到用药后至少 48 小时,有时可以长达 1 周。③疫苗和血液制品:均是无菌的,因此对环境无危害,主要要防止使用该类过期产品不法再用,因此对于过期的疫苗和血液制品要严格管理,以防流入社会,造成不良后果。④用于卫生保健机构的许多化学品和药品是危险化学品(比如有毒、腐蚀性、易燃、活性的、对震动敏感的、毒害细胞或毒害基因的化学品)。在使用后或不再使用时(过期)即成为医疗废物。⑤病理性废弃物:主要涉及伦理道德观念和国家的相关政策的问题,废弃的人体组织、器官、肢体及胎盘应严格管理,妥善处理。⑥汞金属遗撒或丢弃后,造成对土壤和水源的污染,以及汞蒸汽对大气的污染,都给人体健康带来严重的危害。体温计打破汞流出蒸发后形成的蒸汽有很大的毒性,吸入到人体内可造成汞中毒,出现头痛、头晕、肌肉震颤等症状,也可致人体肾功能损害,尿中出现蛋白、管型等。⑦放射性废物具备独特性,因为它们造成伤害的途径既包括外部辐射(接近或搬运),也包括摄入体内。伤害的程度取决于存在或摄入放射性物质的量及类型。放射性废物的射线量比较低,不会造成严重的伤害,但是接触所有程度的辐射都会带来某种程度的致癌风险。放射性废物的常见组分、收集、处置及管理参照《医用放射性废物的卫生防护管理》执行。

(李年国)

第三节　医疗废物的管理

为规范医疗卫生机构对医疗废物的管理,有效预防和控制医疗废物对人体健康和环境产生的危害,国务院颁布了《医疗废物管理条例》及一系列的配套文件。《医疗废物管理条例》从法规的高度确定了中国医疗废物分类管理的原则和集中处置方向,首次以法规的形式对医疗废物进行了界定,明确规定了医疗机构和医疗废物集中处置单位应当建立、建全医疗废物管理责任制,其法定代表人为第一责任人。使我国医疗废物管理有了法律保障,推动了我国医疗废物管理的规范化进程。

国内外的实践经验表明,医疗废物管理是一项复杂的系统工程,应通盘考虑环境、社会、经济和技术等多种因素的影响,力争社会效益和经济效益的综合平衡;立法部门和卫生保健、环保、环卫等执法部门及社会监督部门要在明确划分责、权、利的基础上密切配合,发挥整体合力;对医疗废物的产生、收集、储存、运输、处理处置的实施全过程跟踪管理。

一、医疗废物管理原则

根据医疗废物本身的特殊性及借鉴国内外的实践经验,对医疗废物的收集、储存、运输和处置要遵循的原则:遵循全过程管理、源头分类收集、密闭运输和集中处置的原则,以达到医疗废物处理无害化、减量化和资源化的目的。

(一)基本原则

(1)建立有效的医疗废物管理系统,在分类、收集、包装、转运、暂存和处置的整个过程中加强监管。

(2)加强一次性使用医疗器械和用品使用的管理,在保证医疗安全的前提下尽量使用可重复使用的医疗器械和用品。并在医疗废物分类、运送和存储过程中尽量减少包装产生的废物,在安全的前提下尽可能重复使用可利用的包装物,减少塑料包装物。

(3)选择使用无害化处置方法。

(4)在考虑公共卫生前提下,最大限度地提倡资源回收、再使用、再循环。

(5)密切关注科学知识和认知方面的技术进步和变化,采用已经试验成功的新技术、新措施,做好示范工作,替代已过时的不合理技术。

(二)采用最佳可行技术和最佳环境实践处理医疗废物、减少持久性有机污染物排放

为预防和减少持久性有机污染物的危害并最终将这类有毒化合物降低到环境和人类可接受

的安全水平,世界各国政府参加的国际公约大会在瑞典召开,会后签署了《关于持久性有机污染物的斯德哥尔摩公约》。公约的核心内容之一是立即着手减少并最终消除首批 12 种有毒的持久性有机污染物,其中包括人类无意生产的两种持久性有机污染物:多氯二苯并对二英(PCDD)和多氯二苯并呋喃(PCDF),公约附件 C 第二部分来源类别指出"PCDD、PCDF、六氯代苯(HCB)、多氯联苯(PCB)这四类物质同为在涉及有机物质和氯的热处理过程中无意形成和排放的化学品,均系燃烧或化学反应不完全所致。"医疗废物焚烧是重要排放源之一。采用最佳可行技术和最佳环境实践处理医疗废物,减少持久性有机污染物排放,是缔约方履行公约的重要工作之一。减少医疗废物对人类健康及环境带来的危害应从以下几个方面着手。

1.无害化

能进行产生地处置的医疗废物实行就地处置的原则,减少因转运带来的运输环节污染;所有的处置技术坚持最少污染物排放原则;必须科学地处置所有废物,认识到每种处置技术都有其不稳定性和局限性,终端监测和在线监测是必不可少的;经处置后的医疗废物对环境的综合影响应是最少的,在适当的范围内,如果处置成本的增加能明显减少持久性有机污染物的排放,应充分考虑采用该类技术的可能性。另外要开发可降解的高分子材料产品,如聚乳酸、聚乙烯醇类高分子材料,同时不断开发能达到无害化处置各种医疗废物的方法。

2.减量化

应该做到源头减量,即减少一次性医疗器械和用品的生产、采购和使用;减少包装用品的使用量;有些高端一次性医疗器械可重复使用;严格界定医疗废物与生活废物,杜绝生活废物进入医疗废物。减少化学性有害物质的使用。

(1)合理使用一次性医疗卫生用品:要做到合理使用,首先应当选择合理、适度的医疗方案,其次是要认真评估一次性医疗用品在医疗方案中作用和意义,做到必须用才用,可用可不用的坚决不用,鼓励医院建立一次性医疗用品控制指标。

(2)改变过分依赖一次性医疗卫生用品的倾向:一次性医疗卫生用品的出现和应用固然是医疗技术进步的一个体现,也曾经为控制医院感染发挥的一定作用。但随着一次性医疗卫生用品在医院的大量使用,监控手段的滞后,事实上其控制医院感染作用大幅降低,同时医务人员中存在过分依赖一次性医疗卫生用品的倾向,使医院一次性医疗卫生用品的使用量日益剧增,甚至在有些医院成为医疗辅材的主要内容。因此,增强医务人员的环保意识对减少一次性医疗卫生用品的使用有重大意义。

(3)医疗卫生机构积极推行从源头减少化学品使用调查结果显示,部分医疗卫生机构医学影像科使用数字放射成像技术替代传统模拟 X 线机成像,减少放射性胶片使用,还能进一步提高成像质量;口腔科使用压力蒸汽灭菌消毒替代化学灭菌剂浸泡,消毒灭菌效果好,更经济高效;内镜器械消毒使用现制备现使用的流动酸性氧化电位水,相比戊二醛消毒液作用更快速,容易冲洗且无刺激性气味等优势;病理科硬脂酸和组织脱蜡透明液替代二甲苯用于组织标本透明、脱蜡,更简便、经济,避免二甲苯对人体的危害及对环境的污染。

(4)加强医院消毒供应中心功能和作用建设:医疗机构应加强消毒供应中心的建设,为其开展的医疗活动提供合格的消毒灭菌用品,是提升医院感染控制工作水平的主要技术保障,因此加强医院消毒供应中心的作用建设对控制医院感染发生,减少一次性医疗卫生用品的使用量有重大的作用。

(5)慎行侵入性诊疗行为以减少感染性废物生产:医院医疗活动中应尽力选择不侵入性的新

技术新方法,在减少患者痛苦的同时,也减少了感染性废物的生产。

3.资源化

(1)充分利用医疗废物的资源,将无污染的有利用价值的废物,进行适当的处理后回收利用节约资源。

(2)高端一次性医疗器械再重复使用。

4.开展科学研究、开发无害化医用材料

采用非焚烧方法处置塑料类废物是可以减少持久性有机污染物产生的。但是不是所有的非焚烧技术都能处理塑料类医疗废物,且处理后的塑料类医疗废物仍需要进行终末处置(填埋)。研究表明塑料在自然界可存在数十年至一百多年而不分解,由此导致填埋地的彻底荒废毁坏。

解决这一问题的最好的办法是研究开发可降解的高分子材料。可生物降解高分子材料是指在一定时间和一定条件下,能被酶或微生物水解降解,从而高分子主链断裂,分子量逐渐变小,以致最终成为单体或代谢成二氧化碳和水的高分子材料。此类高分子包括淀粉、纤维素、蛋白质、聚糖、甲壳素等天然高分子,以及含有易被水解的酯键、醚键、氨酯键、酰胺键等合成高分子。生物降解高分子材料具有以下特点:易吸附水、含有敏感的化学基团、结晶度低、低相对分子质量、分子链线性化程度高和较大的比表面积等。目前生物降解型医用高分子材料已在临床上有所应用。其主要成分是聚乳酸、聚乙烯醇及改性的天然多糖和蛋白质等,在临床上主要用于暂时执行替换组织和器官的功能,或作药物缓释系统和送达载体、可吸收性外科缝线、创伤敷料等。其特点是易降解,降解产物经代谢排出体外,对组织生长无影响,目前已成为医用高分子材料发展的方向。

二、医疗废物管理策略

(一)建立完整的监管体系实现全过程管理

(1)医疗废物从产生、分类、收集、密闭包装到院内转运、暂存;院外转运、处置的整个流程应当处于严格和控制之下。

(2)对医疗废物全过程的管理涉及政府多部门、医疗卫生机构、集中处置中心、医疗用品和处置设备供应商等多方面相关利益,除了原卫生部(现卫健委)与国家环境保护总局应制定并颁布相关配套技术标准和规范体系外,医疗卫生机构和集中处置中心的监管体系建设也是至关重要的。

(3)建立医疗卫生机构医疗废物管理体系,应以卫生行政区域划分的框架为主,地方政府牵头、职能部门落实、内部监督为主、外部监督为辅。应在政府的协调下通过科学评估和环保、卫生、财政等部门通力协作,制定专项收费标准,解决医疗废物中存在的价格问题,确保废物处置单位的长期稳定营运。卫生部门负责督促检查辖区内医疗机构的医疗废物管理情况。

(4)建立医疗废物集中处置中心管理体系,环保部门负责医疗废物整个处理过程(包括收集、运输、焚烧)的监管。

(二)建立信息系统实现信息化管理

信息技术革命使医疗垃圾实时监管统一平台的建立成为可能。随着条形码技术、射频识别技术、卫星定位技术的发展,带来服务和监管方式的新革命。随着医院信息系统(HIS)的普及化与信息化水平的提高,医院和专业废物处理公司的信息处理能力已大幅提高,推广垃圾的电子标签化管理、电子联单、电子监控和在线监测等信息管理技术,实现传统人工处理向现代智能管理的新跨越已具备良好的技术基础。在物流信息方面,广泛采用电子计算机系统进行管理,并已初步形成覆盖面广、横向纵向相结合的信息网络。以现代信息技术——GPS结合GPRS技术实现可视化物流管理和实时定位为基础的专用物流信息网络正在加紧建设之中。随着信息港建设的不断发展,高速、宽带、高效的信息网络平台及EDI等五个骨干网络系统的基本建成,为环保部门实现医疗垃圾处理过程的全程监管提供了基础的信息支持和保障。

应开发和研制区域医疗废物监督管理软件和监管网络系统,监管软件包括医疗废物监测报告的软件开发和医疗机构监管系统终端建设等;监管网络系统包括区域医疗机构医疗废物监测报告网络系统、区域医疗废物集中处置单位医疗废物检测报告网络系统、医疗机构内部医疗废物管理网络系统、卫生行政部门/环境保护行政部门医疗废物监管信息网络系统等。使医疗废物监管系统化、规范化、科学化和现代化,提高监管的效率,防止医疗废物的流失及对社会、环境等的危害,为卫生行政部门和环境保护部门制定医疗废物的宏观管理和相关政策提供科学依据。

(三)建立培训体系实现从业人员统一培训

高质量的从业人员队伍是实施医疗废物环境无害化管理的重要保障。加强对从业人员的相关知识和技能培训,既有利于保护从业人员的自身安全,也有利于提高其遵守相关法律法规的自觉性。措施:①建立全国培训体系,统一教材、统一师资、分级别、一层层培训,达到全员培训的目的。②建立网络培训体系,做到网上咨询,随时解决临床的实际问题。

(四)建立科研体系加强对环境无害化处理处置技术的开发和推广

落后的医疗废物处理处置技术严重制约着对医疗废物的有效管理。要加大对这方面的科研投入。对于已经研制开发和引进的先进技术设备,要加强推广工作。要加快对土炉子的升级改造和更换工作。

(五)建立宣传体系大力提高公众防卫和环保意识

大力加强对公众的宣传教育力度,切实提高公众的卫生和环保意识,这对于发挥公众的舆论监督作用,完善法律法规建设,推动全面的环境无害化管理有着重要的意义。

三、医疗卫生机构内部医疗废物管理

医疗机构内部医疗废物的管理是整个医疗废物管理的源头,是极其重要的一环,其管理水平的高低,直接影响到我国医疗废物的管理水平,直接体现医疗废物管理中的基本原则即减量化、无害化与资源化,因此我们必须重视和抓好这一环节。本章主要就医疗机构内部医疗废物管理流程、管理体系、设施和设备的配置要求进行阐述。

(一)医疗废物管理流程

医疗机构应执行《医疗废物管理条例》及其配套文件,按照国家法规的要求,采取相应的废物处理流程,要按照各地区经济条件和医疗废物集中处置设施建立的情况,采取不同的处理流程,主要可归纳为以下两种方式。

1.集中处置地区医疗废物管理流程

建立医疗废物集中处置中心的地区,应根据本地区的处置方法,制定具体的分类收集清单。医疗机构应根据分类清单制定医疗废物的管理流程。医疗废物的管理流程:使用后废弃的医疗废物在产生地分类收集,并按照不同类别的要求,分别置于相应的医疗废物包装容器,由专人收集、交接、登记并运送到医疗废物暂存地暂存,交由医疗废物集中处置中心处置并做好交接登记,资料保存3年。

(1)医疗废物的分类:根据国家的法规医疗废物主要分为五类,包括感染性废物、病理性废物、损伤性废物、药物性废物和化学性废物,含汞类废物被划归在此类废物中。在医疗机构中主要为感染性废物,其次为损伤性废物和病理性废物,药物性废物和化学性废物的量相对较少。医疗废物产生部门按照上述原则,将医疗废物放置于相应的医疗废物袋内,锐器放置于防穿刺的锐器盒或容器内,但由于分类知识、分类标识的缺乏,常易致放置错误,如将感染性废物放于生活垃圾中,或将锐器放置于感染性废物袋中。因此要加强培训,严格按照国家医疗废物包装要求规范收集包装。目前各地的处置方法不同且方法单一,不能按照完全相同的方法分类,为使分类与处置相衔接,各地应按照自己的处置方法制定分类收集清单。

(2)医疗机构内专人收集、交接、登记:医疗废物产生部门按照有关要求做好分类后,每天或达到包装袋3/4时,封口包扎,交由医疗废物院内转运人员进行收集,并在收集、交接时做好登记,登记项目包括日期、科室、医疗废物的种类、重量或数量及交接双方签名等内容。

(3)医疗机构医疗废物暂存地暂存:医疗废物由专门部门的人员收集后,按照规定的路线与时间,送到医院指定的暂存地进行暂存,暂存地应制定相关的管理制度,配备相应的设施包括上下水设施、消毒设施、病理性废物的保存设施和医疗废物暂存地管理人员的卫生设施等。暂存地应按照《医疗废物管理条例》的要求规范建设。

(4)医疗机构与集中处置单位的交接与登记:医疗机构应当将医疗废物交由取得县级以上人民政府环境保护行政主管部门许可的医疗废物集中处置单位处置,依照危险废物转移联单制度填写和保存转移联单。医疗卫生机构应当对医疗废物进行登记,登记内容应当包括医疗废物的来源、种类、重量或者数量、交接时间、最终去向及经办人签名等项目。登记资料至少保存3年。

2.分散处置地区管理流程

(1)没有建立医疗废物集中处置中心的地区,其医疗废物的处理流程基本同已经建立集中处置中心的地区。基本处理流程:使用后废弃的医疗废物→使用者根据分类的要求进行分类,并按照不同类别的要求,分别置于相应的医疗废物包装容器中→医疗机构内专人收集、交接、登记→送至医疗机构医疗废物处置地登记并进行处置,登记资料保存3年。

(2)目前有些地区开始尝试分级管理集中处置的管理流程,使边远地区分散的医疗废物产生点产生的医疗废物全部集中处置,解决了边远地区自行处置医疗废物所带来的危害。

(二)医疗机构内部医疗废物管理体系

目前,我国医疗机构医疗废物的处理已经建立了一套管理机制,包括建立医疗机构医疗废物管理小组、制定医疗废物管理相关部门的职责、制定医疗废物管理的有关规章制度、定期开展医疗废物管理知识的培训和开展医疗废物管理的监督、检查与反馈等,这套管理体系,对保障医疗机构医疗废物的规范化管理起到了积极的作用。

1.成立医疗机构医疗废物管理小组

医疗机构医疗废物的管理涉及面广,包括行政部门、临床各科、医技科室、研究室、后勤部门、物业公司等部门,在医疗废物分类时,需要广大医务人员参与和支持,在医疗机构内部医疗废物管理的各流程中,需要进行各部门之间的协调,因此要做好该项工作,必须有一个领导机构,兼具管理和业务职能。

医疗卫生机构应当建立健全医疗废物管理责任制,其法定代表人或者主要负责人为第一责任人,切实履行职责,确保医疗废物的安全管理。医疗废物管理小组的组长为医疗机构的负责人或主管医疗的副院长,其成员一般由医务部门、护理部门、感染管理科、总务后勤、科研部门、物业公司等部门的负责人组成。

医疗废物管理小组对医疗机构医疗废物的管理、重大事情的决策方面起到了重要作用,但是有些医疗机构的管理小组是名存实亡。

2.明确医疗废物管理相关部门的职责

医疗废物的管理涉及面广,有关部门的职责必须明确,才能把好医疗废物管理环节的每一个关口,做好医疗废物的分类、交接、转运与暂存等工作,并防止医疗废物的流失。

(1)医疗废物管理小组的职责:负责对全院医疗废物处理的领导、协调与管理,制定全院医疗废物管理的方针政策,召开会议,解决有关问题。负责医疗废物突发事件的组织、协调与处理工作。负责医疗废物管理重大事件的决策等。

(2)医疗废物管理相关部门的职责:医疗废物管理涉及医院感染管理科、总务后勤部门、医务部门、护理部门、医疗废物产生部门等。感染管理科主要负责全院医疗废物的监督、检查、培训与技术指导;总务后勤部门主要具体负责医疗废物分类收集、运送、暂时储存及医疗废物泄漏时的应急处理等各项工作。医务、护理、科研部门主要负责组织医务人员、科研人员进行医疗废物管理知识的培训,发生医疗废物泄漏或突发事件时,配合医疗废物管理小组开展调查与处置工作;医疗废物产生部门包括各临床科室、各研究室与实验室、各医技科室等所有产生医疗废物有关的部门,其主要职责为严格按照要求做好医疗废物的分类,严格按要求送指定地点暂存,并做好交接登记工作(实行三联单制度)和资料的保存。

3.制定医疗废物管理的各项规章制度

医疗机构医疗废物的管理牵涉医疗机构的许多部门和广大的医务人员,是一项复杂的系统工程,因此我们要做好医疗废物的管理,必须根据国家的相关法律、法规,结合医院的具体实际情况,制定医疗废物管理的各项规章制度,做到用制度约束、规范人的行为。制定的制度应既有科学性,同时又具有可操作性,使医疗废物的管理规范化,便于监督与管理。医疗机构内部医疗废物管理的主要规章制度如下。

(1)医疗机构内部医疗废物管理制度:主要包括医疗废物管理的基本要求,医疗废物管理有关部门的职责及医疗废物管理的具体措施等。

(2)医疗机构内部医疗废物分类制度:医疗机构制定的医疗废物分类制度,一般包括医疗废物的分类及其监督、检查与培训等。医疗机构根据其自身的特点,制定详细的医疗废物分类目录,发放到医疗废物的产生部门,各产生部门严格按照分类目录的要求,做好医疗废物的分类工作。

(3)医疗机构内部医疗废物行政处罚制度:为了加强医疗机构内部医疗废物的监督、检查与管理,各医疗机构根据国家的有关规定,结合本单位的具体情况,制定医疗机构内部医疗废物行政处罚制度,并具体实施。

(4)医疗机构内部医疗废物管理流程:各医疗机构的地理位置、布局和各部门的分工不同,其医疗废物的管理流程则有所不同,因此各医疗机构会根据其自身的情况制定其医疗废物管理的流程。

(5)医务人员及医疗废物收集、运送人员安全防护制度。

(三)开展医疗废物管理的培训

医疗机构内部医疗废物的管理,近年来逐步受到重视。国家医院感染管理与控制的专业学术组织也协助卫生行政部门针对医疗废物管理开展相应的培训。医疗机构则根据工作需要,对医疗废物管理与处置工作中不同部门的人员按职责进行了大量的培训,如临床医务人员和护理人员重点进行医疗废物分类与收集要求的培训;保洁人员重点进行分类收集、包装要求、运送路线、遗撒处理的培训;医疗废物管理人员进行周转收集要求、暂存站的管理与转运交接的培训;所有医务人员均接受医疗废物管理中的职业防护和应急预案的培训。

培训的方式多种多样,有采取集中培训,也有采取制作小宣传册、宣传画、制作光盘等形式,如某些医疗机构根据其医疗废物的分类与运送特点制作了宣传画、医疗废物院内收集、运输流程与路线、联系电话与管理责任人等,张贴在医疗废物收集与暂存地,起到了良好的宣传与告示作用。如天津市环保局和卫生局合作,将天津市儿童医院作为试点,制作了医疗废物处理方式 CD 盘发至每个医疗单位作为宣传、培训手段。

(四)开展医疗废物管理的监督、检查与反馈

医疗机构内部医疗废物的管理,除了有组织的保障、明确的职责、完善的管理制度、扎实的培训宣传外,必须对医疗废物管理的各个环节定期进行监督、检查,并把监督、检查的结果及时向有关人员反馈,根据需要在不同范围内进行公示。同时通过监督、检查以评价各项规章制度、各部门职责的落实、到位情况、培训与宣传的效果,以及医疗废物管理措施的绩效等。

医疗机构内部医疗废物的监督、检查多由感染管理科进行,监督、检查与反馈定期进行,监督、检查的方式也多种多样,如普查、抽查。有些医疗机构是由多个医疗废物管理相关部门联合进行监督、检查,这样更有利于医疗废物管理工作的及时沟通,和发现问题时的及时协调与解决。

在医疗废物管理的监督、检查中,很多医疗机构对医疗废物管理工作中发现的问题,还制定了相应的管理措施或制度,如医疗机构内部医疗废物管理的行政处罚办法,这些措施对加强医疗机构内部医疗废物的管理和防止医疗废物的流失起到了非常重要的作用。

(李年国)

第四节　医疗废物的分类收集、运送、贮存与运输

一、医疗废物的分类、收集和标签

中国医疗废物分类的指导思想是通过分类,科学地区分生活垃圾和医疗废物,达到医疗废物减量化的目的;医疗废物经过合理的分类后,根据其材质和污染程度的不同,采用不同的无害化处置方式进行处理,以最大限度地减少对人体的危害和对环境的污染。医疗单位应该按照《医疗废物分类目录》对医疗废物实施分类收集和管理,确实达到分类收集、分类处置的目的。

(一)医疗废物分类收集原则

(1)按照《医疗废物分类目录》分类原则,结合所在地的处置方法分类收集。做到同种处置方法的废物放入同一种包装容器内,以减少包装容器的使用,尤其是一次性包装容器的使用。

(2)各种包装容器均应有医疗废物警示标识,并用不同颜色的包装容器或者标识,以区别不同的处置方法。同一种处置方法的废物放入同一种颜色的包装容器中。

(3)盛装医疗废物达到包装物或容器的 3/4 时,必须进行紧实严密的封口。放入容器内的医疗废物不得取出,并密闭运送。每个包装容器均就有中文标签,说明该医疗废物的产生地、种类、产生时间等信息。

（4）尽量减少一次性塑料包装物的使用,采用可重复使用的或非塑料的一次性包装容器。

（5）医疗废物中病原体的培养基、标本和菌种、毒种保存液等高危险性废物,必须首先在微生物实验室进行压力蒸汽灭菌或化学消毒处理,然后按感染性废物收集处理。

（6）隔离的传染患者或疑似传染患者产生的医疗废物必须使用双层包装物,并及时封闭。

（7）在盛装医疗废物前,应当对医疗废物包装物或者容器进行认真检查,确保无破损、渗漏和遗撒。

（二）医疗废物的分类收集与标签

按照医疗废物的特性、危害性、材质及处置方法分为五大类。

1.感染性废物

携带病原微生物具有引起感染性疾病传播危险的医疗废物。

（1）塑胶类废物:①被患者血液、体液、排泄物污染的废弃的塑胶类器具和用品,如一次性输血器、输血袋、透析器、透析管路、介入导管、阴道窥器、引流装置、吸痰管、呼吸管路、氧气面罩、雾化器、鼻导管、导尿管、集尿袋等;一次性托盘、一次性口镜;一次性手术衣、一次性手术大中单、一次性帽子、口罩、一次性换药碗;一次性使用橡胶手套、硅橡胶乳房;实验室使用的塑料试管、滴管、吸管、离心管等。②使用后的一次性使用无菌医疗器械,如一次性注射器、一次性输液器。

收集:有警示标志的黄色专用包装袋及黄色专用带盖废物桶。标签"塑胶类感染性废物"。

（2）棉纤维类废物:被患者血液、体液、排泄物污染的废弃的棉纤维类废物如引流条、纱布、绷带、棉球、棉签及其他各种敷料;废弃的污染被服。

收集:有警示标志的黄色专用包装袋及黄色专用带盖废物桶。标签"棉纤维类感染性废物"。

（3）金属类废物:被患者血液、体液、排泄物污染的废弃的非锐器金属类废物,如内固定钢板等。

收集:有警示标志的黄色专用包装袋及黄色专用带盖废物桶。标签"金属类感染性废物"。

（4）其他材质类废物:①被患者血液、体液、排泄物污染的废弃的其他材质类废物,如非锐器玻璃类及纸类等。②隔离传染病患者、疑似传染病患者及突发原因不明的传染病患者的生活垃圾。

收集:有警示标志的黄色专用包装袋及黄色专用带盖废物桶。标签"其他材质类感染性废物"。

（5）实验室废物:①微生物实验室的病原体培养基、标本、菌种、毒种保存液和容器。艾滋病实验室、生物安全防护水平为三级、四级的实验室标本、容器和实验过程中产生的所有废弃物。②其他实验室的血液、体液、分泌物等标本和容器。

第一类:在产生地经压力蒸汽灭菌后放入有警示标志的黄色专用包装袋、专用容器。标签"实验室感染性废物"。第二类:直接放入有警示标志的黄色专用包装袋、专用容器。标签"实验室感染性废物"。

2.损伤性废物

能够损伤人体的废弃的医用锐器。

（1）废弃的金属类锐器:如医用针头、缝合针、针灸针、探针、穿刺针、解剖刀、手术刀、手术锯、备皮刀和各种导丝、钢钉等。

收集:直接放入有警示标志的黄色专用锐器盒,标签"金属类锐器"。

（2）废弃的玻璃类锐器:如盖玻片、载玻片、破碎的玻璃试管、细胞毒性药物和遗传毒性药物的玻璃安瓿等。

收集:直接放入锐器盒,标签"玻璃类锐器"。

(3)废弃的其他材质类锐器:如一次性镊子、一次性探针、一次性使用塑料移液吸头等。

收集:直接放入有警示标志的黄色专用锐器盒,标签"其他材质类锐器"。

3.病理性废物

在诊疗过程中产生的人体废弃物和医学实验动物尸体等废物。①弃的肉眼难于辨认的人体组织、器官;②动物组织及尸体;③胎龄在16周以下或体重不足500g的死产胎儿;④病理切片后废弃的人体组织、病理蜡块;⑤传染病患者、疑似传染病患者及突发原因不明的传染病患者的胎盘;产妇放弃的胎盘。

收集:直接放入有警示标志的黄色专用包装袋及黄色专用带盖废物桶。标签"病理性废物"。

4.药物性废物

过期、淘汰、变质或者被污染的一般性药品。

(1)批量废弃的一般性药品、细胞毒性药物和遗传毒性药物、疫苗及血液制品。收集:有警示标志的黄色专用包装袋分类集中存放。标签"药物性废物"。

(2)过期、淘汰、变质或者被污染的废弃的少量药品和开启后剩余的少量药物,以及细胞毒性药物和遗传毒性药物的药瓶等。收集:可并入感染性废物的其他材质类废物中,应在标签上注明:"含有药物性废物"。

5.化学性废物

具有毒性、腐蚀性、易燃易爆性的废弃的批量化学物品及使用后的化学性废物。

(1)批量废弃的化学试剂:如乙醇、甲醛、二甲苯等。

(2)批量废弃的消毒剂原液:如过氧乙酸、戊二醛等。

(3)废弃的含重金属物质的器具、物品与药剂等:含汞血压计、含汞温度计、口腔科使用后的含汞物品、显(定)影液等。

(1)(2)(3)的收集:用有警示标志的黄色专用包装袋或容器分类集中存放,按危险废物处置,标签"化学性废物"。

(4)使用后的化学试剂:如联苯胺类(DAB)、甲醛、二甲苯等。收集:用有警示标志的用黄色专用带盖废物桶分类存放,标签"某类化学性废物"。

6.无集中处置单位的地区,按照《医疗机构医疗废物管理办法》的要求处置

原则上感染性塑胶类及损伤类废物应毁形灭菌处理后填埋;其他感染性废物应灭菌后填埋;病理性废物应送殡仪馆焚烧。

7.其他要求

(1)《医疗废物分类目录》是医疗废物分类的原则,由于各地医疗废物处置方法不同,各地应该根据各自的处置方法,制定具有地方特点的分类收集方法。

(2)医疗活动中产生的未被血液、体液、排泄物污染的塑胶类医疗用品如输液袋(瓶)、一次性防护用品(如帽子、口罩、手套、防护衣、鞋套等)、无纺布、塑料类外包装物品;玻璃类如小药瓶、玻璃安瓿;纸类如耦合剂擦拭纸、卫生纸和纸类外包装物品;布类如废弃的未被污染的被服(如床单、被套、枕套等)等不属于医疗废物。一次性注射器和输液器无论是否污染均作为感染性废物处置。

(3)隔离传染病患者、疑似传染病患者及突发原因不明的传染病患者产生的医疗废物应当使用双层包装物,并及时密封。

(4)"批量废弃"指的是成批废弃的未使用过的药物、化学试剂和消毒剂。

(5)化学性废物和药物性废物均属于危险废物,应按危险废物管理和处置。

(6)收集容器执行国家环境保护总局、原卫生部(现卫健委)发布的《医疗废物专用包装袋、容器和警示标志标准》。

二、包装容器

斯德哥尔摩公约(持久性有机污染物公约)和行动守则指出要采用最佳可行技术和最佳环境实践模式,以有效减少持久性有机污染物的排放,要采取措施达到医疗废物的减量化、无害化和资源化。在具体的措施中很重要的一条就是要建立有效的医疗废物管理系统,在分类、收集、包装、转运、暂存这一过程中,尽量减少包装产生的废物,在安全的前提下尽可能重复使用可利用的包装物,减少塑料包装物,将包装容器减至最低的需要量,因为包装物品多采用的是一次性使用的高分子材料物质,如锐器盒、垃圾袋、周转箱等。而且随着医疗量的不断增加,医疗废物的产生量不断增加,导致这些包装物品的不断增加。不但导致了费用的增加,同时也导致了由包装物而产生的废物的增加。

采用简洁、无渗漏、坚固的包装袋包装医疗废物,包装物和包装容器质量应达到规定标准,统一规格。

制作不同规格的医疗废物包装袋,使其和每天产生的医疗废物数量相匹配,减少无效体积,降低包装废物排放量。

用于传染性废弃物及锋利的碎片的包装袋或容器应该不易被刺穿及防渗漏。这种容器可以是可循环利用的(不锈钢),也可以是一次性的(厚纸板)。装满的容器应该能够密闭。每种类型的废物收集容器均应贴有医疗废物的标识,及相应的、唯一识别的不同颜色的标识。

(一)收集容器的种类

1.包装袋

用于盛装除损伤性废物之外的医疗废物初级包装,并符合一定防渗和撕裂强度性能要求的软质口袋。

2.利器盒

用于盛装损伤性医疗废物的一次性专用硬质容器。

3.周转箱(桶)

在医疗废物运送过程中,用于盛装经初级包装的医疗废物的专用硬质容器。

(二)包装物的标准

1.包装袋标准

(1)包装袋在正常使用情况下,不应出现渗漏、破裂和穿孔。

(2)采用高温热处置技术处置医疗废物时,包装袋不应使用聚氯乙烯材料。

(3)包装袋容积大小应适中,便于操作,配合周转箱(桶)运输。

(4)医疗废物包装袋的颜色为淡黄,颜色应符合 GB/T 3181 中 Y06 的要求,包装袋的明显处应印制警示标志和警告语。

(5)包装袋外观质量:表面基本平整,无皱褶、污迹和杂质,无划痕、气泡、缩孔、针孔及其他缺陷。

(6)包装袋物理机械性能应符合规定。

2.利器盒标准

(1)利器盒整体为硬质材料制成,封闭且防刺穿,以保证在正常情况下,利器盒内盛装物不撒漏,并且利器盒一旦被封口,在不破坏的情况下无法被再次打开。

(2)采用高温热处置技术处置损伤性废物时,利器盒不应使用聚氯乙烯材料。

(3)利器盒整体颜色为淡黄,颜色应符合 GB/T 3181 中 Y06 的要求。利器盒侧面明显处应印制警示标志,警告语为"警告!损伤性废物"。

(4)满盛装量的利器盒从 1.2 m 高处自由跌落至水泥地面,连续 3 次,不会出现破裂、被刺穿等情况。

(5)利器盒的规格尺寸根据用户要求确定。

3.周转箱(桶)标准

(1)周转箱(桶)整体应防液体渗漏,应便于清洗和消毒。

(2)周转箱(桶)整体为淡黄,颜色应符合 GB/T 3181 中 Y06 的要求。箱体侧面或桶身明显处应印(喷)制警示标志和警告语。

(3)周转箱外观要求:①周转箱整体装配密闭,箱体与箱盖能牢固扣紧,扣紧后不分离。②表面光滑平整,完整无裂损,没有明显凹陷,边缘及提手无毛刺。③周转箱的箱底和顶部有配合牙槽,具有防滑功能。

(4)周转箱按其外形尺寸分类,推荐尺寸:长度为 600 mm,宽度为 400 mm,高度300～400 mm。

(5)周转箱物理机械性能应符合规定。

(6)周转桶应参照周转箱性能要求制造。

(三)标志和警告语

(1)警示标志的形式为直角菱形,警告语应与警示标志组合使用。

(2)警示标志的颜色和规格应符合规定。

(3)带有警告语的警示标志的底色为包装袋和容器的背景色,边框和警告语的颜色均为黑色,长宽比为 2∶1,其中宽度与警示标志的高度相同。

(4)警示标志和警告语的印刷质量要求油墨均匀;图案、文字清晰、完整;套印准确,套印误差应不大于 1 mm。

三、医疗废物的转运、暂存及交接

(一)内部转运

(1)运送人员每天从产生科室收集的医疗废物达到专用包装物和利器盒的 3/4 左右体积时应当封闭转移,医疗废物产生的科室应当进行医疗废物登记。

(2)运送人员在运送医疗废物前,应当检查包装物或者容器的标签及封口是否符合要求,不得将不符合要求的医疗废物运送至暂时贮存地点。

(3)运送人员在运送医疗废物时,应当防止造成包装物或容器破损和医疗废物的流失、泄漏和扩散,并防止医疗废物直接接触身体。

(4)运送人员按照确定的内部运送时间、路线,使用防渗漏、防遗撒的、易于装卸和清洁的专用运送工具,与有关科室完成医疗废物移交与接受手续后,将科室移交的医疗废物封闭转移至暂时贮存场所暂存,禁止在运送过程中丢弃医疗废物。

（5）运送工具每天转运医疗废物后，应在指定的地点及时消毒和清洁。

（二）暂存

（1）医疗卫生机构建立的医疗废物暂时贮存设施、设备应当达到以下要求：①远离医疗区、食品加工区、人员活动区和生活垃圾存放场所，方便医疗废物运送人员及运送工具、车辆的出入。②有严密的封闭措施，设专（兼）职人员管理，防止非工作人员接触医疗废物。③有防鼠、防蚊蝇、防蟑螂的安全措施。④防止渗漏和雨水冲刷。⑤易于清洁和消毒。⑥避免阳光直射。⑦设有明显的医疗废物警示标识和"禁止吸烟、饮食"的警示标识。

（2）医疗卫生机构应当建立医疗废物的暂时贮存设施、设备，不得露天存放医疗废物；医疗废物暂时贮存的时间不得超过 2 天。

（三）交接

（1）医疗卫生机构应当根据就近集中处置的原则，及时将医疗废物交由医疗废物集中处置单位处置。

（2）医疗卫生机构应当将医疗废物交由取得县级以上人民政府环境保护行政主管部门许可的医疗废物集中处置单位处置，依照危险废物转移联单制度填写和保存转移联单。

（3）医疗卫生机构应当对医疗废物进行登记，登记内容应当包括医疗废物的来源、种类、重量或者数量、交接时间、最终去向及经办人签名等项目。登记资料至少保存 3 年。

（4）医疗废物转交出去后，应当对暂时贮存地点、设施及时进行清洁和消毒处理。

（李年国）

第十二章

医用织物洗涤消毒管理

第一节　医用织物的分类

一、按使用对象分类

根据医用织物使用对象的不同,可按下列分类:患者使用的医用织物和医务人员使用的医用织物;同时,也可分为成人用织物和婴幼儿用织物。

二、按用途分类

根据医用织物使用用途的不同,可按下列分类:直接接触皮肤的织物和非直接接触皮肤的织物。其中,患者和医务人员使用的医用织物多属直接接触皮肤的织物,如患者使用的衣物、床单、被罩、枕套,工作人员使用的工作服/帽、手术衣、手术铺单等;医疗机构公共区域使用的织物(包括病房用织物和其他公共区域织物)多属非直接接触皮肤的织物,如病区的病床隔帘、窗帘及环境清洁使用的布巾、地巾(包括可拆卸式地拖地巾/拖把头)等。

三、按感染控制要求分类

医用织物可分使用后医用织物和清洁织物。根据医用织物使用后生物污染风险不同,在美国 HLAC 发布的《医疗保健机构处理可重复使用织物的评审认证标准》中,按生物污染风险防控和普遍预防的原则,将使用后医用织物均称为污染织物;洗涤消毒后的医用织物称为清洁织物;而在英国《健康与社会保健的织物清洁消毒:管理和规定手册》和我国卫生行业标准《医院医用织物洗涤消毒技术规范》中,将使用后医用织物分为脏脏织物和感染性织物两类。

四、按洗涤处理分类

根据医用织物使用后洗涤(消毒)工艺需求不同,可按下列分类:耐热织物和不耐热织物。基于对新生儿、婴儿的特殊保护和洗涤工艺的需要,也可将新生儿、婴儿用织物作专门分类。

（李年国）

第二节 医用织物洗涤程序与方法

一、洗涤程序阶段的划分

(一)洗涤过程中的洗涤程序

可分为洗前处理、主洗去污、洗涤辅助、洗涤后处理、洗涤效果处理、洗涤脱水等六个阶段。其中水洗消毒包括:清洗、中和、消毒、脱水、干燥等程序。

第一阶段:洗涤前处理阶段即冲洗与预洗。是利用水和机械作用去除织物上部分水溶性污垢(易脱离织物的)的过程。

第二阶段:主洗去污阶段即主洗与漂白(消毒)。此阶段加入一定量的洗涤剂,通过洗涤剂的润湿、增溶、乳化、悬浮、分散及溶解等作用达到去除污渍的目的。其中漂白(消毒)过程,是通过氯化物或过氧化物的氧化作用破坏织物纤维色素分子及杀菌,从而达到漂白消毒的目的。

第三阶段:洗涤辅助阶段即投水与脱水。通过投水与中速脱水,可使织物中残留的洗涤剂和含污垢的洗液向水中扩散,并随水排出。

第四阶段:洗涤后处理阶段即中和过酸。利用中和作用,使织物中残留的碱得到中和(如残氯),对织物的 pH 进行调整。

第五阶段:洗涤效果处理阶段即柔软或增白(必要时)。通过加入柔软剂或增白剂,使柔软剂或增白剂吸附在织物表层并进入纤维内部,以提高织物的润滑性和白度,防止静电;同时上浆,使浆粉吸附在织物上,达到织物挺括目的。

第六阶段:洗涤脱水阶段即脱水与出机。利用洗衣机滚筒的高速运转,产生离心力使含在织物中的水分被甩出(脱水)而利于干燥。

由以上这六个阶段完成洗涤的全过程。

对洗涤阶段的说明:冲洗与预洗是为主洗作准备的,也称为洗涤前处理阶段;主洗是洗涤核心,去污阶段的第一个过程,可称为系统机械力运行阶段。通过水的冲击力、洗涤剂、机械作用力及适当的水温,在一定的洗涤时间下来完成物理和化学作用,以去除吸附在织物上的绝大部分污垢,还有小部分色素类污垢则需要进入核心去污阶段的第二过程,通过漂白来完成。漂白过程是利用化学制剂的氧化作用或还原作用,将织物上主洗过程中未能被彻底去掉的可氧化或还原类污垢去除的过程,以使白色织物具有良好的白度。完成主洗和漂白后,织物上存在着浓度较高的洗涤剂和氧化剂的残液,需要进行投水以使织物中含有的残液迅速脱离织物,在第一遍投水后需设定一个中速脱水,以使残液脱离织物,可节省一次投水次数,而达到节约用水的目的。投水和中速脱水后需要进入中和处理阶段,中和过酸阶段的目的是中和织物中残留的碱和残氯,以使织物更加艳丽。然后再根据被洗织物的使用要求进行洗涤效果处理,即柔软或上浆或增白处理。上述程序完成后要进行高速脱水,脱水完成后就完成了洗涤的全过程。

(二)对洗涤程序各环节的具体要求

1.冲洗与预洗

预洗是为主洗(去污阶段)做准备和提供有利条件的必要环节过程,由于水的表面张力作用和污垢的去除规律,只用水并不能润湿大部分的污垢,可针对一些特别重垢的织物,在预洗过程中加入一些专用的渗透剂来加强对某些污垢的润湿,可为主洗阶段去污提供有利条件以改进去污效果。

待洗织物在洗涤之前可在清水槽中浸泡几分钟,使其表面的灰尘、汗渍溶入水中,可节约洗涤时的洗涤剂用量;同时还能促使待洗织物被水充分浸透,其纤维间的污垢易溶于水,提高洗涤效果。医用织物若带血迹或排泄物,应在洗涤前单独浸泡,以免相互染色。

具体做法如下:①可加入含溶剂的预洗溶剂作预洗,一般主洗用洗涤剂不含溶剂,对溶剂性污垢不起作用,若洗涤后再处理这类污垢,既浪费人力、物力,又影响效率,因为蛋白类污渍经过高温后更难去除。②预洗阶段选择低温(不超过 40 ℃,可冷、热水同时投进)、高水位,洗涤时间一般为 2~3 分钟。

高水位是指水洗机滚筒底部到水面 29~38 cm,由于水容量较大,在洗涤时被洗织物易浮于水面,所以其机械作用力较小。

因预洗阶段选择的是低温、高水位,所以此洗涤阶段可节约热源。

2.主洗与漂白

由于污垢在织物上存在形式的复杂性及多样性,要去除附着在织物上的污垢是极其复杂的,洗涤的目的是去除污垢,主洗是洗涤过程的核心部分,在这个过程中水是介质,通过洗涤剂的物理化学作用及水的温度和洗涤时间等要素的密切配合,使之达到一个相对理想的去污环境。主洗阶段一般选择高温(70~90 ℃)或中温(40~60 ℃)和低水位方式进行洗涤。

(1)洗涤剂:在主洗环节过程中,合成洗涤剂的去污首先通过洗涤剂的润湿作用,降低和削弱污垢与织物之间的引力,使吸附强度减弱,在水的冲动作用下脱落,又由于合成洗涤剂所具有的扩散、溶解膨胀作用,使固体污垢溶解、软化,在水的冲击力作用下脱落,油基污垢受合成洗涤剂润湿、软化、分解及增溶等作用而悬浮于洗液中。这些脱落的污垢受到合成洗涤剂的乳化作用及抗沉积作用而悬于洗涤中,随洗液排放出去。

(2)机械力:被洗织物在静止中的浸泡,不可能达到去污的目的,如果打破这种静止,浸泡就变成动态洗涤,也就是机械力的作用。在洗涤过程中施以一定的机械力使洗涤剂强化扩散,洗衣机滚筒转动而产生机械推动力,导致洗涤冲击力的产生,也导致织物之间推动力和挤压力的产生,这些作用都能加速洗液与织物之间产生相对运动,使织物上的泥垢迅速脱离并扩散到洗液中。那么机械力越大、洗涤时间越长是否有利于织物洗涤呢?答案是否定的。第一会增加织物的磨损程度且缩短织物的使用寿命;第二会使污垢返回织物纤维,形成人为的污垢二次沉积,而降低了洗涤效果。

机械力的另一个问题是洗衣机的装载量与洗涤效果的关系。洗衣机有一定的技术参数、设计容量和额定容量,一般设计容量高于额定容量 10%~15% 以上。进口设备的额定容量是 200 磅(90.7 kg),国产设备是 90 kg 等,在额定装载量下洗涤机械作用力适中,织物磨损程度较小,在时间一定的情况下,如果洗衣机洗涤的织物低于额定装载量,那么机械力就会过大,会造成织物磨损和污垢再沉积的程度增大。如果织物超过洗衣机的额定装载量,就会削弱洗衣机的机械作用力,不利于去污,同时增加了洗衣机各传动部位的负荷,减少洗衣机的使用寿命。但是,对于极重污的织物洗涤,则需要将洗衣机织物装载量设定为低于 20% 的额定容量,以保证洗涤效果。

(3)温度:一定的温度可以加速物质分子的热运动,提高反应速度,温度对于去污作用有相当的影响作用。温度升高会使洗涤剂容易溶解,渗透力加强,使水分子运动加快,会使固体脂肪类污垢易溶解,液体脂肪更易于去除,温度每上升 10 ℃,反应速度将加倍。因此,在不损伤织物的情况下,尽可能使用常温的上限(但应考虑洗涤剂的使用温度)。

合成洗涤剂都含有一定比例的表面活性剂(用于去污),为使其发挥良好作用,除用量合理,还应注意使用温度。阳离子表面活性剂适用于低温(40 ℃以下);阴离子表面活性剂适用于高温。通用洗衣粉、强力洗衣粉、非离子表面活性剂适用于中温(40～60 ℃,60 ℃以下)。掌握好洗涤剂合理的最佳使用温度,根据织物的物理化学特性而选择温度(如纯棉织物耐温高,化纤织物不耐高温最好控制在 50 ℃以下),可提高洗涤剂的利用率及去污最佳效果。

污垢有一定的承受温度和一定的最佳去除温度。在温度高于其承受就会加速其变化,致使去污难度增大,如蛋白质类污垢(血迹等)在过高的温度(如 60 ℃以上),会引起蛋白质凝固而难以去除。又如,织物上的油性污垢,洗涤温度过低(如 40 ℃),则去除油污效果不大。然而,一般情况下,洗涤温度越高(如 80 ℃以上)去污效果越好。

(4)时间:任何物理化学反应都需要一个适当的时间,洗涤程序也包含着多个物理化学反应的过程,同样也需要一定的作用时间,以求物理、化学反应达到要求,取得最佳洗涤效果。也就是说洗涤时间与织物的去污率直接有关,如其他条件都具备但洗涤时间过短,也会影响去污率;而洗涤时间过长,去污率虽然达到了,但会既浪费时间和能源又会增加织物磨损率。确定主洗时间应考虑:①被洗织物的结构、性能、染色牢度等,包括织物的新旧程度及色牢度;②洗涤剂的性能对于主洗去污效率和速度具有一定的决定作用,优质的洗涤剂去污率高,去污速度较快,若选用较强碱性洗涤剂则应尽量减少洗涤时间,以避免对织物受损;③污垢的程度,是轻污还是重污?对于一般污渍经过一定的洗涤时间就可去除,但对回洗织物则应适当延长洗涤时间;④装载量问题,有一种错误观点认为,同一类污垢织物在同一类型洗衣机洗涤,若装机容量 90%与 75%相比,由于前者织物比后者多,只要延长洗涤时间和多投放洗涤剂,就可达到同样的洗涤效果,这种想法是不科学的! 因为未考虑超载而影响洗涤的机械力,即使多放洗涤剂,再延长洗涤时间效果也不会达到很好的效果,只会浪费原料与时间。

(5)漂白。①使用氯漂漂白的条件:目前宾馆、饭店、铁路、医疗机构所使用的床单、毛巾、台布、餐巾等绝大部分是纯棉白色的织物,使用氯漂剂对织物漂白时,氯漂可对氧化性污垢产生较强的氧化作用实现色素的去除,但也会对织物本身产生氧化作用,每一次织物在漂白过程中都会受到一次潜在的损伤,织物经多次漂洗会造成织物纤维牢度下降并最后造成破损。为了延长织物的使用寿命,选择制定合理的漂白工艺,严格控制漂白的温度、时间和漂液的浓度及 pH 是十分必要的。被洗涤织物如毛巾、床单、台布等经过洗涤过程中的冲洗,预洗和主洗过程中如程序正确、加料合理,水溶性污垢、油溶性污垢和某些固体类污垢等一般都可以去除,但对一些色素类污垢,或有些只能通过氧化和还原作用才能去除的污垢常规的洗涤是去除不掉的,所以必须在洗涤过程中设置漂白程序方可达到污垢全部去除的目的。②漂白的目的:在洗涤过程中的漂白目的主要有两个。第一,去除织物上残留的需经过氧化作用或还原作用方可去除的污垢,使其达到织物本身的原有色泽;第二,对白色织物及带颜色织物提高白度和亮度,使带颜色织物色泽更加艳丽。③漂白的原理:漂白是利用一定数量的氧化剂或还原剂在一定的使用条件下产生氧化反应或还原反应,使被漂白织物上的一些能被氧化或还原的色素残留物等污垢被去除的过程。氧化漂白:色素、色斑是一种极其复杂的有机质,当接触氧化剂时(氯漂或氧漂)会发生氧化作用,直接或间接产生出新生态氧,这种氧可以破坏色素而达到漂白的目的。还原作用:当色素、色斑等污垢遇到还原剂时,发生化学还原反应产生新生态氢,使色素还原或生成隐色体化合物而达到去除色素的作用。

在漂洗过程中是对织物整体处理,为避免漂白剂对被洗织物损伤,应对漂液的浓度、pH 及漂白温度和时间进行严格合理地制定。

3.投洗与脱水

(1)投洗:投洗是指在洗涤程序中主洗及漂白后需要对织物进行投水清洗。投洗的目的是通过机械作用力产生水的冲击力,使织物之间产生挤压及摩擦力,使水在其纤维间和纤维内的运动加快,有利于使织物内与污垢混合的洗涤剂排出,提高投水的效率。投洗一般采用高水位方式,投水的次数要根据织物的特性及使用洗涤剂的种类而定。纯棉织物吸水性能良好,一般情况下应选择三遍以上的过水程序;毛巾织物比床单类织物和天然纤维的吸水性能相对要好,其设定投洗次数要多一遍。在选择投洗温度时,应在低温下进行,一般最后一次投水的水温在 30 ℃以下。

(2)脱水:在主洗和漂洗后,一般设定一个中速脱水程序以减少织物中残留的洗涤剂。合理的选择中速脱水的时机是至关重要的。这是因为主洗后,被洗织物因洗涤剂的作用,污垢脱落溶于水中随主洗排液,虽大部分已排出洗衣滚筒,但织物的含水量中仍有脱落污垢的存在,如这时进行中脱就会使污垢附着在织物表面或渗透到纤维内部;如果我们先进行投洗,会将残存污垢继续向水中扩散,这既是主洗的延续又可稀释洗涤污水的浓度,经过这次投洗后再进行中速脱水投洗,从而防止了污垢的再沉积,可避免织物发灰,同时可达到节约用水的目的。

(3)注意的问题:主洗程序中的投水、脱水是保证洗涤成果、保证质量高标准的关键环节过程。由于脱水是排出机内"液位水"的过程,而吸附在织物纤维内部的带有洗涤剂污垢分子的污染水是排不出去的,所以在"脱水"过程中应利用织物本身重量提升或下降的冲击力,尽可能将污水排出的彻底一点,而不能提前结束排水,以防污水残留过多,清洁水加入过少,而形成投水排出不净的后果。经过实践经验证明,洗衣机投水最高水位所需耗水量为 500 kg,织物吸附的水分为 240 kg(指 100 kg 洗衣机装入 80 kg 干衣计算)是排不出的,在投水时所加入的清洁水只有 260 kg,它与含在织物内的 240 kg 水的比例大约为 1∶1,水质本身含碱量标准值为 0.04 mg/L ＋投水最低值 0.035＝0.075 mg/L,可得出如下结论:在中污(含碱量 0.3％浓度)情况下投水 3 遍后仍大于 0.04 标准值,因此要加入中和酸,国际织物洗涤规定是 4 次投水后第 5 次投水才加入中和酸。一般在 3 次投水中,第 2 遍投水时应脱水 1 次,纯棉织物为高脱 2～3 分钟,混纺织物应中脱 2～3 分钟。

4.过酸中和

在洗涤过程中尽管采用多次投水,但织物中仍会残留一些碱和氯(使用氯漂漂白后),残碱和残氯在织物上残留会影响织物的白度和颜色的鲜艳度,如在洗涤程序中加入过酸中和程序则会解决这些问题。具体要求是在投水最后一遍一定要加入中和酸。医用织物洗涤后最佳标准是呈弱酸性(pH 为 5.8～6.5)。

(1)中和过酸的作用:①可中和织物上的残留碱;②中和织物上的残留氯;③有助于去除织物上的铁锈;④调节织物上的 pH,使织物如毛巾、床单等的 pH 呈中性(接近人体的 pH,人体皮肤 pH 是微酸性,在 5.5～6.5),使台布、餐巾 pH 呈 5.5～6.5 利于上浆;⑤节水,由于酸的作用可减少一次投水,即保证洗涤效果又可节约用水。

(2)酸剂的合理使用:合理的使用酸剂可达到中和过酸效果,应选择低水位方式在洗涤的最后一道程序中加入酸剂(可与柔软剂或浆粉同时加入)。洗涤过程中要合理使用酸剂用量,一般情况下过酸浓度为 0.1％～0.2％,具体用量以洗后织物 pH 的所测数据来合理使用。如过量使用会产生不良效果:①对棉麻纤维造成损伤,使纤维牢度下降,减少棉织品的使用次数;②过量的酸会对洗涤设备造成腐蚀;③对皮肤有一定的伤害。在洗涤过程中过酸时间一般为 4～5 分钟,温度为 30～40 ℃。

5.柔软和增白

织物经洗涤后可去除污垢,达到清洁的效果,但洗后织物往往手感粗糙,如纯棉或棉涤混纺毛巾、床单使用时会使皮肤感到不舒适;合成织物纤维由于绝缘性高、摩擦系数大,使用时易产生静电。为此,织物在洗涤程序中加入柔软处理可解决上述问题。

(1)柔软剂的使用:为了提高织物的柔软性,减少不良反应,一般采用不同结构、不同类型的表面活性剂进行复配,还要根据不同的织物纤维材质、不同的色泽而采用不同的配方,一般市场上销售和使用最多的柔软剂是各种阳离子表面活性剂的复配物。

(2)使用柔软剂的注意事项:有些特殊的织物如婴幼儿用织物等还需加入柔顺剂。恰当地使用柔顺剂,会使洗后织物蓬松、柔软,使人们在穿着时顺滑、舒适,还可消除静电的影响。柔顺剂在弱酸环境下会发挥最佳效果,在操作时应先加入中和酸剂 1～2 分钟后再加入柔顺剂,一般 80 kg干衣投入 200～400 g,时间 5～8 分钟,温度 40 ℃左右,它要发挥柔软作用必须投水彻底,附着力才高,柔软效果才好;但也不宜加入过多柔顺剂,过多使织物吸水性差,烘干后织物泛黄发灰。加入柔顺剂的衣物需要烘干,以便激活柔顺剂分子的活性,而烘干并不意味着完全干燥,应烘干到 9 成干(织物接缝处有点潮)然后再用冷风烘干 10 分钟,使织物逐渐冷却下来,这样织物才能达到蓬松柔软、吸水性强的特点。

在洗涤程序中加入柔软剂可解决织物的柔软等问题,但如使用不当则会产生一些不良的后果。①对荧光增白剂产生不良反应:在洗涤程序中织物增白荧光剂不可与柔软剂同时使用,否则会产生抑制作用,可将柔软剂与荧光增白剂交替使用。②柔软剂不可与阴离子表面活性剂同时使用。在柔软过程中一般加入阳离子柔软剂,在洗涤过程中洗涤剂一般是阴离子表面活性剂,阴离子活性剂在水中离解出阴离子,阳离子柔软剂离解出阳离子,如果同时使用会相互抑制各自的作用。所以,柔软剂不可与洗涤剂同时使用,在最少投洗 2 次以后才可使用柔软剂。③对人体皮肤产生一定的刺激性:有些人对柔软剂敏感,会出现皮肤发痒,所以在加入柔软剂时一定要控制用量,合理地使用。

(3)增白处理:在洗涤过程中如果用含氯型漂白剂,漂白后的织物在亮度上往往不能满足高星级宾馆饭店和医疗机构的高品质要求,尤其是浅色的织物,高档星级宾馆饭店客房、餐厅的棉织品绝大部分使用的是白色和淡黄、米色等。为了使织物的白度及亮度达到高品质要求,在漂白的基础上再对织物进行增白处理会产生理想的效果。

6.脱水与出机

织物洗涤的最后一个阶段是甩干脱水环节,脱水的方式有三种:一种是利用离心式甩干机进行甩干;一种是利用全自动洗脱机进行脱水;还有一种方式是利用压榨机进行压榨脱水。脱水是利用甩干及滚筒高速旋转产生的离心力使滚筒内含水的织物含水量达到烘干与轧平的要求。一般洗涤服务机构使用的带脱水功能的工业洗衣机甩干转数由 500 转/分到 900 转/分不等。原则上洗脱机转数越高甩干效果越好,含水量越少,经过脱水过程可使织物的含水量下降到 35%～45%,脱水效果与洗涤设备的转数及甩干时间成正比,机器转数越高,甩干时间越长,则织物的含水量越少。织物的含水率还与织物的纤维或成分有关,纯棉织物含水率高,混纺或化纤纤维含水率要低一些,毛巾类要比床单类含水量高。含水率还与织物的织造有一定的关系,机织物的平纹组织或斜纹组织含水率相对低一些,而针织物如毛巾类属于纱线成线圈互相串套而成,线圈间的空隙较大含水量较高。脱水时间时要依据织物的特性而选择,如 200 磅(90.7 kg)水洗机滚筒转数 800 转/分条件下,毛巾的甩干时间可选择 8~10 分钟为宜;床单、台布、餐巾可选择 10~12 分钟;化纤织物可选择 8 分钟为宜。

洗涤棉织品时,棉织物在水中吸收其本身重量 3 倍的水,脱水时,当水较热时脱水的效率才高。水温高,其表面张力就低,水就不会像低温水那样容易附着在织物表面。棉织物洗涤时注意,最后投水一定要在 100 ℉(38 ℃)时脱水率才更高,洗衣操作中,耗能最多的地方是烘干操作,烘干织物水分所耗能源是水加热消耗能源的 10 倍,所以正确的节能,是把织物中的水分尽可能多的脱去,织物含水量不要超过 50%。

二、医用织物的洗涤程序与方法

医用织物的洗涤除满足常规织物洗涤程序外,还应针对医用织物特性进行一些特殊的处理,并按照医院感染控制要求采取卫生隔离措施。

(一)医用织物洗涤(消毒)时应注意的几个问题

(1)值得注意的是,在医用织物洗涤的"中和"环节,最后一次漂洗结束,中和后水的 pH 应为 5.8~6.5,即医用织物洗涤后最佳标准是呈弱酸性。这是因为人体皮肤 pH 是微酸性的,为 5.5~6.5,它能起到抵御细菌的作用,所以投水最后一遍一定要加入中和酸。

(2)对于一些婴幼儿及免疫力低下等特殊患者所使用的织物,在洗涤时应加入适当的柔顺剂,不仅可使洗后织物蓬松、柔软,使患者穿着时顺滑、舒适、不产生静电,并可减少对皮肤的刺激性损伤。

(3)遵循逐步降温的原则。医用织物通常主洗要求温度 80 ℃、洗涤时间 10 分钟,或温度 75 ℃、洗涤时间 30 分钟,有消毒杀菌作用。在没有热水供应的洗衣机上操作,不可直接进入排水程序,原因是任何物质都有"热胀冷缩"的物理性能,织物在洗衣机内 80 ℃高温均匀的加热到每个角落,一旦排水后加入 20 ℃左右的冷水,会造成纤维的突然遇冷迅速收缩,纯棉织物会将洗涤污液收缩到纤维内,混纺织物会产生大量皱纹死褶,使洗涤无法干净彻底,还可造成洗后织物难以熨烫。正确的方法:主洗程序终了,先将液位开关从"低"调到"高",开启冷却水节门,使冷水进入机内运转 2~3 分钟,将温度从 80 ℃降到 60 ℃后再开始排水,采取缓慢、逐步降温的办法,以保证高品质的洗涤质量。

(4)不应与非医用织物混合洗涤(消毒)。

(5)感染性织物宜在预洗环节同时进行消毒处理。针对医用织物消毒,在选择含氯消毒剂等腐蚀性较强的化学消毒剂进行洗涤消毒时,为尽量减少对织物的损害,应预先确定最大可接受水平即适宜的有效浓度。

(6)在洗涤感染性织物时若污染了洗涤设备表面,应立即选用有效消毒剂对其污染的设备舱门及附近区域进行擦拭消毒。

(二)不同医用织物的洗涤程序与方法

1.工作服

白大衣是医院医护人员每天必穿的服装,白大衣的洁白干净整洁程度,可以说是医院精神风貌的体现。一般白大衣领口、袖口较脏,前胸常有药渍。在洗涤白大衣时注意几个方面:①分拣掏兜。医护人员白大衣口袋中经常装有圆珠笔、签字笔、口红、手纸等物品,这些物品一旦混入洗

衣机中,将会造成整锅衣物的污染。②为了增加白大衣洗涤摩擦力,衣物装机量不要太满,2/3
装量较为合适。③预洗时加入少许强力医用洗衣粉,有助于固体污垢的脱离。④主洗采用 40～
60 ℃水温洗涤 20 分钟后,高温洗涤,漂洗逐步降温以防死褶出现,影响以后整理。⑤白大衣领
口、袖口可以用衣领净提前预处理,这样有利于主洗节料,缩短主洗时间。

2.手术服

手术服主要污渍就是血渍和药渍。血渍是一种蛋白质,洗涤时切忌高温,一旦高温血渍就会
渗入织物纤维固化变性,从而很难用普通的洗涤方法洗掉。所以手术服的洗涤要注意几个方面:
①低温中水位多次预洗直到无血水出现。②加入去血渍洗衣粉,水温不超过 60 ℃洗涤 30 分钟,
然后加入消毒剂高温洗涤。③应将手术服放入容器中,用去血渍洗衣粉水溶液进行浸泡一定时
间然后投入正常洗涤。④一旦有血渍固化,只能采用氯漂、氧漂进行氧化脱色,然后中和除铁。

3.病服

病服一般贴身穿着,洗涤后最好过酸中和,然后加入柔顺剂。如果有条件,儿童和成人的病
服应该采取分开洗涤的方式。

4.床单和被服

床单和被服主要污渍是人体分泌物、食物油渍、药渍等,洗涤时最好低温到高温分档洗涤,加
入一定量的油污乳化剂有助于油渍的去除。值得注意的是,多数医院只对床单、被罩、枕套进行
定期洗涤,但枕芯不做处理,存在着交叉感染的风险。

(李年国)

第三节 医用织物洗涤后整理技术

织物洗涤后包括烘干、熨烫、修补和折叠等后整理过程,其中应进行质检(主要需对没洗净带
有污渍的织物进行识别,包括洗涤后织物的破损、织物污渍的清除、织物的褪色及其染色等情
况),并做好相关工作记录。

一、织物的烘干

织物洗涤后的烘干过程必须在专业烘干机中进行,可分为加热烘干与蒸汽烘干两种方式,医
用织物洗涤后不宜采用室外晾干。

烘干机的作用是使洗涤并脱水后的洗涤物进一步降低含水率,最终达到干燥的目的。烘干
机的工作原理是通过滚筒的转动,使衣物不停地翻动,并受热使水分蒸发,同时由抽风机将湿空
气排出。烘干机主要用于烘干毛巾、浴巾、枕巾、地巾及工作服等。一般情况下床单、枕套、被单
等不使用烘干机而使用烫平机。同时,按照不同类型、不同厚度的织物来设置烘干温度、烘干时
间、冷却时间。其中一般烘干温度必须低于其敏感温度 5～10 ℃;而对热不敏感的织物可设置较
高的烘干温度,一般在 70 ℃,建议上限为 80 ℃。

(一)烘干的注意事项

为保证烘干机的正常运转,在操作使用中应注意以下几点:①纯毛丝织物等易受热收缩变
形,不可烘干。②对含有橡胶、塑料、人造革、海绵、金属织物、涂层织物、金属装饰片等织物,不可

使用烘干机烘干。③织物中含有溶剂、香蕉水、汽油等溶剂,不可使用烘干机烘干。④不可将不同类型、不同厚度的织物进行混合烘干。⑤衣物被加热烘干后,要停止供热风,需开启冷风对织物进行冷却,一般的织物要降到 30 ℃左右时方可出机。⑥烘干织物时不可装载过多,烘干过厚的织物时,装载量应以机器设计容量的 85% 左右为宜,超载会降低工作效率、延长工作时间。⑦易掉绒织物如羊毡、羽绒制品应单独烘干,以防止玷污其他织物,烘干后要及时清理绒毛。⑧油腻是可燃的,织物中残留的油可在烘干机内被点燃,当织物被长时间过度干燥达到高温而未注意降温时尤其如此。⑨织物不可烘的过干,过度的烘干会造成能源浪费,使毛巾等手感发硬,加速棉织物的损坏。⑩上班前要清理过滤器,保持烘干机及周围的环境卫生。

(二)烘干机比容表

织物的烘干温度与机器的容积(比容)是决定织物烘干速度的重要因素。物质的比容与压力和温度有关,在比容不变情况下,其压力和温度成正比关系;比容越小,织物烘干速度越快。

二、织物的熨烫

熨烫是利用织物的湿热定型原理,以适当的温度、湿度和压力等改变织物表面形态而定型。熨烫,实际上就是一次热处理,对织物也能起到消毒杀虫作用,而不易发生虫蛀生霉现象。

织物熨烫有使用烫平机和手工熨斗进行熨烫两种方式。

(一)织物熨烫与检查

一般情况下,大件织物需要使用大型烫平机进行熨烫;小件织物需要使用熨斗进行人工熨烫。织物的熨烫方法应遵照烫平机或熨斗的产品使用说明进行。

烫平机又称熨烫机,主要用于大面积平面织物如床单、被单、台布、窗帘等脱水后的熨烫。可一次烘干和熨平。烫平机的占地面积较大,两端需要一定的工作面积,通常是布置在房间的中央部分,并后接折叠机,附件要设工作台。

熨斗又称电熨斗和蒸汽熨斗,尽管烫平机和压平机有许多类型和多种功能,但手工熨平在任何洗衣房操作中都是不可避免的。熨斗主要用于工作服、手术服等小件织物的熨烫。

在熨烫过程中,操作人员需对织物进行疵点与损伤检查,尤其要检查是否还留有血渍、药渍等污渍;将合格织物与不合格织物分类;对损坏的织物进行后续的修补,若织物上依然有污渍则需重新洗涤。

(二)不同织物材质的安全熨烫温度

织物熨烫是温度、湿度、机械力等因素综合作用的结果,熨烫温度是影响熨烫效果的主要因素。由于各种织物材质的热学性能差异很大,耐热性不同,它们的最佳熨烫温度也不一样。温度过高,织物面料易烫黄、烫焦、变形,甚至熔化;温度过低,达不到熨烫效果。因此,掌握好各类织物材质/面料的安全熨烫温度非常关键。

在蒸汽熨烫过程中蒸汽量、烫板温度、熨烫速度和冷却风量是影响织物熨烫除皱的重要因素。有研究表明,棉和麻织物的安全熨烫温度为 175 ℃以下,涤、丝、纯毛织物的安全熨烫温度为 150 ℃以下;对棉、麻、棉涤织物烫后平整度影响较大的蒸汽量区间为 0~200 g/min,对丝和毛织物烫后平整度影响较大的蒸汽量区间为 0~50 g/min。最优熨烫参数组合:棉、棉涤、麻、丝、毛织物的蒸汽量分别为 200 g/min、180 g/min、189 g/min、42 g/min、39 g/min;5 种织物熨烫速度取 10 mm/s;棉和毛的烫板温度取最低水平 100 ℃;棉和丝的冷却风量取最高水平 50 m³/s。

1.织物的熨烫温度及危险温度

(1)棉织物:棉织物选择的熨烫温度一般为 160~180 ℃。棉纤维在 105 ℃挥发掉全部水分时,具有可塑性;在绝对干态下,120 ℃逐渐发黄,150 ℃开始分解。

(2)麻纤维织物:麻纤维织物的熨烫温度在 100 ℃以下,一般不熨烫。麻纤维在干燥状态下持续加热到 130 ℃开始发黄,200 ℃分解。

(3)毛织物:薄呢毛织物的熨烫温度一般约为 120 ℃,厚呢毛织物的熨烫温度约 200 ℃。毛属于天然蛋白质纤维,在一般干燥情况下,130 ℃开始分解,材质/面料发黄,140~150 ℃发出硫黄气味,250 ℃燃烧,300 ℃炭化。

(4)丝纤维织物:丝纤维织物的熨烫温度一般约为 120 ℃。丝纤维一般在 110 ℃时无变化,130 ℃逐渐将胶表面分解,170 ℃强力下降,200 ℃时发黄,235 ℃烧焦,280 ℃炭化。

(5)化纤织物:涤纶、棉纶等人造纤维的中厚织物,熨烫温度适宜 140~150 ℃;丙纶织物不应超过 100 ℃,氯纶织物温度不应超过 70 ℃。粘胶纤维织物一般在 150 ℃时纤维强度开始下降,260~300 ℃时分解。醋酯纤维织物一般在 175 ℃时纤维变形,205 ℃软化,260 ℃时熔融并燃烧。涤纶织物、腈纶织物均具有良好的耐热性能,涤纶织物在 150 ℃加热环境中,其纤维还能保持原来强度的 50%,230~240 ℃开始软化,260 ℃时开始熔融;腈纶织物在 150 ℃热空气中处理 20 小时后冷却,其强度下降不到 5%,220~270 ℃时软化。锦纶织物、维纶织物耐热性差,其熨烫温度均约为 100 ℃,锦纶受热后收缩较大,150 ℃时发黄,250 ℃熔化;维纶耐干热但不耐湿热,115 ℃时收缩变形,故宜干烫。丙纶织物纤维 100 ℃时收缩,140~150 ℃时软化,160~177 ℃时熔融。氯纶织物纤维 60~70 ℃时收缩,在 100 ℃沸水中收缩达 40%~50%,超过 100 ℃会粘成一团,熔点为 200~210 ℃。

2.织物熨烫温度的掌握要点

(1)所选择的熨烫温度绝不能超过该织物的分解温度和软化点。

(2)对 2 种或以上纤维的混纺织物,熨烫温度不高于其中耐温最低纤维的最高温度。

(3)织物(除白色外)均由不同染料染成不同的颜色,而不同的染料对温度有不同的抵抗能力。温度过高对织物颜色的牢度有影响,会出现变黄、变深,颜色变浅、变花。

(4)织物厚薄不同,熨烫时间可长可短,熨烫温度可高可低,原则上厚的织物熨烫温度可适当高一些,熨烫时间也相对长一些;而薄的织物熨烫温度可适当低一些,熨烫时间也相对短一些。

(5)织物熨烫可根据需要选择直接熨烫、垫干布熨烫和垫水布熨烫方式。

(6)织物根据材质不同,在熨烫时采用不同的温度,一般有高温熨烫、中温熨烫和低温熨烫,这三种熨烫的温度是相对固定的,我们可以称三个温度为固定温度或标准温度,这个"标准温度"是根据生产实践和科学方法测定、摸索出来的,低于这个"标准温度",达不到熨烫目的,高于这个"标准温度",则会使纤维织物熔化、分解、炭化以致燃烧。如化纤织物的耐热性一般都比较差,熨烫时要根据各种纤维的耐热性能,掌握好适宜的熨烫温度即"标准温度",以免损坏织物。

(三)织物的手工熨烫

使用手工熨烫的基本方法有推烫、注烫、托烫、侧烫、压烫等。

1.推烫

运用熨斗的推动压力对织物进行熨烫的方法。此方法经常被使用,特别是在小件织物如服装熨烫一开始时,适于服装上需熨烫的部位面积较大,而其表面又只是轻微折皱的情况。

2.注烫

利用熨斗的尖端部位对织物上某些狭小的范围进行熨烫的方法。此方法在熨烫服装纽扣及某些饰品周围时比较有效。操作时,将熨斗后部抬起,使尖部对着需熨烫的部位进行加力。

3.托烫

将需熨烫的织物部位用手或"棉馒头"(一种熨烫工具,用白布包裹棉花制成)或烫台端部托起进行熨烫的方法。此方法对于服装的肩部、胸部、袖部等部位比较有效。操作时,不能将以上部位平放在烫台上,而应用手或"棉馒头"或烫台端部将其托出,结合推烫进行熨烫。

4.侧烫

利用熨斗的侧边对织物局部进行熨烫。此方法对形成服装的筋、裥、缝等部位的熨烫比较有效,而又不影响其他部位。操作时,将熨斗的一个侧面对着需熨烫的部位施力便可。

5.压烫

利用熨斗的重量或加重的压力对织物需熨烫的部位进行往复加压熨烫,有时也称为研磨压烫。此方法对服装上需要一定光泽的部位采用,反之则不能采用。操作时,将熨斗在需熨烫的部位往复加压熨烫便可。

6.焖烫

也是利用熨斗的重量或加重的压力,缓慢地对织物需熨烫的部位进行熨烫。此方法主要针对服装的领、袖、折边等不希望产生强烈的光泽部位比较有效。操作时,对需熨烫的部位重点加压,但不要往复摩擦。

7.悬烫

利用蒸汽产生的力量对织物需熨烫的部位进行熨烫的方法。此方法用于去掉那些不能加压熨烫的服装折皱,如起绒类的服装。但操作时应注意绒毛方向,以保持原绒毛状态为原则。

(四)织物的机器熨烫

1.服装的熨烫

服装的机器熨烫方式通常有平烫和挂烫,有针对服装整体设计的人像熨烫机,也有针对服装局部设计的衣领袖口后整烫机、双肩后整烫机等。目前,其熨烫设备主要分为:熨斗(蒸汽熨斗、电熨斗、蒸汽电熨斗及全蒸汽熨斗)、蒸汽发生器与吸风烫台、压烫机械(模熨与夹熨,以及人像蒸汽熨烫)或压褶机(为专门的压褶设备,可利用其他机械如夹熨机代替)、热熔黏合机(传输带式与滚筒式)、衬衫熨烫机(主要熨烫部位是袖口与领型)、去皱挂烫机等。随着科学技术与服装行业的迅速发展,各种新的熨烫工艺仍在不断涌现,也使得各类服装熨烫设备不断完善与更新。

使用机器熨烫时应注意以下几个参数。

(1)温度:整烫机的温度是靠蒸汽量与调节烫模头之间的距离来控制的。蒸汽量有两个使用方法,即一是上模头送汽、下模头不送汽;二是上、下模头同时送汽。两模头之间的距离小,则温度上升;两模头之间距离大,则温度下降。因此,整烫机的温度最低时是两模头之间距离较大且下模头不送汽;温度最高时是两模头之间紧紧相压且上下模头同时送汽。蒸汽中含有一定的水分,一般在10%~25%,水分的多少可通过控制供给的蒸汽量来调整。

(2)压力:整烫机的加压方式有两种,即机械式加压与气动式加压。机械式加压依靠调节上模压力调节器控制;气动式加压通过调节上模压力气动阀控制。在操作时可用纸张、布试调,同时应考虑到此压力与熨斗加压方式的不同。同样的加压,如在硬性物体之间,服装上的压力较大;如在软性物体之间,软性与硬性物体之间,其柔软的程度会抵消一部分压力。

（3）冷却：服装在熨烫完成后，通过抽湿系统的控制，使底模形成负压，让空气迅速透过置于其上的服装，从而将服装上的蒸汽热量和水分随空气一起带走。冷却有两种方式，即一种是合模冷却，也就是当上下模头仍合在一起时冷却，此方式所需的时间较长，定形效果好；另一种是开模冷却，即将上模开启冷却，效果比上一种方式稍差，但时间较短。

机器熨烫可按下列步骤进行：①将服装放在下模头上。②降下烫台头部，使用蒸汽喷射。③抬起烫台头部，使变形服装以便平整光滑。④合拢烫台头部，再一次使蒸汽喷射。⑤抬起烫台头部，使用真空吸湿去除湿气和热量。注解：从第二步到第四步常常结合使用。

2.熨烫台使用注意事项

（1）检查电源有无问题。

（2）打开供水阀门。

（3）烫台未出现跑冒滴漏等问题。

（4）经常检查疏水器是否正常工作，发现问题及时修复或更换。

（5）每天清理工作台面和机器外表面，以保持机器清洁。

（6）每月检查蒸汽管路，以确保蒸汽管路畅通和不泄露。

3.织物的轧平/压平

针对大面积平面织物的熨烫如床单、被套、台布、布料等，经洗涤后一般需要采用轧平/压平工艺进行干燥整熨处理，通常使用的干燥整熨设备是烫平机。烫平机也称熨平机或平烫机，其主要部件一般有单个辊、两个辊、三个辊等（现代的烫平机有六个辊），辊通过手摇或电力转动，达到一定温度后，当潮湿的织物经过两个辊之间，可以除去大量的水分，且达到烫平的效果。烫平机也适用于相对较小平面织物（如枕套）的熨烫等。

三、织物的修补/织补

因织物破损/破洞，可按照其原色、原纱、原结构进行修复，使其接近或恢复原貌，对各种破损/破洞的织物进行修复的操作程序称为修补，常常被称为"织补"，也称缝补。可分为手工修补/织补和机器修补/织补等。

（一）织物破损/破洞的原因

各类织物在穿用或使用过程中，会因各种原因造成破损/破洞。造成破损/破洞的原因大体上可分为虫蛀、跌破、划钩破、烫破、烊破、脆破、剪破及磨损等类。

（二）织物修补/织补的方法

织物修补/织补技术从面料上可分为机织物修补/织补技术和针织物修补/织补技术，以下仅介绍机织物修补/织补技术。不论哪一种破损/破洞，修补/织补的原料一般都来自织物本身抽出的丝或原织物的面料，以便使破损/破洞修补/织补后的颜色与原织物相同。

机织物的修补/织补方法：①盖洞织，又称一般织，具有修补/织补技术容易掌握、速度快、织后牢度好等优点，适用于大洞、烊破洞和摔破残缺不齐的破洞织补。②挟洞织，又称简织，经纬丝（横直丝）除了断丝外，其余丝都可利用。操作简便，速度快，价格低廉。适用于平纹织物、斜纹织物的小洞和蛀洞修补/织补。③面光织，又称精织单面光，技术要求高，有一定难度，修补/织补后质量好。适用于衣物质量好、顾客要求高的修补/织补。④双面光织，又称精织二面光，技术要求高、难度大，修补/织补后正反面看不出痕迹或痕迹少，适用于新料、新服装破损/破洞的修补/织补。⑤换丝织，又称调丝织，适用于织物表面轻度烫黄调换纬丝（直丝）的修补/织补。⑥拼织，适用于新缝制衣物等成品织物用料不够或特殊破损/破洞时的修补/织补。⑦挖织,适用于特大破洞的修补/织补。要织好一个破洞离不开两种操作规律,一种排丝织,一种是套壳织。排丝织:织经纬丝(横直丝)从第一根开始,依次把破洞织好为止,这种方法称排丝织。它的不足之处是方法陈旧,经纬丝(横直丝)针脚和松紧度难以掌握。随着修补/织补技术的改进提高,排丝织逐步由套壳织所取代。套壳织:在排丝织的基础上经过改进和提高而形成的,具有操作简便、适用面广的特点。盖洞织、挟洞织、单面光织、双面光织都需套壳。套壳织适用于平纹织物、哗叽织物、新华呢织物及各种斜纹花呢的破洞修补/织补,不同的织物运用不同的套壳织补。平纹织物经纬丝(横直丝)可分为二隔二套壳织和一隔二套壳织等;斜纹哗叽花呢织物经纬丝(横直丝)可分为一隔二、一隔一套壳织;新华呢织物经丝(横丝)可一隔一和一隔二套壳织,纬丝(直丝)可分为一隔二和一隔三套壳织等;其他织物可根据织物组织结构灵活运用套壳织补。

四、织物的折叠与包装

(一)织物的折叠

织物的折叠有手工折叠和机器折叠。现代工艺通常采用可自动折叠平面织物的折叠机进行折叠。

1.折叠机的种类

织物自动折叠机按其折叠次数的多少,可以分为如下4种:①两折机,只能进行纵向二次折叠的机器。②四折机,可进行纵向二次和横向二次折叠的机器。③五折机,可进行纵向二次和横向三次折叠的机器。④多折机,可进行纵向三折和横向三折或以上的机器。

按其每次可以同时进行折叠的物件数量,可以分为单通道机和多通道机。前者每次只能折叠一件床单或台布等;后者除了具有单通道功能外,还可以同时进行2～4件小物件(如小台布、枕套等)的折叠,通常称为二通道机或四通道机。

按其可折叠床单等织物的最大宽度,可分为:2 800 mm、3 000 mm和3 300 mm等多种;按其可折叠床单等织物的最大长度,可分为:$\leqslant 4 \times 800$ mm和$\leqslant 4 \times 1\ 100$ mm。

2.折叠机的适用性与作用及其注意事项

目前国内外所使用的织物自动折叠机,主要是用于对熨平后的床单/被套、台布、毛巾、枕巾、浴巾、窗帘等平面织物进行自动折叠,国外还有一些折叠机能对长浴衣或睡衣进行折叠。

折叠机特别适合大面积平面织物熨平后的折叠码放,以减少占地和便于运输,一般紧靠熨平机布置,通常与熨平机直接相连;同时可以减少织物上的静电,降低织物起卷、起皱等问题。

选用自动折叠机前,应对其折叠机的适应性能进行检测。

(1)当被折叠织物超过折叠机的容许折叠宽度时,其折叠机的输入传送带停止传送,织物无法送进折叠机进行折叠工作。

(2)当被折叠织物超过折叠机的容许折叠长度时,其织物将直接送出折叠机,不会进行横向折叠和其他折叠工作。

操作折叠机时需要注意的安全事项:①操作人员应该进行必要的岗前培训,掌握正确的使用方法并了解注意安全事项。②变频器内部参数不可随意修改。③折叠机接地可靠。④每次使用完后应彻底断电源。⑤工作当中,不允许任何动物和小孩子接近设备。⑥操作时应该注意避免将头发、衣物等卷入传送带中。

(二)织物的包装应注意的问题

织物按实际工作需要,可按照相关要求选择适宜的包装物。对织物的包装应注意如下问题。

1.使用后织物的包装

(1)按被洗织物的单位、类别选择适合的包装物进行包装,运送到洗涤(消毒)场所污染区后应严格区分码放,包口要求一律向上,便于识别。

(2)需单机洗涤或单独洗涤的织物,须进行单独包装与数量清点核对。

(3)毛巾类等小件织物宜单独包装,有利于避免洗涤人员因找不到需洗织物而乱翻,造成第二次污染。

(4)针对感染性织物推荐使用专用的水溶性包装袋。

(5)使用可重复使用包装物,用后应及时清洁或消毒。

2.清洁织物的包装

(1)清洁织物使用的包装材料应干燥、清洁、完好、无损;使用可重复使用包装物,用后应按规范要求定期清洁或消毒。

(2)按清洁织物的类别进行分别打包,并按规定的数量打包;零头可单打一包,放在规定的储存区域表面,此包可做上记号,有利于洗涤场所收发员清点包数和对数量的抽查。

(3)手术专用的清洁织物(如手术衣、手术铺单等)应单独包装。

(李年国)

第四节 医用织物洗涤质量检查与控制

一、洗涤质量的检查与分析

(一)洗涤质量检查与分析应注意的问题

1.定期检查与分析应注意的问题

定期对被洗织物的洗涤质量进行检查与技术分析是非常必要的,这是因为洗涤场所的操作条件是在不断变化的,以下列为例:①水温和水硬度有可能上下浮动。②夏季时发油、防晒霜和其他污垢可能增加。③员工可能更换。④设备不能正常工作。⑤被洗物的变化。⑥成本或质量要求的变化。

2.每次质量检查与分析应注意的问题

质量检查与技术分析每次都应以书面形式如实认真填写、报告,并应注意以下问题:①确保不忽视任一问题。②减少每次技术检查的分析时间。③备案留存,便于分析历史状况。

(二)各项质量检查目测要点

主要应在清洁织物储存区域(室)目测洗涤效果,以便观察在一个阶段中洗涤所得到的效果;若仅观察正在洗涤的织物,就只能看到某天或某次洗涤所得到的洗涤效果。其目测检查要点:①在进入清洁织物储存室时,先总体地观察一下货架上叠放的织物,很容易观察到普通褪色或白度变化,注意是否有斑马条现象,若有应把这种情况记下,留心寻找根源。②在目测检查时,受储存室的灯光条件和墙壁天花板的颜色影响,白炽灯(普通灯泡)一般发黄色光,荧光灯一般发蓝光。荧光比较接近户外的自然光,具有光学增亮剂所反射的紫外线成分,一间荧光照明非常明亮的储存室可给人以错觉,觉得织物的洗涤效果很好,而一旦拿到使用地点时,就不觉得有那么好;反之,在白炽灯照明、光照较差的储存室可给出织物洗涤效果差的错觉。③目测的印象除受到当地光照的影响,还受到阴影的影响,受到观察角度的影响。泛黄的或肮脏的墙壁会使得最白、最亮的织物看上去也显得不洁净。

因此,在清洁织物储存区域(室)做目测检查时,须考虑以上这些因素。若光照或室内其他条件不适合,可将每种织物挑几件到条件较好的区域/地方进行检查,效果报告力求准确真实。

(三)洗涤效果检查填写的内容

1.外观

简述洗涤后的织物外观,如:好、不洁、比上月有改进、极好等。

2.评级

从优到差,可分为几个等级,如1～8等级,可在1到8之间圈一个合适的数字。1代表最佳效果;8代表不能接受的效果;好的效果为1、2、3;中等为4、5、6;7、8为不能接受。每次当月的评级效果可与上月进行比较。

3.异味

经过正常洗涤的织物不仅外观好,而且应具有一种清新的气味。新鲜,若不用"新鲜"两字,就应寻找、确定原因,通过试验来确定采取什么措施去除残留的污垢和异味。

4.手感

经良好洗涤的织物有一种舒适的手感。如毛巾和尿布应柔软,床单应平整。有些编织物和纤维本身质地粗糙,如旧毛巾比新毛巾粗糙。在"手感"栏内采用的典型评语为:柔软、粗糙(需加强织物柔软剂)、油腻(柔软剂太多)。

5.去渍

一般此项检查需对正在洗涤的织物进行,容易观察到污渍。在报告上指明污垢洗涤情况:好、一般还是差。若差,请明确污渍性质(铁渍、食品渍、口红渍等),以及建议采用什么程序来去除和预防这些污渍。

6.皱褶

在观察已折叠的织物时,应同时观察是否存在着不应有的皱褶,床单、台布的皱褶是最易引人注意、最需避免的。

(四)洗涤程序的检查内容

1.预分类

根据使用需要和污垢程度恰当分类和分拣。

2.负荷

确保洗衣机不超负荷。理想的是,在装机前称一下被洗物重量。观察洗衣机的操作,织物洗涤翻滚是否正常。

3.洗涤程序

确保员工按照洗涤程序洗涤,尤其是在非自动洗涤设备上。应注意,勺子和量具易粘结块,这样所用原料的量就不准确。

4.脱水时间

正确的脱水时间:化纤织物合适的脱水时间为1～3分钟;毛圈织物和其他100%棉织品可

能需 8~12 分钟。

若所有方面效果检查均为良好,化学品和温度测试也未显示任何潜在的问题,一般就不要在"设备和程序部分"花太多的时间,操作情况显然正在给出良好的洗涤效果,这样其检查分析就可以确认为正确的洗涤效果。

假设其观察或化学测试显示效果差或有潜在问题,那么"设备和程序"检查就应更仔细,花更长的时间。即使发现洗涤的效果是好的,也应定期(每三个月)用一点时间,特别仔细地检查每一个细节。检查每一个洗涤程序的水位和温度,确保排水起闭阀止常,自动程序定时器工作正常,另外还要特别仔细检查预分类、装机、折叠程序等。

(五)洗涤步骤的相关测试

1.洗涤剂浓度测试

使用指示剂和滴定液检查,滴定数应与当初建立使用方法时一致。若不一致,应找出原因。滴定可得知洗涤剂浓度是否正确,得知洗涤剂用量太多还是太少。

2.水位测试

虽然水位一般相对稳定,但还需要检查,确保无变化。水位不正确可导致去污差、织物发灰、泛黄、pH 高等。

3.温度测试

检查洗涤步骤的温度是否与程序内容一致。若有偏差,就应加以纠正。

4.排水阀检测

确保排水阀启闭彻底,不漏水。有时杂物或小块布片会卡住阀门使之不闭合,使得洗涤液太快流失,导致洗涤效果差。排水阀漏水还可引起进水阀打开,不停地稀释某一步骤中正在使用的洗涤剂浓度。某一排水阀堵塞会使得排水不彻底,导致前一步骤中的洗涤剂和污垢滞留过渡到后一步骤中去,影响洗涤效果。

5.定时器检测

检查一下,看看定时器是否工作正常,是否所有的功能均在恰当的时间上作用。

6.洗涤程序/流程卡检测

检查水洗程序/流程卡的完好状态,确保一切功能正常,凡是磨损过大的,均做出计划更换。

7.毛绒收集器检测

检查烘干机,毛绒过多表明可能干燥时间过长,引起织物过大磨损,或漂白剂使用不当造成织物损害。毛绒积聚变化依烘干机类型、织物质量、毛圈织物成分比例、漂白程序的不同而不同,应每周两次清洗毛绒收集器,保证机器正常使用。

8.洗涤计数检测

凡配置自动分配器的洗衣机均应记录洗涤负荷读数,这一资料可用于计算每公斤(kg)的洗涤成本。

(六)洗涤、整理质量判定标准

1.洗涤流程标准

(1)各类洗涤物品要分类洗涤。使用后的医用织物必须按颜色、质地、污染程度进行分拣。按医务人员与患者用品及手术用品分开;特殊感染与非感染用品分开;婴幼儿用品与成人用品分开;医疗用品与生活用品分开;白色布品和有色布品分开进行分类洗涤。

(2)必须按单机容量装机,按照医疗机构要求添加洗涤化料,未经允许不能随意改变。

(3)洗涤必须从低温逐渐到高温(40 ℃以下为低温,40～80 ℃为中温,80～100 ℃为高温),要根据污渍的性质、洗涤物的质地进行洗涤。

(4)对特殊的污渍必须单独浸泡,按要求处理。对需要改变洗涤配方的必须做试验,经甲方认可后再进行使用。对感染性织物的处理要符合国家的有关规定,做到洗涤(预洗环节)消毒同时进行或先消毒后洗涤,要单洗、单放、单返回。

(5)对水质、温度进行抽检。为确保被洗织物的洁净度达到99％以上、破损率降低到0.05％以下、缝补挑选率达到100％、去渍率达到99.5％的要求,在洗涤过程中应对水质软化效果、酸碱度、织物pH、残余碱、含铁量进行检测,检测结果应符合医用织物洗涤的行业标准及相关质量标准。

2.洗涤洁净质量标准

(1)工作服类:衣领、袖口。前胸及白衣下摆,无油剂和污痕,整体明亮,化纤服无死褶。

(2)病员服及被服类白色物品:必须无汗迹、油迹、黄迹,整体洁白明亮,特殊洗不净的作报废处理,报废织物需甲方指定监管人员签字后方可执行。

(3)手术类:白色、绿色手术类物品必须无血迹、洁净不褪色。

(4)有色物洗涤:洗涤后不能有明显的脱色。

(5)各类洗涤物的洁净率＞99％。

(6)洗涤后的织物交接到下道工序,必须要有工号。

3.织物烘干的质量要求

(1)及时清扫擦净烘干机及地面卫生,必须无尘无杂物。

(2)烘干时,挑选分类烘干织物,并挑选出没有洗干净的织物,进行重新洗涤。

(3)烘干后的织物,按不同单位、种类等要求进行分类登记,按规定填写烘干工作记录表。

(4)织物按容量要求装机,专人负责看机、关机,保证设备正常运转。

4.服装熨烫的质量要求

(1)必须清扫擦净熨台周围的卫生,无灰尘、杂物。

(2)衣服必须按顺序熨烫,即衣领、衣襟、大面、袖口、袖子、底边;裤腰、裤边、裤裆、裤腿,并根据要求叠成三折,单位名称和号型字样朝上。

(3)熨烫时,衣领必须熨直,衣袖、衣襟平整无死折及皱纹,整体舒展美观。

(4)未洗净的衣服不能熨烫,熨烫衣服一律加工作号码,挑选出破、残、缺扣的送缝纫室修补,不能有丢、混、漏、错、乱问题发生。

(5)确保熨烫质量合格率在95％以上。

5.织物轧平/压平的质量要求

(1)所压物品必须压平、压干、不变形。

(2)床单、被罩、枕套等大小、新旧、脏破要分开。

(3)台布等四角要正、浆性适中、中线对齐、不能折角边。

(4)烫出的织物不应有潮湿、起皱现象;床单等烫后四边应齐整无折痕,保持原有形状,正面有光泽,底角无拉长现象。

(5)烫平的织物的数目应统计准确,并做好记录。

6.织物修补/织补的质量要求

(1)织物修补/织补必须清扫擦净缝纫机及周围卫生,无尘土杂物。

（2）修补/织补时必须细致认真，补丁对齐、对色补平，针孔均匀、线头减掉。

（3）床单、被罩类的要求：补成不同的四方形，四边缝角，破处倒针补严。

（4）手术用织物类的要求：破口中间夹布或根据破口按正或长方形布修补/织补，补丁必须颜色一致。须特别注意，按 WS 310.1—2016《医院消毒供应中心 第 1 部分：管理规范》9.8 条款要求，用于最终灭菌医疗器械包装的织物材料不得进行修补/织补。

（5）衣服的要求：有破残处，用正或长方形布补在衣服里边，布的四边扎好，要美观大方。如要求钉扣（用双线钉扣）、换拉链等时，需有登记并办理手续。

（6）修补/织补后的织物折叠好按单位分类存放，不得出现混、丢、漏、数量不准等情况。

（7）修补/织补完毕要加工号，应按时、保质、如数完成并返回。

（8）在接收使用后织物时，洗涤服务机构有责任检查清楚，如发现烂洞、破损的织物，及时向使用方说明并登记在织物交接记录本（单）上，由双方经办人签字认可。

（9）对无法修补/织补的破损/破洞衣物等织物应清理打包，标明名称、数量、送回使用方处理。不得擅自处理破旧衣物等织物。

（10）无法修补/织补的报废医用织物必须经过洗涤消毒后再按医疗垃圾处理。

7.织物折叠的质量要求

织物的折叠，一般是织物洗涤后进行后整理的最后一道工序，其折叠质量非常重要，折叠的质量要求如下。

（1）织物按种类、大小和新旧分开折叠，脏破要挑出。

（2）折叠衣物时要里外平整，不能有折角、卷边、翻袖存在，衣襟后摆上下拉平，衣领拉平拉直；折叠床单、台布等时必须两面平齐，中线对正，里外平整，无死皱、无折角，要求折缝清晰，不得出现杂乱的折缝。

（3）所叠织物正面向外，标识一律向外，不可叠反。

（4）折叠时挑出的残破缺扣的衣物，按照单位、科室分类；及时返回登记，不能出现丢、漏、混、乱、错事故。

（5）破损织物及未洗净的织物宜用红色塑料绳捆查（符合质量标准的可用白色塑料绳捆扎），并标明登记报损数量单。

（6）发现不是本客户物品要及时挑出，避免串户现象。

（7）保证折叠后的每捆织物按要求数量准确一致，如枕套 4 条一叠，打捆与数字校对数量准确。

（8）折叠后织物用绳捆扎，要平衡捆扎，松紧适度，绳头不可超过一寸；打捆时如有零头可单独捆扎，但一定要打一道绳以示区别。

（9）折叠、捆扎好的织物经整理后分类摆放于货架，并码放整齐；或者直接包装发放（包装整齐，织物不外露）。

（10）折叠质量合格率要求在 95% 以上，超出额定范围进行扣罚。

8.对医疗器械灭菌包裹材料的质量要求

按 WS 310.2—2016《医院消毒供应中心 第 2 部分：清洗消毒及灭菌技术操作规范》5.7.9 条款要求，棉布包装材料应一用一清洗，无污渍，灯光检查无破损。

（七）织物的报损标准

1.洗涤织物报损的参考标准

（1）床上用品：①织物面料出现破洞、边角破损、折边脱落等影响使用。②基色改变、织物变薄、撕破强度小于5N。③变形、色差、多边不能洗净的污渍。

（2）毛巾：①包边破损、严重跳线等影响使用。②基色改变、绒线板结、吸水性差。③染、霉斑、难以洗净的残留污渍。

（3）服装类：①织物面料出现破洞、边角破损、折边脱落等影响使用。②基色改变、织物变薄、撕破强度小于5N。③变形、色差、多边不能洗净的污渍。

2.织物缝补报废的参考标准

（1）被套3个补丁，且直径超过3cm。

（2）被单2个补丁，且直径超过2.5cm。

（3）枕套1个补丁，且直径超过1cm。

（4）衣、裤2个补丁，且直径超过1.5cm。

（5）被服污渍经过返洗3次无效。

3.织物报损应注意的问题

（1）因乙方（洗涤服务方）原因造成甲方（医疗机构）洗涤织物丢失或非正常破损的，按照使用次数折价赔偿。

（2）按月统计报损织物，记做当月破损率，破损率不超过5‰，若超出《合同》的破损规定，应按织物的使用次数折价赔偿。

二、洗涤后织物的化学残留物分析与评价

（一）织物上残留铁离子定性分析

1.铁离子的来源

铁离子主要来源于水及输水铁管。

2.铁离子的危害

水中铁离子对洗涤的危害很大，铁离子在织物上沉积，会导致织物泛黄，严重的会导致织物发黑；铁离子的存在还会加速氯漂、彩漂的迅速分解，导致织物破损，水中铁离子还会使软化树脂失效。

3.残留铁离子定性检测与评价

（1）定性检测方法：在织物上滴上两滴A剂，在同一位置上再滴加两滴B剂，根据织物上出现红色的深浅，确定织物上残留铁离子的多少。织物上出现深粉色或深红色表示织物上有过量的铁离子，必须采取除铁离子措施，否则织物变灰。

（2）检测评价。生活用水：铁离子<0.3 mg/L。洗涤用水：铁离子<0.1 mg/L。

（二）织物上残留氯离子定性分析

1.氯离子的来源

氯离子主要来源于洗涤过程中氯漂剂的残留。

2.氯离子的危害

氯离子残留在织物上，容易使织物泛黄泛灰，长时间氯离子残留会造成织物破损，缩短织物使用寿命。

3.残留氯离子的定性检测方法

在织物上倒少许A剂（稀硫酸溶液），在同一位置上加两滴B剂（碘化银淀粉溶液），根据织物上出现的颜色判断织物上残留氯含量。织物上出现黄色或浅棕色，可以认为合格，这是因为水

中微量氯的存在是允许的;若织物上出现深棕色则认为不合格,说明存在过量的氯残留,必须采取脱氯措施,否则会使织物变灰,缩短使用寿命。

(三)织物上残留碱定性检测

1.碱的来源

过水不彻底或不进行中和过酸,导致主洗化料游离碱残留织物上。

2.残留碱的危害

织物上的残留碱会使织物变灰,引起皮肤瘙痒。织物长期处于碱性状态会缩短使用寿命。

3.残留碱定性检测方法

在织物上滴 1 滴残留碱指示剂(由甲基红、中性红、溴甲酚绿配置而成),观察织物颜色变化。织物上出现绿色,表明 pH>7 为碱性;织物上出现红色(即使边缘为微绿,中间还是红色),表明 pH<7 为酸性。若在织物上,滴上残留碱指示剂后立即变为绿色,或放置 10 分钟后全变为绿色,表明碱性很大,应采取措施。

(李年国)

第十三章

医学设备管理

第一节　设备技术管理的意义和任务

一、技术管理的意义

就医学设备而言,各种生物医学传感器、医学检验分析仪器、医用电子仪器、医用超声仪器、X线成像和磁共振成像等信息处理和诊断,由不知到可知,大大地提高了人们对疾病检查诊断的准确率。信息处理技术在医学领域广泛应用,人体信息的提取、传输、分析、储存、控制、反馈等监护和急救设备的不断涌现和技术创新,使抢救的成功率提高到空前水平。电视技术也在医学中发挥了越来越大的作用。介入治疗、X刀、γ刀、中子刀、激光刀、超声刀和各种器官内镜相继出现和发展大大提高了对各种疾病,如肿瘤、心脑血管疾病等的治疗水平。随着大规模集成电路技术的发展及电子计算机技术在医学设备中的应用,医学设备小型化、自动化、智能化和多功能的程度大为提高。

现代医学设备的迅猛发展,促进了医学的进步和医学技术的不断创新和发展。新的医学设备的出现,顺应了社会进步和人类需求。而新的一些设备在医院中开展应用,又冲击着医学科学的每一个领域。围绕着新型医学设备的应用,现代医院中的一些学科开始重新整合,一些新的包括交叉边缘性的学科相继组建。同时为了适应新型医学设备功能效用的发挥,促进了与之技术条件和技术要求相适应的技术人才建设,以及配套管理制度、管理形式等方方面面的建设。现代医学设备是现代高新科技与现代医学科学紧密结合的产物。现代医学设备在医院中的应用是现代医院功能和层次水平的集中体现,解决了医学科学领域中一个又一个难以解决的问题,为疾病诊断和治疗争取了时间,大大提高了疾病诊治的效率,推进了医学科学的发展,加速了医院现代化的进程,是医院现代化的主要标志之一。

现代医学设备的特点鲜明:一是高新科技的含量大,它包含了现代最活跃的信息科学和微电子技术、最先进的新型材料科学技术、最完善和最可靠的自动控制科学技术。二是多学科立体交叉相互渗透,涉及数学、物理、化学、电子计算机技术、工程学、分子生物学、现代医学科学、机械学、材料学和社会学、经济学、心理学等,"硬""软"结合,综合应用。三是发展迅猛,进步飞快,新型医学设备日新月异,层出不穷,推陈出新更新换代的速度很快。

客观实际要求我们对现代医院中的医学设备必须强化技术管理。只有搞好医学设备的技术管理,才能完成设备的最大利用程度,充分发挥设备的技术水准,产生设备的最优经济效应,实现设备的各项技术经济指标。尽快完成由数量规模型向质量效能型和由人力密集型向科学技术型的转变,推动并保证医院现代化建设和可持续发展。

二、技术管理的任务

技术管理是设备在医院储存保管和应用期间,按照设计要求的技术标准,协调其技术各组成要素之间和内在机制的关系,保持和发挥其应有技术水平和经济效能的全部技术活动及其管理行为的总和。

医学设备技术管理主要包括设备的验收、安装调试、技术档案的建立,维护保养、检查修理、技术队伍的培训和组织分工以及相关经费的运用等内容。

医学设备技术管理的关键要素是可靠性、安全性和全寿命费用分析。

(一)可靠性

可靠性是指设备处于准确无误的工作状态。医学设备的可靠性是指在规定的条件下、规定的时间内、完成规定功能的能力。可靠性的评价可以使用概率指标或时间指标。这些指标有可靠度、失效率、平均无故障工作时间、平均失效前时间、有效度等。典型的失效率曲线是澡盆曲线,分为三个阶段:早期失效区、偶然失效区、耗损失效区。早期失效区的失效率为递减形式,即新产品失效率很高,但经过磨合期,失效率会迅速下降。偶然失效区的失效率为一个平稳值,意味着产品进入了一个稳定的使用期。耗损失效区的失效率为递增形式,即产品进入老年期,失效率呈递增状态,产品需要更新。可靠性技术作为一门工程学,起始于第二次世界大战期间,对军事设备进行的各种可靠性研究。随着医学设备的快速发展,医学设备可靠性技术的研究也获得很大发展。

可靠性技术是一个系统工程,包括产品的研制设计、生产制造和有效应用。我国可靠性技术的研究和应用同样最先出现在航空航天和电子工业领域,后来逐渐扩展到其他行业系统。国产彩色电视接收机运用可靠性技术后,大大提高了使用质量和寿命。

随着医学科学技术飞快发展,医学设备的任何相关部分出现问题都会导致整个系统出现故障。高新科技不断涌现,新材料应用速度大大加快,也带来了不可靠因素的增多。现代新型设备高精度、自动化、智能化程度越来越强,对应用操作人员的要求也越来越高,责任越来越重,人为失误而引起差错事故的可能性也随之加大。

一所现代医院要有成千上万种不同的设备,从简单的听诊器、血压计,到要求极高的心脏起搏器、CT、MRI、γ刀等。其可靠性要求各不相同,而具体操作使用的一般医师护士由于设备的专业知识和工程技术知识较少,对设备的原理构造知之不多,对设备的维护保养很难到位,失误的现象也会增多。

医学设备的可靠性按照对患者的影响程度可分为三个等级。

第一等级,此类设备会直接影响到患者的生命或可能造成严重伤害。如呼吸机、麻醉机、心脏除颤器、人工心肺、血液透析等。

第二等级,此类设备用于临床诊断或治疗。如心电图、脑电图、肌电图、B超、便携式监护仪,这类设备发生故障需要一定时间修理排除故障或调换使用,可靠性要求比第一等级低。

第三等级,此类设备出现故障不会危及患者生命,一般不会造成严重伤害。如听诊器、血压计、体温计、雾化吸入器、经皮血氧分析仪等,可靠性要求不严格。

医学设备的可靠性要求不能单纯用设备的价格高低来划分,有的价格并不昂贵,但可靠性要求却很高,非常重要,有着性命关天的重要程度。近年来,很多新型医学设备都引入了计算机技术,嵌入式微型计算机技术在医学设备中应用十分广泛,这不仅改善了设备的性能,而且增加和扩展了设备的功能。随着计算机应用技术的进步和发展,具有更高智能的专家系统将不断涌现。然而从设备的可靠性角度来看,系统越复杂,可靠性技术需要解决的问题就越多,特别是系统软件的可靠性问题就显得越发重要。

软件本质上是一种把一组离散输入变成一种离散输出的工具。软件是要人来编制的,存在着软件完成的工作与用户或计算环境要求它完成的工作之间的差异,而这些差异就是软件错误。

软件错误可能在规范、软件系统设计和编码过程中产生,共分为 5 种:语法错误、语义错误、运行错误、规范错误、性能错误。

(二)安全性

安全指没有危险,不受威胁,不出事故。

医学设备的安全性与可靠性是相互关联、相互影响、相互依存、密不可分的关系,是医学科学与工程技术之间相互结合的重要课题。一般来讲可靠性程度越高,安全性越强。

在现代医院很多医学设备都是组合起来使用,在实际应用时又都需要人来操作。所以,考虑设备的安全性和可靠性时,应从系统上来分析,操作者-设备组合-患者三者之间组成了一个设备应用系统,任何一个环节出现安全问题或不可靠的因素都会影响设备的安全和可靠。例如,操作者的技术素养与品质素养决定了他是否能正确无误、一丝不苟地操作设备;组合设备之间的影响或干扰使其中某些设备工作不正常;患者的不配合致使检测到的信息不真实。所以医学设备的安全性要从广义上来考虑,即从设备与人体整个系统的可靠性安全性考虑。应强调的是,不仅有故障的设备是不可靠不安全的,而且精密度不高的设备也是不可靠不安全的。精密度不高,可能导致错误的诊断和不准确的治疗。医学设备的安全性首先要考虑准确性。

1.安全性的总体考虑

医学设备大部分都是和患者身体紧密相连一起工作的。心电图机要把多个电极放在人体上,胃镜肠镜要把镜管放进人体脏器,心导管检查要把导管通过血管置入人的心脏。医学设备的工作对象是患者,而患者一般都处于对外来作用非常脆弱的被动状态,他们在医院内一般都不能自我判断有无危险,即便意识到危险也不容易自我摆脱。因此医院必须保证患者的绝对安全,必须严肃认真地对待设备的可靠性,防止或尽量减少设备之间的相互影响,避免外界环境的干扰,防止诱发自身或其他设备发生故障和危险。

医学设备自身可能产生的危险,主要来自四个方面。

(1)能量引起的事故:为了诊断和治疗,需要通过设备给患者体内输送一定能量,如 X 射线、γ 射线、除颤器电流、激光等,这些都是蕴藏着危险的设备,操作不当或者设备发生故障就可能对患者造成伤害,引发严重事故。

(2)性能缺陷或突然停止工作引起的事故:有的设备是要代替患者人体的部分功能来维持生命,如血液透析、人工心肺、呼吸机等。在心脏直视手术中,如果人工心肺机停止工作,不仅会影响手术成功,甚至会导致患者死亡。

(3)性能恶化引起的事故:医学设备性能逐渐衰退恶化往往不容易被发现,需要特别注意。

如影像设备的图像质量下降会引起漏诊或误诊。

(4)有害物质引起的事故:设备的耐水、耐高温、耐化学药性能较弱,因而消毒灭菌困难较大。消毒不彻底容易引起患者交叉感染,而消毒方法不当又容易损坏设备。

2.预防电击事故

为了防止医学设备电击事故,首要方法是把设备的电路部分进行绝缘,又称之为基础绝缘。同时还要防止基础绝缘老化,增大电击的可能性,所以必须引入保护措施。为了确保防止电击事故可以采取双重保护措施,即冗余保护技术。这样一种保护措施发生故障时,不会诱发另一种保护措施出故障。

设备附加保护措施主要有4种。

(1)保护接地:是使用接地办法来防止电击的保护措施。IEC安全通则中把满足这种条件的设备叫作Ⅰ级设备。

(2)辅助绝缘:是在基础绝缘的基础上再加一绝缘层,用于增强基础绝缘的作用,称为辅助绝缘,又叫作双层绝缘。这类设备称为Ⅱ级设备。此类设备即使外壳是导电的,原则上也不需要接地,只是为了防止微电击,需要进行等电位接地时,才有必要接地。

(3)选用安全超低压电源:选用特别低的电源电压,即使人体接触电路也没有损伤危险。这种电压值叫作容许接触电压,一般为 $15 \sim 50$ V。医学设备安全标准把对接地点浮地的交流电压为 24 V 以下,直流电压 50 V 以下的电源叫作医用安全超低压,此类设备称为Ⅲ级设备。

(4)内部电源型设备:电源藏在设备内部,和设备外壳部分毫无关系,即使人体接触设备外壳,一般也不会发生电击危险。此类设备称为Ⅳ级设备。

为了保证电子医学设备的安全,国际上制定了统一的 ME 设备安全标准 IEC,对于一些特殊的设备,除通则以外,医院还需根据实际情况制定特定规则,以确保医学设备的安全性。

3.患者的保护

医学设备是要和患者接触的,特别是有的要把设备或器械的部分或全部埋植或插入患者体内,如心脏起搏器、导管等,如果出现漏电流会直接刺激心肌,而引起心室颤动,所以要把触体漏电流限制在极小范围内,以免引起心室颤动。这就需要将连接心脏的触体部分同其他部分和接地点绝缘,也称之为浮动触体部分。绝缘触体部分可以依靠绝缘阻抗限制漏电流,特别是限制从外部经过触体部分流入设备的漏电流。

虽然在触体部分和其他部分进行了绝缘,但还必须能够有效地传递信号,实现这个任务的就是信号耦合器。信号耦合器可以采用电磁偶合和光偶合来传递信号,也可以用声波、超声波、机械振动等方式来传递信号。

对于长期埋入患者体内的器械还必须考虑它与人体的相容性,避免引起溶血或产生破坏组织的危险。还要防止机械性物理损伤和诱发身体的不良反应。所以体内器械要比体外设备器械有更高的安全性要求。

4.治疗用设备的安全性

不少医院治疗设备是以能量或某种作用因子给予患者,使其解除病痛,恢复健康。它直接作用于人体,如发生意外,就可能造成危险。

(1)作为医学设备首先要防止电击,包括微电击和强电击。

(2)防止输出过量的危险,对患者供给的输出量超出治疗正常需要的水平就会发生意外,甚至对非治疗部分产生损害。如除颤器输出过大可造成胸壁烧伤和心肌障碍。核医学设备因辐射过量或泄漏不仅对患者有危害,还可能对操作者和第三者造成损害。

（3）设备的功能停止也具有危险,如呼吸机在没有发出报警的情况下意外停机。

（4）防止机械性损伤,如胃镜、肠镜的插入端容易损伤食管及胃肠内壁,需谨慎操作。

（5）治疗用设备能产生很强的能量时,要防止对其他设备产生不良影响造成误动作、误输出,而引起的差错事故。如除颤器、高频电刀等设备工作时都能产生较强的能量,应防止对其他设备的干扰。

5.设备组合使用的安全性

医学设备日益增多,两个和两个以上设备同时使用的情况也越来越多。在 ICU 中常把心电图机、直接型血压测量仪和体外心脏起搏器等同时并用。在抢救室、手术室,各种监测设备、呼吸机、麻醉机、除颤器和电刀等同时使用的情况更多。这时需要考虑的不仅有设备本身的安全,还有因组合使用而派生出的新问题。信号提取和传输的干扰、微电击、烫伤甚至烧伤等都是特别注意防止的差错事故。

6.医学设备的系统安全性

现代医院中种类繁多的设备、计算机等,它们和医护技术人员、患者,组成了一个复杂的系统。忽略了任何一部分都可能出现危险。

随着医学理论和医疗技术以及医学设备的发展,现代医院分科越来越细,医疗辅助人员增多。医疗工作的专业化和多科协作已成为现代医院的一个特征,差错事故的原因也出现了多样化。

计算机的引入促进了医护工作的自动化和系统化,同时也带来了操作技术发展不完善、可靠性下降的问题。根据系统工程学的观点,随着组合因素增多,系统安全性的比例则下降。

技术使用周期缩短及新产品的不断涌现,这是个进步,但同时也使我们对新技术的预测很困难,制定标准也很困难,形成了安全标准多样化,差错事故原因多样化,责任问题复杂化。

所以,考虑设备的安全性问题,必须把医院整个系统的安全性问题提到日程上来加以研究解决。基本原则是排除人为错误,在人与设备组合上保持高度的安全性。

（三）全寿命费用分析

设备的全寿命过程是指设备自论证、研制、设计、制造、使用、维修直到报废退役的全过程。全寿命费用就是设备寿命周期过程中各阶段的费用总和。主要包括两大部分。其一是以设备的研制和生产成本并加上利润和医院采购开支的费用,叫获取费用。一般是一次投资,所以又叫作非再现费用。其二是设备在使用过程中与使用、保障（包括维护、保养、修理）有关的人员、动力、物资、器材等费用,叫使用保障费用或使用维修费用,又叫作继生费用。通常可以按年度计算,所以又叫作再现费用。第三是设备的报废退役费用,因为用的很少,可以不专门列入。以上各项费用之和,就是该设备的全寿命费用。用公式表示如下:全寿命费用＝（研制费用＋生产费用＋利润）＋使用保障费用＝购置获取费用＋使用期费用。

从公式可以看出,设备的全寿命费用主要是购置费和使用维修费。这无论对设计研制生产的厂家还是使用的医院都是很有意义的。因为它提供可正确衡量设备费用消耗的全面评价。它使厂商认识到只有降低全寿命费用,才是真正降低了设备的总费用,以便全面研究和考虑研制生产费用成本与使用期费用的分配问题,提高设备的可靠性和可维修性,减少能源消耗,降低使用保障费用,而增强竞争力。而医院一旦决定购买某种设备就意味着担负该设备的全寿命费用。所以做出购买某种设备的决策不仅要考虑设备的先进性,同时要考虑是否"买得起",还要考虑整个使用期间是否能"用得起",有的进口大型设备仅保修每年就要付出百万元以上的高额费用。

衡量是否既买得起又用得起的尺度就是全寿命费用。有的医院只重视设备的性能和购置费,而轻视使用维修费用,这是因为以往的设备比较简单,使用维修费少,这种观念在现代高新技术设备大大发展的今天一定要加以纠正。

设备的使用维修费用,主要取决于设备的可靠性和维修性。设备的使用方提出最低的全寿命费用要求,能促使设计生产部门在研制时重点考虑改进可靠性和维修性设计。

医院应用全寿命费用分析管理设备的优点在于:第一,能明确提出设备在其全寿命各阶段的费用,从而为管理者提供有效的决策信息,使其能从真正意义上对资产进行全方位、多角度的深度管理。第二,能有效地促进研制生产厂家改进设备的可靠性和维修性,为成功研制未来设备打下良好基础。如果厂家不改进可靠性和维修性,不降低使用保障费用,最低全寿命费用就无法实现。第三,促进医院加强设备的技术管理、减少设备的差错、杜绝事故,提高设备的使用率,千方百计延长设备的寿命,保证设备系统本身和维修保障分系统的整体最优化,从而降低设备的全寿命费用。

(曹 杰)

第二节 验收、安装和调试

医学设备验收是设备购置合同执行中最后一个关键环节,是购置管理与使用管理结合部分的第一个环节。验收过程一般是由卖方、合同签订部门、使用科室及其他相关部门等诸多部门和人员共同进行交接的过程。医院医学工程技术管理部门将起主导把关协调作用,责任重大。作为医学设备技术和管理部门,验收环节必须极为重视,为医院把好关。保证严格按合同办事,把合格的设备引入医院,尽快发挥其效能为医院服务。

一、验收的前期准备

验收设备是一个多方合作的工作。作为医院,特别是设备技术部门(医学工程部门)和使用科室一定要安排好前期准备工作,不管设备贵重精密与否和价格高低都必须认真对待,把好关口。必须严格按"订货合同"及具同等效力和相互制约的"协议附则"及"招标文件"等认真对待逐项落实。

(一)验收工作首先是选配合适验收人员
一般常规的验收应由设备技术部门的管理人员、技术人员、采购人员和使用科室人员组成。若为大型或特大型精密仪器一般由医院领导或主管部门统一组织。包括管理、技术、使用以及相关工作部门(如水、电、房屋装修等)人员组成精干队伍,分工协作,全力以赴集中搞好验收。

(二)参加验收工作的人员,必须详细阅读订货合同、相关文件及技术资料
熟悉设备的各项技术性能,特别是安装条件及配套要求,参考厂家验收规程制定验收程序与技术验收方案,对需要检验的技术指标检测方法等要认真研究。对国家规定需要由有关的执法机关认定的放射设备、压力容器等,应提前与有关部门联系。

(三)机房要按厂方提供的安装图纸做好布局改造

室内装修、水、电、气、防护的准备:上下水要了解流量、压力,设备用电要求是三相电或单相电、电压、功率,是否需配备稳压电源或不间断电源,电源电阻有无特殊要求等;防护要求分两个方面,一是机器本身的防护,如很多精密仪器要求距离变电站50 m,有的要求隔音、防震、防磁等。另一方面是对机器周围环境干扰的防护,如放射防护、磁屏蔽等。需要防护的机房在正式施工前需要将施工改造的方案和拟安装设备的技术参数报相关技术部门预评审和行政部门审查,通过后再进行施工。此外,最好事先到使用同类或同型仪器的单位调查了解,选择最佳的解决方案。如设备安装工期较长或附件配件较多,还应准备相关的库房作为存放场地,并做好安全保卫工作。

(四)根据实际情况建立相关规章制度

验收工作应根据实际情况,制定相关规章制度,使验收过程更加规范和易于操作。同时,医院应设计一种通用的验收记录单,记录单的格式和项目种类应满足对各种医疗设备进行验收的需要。货物验收完毕后,经参与验收的相关人员签字后,保存到该设备的购置档案中去。

二、货物验收

货物验收是指对设备的自然情况按订货的要求进行检查。主要目的是检查设备是否按计划要求购入,并对设备的包装及设备外观完好程度进行检查,核对订货数量及零件、配件、消耗品、资料数量,相关手续是否完整齐全。

货物验收时应根据订货合同核对其标签、合同号、货箱总件数及分号、收货单位名称、品名、货号、外包装及货物批次是否相符。目前多以物流公司直接送货方式。他们只负责运输及核对数量,因此,如有可能应与厂方共同清点验收。

首先清点数量并查看外包装有无破损修补、水渍油污等,应做好现场记录。如有疑问要保留现场并及时与口岸联系,共同签证记录,必要时拍照或录像。如是国际贸易应迅速联系商检部门,不可盲目认可接收。尤其当卖方催促时一定要坚持原则,说明情况,以签证记录、拍照为据,不可听信卖方代表口头承诺。国内贸易,可由买卖双方协商开箱,开箱后如机器正常则可验收,不正常则由卖方换货。国际贸易比较复杂,原则是坚持货到医院开箱前一切由贸易公司或卖方负责的原则。发现问题应立即上报有关领导,与卖方协调解决方案。

开箱清点物品是货物验收的重要环节,要根据装箱单和合同认真核对货物,无论是进口设备还是国产设备,总数量均以订货合同等买卖双方签署的合法有效文件为准。厂方的承诺或与用户的协议一般可作为主合同附件,均为有效文件。由物流公司运达使用单位的,一般物流公司仅负责中途某一段运输责任,其他责任不在此内。因此接货时最好是买卖双方共同在场。卖方不在场时,买方在运输单上签收时原则上仅签收到货几件,并注明货号以备查询。同时通知卖方尽快来开箱点验。已到货的外包装完好的货物,应按合同开箱。开箱时一般应由卖方、买方必要时请有关商检部门到场共同开箱点验。

开箱前应再次检验核对设备的标签、货号、件数等是否与收货单据订货合同相符。清点设备的品名、规格、数量、外观及是否有运输中的倒置、碰撞等损伤等。在货物清点过程中做好原始记录,尤其当发现有不符合合同规定或损坏磕碰时,应做好原始记录和鉴别工作,并保护现场,必要时照相或录像以备查。此时由买方、贸易公司双方会签的原始记录将作为向厂家或第三方索赔的依据。若问题较大双方不能达成一致意见时,提供原始记录及订货合同、协议、装箱单,向商检机构提出申请复验以便下一步进行索赔。有些问题比较严重还要请权威部门复验。

开箱时应避免过重敲、撬、震动尤其不得以铁器插入箱内,保护设备内包装、衬垫完好,以备发生问题退货换货时用。货物清点要细致耐心,对主机和附件,配套设备要详细核对品名、规格、厂别、出厂日期、出厂编号等。除数量之外还要检查是否有以次充好或以二手设备充数的现象。对配件备件及消耗品由于品种复杂,有的可能数量多、品种少,有的可能品种多、数量少,但包装相似极易混淆,也仍然要本着耐心细致、认真负责的工作态度,一丝不苟认真核对,防止差错,特别要看清小包装上所注明型号数量。由于目前高技术不断发展,常有订货的型号已不再生产。厂方常以新型号、新产品代替,这时一方面要注明并征求使用科室意见,同时详细核对价格。有的消耗品还应注意其重量、生产日期、保质期或保用期。对国内订货、厂方在本地不具备办事机构的、同意由买方自行开箱的设备,应有医学设备技术部门和使用科室共同开箱。如有规格、数量、质量等问题,要做好原始记录,恢复包装。验收后双方签字并及时通知厂家。

三、安装和调试

货物验收是设备验收的第一个环节,而安装与调试则是第二个环节。在这两个环节中,起主导作用的都是医学设备工程技术管理部门,公司厂家和医学工程部门根据设备的具体要求,并与使用科室密切合作,在院领导的支持下应提前准备好安装地点、相关条件,抓紧进行安装调试工作,以便使设备尽快发挥效益。特别是大型精密设备和仪器是多参数、多功能指标的技术设备,不仅硬件而且软件也必须安装调试。随着医学设备及其软件功能设计的进步,在同样硬件或硬件配置基本相似的情况下,由于软件配置不同、甚至由于软件版本不同,在使用效果上会有很大差异。在调试中要认真查对。一般医院对同类大型设备引进两台的可能性很小,不可能对大型设备软硬件很熟悉。因此,必要时应进行临床试验或请同行组成专家组对安装调试以及技术校验工作进行全面细致地验收。

由于进行了验收的前期准备,使安装具备了基本条件,但正式安装时必须按设备技术要求使环境条件尽量满足。

(一)一般条件

包括场地面积、房屋高度、大型设备吊装进入通道、人员安全通道、防尘防潮、防毒防震、温度湿度、消防、通风等。

(二)配套条件

水(流量、压力)、电源(电压、功率、相数、稳压及净化要求、UPS 等)、地线(接地电阻)、防护(电磁屏蔽、放射防护)、特殊用气、地面承重(悬吊式、壁挂式拉力)、实验台桌的水平、防震功能、防护处理(污水、污物、废气)。

(三)特殊条件

有些设备除一般条件外,还有一些特殊要求。如双路供电、专用接地、直线加速器的放射防护等特殊要求、高精密和标准计量仪器宜放在楼房底层等,均须仔细阅读说明书与厂家安装工程师协商尽力保证条件落实。

由于厂家与使用单位所站角度不同,对于厂家一些不切实际的要求或打出过大的安全保险系数,也不应一味地不分情况地提高标准,要按照国家有关规定或常规进行协调,做到既能满足设备要求又能尽力为单位节省资金。

在安装阶段以厂家操作为主,作为医院方面仅负责提供条件,监督检查安装程序、质量,尽量不进行操作,此时机器未正式验收签字,发现问题均由卖方(厂家公司)负责。如果确需医院协助,应听从卖方人员指导,以免发生损坏时事故责任不清。

另外,以下两方面应多加注意。

1.硬件安装

在硬件安装过程中,医学设备技术部门人员要随时监督检查安装质量,登记主机、配件编号,检查是否是新品,各种配件电路板、插头安装是否安全,防止厂家草率从事,对于不明白、不明确或感到不对的地方要实事求是随时询问清楚,严格按机器技术文件安装。如要求打地角螺栓固定、电缆平直理顺,无拐死角,悬吊、安全防护等。对于精密仪器尤其光学、微量分析测试等设备安装更要监督检查,以便为长期稳定运行打下基础,把种种隐患消除在安装之时。

2.软件安装

软件安装主要注意两个方面:一是单片机或一些单板机为固定程序,软件固化在 ROM 或 EPROM 中,该芯片如焊接或插接在板上,一般不会出现故障;二是有些程序拷贝在硬盘上,要特别注意了解,最好掌握其软件安装方法,保存好安装盘和程序软件备份,以备将来有故障时不能事事找厂家。如厂家不给安装盘和程序软件应查对原合同条款,一般厂家应将安装盘、源程序及简单维修测试软件密码开放,交给用户。

在安装过程中包括调试内容。调试是使机器达到正常技术指标而进行的操作过程,调试过程也包括校验,调试与校验很难界定。

在安装调试阶段,医院的工程技术人员可尝试从以下几个方面进行工作。

(1)第一步,可以跟着厂家工程师"走"一圈,在这个过程中用户主要是"看、学、问、想"。"看"是否达到厂家提出的指标,"学"调试方法,"问"为什么这样调试……"想"这种调试与日常使用的关系,这种调试是否可涵盖所有主要技术性能指标。

(2)独立自主在厂家指导下按厂家方法(或其主要操作步骤,要具体而定)"走"一圈,同时要多做多学一些与临床使用实践相关的操作技术。

(3)对于放射或标准计量等需由国家有关权威部门检测的设备,应按相关规定通知相关部门检测校验,对于自己尚不全了解,可请同行专家协助检测试用。

安装调试中需注意:①硬件调试中要按技术说明进行规范测试,如升降高度、水平移动、前后倾角等均应按指标测试到位,并按规范全程监听噪声;②软件功能调试也要规范测试,特别要多点测试,不要试一点就认为可以,多参数多功能更要不怕麻烦亲手操作。

四、验收

新设备经过货物验收、安装和调试后,将对设备进行功能和性能检测,这些性能指标来自设备使用说明书、技术手册、合同、招标文件和国家的技术标准等。检测方法常见的有设备自带的检测方法;国家或相关部门制定的检测方法;有资质的生产厂家提供的检测设备和方法等。设备自带的检测方法是生产厂家为了保证设备性能指标,所配有的设备性能检测功能和手段,一般以自检软件为多。由于这种方法通常无须额外费用,它的针对性强、操作方便,是设备验收时性能检测的重要手段。实际应用中要了解和掌握检测条件,指标含义及与其他检测标准的一致性和关系。国家或相关部门制定的检测方法具有权威性,当与其他检测方法不一致时,应以国家或相关部门制定的检测方法的结果为准。技术验收规定:如生产国有标准可按生产国标准,生产国没有或不提供标准的可按国际通用标准,我国有国标的按国标。要认真地查阅技术资料,抽样检查并要注意抽样的代表性。有些必须预先备留必要的复检样品供商检部门复检。凡国家规定必须经过有关政府职能部门检测的,如 X 线机等及商检局规定必须商检的品种则应严格按国家规定执行。性能正常的另一方面是医院必须坚持临床验证。既符合厂家的承诺又通过了临床验证方为性能正常。曾有典型例子:某名牌公司向某医院提供的一台磁共振成像装置,注明该设备可作心脏冠状动脉功能检测,但由于当时无患者验证,后来临床发现做不出其功能检测时,厂方派人来也解决不了,一直悬而未决成为憾事。当然所有的功能不可能逐一检查,但主要功能必须检测,必要时请兄弟医院专家协助技术验收。除进行模拟临床或其他模拟试验外,必要时进行一段时间临床应用,医学工程人员与使用人员对应用结果进行评估,合格后再正式验收。

在正式使用前,部分设备(如 DSA、CT 等)需通过相关部门(如 CDC、质检局)的检定并取得合格证,使用人员需经过专业培训,取得相关的资质证件之后,设备方可投入使用。

(曹　杰)

第三节　医学设备的档案管理

医学设备的档案管理是医学设备管理的重要内容,同时档案的内容、档案的管理水平、档案的应用程度,也反映了一所医院的医学设备管理水平。医学设备价格几千元至几百万元,大型医学设备价值达数千万元,其使用年限一般为 5～10 年,少数设备可用 10 年以上。无论是从国有固定资产角度还是从设备本身由新到旧,出现局部故障直至无法修复,或因科技发展其技术落后而淘汰,这样一个长期过程必须有完整详细的档案。医学设备的档案是医学设备购入时的原始资料及在使用过程中的有关情况进行记载备案的资料。医学设备档案应当做到:真实、完整、动态,从而达到无论人员交接、设备更迭,所在单位均能从档案了解其历史及电路和其他零部件维修情况,尤其是结构修改、零件更新、逐年使用率及其他情况。使设备维护保管符合技术要求,使用期间性能良好,以最好的技术性能服务于医疗工作。

一、档案管理的基本要求

医学设备档案应建立总账和使用科室分账户,在进入计算机时代的今天,其总账、分账均应使用计算机管理。但计算机总账不能完全取代医学设备档案,很多原始数据、文件、资料必须以纸质形式存档备查。医学设备档案要求如下。

(一)真实

医学设备档案必须真实,在设备从购进直至淘汰报废的全过程中,应将各种购置、验收、安装、调试、培训、使用、维修、管理等原始资料存入备查。医学设备档案使用,借用应严格手续,原始资料除确因资料篇幅过大难以复印外,一般原始资料不应外借而以复印件形式借出。原始资料必须借阅时应严格借阅手续,限期归还。

(二)完整

医学设备档案必须是保持其寿命周期全过程的完整资料。

(三)动态

动态管理是较难操作的环节。尤其是在医学设备使用的中后期故障较多,软件升级,零件更换较多,配件增加,尤其是修改电路或结构必须真实入档。

医学设备档案中的资料必须经过审阅加工,整理并编号建册。

二、医学设备档案的形成

根据原卫生部《医疗卫生机构仪器设备管理办法》有关规定,医疗卫生机构应认真做好医学设备档案管理。

(一)医学设备账目

应当以新修订的《全国卫生行业医疗器械仪器设备(商品、物资)分类与代码》(WS/T 118-1999)为依据,同时建立总账和分账户,并使用相应的计算机辅助管理软件,实行计算机管理。

(二)设备归档范围

包括硬件部分和软件部分。属于固定资产、价格在1 000元以上的物品,及其他特殊设备均应归档。

(三)医学设备档案内容

管理性文件和技术性文件,涉及多种文字,多种载体如纸张、照片、录音带、录像带、光盘等。

1.筹购资料

申请报告,论证报告,批复文件,招标的有关材料,卫生资源配置许可资料,投资文件,生产厂家或经销商的资质证明,如营业执照、税务登记证、生产或销售许可证、产品注册证等,订货单据,订货合同,发票复印件(原件保存在财务档案中),装箱单,运输单据,机电设备进口证明,海关免税证明,报关单,外贸合同,质量保证书,商检报告,索赔文件,验收记录等。

2.管理资料

操作规程、维护保管制度,维修和改进工作中形成的材料,应用质量检测,计量、使用记录及调剂报废处置情况记载,人员培训记录,设备的维修电话和联系人,每年的经济效益分析、使用率与完好率统计等(大型医用设备还应有配置许可证)。

3.设备随机资料

产品样本,装箱清单,使用和维修手册,设备布置平面图、线路图及其他相关资料。

三、医学设备档案管理的实施

医学设备档案的管理是根据卫生行政主管部门的规定,结合本单位的具体情况按照"统一建立,分级管理"的原则加强管理。档案的各种表册,各医院可参照原卫生部《医疗卫生机构仪器设备管理办法》有关附表格式制定,同时制作便于保管、检索方便的档案盒,统一本单位编号,在盒封面、脊背上标明分类编号、设备名称、规格型号等。

(1)医学设备档案由医学工程科(处)或相应管理部门负责建立和保管。实行医院、科室、操作人员三级管理网络。

(2)医学设备档案必须由专人负责管理,档案管理人员调动工作时,办理医学设备档案移交手续,交接双方在清单上签字后,方可离职。

(3)医学设备分户账,使用管理登记本和设备卡,随设备发给使用科室,专人管理,定期检查。

(4)档案按台(套)为一卷或若干卷,不同设备不能混淆。材料放入档案盒内,并按档案卷号编排方法注明设备类别、名称、建档时间、使用科室。材料按时间排列,用铅笔编写页号,正面编在右上角,背面写在左上角,然后填写好卷内目录和填写人及填写时间。

（5）档案管理人员按照档案整理相关要求及时进行分类、装订、排序、编号。

（6）维护维修资料每年由主管人员整理归档。

（7）每个科室的主管领导均有本科室设备台账，同时有实际管理负责人，台账与总档案和实物对应，如出现人事变动，要办理相应交账手续。

（8）建立严格的借阅制度，保证案卷完整、安全，按期归还，如有损坏、遗失，由借阅人负责；原版说明书和线路图等重要资料一般不外借，可复印；仪器设备在报废三年后，档案予以撤销。

（9）档案资料备份，既保护了原始资料又方便了使用，对重要资料的备份如合同，出借时也要登记备案回收。

（10）编制适合现代化管理需要的检索工具，实行计算机管理，提高科学管理水平和服务质量。

（11）档案库房应当配有专用档案柜，并有防盗、防火、防水、防尘、防虫等措施；应编制档案柜顺序号；案卷排列也应自左至右、从上而下地顺序进行，排列要整齐、美观。

（12）库房内要经常保持清洁、禁止乱放杂物，库房内外要设温湿度计，每周要测试记录一次。

（13）每个月要对库房进行一次全面检查，做好检查记录，发现问题及时解决。

（14）档案管理人员严格遵守保密法和有关纪律，不丢失、不泄密，私人谈话不得涉及档案内容，不得在库房会客。

（15）档案管理人员应当熟悉设备档案，以便根据需要，积极地为各项工作服务，利用档案，既要尽力服务周到，又要注意安全。根据实际需要，努力创新档案管理工作。

（曹　杰）

第四节　医学设备临床安全管理

医疗安全是医疗质量管理的基础，医学设备临床安全是医疗质量管理的重要内容之一。随着生物医学工程技术的发展，医学设备在医院中的地位和作用日益突出，已成为医疗技术发展和进步的动力源泉，对医院医疗质量和技术水平的提高起了重要的推动作用，但医学设备的广泛应用也是一把"双刃剑"，在给医院带来技术进步和利益的同时，也带来了高昂的运营成本，一定的技术风险和安全隐患，如果处理不好，也会给医院带来经济和形象方面的巨大损失。

医学设备安全管理贯穿于医学设备的整个寿命周期，涉及生产者、使用单位、职能监督和行政管理部门。医院医学设备安全管理包括临床准入安全、临床使用安全和临床保障安全三个方面，涉及人员、设备和环境等要素，通常以风险管理为手段，对医学设备存在的潜在风险进行分析、评估和控制。

一、国内外医学设备安全管理现状

医学设备直接或间接作用于人体，对健康和生命安全有重大影响，所以，无论是国内还是国外对其安全管理都很重视。

（一）美国医学设备安全管理情况

美国是世界上最早立法管理医学设备的国家，所以，美国对医学设备管理的方式、方法和标准、安全管理文化为全世界各国职能管理部门所认同和借鉴。美国医学设备管理的职能部门是食品药品管理局（FDA）。

目前，FDA把2 000多种医学设备分成三类进行市场准入监管。

Ⅰ类：一般性管理。对于危险性比较低的装置，只要能够遵守其制定的管理条例和生产规范即可。如：外科普通手术器械、体温计、听诊器、血压计等属于此范畴，种类占27％～30％。

Ⅱ类：实施标准管理。除了遵守一般性管理外，还必须建立一整套企业生产标准，以确保装置的安全性和有效性。如心电图机、X线机等，种类占65％。

Ⅲ类：售前批准管理。必须遵守Ⅰ类和Ⅱ类的管理条例，而且在出售前还要把各种证明安全性、有效性的数据和材料报送FDA评定。如起搏器、置入人体的材料和人工器官等，占5％～8％。

可见，该分类是依据医学设备发生故障或失效对人体可能造成危害的程度来分的，分类管理的好处是便于管理权限的划分，使各级管理部门职责明确，任务均衡，繁简适度，轻重缓急，有的放矢。通过上市前和上市后两个监管法规的建立，完善了医疗器械安全监控体系。

（二）国内医学设备安全管理情况

我国医学设备的安全管理也借鉴了FDA的管理办法。国家为了加强对医学设备的监督管理，保证医学设备的安全、有效，保障人体健康和生命安全，制定了《医疗器械监督管理条例》，并于国务院第二十四次常务会议上通过。此后又启动了修订工作。《医疗器械监督管理条例》适用于在中华人民共和国境内从事医学设备的研制、生产、经营、使用和监督管理的单位或者个人，贯穿于医学设备的整个寿命周期，是国家目前对医学设备实施监督管理尤其是市场准入管理的法律依据。该《条例》中规定医学设备实行分类管理和生产审查注册制度，分类方法与FDA相似。

第一类是指通过常规管理足以保证其安全性、有效性的医疗器械。

第二类是指对其安全性、有效性应当加以控制的医疗器械。

第三类是指置入人体，用于支持、维持生命，对人体具有潜在危险，对其安全性、有效性必须严格控制的医疗器械。厂家在生产二类、三类医疗器械时，应当通过临床验证，第三类医疗器械还要经国务院药品监督管理部门审查批准。

国家《医疗器械分类规则》已经国家药品监督管理局局务会审议通过。分类目录需要医疗器械生产、进口经销商和医院职能管理部门动态跟踪。

医疗器械使用管理主要是医院对医疗器械的合理有效使用管理。使用管理是保证健康和人身安全的一个重要环节。医院上级职能监督管理部门是原卫生部和各级卫生行政管理机构，为了加强医疗器械的管理和有效使用，卫生部（现卫健委）发布了《大型医用设备配置与应用管理暂行办法》，强调对大型设备实行二级管理和三证制度（即国家和地方两级管理，实行《大型医用设备配置许可证》《大型医用设备应用质量合格证》《大型医用设备上岗人员技术合格证》），对合理化大型设备的区域性布局和管理有促进作用。该《办法》随后进行了修订、发布，同时卫生部（现卫健委）令第43号废止。后来，卫生部（现卫健委）又发布《医疗卫生机构仪器设备管理办法》，随后又修订再版了《全国卫生行业医疗器械仪器设备（商品、物质）分类与代码》，对促进医学设备的管理程序化、标准化、科学化和法制化也具有一定的指导作用。但根本上并未引起各医院的重视，宣传也不够，患者的常识和意识也跟不上，所以急需建立健全医疗器械使用安全评价机制，建立安全评价和监测的政府或学术组织机构，做好医学设备售前、采购、售后评价、监测、使用标准化和指导工作。

近年来，随着医疗器械相关医疗责任事故的增多，医疗器械上市后的监督也越来越引起国家卫生行政部门和医院的重视。

原卫生部和总后卫生部对大型医用设备和高风险医疗器械采取强制性安全管理和性能质量的监测评价工作,有利于提高国内医疗器械质量安全水平,促进医学设备行业管理水平和技术进步,推动医疗设备维修、技术协作、临床使用安全与操作培训、效益研究、绩效考核、合理配置、调剂租赁、情报信息网建设等方面的法规制度的完善和微观管理,以及国内临床工程教育、考试标准和执业准入和技术准入制度建立等,这应该是今后中国医学设备协会和有关学会与其所属分会发展和工作的切入点。

二、医学设备风险分析

医学设备在临床使用过程中,之所以存在各种安全问题,是因为其存在各种静态和动态风险,通常这些风险是有规律可循的,换言之,风险是可以进行分析和评价的,如果风险来源找到了,分析清楚了轻重缓急,就可以分级控制。为此国外提出了风险管理理论,包括风险分析、风险评估和风险控制三个组成部分。国际标准化组织(ISO)提出了"ISO 14971 医用装置风险管理指南",该指南要求引入风险分析、判断临界控制点、确定临界极限、建立监测程序、制定纠正措施、建立验证程序、形成记录和程序文件等,但该标准以定性分析为主,不便于医院对医学设备进行分级控制和管理。

(一)设计生产方面存在的缺陷

医疗器械在设计过程中,由于受技术条件、认知水平和工艺等因素限制,不同程度地存在着设计目的单纯、考虑单一、设计与临床实际不匹配、应用定位模糊等问题,造成难以回避的设计缺陷。同时,由于许多材料源自工业,将不可避免地要面临着生物相容性、放射性、微生物污染、化学物质残留、降解等实际问题的考验;并且无论是材料选择,还是临床应用,在技术和使用环境方面的跨度都非常大;而人体自身也承受着多种内、外部环境的影响。而更多的化学材料,对人体安全性的评价,往往不是短时间内能够完成的。在生产过程中,材料、元器件的筛选和老练,生产设备、工艺或装配过程的质量控制,生产与设计要求的一致性保证,环境条件控制,后处理及包装、储运等不可控因素引入的风险等。此外,产品标签和使用说明书中可能存在错误或欠缺带来的风险等。因此,国家要求器械厂家。在产品设计和生产过程中,要建立质量管理体系,对生产的各个环节和诸多要素都要加强质量控制和质量保证。

(二)上市前研究验证的局限性

医疗器械和药品一样,在上市前是由国家统一实行注册审批制度,对其安全性、有效性以及质量进行评价,以便尽可能地克服设计和生产缺陷。其安全性评价包括物理评价、化学评价、生物学评价和临床评价。物理评价相对明确、客观、易掌握与操作;化学评价一般体现在对材料中的残留单体、有害金属元素、各种添加剂等进行规范。理化评价存在的局限性需要通过生物和临床评价进行弥补。在生物学评价过程中,由于存在大量不可控制的因素,使生物学评价虽然已经能够达到器官、组织、细胞甚至分子水平,但仍然有残留物或降解产物释放等无法确定和控制的现象存在。另外,由于动物实验模型与人体反应的差异,加之人体的个体差异,使生物学评价阶段的动物实验也存在一定的局限性。所以,医疗器械必然要有临床评价阶段。国际标准化组织技术委员会(ISO/TC 210)把医疗器械的生物学评价和临床评价分别定为"设计验证"和"设计确认"两个不同的阶段。受伦理、道德、法规、社会因素的限制,临床试验仍存在着一些缺陷、不足。主要体现在:时间太短、例数太少、对象太窄、针对性太强,而且与临床应用容易脱节,临床定位也不够准确。

(三)临床使用过程存在的风险

在器械临床应用过程中,一些风险性比较大的Ⅲ类器械和急救医疗设备,如人工心脏瓣膜、血管内支架和呼吸机等在使用过程中的临床风险相对高一些。这包括手术操作过程、与其他器械协同、应用人群特性、医师对新器械熟知程度或操作水平等。美国医疗产业促进会(Association for the Advancement of Medical Instrumentation,AAMI)指出,每年器械不良事件报告的8 000多例中,有1/3属于使用问题。此外,一些医院还存在过度设备和设备滥用现象。例如,近年来在放疗方面出现了伽马刀、X刀、诺力刀、赛博刀、中子刀、质子刀和重离子治疗等不少新技术,用于肿瘤常规放疗、三维适形放疗(普遍使用)或立体定向放疗。由于在技术上概念不清及经济利益的驱动,在一些单位和地区出现了伽马刀、X刀等立体定向放疗技术滥用的情况,不仅浪费了患者大量资金,而且未达到治疗目的甚至是带来了严重后果。所以,放疗技术的应用需要医院培养一批技术和临床经验都丰富的放射肿瘤学专家来支撑。

(四)设备性能退化、故障或损坏

医疗设备安装或投入临床后,并不能一劳永逸,需要不断投入人力、物力资源,始终维持其运行环境条件,以保证其效能的发挥。前期采购投入只是冰山之一角,如后期保障条件不到位,就会引起设备物理性能退化、故障或损坏。设备带病工作是风险的一大来源,尤其是无专职医学工程人员作设备质量控制的医院。设备带病工作既伤害了患者,也影响了医院的效益和品牌,所以,医疗设备的预防性维护、维修、计量与质量控制非常重要。医院需要一批高水平的医学工程人员,但近年来,医院医工部门萎缩,人员青黄不接。美国医院医工部门的保障活动完全围绕着患者的安全进行,其采购、验收、预防性维护、检测、修理、校准等完全从临床风险的角度分析、计划和组织实施。从人员比例看,美国医院医学工程人员占其医疗卫生技术人员的15%～20%(临床工程师、物理师、放射工程师、信息工程师和技师),而国内三甲医院的比例不到1%～3%,差距明显。所以,先进医疗设备的大量运用和普及同样需要一批高水平的、临床工程经验丰富的医学工程师队伍来支撑。

三、医学设备风险评估

为了提高风险管理理论的实用价值,必须找到定量评估的方法。实际应用过程中,有了定量评估,就可根据风险分值进行分类分级控制,解决风险控制成本和效益的平衡问题。据风险管理理论,Mike Capuane提出了医疗设备风险分析与评估六维度模型。该模型从设备属性、物理风险、设备特性、安全性能、致死状态和使用频度6个方面识别医疗环境下医疗设备的不安全因素并对其进行量化分析。

(一)应用类型

应用类型是指医学设备在临床用途及和患者的相互作用关系。例如,可依据风险从高到低将医疗设备分为生命支持类设备、治疗用设备、监护用设备、诊断用设备、较多与患者直接接触设备、使用但与患者无接触设备和与患者诊疗无关的设备7类,并给出经验分值。

(1)生命支持类设备:12分,如呼吸机、心肺机。

(2)治疗用设备:6分,如电刀、输液泵。

(3)监护用设备:5分,如多功能监护仪、麻醉监护仪。

(4)诊断用设备:3分,如心电图机、超声诊断仪。

(5)较多与患者直接接触设备:2分,如 X 线机、CT 和 MR。

(6)使用但与患者无接触设备:1分,如紫外线灯、无影灯、护士站设备。

(7)与患者诊疗无关的设备:0分,如空调机、计算机、电风扇、微波炉。

(二)临床危害

临床危害指医疗设备一旦发生故障可能导致的结果,可以分为死亡、伤害、治疗差错、不舒适感、延误诊疗和不会产生影响 6 种情况。

(1)死亡:12分,如呼吸机、起搏器。

(2)伤害:6分,如血管造影机。

(3)治疗差错:3分,如手术显微镜、监护仪。

(4)不舒适感:2分,如电动床。

(5)延误诊疗:1分,如 X 线机、B 超。

(6)不产生任何影响:0分,如实验室单纯用于研究的设备。

(三)设备特性

设备特性主要指设备的电气和机械特性,如电子类设备、机械类设备、有活动部件的设备、需定期更换零部件的设备、有明显的使用人员干预的设备、存在系统性关联停机的设备和需定期清洁的设备等。同一台设备可有多项选择,每选中一项增加 2 分,最高不超过 12 分,如有明显的使用人员干预,则需从总分里扣除 2 分。

(四)安全报警

安全报警是指医疗设备的安全保护、故障报警及报警等级的设计及提示情况,可分为 9 种情况,分别是没有患者情况报警、没有故障报警、无声光报警、没有故障代码显示、没有连续的后备测试、没有机械安全保护、没有连续的操作警告、没有启动自检和没有手动自检等,每缺少一项累计 1 分,最高为 9 分。

(五)致死状态

致死状态是指由设备故障可能引起的致死是直接的,还是间接的。如果是直接的,5分;间接的,3分;不发生的,为 0 分。

(六)使用频度

使用频度可分为高、较高、低和几乎不用四种情况。使用频度高 5 分;使用频度较高 4 分;使用频度低 2 分;使用频度很低 0 分。

有了六维度模型,便可将每一种医疗设备,从六个维度界定其特性,然后,对六个维度的分值求和,即获得该医疗设备的风险分值,该值可以作为风险等级评定和风险控制实施的依据。六维度医疗设备风险分析与评估模型给出了一种分析医疗设备风险的有效模式,其实每个维度的评分标准并非一成不变,而是可以根据医疗设备管理、维护、使用方面的相关数据和经验对不同维度在风险中所占的权重进行调整。依据上述评估方法对常见医疗设备进行初步评估,得出风险值高于 40 分的为高风险医疗设备,如呼吸机、麻醉机、除颤器、监护仪、加速器、起搏器、高频电刀、体外循环、血透机、高压消毒锅等;风险值在 20～40 分的为中风险医疗设备,如复苏器、导管机、各种影像诊断设备、非电生理类监护设备、生化与临检类设备等;风险值在 20 分以下的为低风险医疗设备,如无影灯、手术床和实验室非诊断类仪器及计算机等。风险分析的目的在于进行风险控制,风险分值不同,风险控制的等级和投入的资源成本也不一样,量化的结果便于医院根据轻重缓急,采取相应的安全和质量保证措施。

四、医学设备风险控制

医务工作者只有树立医学设备风险意识,才能够识别风险、认识风险,评估和控制风险,提高医疗安全,避免不必要的损失。

(一)树立医学设备风险意识

风险是一种客观存在,风险在现实环境中无处不在、无时不有,只是我们对它缺乏足够的认知和重视。作为人员、设备和技术密集的医院环境,以及关系到人的生命安全的职业,每一个医务工作者都应树立良好的风险意识,提高对风险的认知、评估和控制、规避能力,尤其是对医学设备风险的识别和规避能力,有利于自己的职业安全。管理学上常讲,人的意识决定观念,观念决定行动,因此控制医学设备的风险,首先要从树立风险意识开始,并把它转化为一种理念、方法论和实际行动,才能控制和规避风险。

(二)将安全文化提升为质量文化

1.安全文化

医学设备安全文化的概念产生于美国,当时全美医院因电击引起伤亡的事故较多,为此,人们开始鼓励医学工程人员进入医院,解决医院用电安全问题,由此揭开了医学工程学科在医院发展的序幕。医院的安全行动首先从医用电气安全开始,人们采取了一系列的管理和技术措施,降低医院宏电击和微电击的风险,收到显著的效果。目前,国际电工委员会推出的用电安全系列标准广为全球采纳,经过几十年的努力,医用电安全问题终于从工程上得到了很好的解决。但保证安全仅仅是一个底线,尤其是在医院这样高风险的行业。人们发现如果仅考虑安全,那么规避风险就是首选,但这并不符合人们更高的价值追求,尤其是随着国际 ISO 9000 质量管理体系标准的推出,质量管理发展的标准化和国际化时代到来,人们不再拘泥于安全文化,而是把它作为质量管理的基础和起点,并基于全员、全要素和全过程的整体质量管理思想,将质量管理推向更新的高度,于是没有最好、只有更好的质量文化由此产生。可见,质量文化是质量管理的核心。所谓质量文化,是指组织和社会在长期的生产和服务活动中形成的一系列有关质量问题的意识、规范、价值取向、道德观念、信誉等。

2.安全与质量的关系

安全有底线,没有安全,质量将成为奢谈;而质量没有尽头,仅有安全,质量水平也将徘徊不前。所以,质量文化的发展,是组织追求卓越的必然。然而,在我们这样一个整体缺乏质量文化的国度,公民鲜有质量意识,更少有主动追求质量的行为,要想构建类似于 ISO 9000 的质量管理体系的社会根基还很薄弱。因此,构建质量管理体系需要一个循序渐进的过程,需要强制甚至是高压推动,直至习惯养成。否则,中国人的惰性和质量文化的欠缺有可能会扼杀部分人对质量的追求。

(三)构建医学设备风险控制体系

医学设备风险分析与评估六维度模型的建立,很好地解决了医疗设备风险评估长期无法实现量化评估的难题,使医疗设备风险分析从定性走向定量,按六维度模型计算医疗设备的量化分值后,可以根据分值范围将其划分为高风险、中风险和低风险 3 个等级。例如,可将风险分值在 35～55 的呼吸机、麻醉机、除颤器和高频电刀等列为高风险设备,风险分值在 15～35 的心电图机、验光仪、多功能监护和生化分析仪等可列为中风险设备,而风险分值在 15 以下的无影灯、手术床等则列为低风险设备。由此,可以根据风险等级建立一个医学设备三级质量控制目录。在医学设备的采购、使用和保障环节,医院可以针对不同的风险等级实施相应的风险控制和质量管理。

构建医学设备风险控制体系是一项复杂的系统工程,其发展是一个循序渐进的过程。既需要医院领导高度重视,也需要全员参与并树立良好的质量意识、培养良好的质量习惯。同时,医院还要加大人力、物力和资金的投入,建设好医学工程部门。另外,还需要一个良好的外部环境,如行业管理部门的监管、国家医学计量组织的发展等,更需要各相关行业和学术团体间跨专业、跨学科密切合作。相信,只要解放思想、集思广益、取长补短、共同努力,医院医疗器械的应用实现整体质量管理的日子将为时不远。

五、医学设备电气安全

医学设备质量管理不仅仅是管理学本身的问题,它还具有很强的技术性、经济性和社会性。尤其是入世后医学设备技术支持面临着社会化、区域化,将迫使人们深入研究医学设备的维修策略和系统质量保障等问题,这些问题首当其冲是医院的用电安全。

(一)电气安全的重要性

医院用电的安全性检查计划是根据这样一个前提提出的,即严重的电击危险在医学设备直接作用于患者的任何时候都可能发生。据美国用电安全倡导者说,全美每年至少有 1 200 人因触电而死,而有更多的人在医院非预期的电击事故中丧生或受伤。虽然这种说法可能是夸大了事实真相,但它促进了美国临床工程部门的建立和发展。

目前,由于医学设备生产管理的严格性和规范化,电安全特性大大提高,因此而引起的不良事件逐渐减少,但有电源医用装置在使用过程中,电安全特性会发生变化的。如高频电刀电流会在使用过程中逐渐增大,甚至会很快超过国家规定的安全界限。如果一旦这种事故发生,其责任就在从事设备管理和设备维修的工程技术人员身上,所以,通过对医学设备电气安全性的测试,并建立相关的制度或质量保证测试程序,可以发现设备的安全隐患,减少、避免医疗风险。

(二)医用电气安全通用要求

国际电工委员会(IEC)早先起草了一个著名的、有关医用电气设备的通用安全标准,为全世界医学设备行业所推崇,我国在发布的国家标准(GB 9706.1—2020)"医用电气设备第一部分:安全通用要求"就是等同采用 IEC60601-1,适用于"与某一专门供电网有不多于一个的连接,对医疗监视下的患者进行诊断、治疗和监护,与患者有身体的或电气的接触,和/或向患者传送或从患者取得能量,和/或检测这些所传送或取得能量的电气设备"。该标准是医院工程技术人员手头应该必备和熟练掌握的、重要的安全知识和常识,对提高自己的用电安全意识和维修、测试是有很大帮助的。鉴于医用电气设备与患者、操作者及周围其他人之间存在着特殊关系,该标准是设备在整个寿命周期内必须符合的安全基本要求,并且应该特别注意以下几个方面的问题。

(1)患者或操作者不能觉察存在的某些潜在危险,如电离或高频辐射等。

(2)患者可能因生病、不省人事、被麻醉、不能活动等原因而无正常反应。

(3)当患者皮肤因被穿刺或接受治疗而使皮肤电阻变得很低时,患者皮肤对电流无正常的防护功能。

(4)患者生命的维持或替代可能取决于设备的可靠性。

(5)患者同时与多台设备相连。

(6)高功率设备和灵敏的小信号设备组合使用的情况。

（7）通过与皮肤接触和/或向内部器官插入探头，将电路直接应用于人体。

（8）特别的环境条件，如手术室里可能同时存在着湿气、水分和/或由空气、氧或氧化亚氮与麻醉剂、乙醇或清洁剂等易燃气体组合的混合气体场合，处理不好会引起烧伤、火灾甚至爆炸的危险。

对于这些应用场合或情形，无论是使用人员、还是设备工程技术人员，都应该引起足够的重视。使用和维护时应谨慎操作、严格遵守技术规程，防患于未然。国内已有通用电安全测试仪，医院可以购买后，建立测试实验室，开展测试活动或建立医院电安全的保障措施、机制等，测试仪每年必须送检。

（三）医用电气安全专用要求

除了电气安全通用标准外，国标中已有十多个电气安全专用标准。

与专用安全标准相对应的医学设备，不但要符合通用要求，还要符合专用要求，且专用要求优先于通用要求。如国际和国内通用安全标准规定：医学设备的对地最大漏电流不能超过 100 mA，带有隔离保护的设备对地最大漏电流不能超过 20 μA，该项要求能保证在地线接触不良或出现断路故障时，设备本身的漏电流也不会对患者造成危险，而专用要求中对有导体与心脏直接接触的设备其最大漏电流不能超过 10 μA。

六、医学设备环境安全

医院放射设备应用早期，由于放射病的频繁发生和对健康的明显危害使人们很快就对放射防护的问题引起了重视。目前，国家放射防护方面的安全管理和制定防护安全标准、检测仪器和监测防护技术等不断完善，大大降低了放射危害和放射事故的发生。近年来，电磁兼容性（electromagnetic compatibility，EMC）问题已逐渐成为国际和国内的一个技术热点，在医院由于大量医用有源电子设备充斥于临床，它们之间的电磁干扰（electromagnetic interference，EMI）和电磁兼容问题也日益引起人们的重视。

（一）放射防护

医院放射诊断和治疗设备如普通放射类的 X 线机、血管机 DSA，放射断层类的 CT，核医学成像类的 SPECT、PET 和 γ 相机，放免类的 γ 计数仪、放免分析仪，放疗类的直线加速器、后装机、模拟定位系统和 ^{60}Co 放疗机等是放射防护与安全管理的主要对象，占医院设备总值的 60% 以上。这类设备国内外已有很成熟的防护标准和安全规范，不但要求生产厂家要遵守这些规范，医院也要很好地学习和落实这些规范。国内制定的主要规范有 γ 射线卫生防护规定、医用治疗 X 线卫生防护规定、肿瘤放疗剂量学规定等。

1.γ 射线卫生防护规定

原卫生部制定的 GBW-3-80 医用远距治疗 γ 射线卫生防护规定共分 6 章 50 条，对放射防护方面的技术要求、检验方法、验收规则、防护设施、操作规则和管理办法等做了明确的规定和要求，适应于厂家、医院和监督管理部门。如对安装的规定：要求治疗室的设计，必须保证周围环境的安全；治疗室必须与控制室分开；治疗室应有足够的使用面积，一般应不小于 30 m² ；治疗室四周墙壁（多层建筑应包括天棚、地板等），应有足够的屏蔽防护厚度；凡有用线束投照方向的墙壁应按原射线屏蔽要求设计，其余方向可按漏射线及散射线屏蔽要求设计；凡是扩建、改建的 γ 治疗室，在地址选择和建筑物防护设施等方面也都必须遵守本规定；建筑的设计应预先经当地放射卫生防护部门审查。对操作方面要求放疗工作者必须经过放射卫生防护训练，掌握放射卫生防护知识,严格掌握适应证,正确合理使用 γ 线治疗;使用单位应设置专(兼)职人员,负责本单位的放射卫生防护工作。对检测方面要求有用线束测量的总不确定度应小于 5%,防护监测的总不确定度应小于 30%。

2.医用治疗 X 线卫生防护规定

原卫生部制定的 GBW-2-80 国家标准医用治疗 X 线卫生防护规定适用于医用治疗 X 线卫生防护管理。规范条款与 GBW-3-80 类似,对治疗 X 线防护方面的技术要求、检验方法、验收规则、防护设施、操作规则和管理办法等做了明确的规定和要求,适应于厂家、医院和监督管理部门。

(1)安装质控方面规定:治疗室内有用线束投照方向的墙壁按原射线屏蔽要求设计,其余方向可按漏射线及散射线屏蔽要求设计;250 kV 以下的深部治疗 X 线机的治疗室,非有用线束投照方向墙壁的防护厚度以 2 mm 铅当量为宜;治疗室窗户,必须合理设置,观察窗可设置在非有用线束投照方向的墙壁上,并具有同侧墙的屏蔽防护效果;必须在治疗室门外安设工作指示灯,并安装连锁装置,只有在门关闭后才能实现照射;X 线机安装后,必须对 X 线的输出量、线质、线束均匀性及稳定性等进行测量校准方可投入使用,使用过程中尚应定期检测,一般对 X 线输出量的检测至少每月一次。

(2)使用操作方面规定:X 线机操作人员必须严格遵守各项操作规程,定期地检查 X 线机和防护设备的性能,发现问题,及时妥善处理后方可使用;按患者治疗具体情况,事先应认真确定和核对治疗方案,注意选取合适的照射方式和照射条件(包括 X 线管工作电压、电流,过滤条件、X 线管焦点与皮肤距离、照射野和照射时间等因素),并仔细定位,尽量使患者治疗部位的受照剂量控制在临床治疗需要的最小值,最大限度地减少不必要的照射和非照射部位的防护;浅层治疗 X 线机的操作人员必须利用局部屏蔽或距离防护;临床需要工作人员在最高电压不超过 50 kV 的线管工作时,必须佩戴 X 线防护铅手套及不小于0.25 mm 铅当量的围裙,并只能由操作设备的工作人员控制 X 线管的通电;使用单位应设置专(兼)职人员,负责本单位的放射卫生防护工作。

3.肿瘤放疗剂量学的规定

肿瘤放疗剂量学的规定包括 150~400 kV X 线机产生的 X 射线、^{60}Co 和^{137}Cs 治疗机的 γ 射线、加速器产生的 1~25 kV X 线和高能电子束的剂量测定方法,以及关于治疗计划、记录和病例剂量报告的一些规定。由于临床剂量测定仍以电离室为主要测量工具,且国家已建立照射量基准和部分地区的次级标准。因此,该规定的内容只适用于电离室测量的剂量情况。肿瘤放疗剂量学的标准和规范是放射医师和物理师应该掌握的重要知识。

(二)电磁兼容性

电子产品的电磁兼容性已成为衡量产品品质的一个重要指标。国际电磁兼容性标准研制比较权威的组织是 IEC 下属的半独立组织国际无线电干扰特别委员会(CISPR)。该委员会制定的标准涉及通信广播、家用电器、电子仪器、供电、导航、工业、科研、医疗设备和信息技术设备等行业,我国现行的电磁兼容性(electromagnetic compatibility,EMC)标准大部分是等同或等效采用 IEC/CISPR 国际标准。

1.EMC 标准概述

我国现行电磁兼容性国家标准有 55 个,分为基础标准 5 个、通用标准 6 个、产品类标准(产品族)31 个和系统间标准 13 个四类,这些标准大部分都是强制性标准。其中基础标准和通用标准规定了电磁兼容术语、电磁兼容环境、电磁兼容设备和基本(通用)测量方法等,产品标准规定了不同类型产品的电磁兼容性指标和共同的测量方法,系统间标准规定了无线电系统和非无线电系统之间经过协调的电磁兼容要求。

2.EMC测量设备

EMC测量设备包括准峰值测量接收机、峰值测量接收机、平均值测量接收机、均方根值测量接收机(其工作频率为 9 kHz～1 000 MHz,A 频段:9 kHz～150 kHz,B 频段:150 kHz～30 MHz,C 频段:30 MHz～300 MHz,D 频段:300 MHz～1 000 MHz)、频谱分析仪和扫描接收机(工作频率为 9 kHz～1 000 MHz 和 1 GHz～18 GHz)、音频干扰电压表,外加一些辅助设备,如人工电源网络、电流探头和电压探头、吸收式功率钳、干扰分析仪和用于无线电辐射测量的各种天线。

3.电磁辐射防护规定

为防止电磁辐射污染、保护环境、保障患者健康、促进伴有电磁辐射电子产品的正当发展,国家制定了 GB 8702－1988 电磁辐射防护规定适用于境内产生电磁辐射污染的一切单位或个人、一切设施或设备。但本规定的防护限值不适用于为患者安排的医疗和诊断照射。电磁防护的基本限值如下。

职业照射:每 8 小时工作期间内,任意连续 6 分钟按全身平均的比吸收率(SAR)应小于0.1 W/kg。

患者照射:一天 24 小时内,任意连续 6 分钟按全身平均的比吸收率(SAR)应小于0.02 W/kg。

医院应注意理疗设备的防护问题,因电磁理疗设备的电磁辐射能量大大超过规定的最大辐射限值,应对理疗设备的操作人员和管理人员实施电磁辐射防护训练。内容包括:电磁辐射的性质及其危害性;常用防护措施、用具以及使用方法;个人防护用具及使用方法;电磁辐射防护规定等。

4.工科医 ISM 射频设备使用频段

按工业、科研、医疗、家用或类似用途的要求而设计,用以产生并在局部使用无线电频率能量的设备或装置称为工、科、医(ISM)射频设备,不包括用于通信领域的设备。分配给工、科、医设备的频段称为 ISM 频段。

5.电子测量仪器 EMC 试验规范

电子测量仪器电磁兼容性试验规范是电子测量仪器 EMC 设计的依据,目的是使这些仪器在一定的电磁环境中能兼容工作。

各试验规范规定了电子测量仪器电磁兼容性试验的具体要求和方法,因绝大部分有源医用诊断或治疗装置都属于电子测量仪器类,所以,其设计和出厂检验都要按上述要求和方法进行EMC测试。医院作为众多电子产品的用户应该购买通过 EMC 测试的医疗产品,如果购入的电子产品在使用过程中发生 EMI 问题或出现相关的事故,也应该请具有相关资格的实验室进行现场 EMC 测试。国家技术监督局和相关部委正在积极筹划在我国实施电器、电子产品的电磁兼容的认证措施,准备全面开展电磁兼容的认证工作。

七、医学计量的职能作用

现代自然科学体系中,计量学是工程与技术基础科学下的二级学科,是研究有关测量理论和测量技术实践的一门科学,其范围涉及非常广泛的科技、生产、商贸和生活领域。20 世纪 90 年代以来,随着高新技术的迅猛发展和经济全球化,计量这门古老的科学又焕发出了青春活力,不仅突破了传统的单纯物理量测量的范围,还扩展到了化学量、工程量乃至生理量和心理量测量的研究范畴,同时在管理学领域也发挥着重要作用。

计量学与医学相结合,便产生了医学计量。医学计量是以传统的计量管理和计量测试技术为基础,结合医学领域广泛使用的物理、化学参数及相关医疗设备建立起来的、一种专用于医学的计量保障体系。它包括所建立的多层次的管理机构、技术机构和医学测量基准、标准和检定装置及管理制度和实验室认可标准等。前边讲到的性能检查、通用和专用电气安全测试、仪器的性能测试等质量保障所需要的检定装置、测量标准或基准、测试仪器的计量特性,都是由计量体系的量值的上下级间的传递和溯源来严格地保证的。计量是计量学的简称,是保证测量的量值准确、单位和数学表达统一的科学。可以说,医学计量就是医学设备质量保障的坚实的技术基础,是质量保障的前提和后盾。医疗设备在其整个寿命周期内都离不开计量。

因此,医学工程部门建立以计量为基础的质量保障体系,并借鉴计量的质量管理和技术管理的手段、质量体系及计量法制上的保障性,从质量和安全的视角看待临床工程管理、操作培训、例行检查和预防性维护、修理等技术行为,会产生一个全新的管理模式和工作指导思想。

(曹　杰)

第十四章

公共卫生服务管理研究

第一节 公共卫生的概念

一、公共卫生的定义

至于公共卫生的概念,各个国家和组织之间没有一个统一的、严格的定义。简单来讲,公共卫生实际上就是大众健康。它是相对临床而言的,临床是针对个体的,公共卫生是关注人群的健康。

在我国,公共卫生的内涵究竟是什么,公共卫生包括哪些领域,对此至今尚无统一认识和明确定义。中国原副总理兼卫生部部长吴仪在全国卫生工作会议上对公共卫生做了一个明确的定义:公共卫生就是组织社会共同努力,改善环境卫生条件,预防控制传染病和其他疾病流行,培养良好卫生习惯和文明的生活方式,提供医疗服务,达到预防疾病,促进人民身体健康的目的。因此,公共卫生建设需要政府、社会、团体和民众的广泛参与,共同努力。其中,政府主要通过制定相关法律、法规和政策,促进公共卫生事业发展;对社会、民众和医疗卫生机构执行公共卫生法律法规实施监督检查,维护公共卫生秩序;组织社会各界和广大民众共同应对突发公共卫生事件和传染病流行;教育民众养成良好卫生习惯和健康文明的生活方式;培养高素质的公共卫生管理和技术人才,为促进人民健康服务。

从这一定义可以看出,公共卫生就是"社会共同的卫生"。公共即共同,如公理公约。卫生是个人、集体的生活卫生和生产卫生的总称,一般指为增进人体健康,预防疾病,改善和创造合乎生理要求的生产环境、生活条件所采取的个人和生活的措施,包括以除害灭病、讲卫生为中心的爱国卫生运动。

一般情况来讲,公共卫生是通过疾病的预防和控制,达到提高人民健康水平的目的。如对传染病、寄生虫病、地方病,还有一些慢性非传染性疾病的预防控制;借助重点人群或者高危人群,如职业人群,妇女、儿童、青少年、老年人等人群进行的健康防护;通过健康教育、健康政策干预等措施,促进人群健康的社会实践。具体讲,公共卫生就是通过疾病预防控制,重点人群健康防护、健康促进来解决人群中间的疾病和健康问题,达到提高人民健康水平的目的。公共卫生就是以生物-心理-社会-医学模式为指导,面向社会与群体,综合运用法律、行政、预防医学技术、宣传教育等手段,调动社会共同参与,消除和控制威胁人类生存环境质量和生命质量的危害因素,改善卫生状况,提高全民健康水平的社会卫生活动。由此可见,公共卫生具有社会性、系统性、政策法制性、多学科性和随机性等特征。公共卫生的实质是公共政策。

二、公共卫生特征

Beaglehole 教授将现代公共卫生的特征进行了总结,认为,公共卫生是以持久的全人群健康改善为目标的集体行动。这个定义尽管简短,但是充分反映了现代公共卫生的特点:①需要集体的、合作的、有组织的行动;②可持续性,即需要可持久的政策;③目标是全人群的健康改善,减少健康的不平等。

现代公共卫生的特征包括 5 个核心内容:①政府对整个卫生系统起领导作用,这一点对实现全人群的健康工程至关重要,卫生部门只会继续按生物医学模式关注与卫生保健有关的近期问题;②公共卫生工作需要所有部门协作行动,忽视这一点只会恶化健康的不平等现象,而政府领导是协作行动、促进全人群健康的核心保障;③用多学科的方法理解和研究所有的健康决定因素,用合适的方法回答相应的问题,为决策提供科学依据;④理解卫生政策发展和实施过程中的政治本质,整合公共卫生科学与政府领导和全民参与;⑤与服务的人群建立伙伴关系,使有效的卫生政策能够得到长期的社区和政治支持。

(杜芸芸)

第二节　公共卫生的体系与职能

公共卫生体系一直是一个模糊的概念。普遍倾向,疾病预防控制机构、卫生监督机构、传染病院(区),构成了公共卫生体系。

一、发达国家公共卫生体系

美国、英国、澳大利亚、WHO 等国家和组织陆续制定了公共卫生的基本职能或公共卫生体系所需提供的基本服务。

美国提出的 3 项基本职能,即评估→政策发展→保证,并进一步具体化为 10 项基本服务。基本服务的概念与其他国家/组织提出的基本职能概念相似。在此框架下,美国疾病预防控制中心(CDC)与其他伙伴组织联合开展了国家公共卫生绩效标准项目研究,设计了 3 套评价公共卫生体系绩效的调查问卷,分别用于州公共卫生体系、地方公共卫生体系和地方公共卫生行政管理部门的绩效评估。调查问卷规定了每一项基本服务的内涵,并制定有具体的指标和调查内容。澳大利亚提出了公共卫生 9 项基本职能,阐述了每条职能的原有的和新的实践内容。

美国提出的公共卫生体系定义:在辖区范围内提供基本公共卫生服务的所有公、私和志愿机构、组织或团体。政府公共卫生机构是公共卫生体系的重要组成部分,在建设和保障公共卫生体系运行的过程中发挥着关键的作用。但是,单靠政府公共卫生机构无法完成所有的公共卫生基本职能,公共卫生体系中还应包括医院、社区卫生服务中心等医疗服务提供者,负责提供个体的预防和治疗等卫生服务;公安、消防等公共安全部门,负责预防和处理威胁大众健康的公共安全事件;环境保护、劳动保护、食品质量监督等机构,保障健康的生存环境;文化、教育、体育等机构为社区创造促进健康的精神环境;交通运输部门,方便卫生服务的提供和获取;商务机构提供个体和组织在社区中生存和发展的经济资源;民政部门、慈善组织等,向弱势人群提供生存救助和保障以及发展的机会。

公共卫生基本职能是影响健康的决定因素、预防和控制疾病、预防伤害、保护和促进人群健康、实现健康公平性的一组活动。公共卫生基本职能需要卫生部门,还有政府的其他部门及非政府组织、私营机构等来参与或实施。公共卫生基本职能属于公共产品,政府有责任保证这些公共产品的提供,但不一定承担全部职能的履行和投资责任。

公共卫生基本职能的范畴大大超出了卫生部门的管辖范围,在职能的履行过程中卫生部门发挥主导作用。卫生部门负责收集和分析本部门及其他部门、民间社团、私人机构等的信息,向政府提供与人群健康相关的、涉及国家利益的综合信息;卫生部门是政府就卫生问题的决策顾问,负责评价公共卫生基本职能的履行情况;同时,向其他部门负责的公共卫生相关活动提供必要的信息和技术支持,或展开合作;负责健康保护的执法监督活动。

二、我国公共卫生体系的基本职能

通过分析上述国家和组织制定的公共卫生基本职能框架,结合我国的现状,我们总结出10项现代公共卫生体系应该履行的基本职能,其中涉及三大类的卫生服务提供:①人群为基础的公共卫生服务,如虫媒控制、人群为基础的健康教育活动等;②个体预防服务,如免疫接种、婚前保健和孕产期保健;③具有公共卫生学意义的疾病的个体治疗服务,如治疗肺结核和性传播疾病等,可减少传染源,属于疾病预防控制策略之一;再比如治疗儿童腹泻、急性呼吸道感染、急性营养不良症等。在此基础上,我国现代公共卫生体系的基本职能应包括以下10个方面。

(一)监测人群健康相关状况

(1)连续地收集、整理与分析、利用、报告与反馈、交流与发布与人群健康相关的信息。

(2)建立并定期更新人群健康档案,编撰卫生年鉴。其中与人群健康相关的信息:①人口、社会、经济学等信息;②人群健康水平,如营养膳食水平、生长发育水平等;③疾病或健康问题,如传染病和寄生虫病、地方病、母亲和围产期疾病、营养缺乏疾病、非传染性疾病、伤害、心理疾病以及突发公共卫生事件等;④疾病或健康相关因素,如生物的、环境的、职业的、放射的、食物的、行为的、心理的、社会的、健康相关产品的;⑤公共卫生服务的提供,如免疫接种、农村改水改厕、健康教育、妇幼保健等,以及人群对公共卫生服务的需要和利用情况;⑥公共卫生资源,如经费、人力、机构、设施等;⑦公共卫生相关的科研和培训信息。

(二)疾病或健康危害事件的预防和控制

(1)对正在发生的疾病流行或人群健康危害事件,如传染病流行,新发疾病的出现,慢性病流行,伤害事件的发生,环境污染,自然灾害的发生,化学、辐射和生物危险物暴露,突发公共卫生事件等,开展流行病学调查,采取预防和控制措施,对有公共卫生学意义的疾病开展病例发现、诊断和治疗。

(2)对可能发生的突发公共卫生事件做好应急准备,包括应急预案和常规储备。

(3)对有明确病因或危险因素或具备特异预防手段的疾病实施健康保护措施,如免疫接种、饮水加氟、食盐加碘、职业防护、婚前保健和孕、产期保健等。

上述第一项和第二项内容包括我国疾病预防控制机构常规开展的疾病监测、疾病预防与控制、健康保护、应急处置等工作。

（三）发展健康的公共政策和规划

（1）发展和适时更新健康的公共政策、法律、行政法规、部门规章、卫生标准等，指导公共卫生实践，支持个体和社区的健康行动，实现健康和公共卫生服务的公平性。

（2）发展和适时更新卫生规划，制订适宜的健康目标和可测量的指标，跟踪目标实现进程，实现连续的健康改善。

（3）多部门协调，保证公共政策的统一性。

（4）全面发展公共卫生领导力。

（四）执行公共政策、法律、行政法规、部门规章和卫生标准

（1）全面执行公共政策、法律、行政法规、部门规章、卫生标准等。

（2）依法开展卫生行政许可、资质认定和卫生监督。

（3）规范和督察监督执法行为。

（4）通过教育和适当的机制，促进依从。

（五）开展健康教育和健康促进活动

（1）开发和制作适宜的健康传播材料。

（2）设计和实施健康教育活动，发展个体改善健康所需的知识、技能和行为。

（3）设计和实施场所健康促进活动，如在学校、职业场所、居住社区、医院、公共场所等，支持个体的健康行动。

（六）动员社会参与，多部门合作

（1）通过社区组织和社区建设，提高社区解决健康问题的能力。

（2）开发伙伴关系和建立健康联盟，共享资源、责任、风险和收益，创造健康和安全的支持性环境，促进人群健康。

（3）组织合作伙伴承担部分公共卫生基本职能，并对其进行监督和管理。

第（三）～（六）项融合了国际上健康促进的理念，即加强个体的知识和技能，同时改变自然的、社会的、经济的环境，以减少环境对人群健康及其改善健康的行动的不良影响，促使人们维护和改善自身的健康。第（四）项的职能与 1986 年《渥太华宪章》中提出的健康促进行动的 5 项策略相吻合，即"制定健康的公共政策、创造支持性的环境、加强社区行动、发展个人技能、重新调整卫生服务的方向和措施"。

（七）保证卫生服务的可及性和可用性

（1）保证个体和人群卫生服务的可及性和可用性。

（2）帮助弱势人群获取所需的卫生服务。

（3）通过多部门合作，实现卫生服务公平性。

（八）保证卫生服务的质量和安全性

（1）制定适当的公共卫生服务的质量标准，确定有效和可靠的测量工具。

（2）监督卫生服务的质量和安全性。

（3）持续地改善卫生服务质量，提高安全性。

第（七）项和第（八）项是对卫生服务的保证，即保证卫生服务的公平和安全性。

（九）公共卫生体系基础结构建设

（1）发展公共卫生人力资源队伍，包括开展多种形式的、有效的教育培训，实现终身学习；建立和完善执业资格、岗位准入、内部考核和分流机制；通过有效的维持和管理，保证人力资源队伍的稳定、高素质和高效率。

（2）发展公共卫生信息系统，包括建设公共卫生信息平台；管理公共卫生信息系统；多部门合作，整合信息系统。

（3）建设公共卫生实验室，发展实验室检测能力。

（4）加强和完善组织机构体系，健全公共卫生体系管理和运行机制。

本项是对公共卫生体系基础结构的建设。公共卫生体系的基础结构是庞大的公共卫生体系的神经中枢，包括人力资源储备和素质、信息系统、组织结构等。公共卫生体系的基础结构稳固，整个公共卫生体系才能统一、高效地行使其基本职能。

（十）研究、发展和实施革新性的公共卫生措施

（1）全面地开展基础性和应用性科学研究，研究公共卫生问题的原因和对策，发展革新性的公共卫生措施，支持公共卫生决策和实践。

（2）传播和转化研究结果，应用于公共卫生实践。

（3）与国内外其他研究机构和高等教育机构保持密切联系，开展合作。这项职能为公共卫生实践和公共卫生体系的可持续发展提供科学支撑。

上述这十项职能的履行又可具体分解为规划、实施、技术支持、评价和质量改善、资源保障（包括人力、物力、技术、信息和资金等）等5个关键环节。不同的环节需要不同的部门或机构来承担。

三、卫生体系内部职能

疾病预防控制体系建设研究课题组对我国疾病预防控制机构应承担的公共职能进行了界定，共7项职能、25个类别、78个内容和255个项目。2005年卫生部发布施行了《关于疾病预防控制体系建设的若干规定》和《关于卫生监督体系建设的若干规定》，分别明确了疾病预防控制机构和卫生监督机构的职能。这些工作对我国疾病预防控制体系和卫生监督体系的建设具有重要的意义。

公共卫生体系是包括疾病预防控制体系、卫生监督体系、突发公共卫生事件医疗救治体系等在内的一个更大的范畴。首先应该将公共卫生体系作为一个整体来看待，明确其职能，避免体系中的各个成分如疾病预防控制体系、卫生监督体系等各自为政。这样将有助于实现公共卫生体系的全面建设，保证部门间的协调与合作，提高公共卫生体系总体的运作效率。

另外，公共卫生基本职能的履行必须有法律的保障。公共卫生体系的构成、职权职责及其主体都应该是法定的，做到权责统一，并应落实法律问责制。至今为止，我国已颁布了10部与公共卫生有关的法律，如母婴保健法、食品卫生法、职业病防治法、传染病防治法等，以及若干的行政法规和部门规章。虽然这些对我国公共卫生事业的发展起到了重要的保障作用，但是其中没有一部是公共卫生体系的母法，因而无法形成严密的、统一规划设计的、协调一致的法规体系。解决公共卫生问题所需采取的行动远远超出了卫生部门的职权和能力范围，需要政府其他部门以及非政府组织、私营机构等共同参与。因此，制定公共卫生体系的母法，明确公共卫生体系的构成及其所需履行的基本职能，协调体系中各成分体系或机构间相互关系，是当务之急。

（樊佳慧）

第三节　公共卫生监督体系

公共卫生监督体系是公共卫生体系的重要组成部分,是执行国家卫生法律法规,维护公共卫生秩序和医疗服务秩序,保护人民群众健康,促进经济社会协调发展的重要保证。

一、公共卫生监督体系基本概况

根据世界卫生组织对公共卫生的定义,公共卫生是一门通过有组织的社会活动来预防疾病、延长寿命和促进心理和躯体健康,并能发挥更大潜能的科学和艺术,其范围包括环境卫生、控制传染病、进行个体健康教育,组织医护人员对疾病进行早期诊断和治疗,发展社会体制,保证每个人都享有足以维持健康的生活水平和实现其健康地出生和长寿。

世界卫生组织利用特尔斐方法进行的研究,将公共卫生的功能概括为以下 9 个方面:①预防、监测和控制传染性和非传染性疾病;②监测人群健康状况;③健康促进;④职业卫生;⑤保护环境;⑥公共卫生立法;⑦公共卫生管理;⑧特殊公共卫生服务;⑨高危人群和脆弱人群卫生服务。

在《WTO 与公共卫生协议案》中,将公共卫生分为 8 大类:①传染病的控制;②食品的安全;③烟草的控制;④药品和疫苗的可得性;⑤环境卫生;⑥健康教育与促进;⑦食品保障与营养;⑧卫生服务。

世界卫生组织总干事陈冯富珍女士曾在演讲中谈到公共卫生的三个重要原则:一是公共卫生最首要的职责在于保护人群的健康,使其免受任何健康危害。如保证药品质量和保证食物、饮用水和血液制品的安全等;二是公共卫生最重要的道德准则是公平;三是公共卫生最强大的功能在于预防,公共卫生是为了寻找疾病的原因从而保护人民大众的健康。

根据上述世界卫生组织对公共卫生的定义、功能及原则的阐述可知,公共卫生的内涵极其丰富,外延非常广泛。公共卫生是一个由环境卫生、职业卫生、食品安全、药品安全、传染病控制、健康教育和卫生服务等一系列内容组成的综合体系。

卫生监督是指卫生行政部门执行国家卫生法律、法规,维护公共卫生和医疗服务秩序,保护人民群众健康及其相关权益,对特定的公民、法人和其他组织所采取的能直接产生法律效果的卫生行政执法行为,是维护正常公共卫生秩序和医疗服务秩序的重要保障。根据中编办《关于调整卫生部有关机构编制的批复》和《关于卫生监督体系建设的若干规定》,卫生监督的主要职责包括:依法监督管理食品、化妆品、消毒产品、生活饮用水及涉及饮用水卫生安全产品;依法监督管理公共场所、职业、放射、学校卫生等工作;依法监督传染病防治工作;依法监督医疗机构和采供血机构及其执业人员的执业活动,整顿和规范医疗服务市场,打击非法行医和非法采供血行为;承担法律法规规定的其他职责。卫生监督一方面包括食品、职业、放射、环境、学校等公共卫生监督管理职责;另一方面包括传染病防治监督、医疗机构和采供血机构执业活动监督等医疗卫生监督职责。卫生监督工作是党和政府的卫生事业中不可缺少的重要组成部分,卫生监督体系是整个卫生体系、更是公共卫生体系的重要组成部分。

二、加强公共卫生监督体系建设的重要意义

（一）有利于更好地实现和维护广大人民的利益

身体健康和生命安全是人民群众的基本需求，也是人民群众的基本权利。保护人民群众的身体健康和生命安全，维护人民群众的健康权益是我们党和政府第一位的责任。卫生改革以来，我国公共卫生工作取得了巨大成就，卫生监督的能力和水平有了明显提高，但是当前仍然面临十分繁重的执法监督任务，许多方面离人民群众的健康安全需求的差距还很大。食源性疾病、严重职业病危害对健康的危害呈上升趋势，医疗服务市场秩序混乱，非法行医猖獗，人民群众很不满意；部分地区血液安全问题突出成为艾滋病蔓延的重要隐患。这一系列问题危及社会公共卫生安全、危害到人民群众健康权益。同时，随着人民生活水平的不断提高，城镇居民的健康意识不断曾强，越来越迫切地要求改善公共卫生状况和提高卫生服务质量。坚持立党为公、执政为民是卫生工作的根本出发点。卫生监督作为各级政府管理公共卫生事务的重要手段，是维护正常社会卫生秩序、维护人民群众健康权益的重要保证。因此，深化卫生监督体制改革，加强卫生监督体系建设，将有利于政府更好地实现和维护最广大人民的根本利益。

（二）经济社会协调发展的必然要求

坚持在经济发展的基础上实现社会的全面进步，促进经济社会协调发展，是建设中国特色社会主义的必然要求，也是全面建设小康社会的必然要求。这些年来，在国民经济持续高速发展的同时，我国卫生事业改革与发展却相对滞后，已经成为制约经济社会全面发展的严重障碍。突如其来的疫情不仅给人民群众的健康安全造成巨大威胁，还暴露出我国公共卫生领域存在的诸多问题。其中，由于长期以来卫生监督体制不完善、机制不健全、保障措施不落实，导致卫生监督工作不到位，对医疗机构监管不严，传染病防治监督不力是存在的问题之一。卫生监督是卫生工作的重要内容，也是社会法制建设的重要组成部分，坚持全面的发展观，不断深化公共卫生体制改革，加强卫生监督体系建设，加大卫生监督执法力度，将有利于促进经济社会的协调发展。

（三）推动政府职能转变和全面推进依法行政的重大举措

政府职能问题是政府管理的核心问题。政府管理创新，关键在于政府职能转变取得实质性进展。多年来，在建立和完善社会主义市场经济体制过程中，我们在深化行政管理体制改革和转变政府职能方面取得了很大进展，但是卫生行政部门职能"错位""越位"和"缺位"的现象仍然不同程度地存在。卫生行政部门应当管什么、不应当管什么，怎么样管好应当管的事，在管的过程中要承担什么样的责任一系列问题亟待我们回答。如何在社会主义市场经济体制条件下，找准自己的位置，作出让政府、让社会、让广大人民群众满意的成绩，是关系卫生事业成败的关键。依法行政是对各级政府贯彻依法治国方略、提高行政管理水平的基本要求。依法行政就是要把行政权的运用纳入法制化的轨道，使行政机关明确在社会主义市场经济条件下的职能定位。改革开放以来，卫生法制建设取得了显著成绩。这些法律法规赋予各级卫生行政部门在维护正常医疗服务秩序和公共卫生秩序、保护人民群众身体健康方面大量的监管职责。"天下之事，不难于立法，而难于法之必行。"换句话说，坚持依法行政，立法是基础，执法是关键。如何真正贯彻执行好这些法律法规，切实承担起各项监管职责，是卫生行政部门落实政府职能转变和依法行政的关键所在。因此，各级卫生行政部门必须冲破在传统计划经济体制下形成的旧观念的束缚，牢牢树立依法办事的观念，不断提高依法办事的能力。通过深化卫生监督体制改革，加强卫生监督体系建设，不断提高卫生监督执法的能力和水平，全面加强对社会卫生秩序的依法监督，履行好卫生

法律法规赋予的监管职责。特别是要通过对医疗卫生行业实行全行业监管,强化对医疗卫生服务秩序的监督,从而使卫生行政部门从"办卫生"到"管卫生"的职能转变上跨出实质性的一步,不断提高卫生行政部门的依法行政水平。

三、公共卫生监督体系建设的政策框架逐步建立和完善

党中央、国务院提出了加强包括疾病预防控制、卫生监督和应急医疗救治在内的公共卫生体系建设的要求。卫健委也相继出台了一系列政策文件:一是卫生监督体系建设方面,先后出台《关于卫生监督体系建设的若干规定》《卫生监督机构建设指导意见》《关于卫生监督体系建设的实施意见》和《卫生监督信息系统建设指导意见》等政策文件,进一步加强对全国卫生监督体系建设的指导;二是完善卫生监督运行机制、规范执法行为、加强队伍建设方面,先后印发《全国卫生监督机构工作规范》《卫生部行政处罚程序》《卫生行政执法文书规范》《卫生监督制、着装管理规定》《卫生部办公厅关于规范卫生监督执法车辆外观标识的通知》《卫生部办公厅关于进一步规范卫生监督员胸牌编号的通知》《卫生监督信息报告管理规定》《关于卫生行政执法责任制的若干规定》《卫生监督稽查工作规范》《卫生监督执法过错责任追究办法(试行)》《卫生行政执法考核评议办法》和《全国卫生监督员教育培训规划》等一系列文件。随着上述文件陆续出台,卫生监督体系建设的政策框架逐步完善。这些文件一方面继承了以往卫生监督体制改革的指导思想和政策原则,另一方面为适应新形势下全面推进依法行政和政府职能转变的要求,进一步深化改革,从促进和推动卫生监督综合执法、加强卫生监督机构和队伍建设、明确卫生监督的任务和职责、健全卫生监督工作的运行机制、完善卫生监督工作的保障措施等方面对全面加强卫生监督体系建设作出具体的规定和要求。同时,突出强调卫生监督体系建设应当适应社会主义市场经济体制和全面推进依法行政的要求,通过进一步转变职能,严格依法行政,不断提高卫生行政部门依法办事的能力和水平。卫生监督体系建设应当按照精简、统一、效能的原则和政事分开、综合执法、依法行政的要求,深化卫生监督体制改革,合理设置机构,优化人员结构,解决职能交叉、权责脱节和执法力量薄弱等问题。卫生监督体系建设政策框架的完善,对于统一思想、统一目标、统一要求,全面推进卫生监督体系建设,规范各级卫生监督机构建设,严格卫生监督队伍管理具有重要意义。政策框架涉及的具体内容如下。

(一)明确卫生监督体系建设工作思路

(1)加强卫生法律法规和卫生标准建设,建立与经济社会发展相适应的卫生法制和标准体系。

(2)加强卫生监督监测信息网络建设,重视群众关注热点和投诉举报,明确卫生监督工作重点。

(3)总结经验,开拓创新,建立卫生执法监管长效机制。

(4)加强卫生监督队伍管理,改善卫生执法工作条件,提高监督能力和水平。

(二)明确卫生监督工作职责

为认真贯彻国务院《关于进一步加强食品安全工作的决定》、中央编办《关于职业卫生监督管理职能调整的意见》和《关于放射源安全监管部门职责分工的通知》精神,落实食品卫生和职业卫生职能调整以及推进卫生综合执法和加强医疗监督的需要,《关于卫生监督体系建设的若干规定》进一步明确了卫生监督的职责,包括依法监督管理食品、化妆品、消毒产品、生活饮用水及涉及饮用水卫生安全产品;依法监督管理公共场所、职业、放射、学校卫生等工作;依法监督传染病

防治工作;依法监督医疗机构和采供血机构及其执业人员的执业活动,整顿和规范医疗服务市场,打击非法行医和非法采供血行为;承担法律法规规定的其他职责。

(三)合理界定各级卫生监督机构职责

为充分发挥各级卫生监督机构的作用,促进执法重心下移,提高监管效率,同时避免职责不清、职能交叉等问题,解决执法工作中"职能上下一般粗""有利争着干,无利没人管"造成的错位、越位和缺位现象,《若干规定》界定了各级卫生监督机构的主要职责。

1.卫健委卫生监督机构主要职责

主要职责:①拟定全国卫生监督政策和工作规划,并制定相应的工作制度和规范;②组织实施全国卫生监督工作,对地方卫生监督工作进行指导和监督检查;③开展执法稽查,对地方卫生监督机构和人员的执法行为进行督察;④组织协调、督察督办有关大案要案的查处;⑤组织全国卫生监督抽检;⑥依法承办职责范围内的卫生行政许可和资质认定;⑦负责全国卫生监督信息的汇总分析;⑧组织全国卫生监督人员培训;⑨组织开展卫生法律法规宣传教育;⑩承担卫健委指定或交办的卫生监督事项。

2.省级卫生监督机构主要职责

主要职责:①拟定辖区内卫生监督工作规划和年度计划,并制定相应的工作制度和规范;②组织实施辖区内的卫生监督工作,对下级的卫生监督工作进行指导和监督检查;③依法承办职责范围内的卫生行政许可、资质认定和日常卫生监督;④查处辖区内大案要案,参与重大活动的卫生保障;⑤承担国家卫生监督抽检任务,组织实施辖区内的卫生监督抽检;⑥开展执法稽查,对下级卫生监督机构和人员的执法行为进行督察;⑦组织协调辖区内各级卫生监督机构的分级管理,落实执法责任制;⑧负责辖区内卫生监督人员的资格审定工作,组织开展资格考试;⑨组织辖区内卫生监督人员培训;⑩负责辖区内卫生监督信息的汇总、核实、分析、上报,并按照规定进行发布。

3.设区的市、县级卫生监督机构主要职责

(1)卫生行政许可:①承办食品生产经营单位、餐饮业及集体食堂卫生条件的卫生行政许可;②承办公共场所卫生条件的卫生行政许可;③承办供水单位卫生条件的卫生行政许可;④卫生行政部门交办的其他行政许可事项。

(2)公共卫生监督:①对食品生产经营单位、餐饮业及集体食堂的卫生条件、卫生防护设施、生产经营活动及直接从事食品生产经营活动人员的健康管理进行卫生监督检查,查处违法行为;②对化妆品、消毒产品、生活饮用水、涉及饮用水卫生安全产品及其他健康相关产品的卫生及其生产经营活动进行卫生监督检查,查处违法行为;③对公共场所的卫生条件及其从业人员的健康管理进行卫生监督检查,查处违法行为;④对用人单位开展职业健康监护情况进行卫生监督检查,查处违法行为;⑤对建设项目执行职业病危害评价制度情况进行卫生监督检查,查处违法行为。

(3)医疗卫生监督:①对医疗机构的执业资格、执业范围及其医务人员的执业资格、执业注册进行监督检查,规范医疗服务行为,打击非法行医;②对医疗机构的传染病疫情报告、疫情控制措施、消毒隔离制度执行情况和医疗废物处置情况进行监督检查,查处违法行为;③对采供血机构的执业资格、执业范围及其从业人员的资格进行监督检查,打击非法采供血行为;④对采供血机构的采供血活动、传染病疫情报告和医疗废物处置情况进行监督检查,查处违法行为;⑤对疾病预防控制机构的传染病疫情报告、预防控制措施和菌(毒)种管理情况进行监督检查,查处违法行为。

(4)其他:①负责派出机构的管理;②设区的市级卫生监督机构负责对县级的卫生监督工作进行监督检查;③负责辖区内卫生监督信息的收集、核实和上报;④负责受理对违法行为的投诉、举报;⑤开展卫生法律法规宣传教育;⑥承担上级机关指定或交办的卫生监督事项。通过这样划分,把各级卫生监督机构的职责明确区分开,既有利于加强上级对下级卫生监督工作的监督指导,也有利于促进卫生监督工作重心下移,切实加强基层执法力量。

(四)规范卫生监督机构建设

1.完善卫生监督组织机构建设

《关于卫生监督体系建设的实施意见》,一是明确卫生监督机构的性质:卫生监督机构是行政执法机构,机构级别应不低于同级疾病预防控制机构;二是统一卫生监督机构的名称:各级卫生监督机构的名称统一为 XX 省(自治区、直辖市)、XX 市(地、州、盟)卫生厅(局)卫生监督局、XX 县(区、旗)卫生局卫生监督所;三是建立健全基层卫生监督网络:县级卫生监督机构原则上应按照划片设置、垂直管理的原则,在乡(镇、街道)设置卫生监督派出机构,条件不具备的地方可在乡镇聘任卫生监督人员;四是提出各级卫生监督机构应按照"精简、统一、效能"的原则,综合考虑辖区人口、工作量、服务范围和经济水平等因素测算所需行政执法编制。

2.健全卫生监督机构建设标准

中央和地方各级财政加大卫生监督体系建设的资金投入。为规范各级卫生监督机构建设,卫健委制定了《卫生监督机构建设指导意见》(以下简称《指导意见》),要求各级卫生行政部门按照"总体规划、统筹兼顾,分级负责、加强管理,因地制宜、分类指导"的原则,以整合资源、加大投入、改善条件为手段,以基础设施建设和执法装备建设为重点,全面加强卫生监督机构的能力建设,提高各级卫生监督机构的综合执法能力。《指导意见》明确了各级卫生监督机构的建设标准,具体如下。

(1)房屋建设标准:各级卫生监督机构的房屋建设,应满足日常卫生监督执法调查取证、办理发证、投诉接待和突发公共卫生事件应急处置等工作的需要。各级卫生监督机构开展日常工作所需各类用房,人均建筑面积应在 40 m² 以上。对于人员编制较少的机构,省级卫生监督机构的建筑规模应不少于 4 800 m²,设区的市级卫生监督机构的建筑规模应不少于 2 400 m²,县级卫生监督机构的建筑规模应不少于 1 200 m²。

(2)车辆配备标准:监督工作用车辆应包括卫生监督执法车和现场快速检测车;卫生监督执法车根据实际工作需求和社会经济条件,按监督执法人员每 4~8 人配备 1 辆的标准进行配置,用于日常卫生监督现场检查、违法案件查办、重大活动卫生保障和突发公共卫生事件应急处置;省级和设区的市级卫生监督机构,应配置现场快速检测车 1~2 辆,用于现场快速检测、突发公共卫生事件现场处置和重大活动卫生保障。

(3)现场快速检测设备和防护设备标准:根据各级卫生监督机构承担的任务,为满足日常卫生监督执法、突发公共卫生事件现场处置和重大活动卫生保障的需要,配备必要的现场快速检测设备和防护设备。

(4)取证工具及办公设备标准:各级卫生监督机构根据执法工作任务需要,配备照相机、摄像机、采访机、录音笔等执法取证工具;配备电脑、复印机、速印机、打印机、传真机、碎纸机、扫描仪、投影仪等办公设备。

3.完善经费保障规定

《关于卫生监督体系建设的若干规定》和《实施意见》进一步明确和完善了卫生监督机构经费保障规定,明确各级卫生监督机构履行卫生监督管理职责所需经费,包括人员经费、公务费、业务费和发展建设支出。按照财政部、国家计委、卫健委《关于卫生事业补助政策的意见》规定,由同级政府预算根据需要合理安排,保证其履行职责的必要经费。

(1)卫生监督机构人员经费和日常公用经费按国家有关制度和规定执行,其中日常公用经费应参照同类行政监督执法部门的定额标准核定。

(2)卫生监督执法业务开展所需卫生监督抽检、专项整治、查办案件、突发公共卫生事件应急处置、重大活动卫生监督、投诉举报奖励、卫生法制宣传和监督员培训、制装等专项经费,应商同级财政部门根据实际需要和财力可能统筹安排。

(3)卫生监督机构房屋基本建设、信息化建设和执法装备购置、更新等,应当纳入当地经济社会发展规划和公共卫生建设规划,参照卫健委制定的标准,统筹规划实施。此外,中央和省级财政对困难地区实施卫生监督机构基础设施建设等项目给予适当补助。

4.规范卫生监督信息系统建设

卫生监督信息化工作是卫生信息化工作的重要组成部分,卫生监督信息系统建设是卫生监督体系建设的重要内容之一。为落实《全国卫生信息化发展规划纲要》要求,规范和指导全国各级卫生监督信息系统建设,卫健委制定卫生监督信息系统建设指导意见》。《指导意见》提出卫生监督信息系统建设要遵循"坚持以科技创新为动力推进卫生监督信息化建设,发挥信息化技术在提高卫生监督执法能力、增强突发公共卫生事件应急处置能力和促进政务公开方面的重要作用,强化政府卫生监管职能,推进和谐社会建设"的指导思想,以及"整体规划、统一标准、分级负责、分步实施"的建设原则,努力建成覆盖全国的卫生监督信息网络平台;建立健全卫生监督信息标准体系;完善卫生监督信息系统业务应用软件;建立卫生监督数据信息共享交换平台;实现卫生监督工作实时、动态和科学管理,规范卫生监督执法行为,提高卫生监督工作效率。同时,明确卫生监督信息系统建设内容包括:卫生监督信息网络平台建设、卫生监督信息标准体系建设、卫生监督数据信息交换平台建设、卫生监督信息系统业务应用软件建设,并提出了各级卫生监督信息网络平台配置参考标准。

(五)加强卫生监督技术支持能力建设

卫生监督工作一方面与其他行政执法工作一样具有明显的行政管理特点,另一方面,卫生监督工作尤其是食品卫生、职业卫生、放射卫生和环境卫生等公共卫生监督管理工作具有很强的专业技术特点,需要健康危害因素监则、风险分析与评价、检验出证、技术咨询、技术仲裁、卫生法规标准制定等技术支持。

卫生监督技术支持能力建设作为卫生监督体系建设的重要组成部分,是履行卫生监督职能的重要技术保障。《关于卫生监督体系建设的若干规定》《关于卫生监督体系建设的实施意见》及《卫生部关于加强卫生监督技术支持能力建设的意见》对加强卫生监督技术支持能力建设有了明确规定:①明确了指导思想;②提出了总体目标;③明确了职责分工;④提出了主要任务;⑤完善了保障措施。

(六)加强卫生监督队伍建设

卫生监督员队伍建设是卫生监督体系建设的基础与核心。建设一支能适应改革开放和社会主义现代化建设需要的廉洁自律、秉公执法和办事高效的卫生监督员队伍,是实现卫生监督保障人民健康目标的基础性、战略性工作。

1.卫生监督人员的准入

《关于卫生监督体系建设的若干规定》规定卫生监督人员应当具备以下条件：①遵守法律和职业道德；②具备卫生监督相关的专业和法律知识；③经过卫生监督员岗位培训并考试合格；④新录用人员应具有大专以上学历。卫生监督人员资格考试的具体规定由卫健委制定，省级卫生行政部门组织实施。各级卫生监督机构应当根据监督任务聘任相应的专业人员，不断优化卫生监督队伍的专业结构。

2.卫生监督人员的教育培训

卫生监督员的教育培训是卫生监督员队伍建设的重要内容，是提高卫生监督员素质的有效手段。几年来，卫生监督队伍建设政策不断建立和完善。《关于卫生监督体系建设的若干规定》明确国家对卫生监督人员实行定期培训和考核制度，各级卫生监督机构应当不断提高卫生监督人员的专业素质和政治思想素质。《全国卫生监督员教育培训规划》具体内容如下。

（1）规定了卫生监督员教育培训的五项基本原则：依法培训，规范管理；凡进必考，定期培训；统筹规划，分级负责；突出重点，注重质量；形式多样，不断创新。

（2）明确了卫生监督员教育培训的主要目标：建立完善卫生监督员培训基地、培训教材、培训师资队伍，初步形成覆盖全国各省、地(市)、县的三级培训网络，力争达到每名监督员每年都能至少接受一次培训。进一步优化卫生监督员的知识结构，使卫生监督员从传统业务型向法制型、综合型转变，增强卫生监督员的依法行政能力，提高卫生监督员整体素质。建立专业比例合理的卫生监督员队伍，推进卫生监督员综合执法。

（3）明确了卫生监督员教育培训的主要任务：①全面提高卫生监督员的思想政治素质和职业道德水平；②全面提高卫生监督员的法律知识水平；③全面提高卫生监督员的专业知识水平，优化知识结构；④全面提高卫生监督员学历层次，注重人才培养。

3.卫生监督人员的管理

卫健委陆续印发了《全国卫生监督机构工作规范》《卫生行政处罚程序》《卫生行政执法文书规范》《卫生监督制、着装管理规定》《关于卫生行政执法责任制的若干规定》《卫生监督稽查工作规范》等一系列文件，加强卫生监督人员管理。《关于卫生监督体系建设的若干规定》和《卫生行政执法责任制若干规定》等文件规定各级卫生监督机构应当建立执法责任制，认真履行工作职责，做到任务明确、责任到人、各司其职，保证卫生监督的公正和效率。各级卫生监督机构应当建立健全规章制度和工作程序，规范卫生监督行为；完善内部制约机制，建立关键岗位轮换制度和执法回避制度；公开办事程序和办事结果，接受社会监督；强化服务意识，保护和尊重管理人的合法权益。全面加强卫生监督稽查工作，落实卫生行政执法责任制，大力推进卫生监督执法考核和过错责任追究，不断规范卫生监督执法行为。

国家和省级卫生监督机构应当设置专门人员监督下级卫生监督工作，其主要任务：①大案要案的督察督办；②各种专项整治、执法检查的督察督导；③监督检查卫生法律法规的贯彻执行情况；④检查下级卫生监督机构和人员的执法行为。此外，还先后出台规范卫生监督执法车辆外观标识、卫生监督员胸牌标识和卫生监督员制、着装管理等一系列文件，要求卫生监督人员执行公务时应当按照国家规定统一着装和佩戴标志，着装做到仪表端庄、整洁、整齐、配套、风纪严肃。

四、公共卫生监督体系建设存在的问题和对策

(一)卫生监督体系建设存在的问题

1.政府投入不足,部分卫生监督机构面临困境

卫生监督机构是执行国家卫生法律法规,维护公共卫生秩序和医疗服务秩序的行政执法机构,承担着政府管理社会卫生事务的公共职能。因此,应该完全由政府承担筹资职能。然而,调查发现,目前卫生监督机构经费投入存在一系列问题。

(1)政府对卫生监督机构的财政投入仍存在较大缺口。

(2)建设前后不同地区省、市、县级卫生监督机构收入占支出比例均未达到100%,虽然随年度有所上升,但是幅度较小。

(3)卫生监督机构经费来源不合理。中西部地区中央拨款的比例较高,特别是西部,本该由地方投入和保障的,中西部地区地方政府对各级卫生监督机构的投入显得更加不够,"造血功能"严重不足。

(4)此外,由于财政长期投入不足,相当一部分地方的卫生监督机构仍然靠检验检测收费养活,仍有较大比例的服务收入支撑公共卫生工作的开展,严重影响卫生行政执法的公正性和权威性,影响公共职能的落实。

2.人员编制短缺,队伍素质有待提高

(1)研究显示,目前全国有卫生监督人员约94 000人,而按照履行职责的实际需要,全国卫生监督机构应配备约143 000人,现有卫生监督人员与实际需要之间存在34%的缺口。

(2)由于历史上的原因,卫生监督队伍准入门槛过低、人员录用要求不严,学历层次偏低,人员素质有待提高,这个问题在基层执法一线更为突出。

(3)卫生监督人员的在岗培训和继续教育工作没有到位,依法行政的意识和依法办案的能力不强,知识更新慢、观念陈旧,工作低水平重复,不能适应法制建设不断完善与发展和推进依法行政的需要。

3.房屋基础设施建设滞后

(1)办公用房是有效落实各项卫生监督职能的基本保障之一。然而,在卫生监督体系建设中,各地卫生监督机构房屋基础设施建设滞后、执法技术手段落后的问题十分突出,尤其是办公用房简陋或者缺乏,不能满足卫生监督工作的需要,未达到《卫生监督机构建设指导意见》关于房屋建设的基本要求,有产权的房屋中相当一部分还是旧房或危房,严重影响执法工作正常开展。

(2)在近几年卫生监督机构建设产权房过程中,由于建设资金依靠卫生监督机构通过自筹资金解决,从而留下程度不同的债务。目前很多自筹资金都停留在债务上,或者是向银行借贷,或是欠施工方,偿还债务巨大的压力将迫使部分卫生监督机构被迫重视有偿服务来通过"自身的努力"偿还债务,导致整个卫生监督机构的工作方向重新走进老"防疫站"的模式,严重影响依法行政的公正、公平性和政府的公信力,也势必会影响到卫生监督机构公共卫生职能的发挥。

近几年,全国人大代表和政协委员多次提出建议和提案,呼吁尽快解决欠发达地区卫生监督机构房屋基础设施建设严重滞后的问题。

4.卫生监督技术支持能力建设亟待加强

切实履行卫生监督职能,维护公共卫生秩序和医疗服务秩序,保证人民群众身体健康和生命安全,是卫生法律法规赋予各级卫生行政部门的重要职责。

卫生监督工作包括医疗服务监督,还包括食品、职业、放射、环境和学校等公共卫生监督管理工作,具有较强的专业技术特性,需要强有力的技术支持。卫生监督技术支持能力建设是卫生监督体系建设的重要组成部分,是履行卫生监督职能的重要技术保障。

当前,食品安全、饮用水安全、职业病危害与辐射防护和环境卫生等公共卫生问题仍然比较突出,医疗服务市场形势依然严峻,医疗和血液安全监管亟待加强,卫生监督执法任务相当繁重,对卫生监督技术支持能力和水平提出了更高要求。

长期以来,各级疾病预防控制机构在承担重大疾病防治工作职责的同时,还肩负着卫生监督的技术支持工作。各级疾病预防控制机构逐渐将工作重心转移到重大疾病的防治上,其他公共卫生工作难以放在重要位置。这导致卫生监督相关的检验、检测等技术支持能力和水平有逐步削弱的趋势,不能适应卫生监督工作的需要,卫生监督技术支持能力建设亟待加强。

5.卫生监督职能有待进一步界定

随着我国改革开放的不断推进和市场经济体制的建立和完善,卫生监督职能调整频繁。近年来,食品、职业卫生、放射防护等监管职能均进行调整,但相应法律法规还未健全,导致实际工作中卫健委门与食品药品监督管理、质监、工商、生产安全、环保等部门在部分监管职能交叉,行政成本增加,另一方面导致重复执法或彼此推诿、扯皮或行政不作为的现象时有发生。此外,卫生监督职能与疾病预防控制职能,医疗服务监督职能与医疗服务管理职能划分也不够清楚,实际工作中存在交叉。

(二)对策措施

1.落实保障措施,加大经费投入

(1)过国债资金项目或中央财政转移支付方式给予支持,逐步解决各级卫生监督机构的办公用房问题。

(2)落实、完善财政经费保障政策。卫生、财政、发展改革等相关部门联合督促检查各地落实现行卫生监督工作经费保障政策规定的情况,采取有力措施,切实解决目前卫生执法工作经费得不到保证的突出问题。

(3)进一步研究完善卫生监督工作财政补助有关政策和办法,努力建立稳定的卫生监督保障机制,切实改善卫生监督员工作条件,稳定执法队伍。

2.加强基层卫生监督网络建设

(1)切实加强农村和社区基层卫生监督网络建设,促进执法工作重心下移,强化属地管理。积极推动各地建立完善县级卫生监督机构在乡镇设立派出机构或派驻卫生监督人员的制度,充实农村卫生监督工作力量。

(2)积极推广卫生监督工作市、区一体化管理的做法,解决职责交叉、重复执法、资源浪费等问题,理顺监管体制,提高监督工作效率。

3.加强机构和队伍建设

(1)出台卫生监督机构编制规定,明确卫生监督队伍的有关政策。在调查研究的基础上,卫健委组织开展了卫生监督机构人员编制配置研究论证。积极争取中编办和人事部的支持,力争将卫生监督队伍纳入公务员管理;研究制定各级卫生监督机构的人员编制标准,从根本上解决卫生行政执法主体和执法队伍相分离及执法力度严重不足的问题。

(2)严格准入、强化培训、加强管理。尽快建立健全卫生监督员准入制度,施行卫生行政执法人员资格国家考试制度。

（3）应有规划地逐步建立完善卫生监督员教育培训制度和组织体系。与教育培训机构联合建立区域性卫生监督员教育培训基地，在高校开设卫生监督执法相关的专业课程，培养卫生监督后备人才。

（4）加强队伍的管理，建立必要的规章制度（回避、稽查、责任、廉正、监督、奖惩制度），强化卫生监督执法人员的行为规范，淘汰不合格的卫生监督人员，确保队伍的健康、纯洁。

4.加强卫生监督技术支持能力建设

（1）进一步明确卫生监督技术支持机构的职责和任务：健康危害因素监则、健康危害因素风险评估、检验出证、技术仲裁、技术咨询以及参与法规标准制定和宣传。

（2）加强卫生监督执法技术支持机构的能力建设，建立健全食品、饮用水和职业卫生等公共卫生监测网络，提高和行政执法相关检验检测的能力建设，严格规范检验出证行为，以满足卫生监督执法工作的需要。

（3）在此基础上，要结合深化医药卫生体制改革，从全局出发、从长远考虑，积极研究、探索一种适合我国卫生事业发展以及卫生依法行政需要的卫生监督技术支持体系模式，全面提高和加强卫生监督执法的技术水平。

5.进一步理顺监管体制，完善卫生综合执法模式

（1）根据党的提出的进一步深化行政管理体制改革的要求，按照统一、高效的原则，切实理顺食品安全和职业卫生的行政管理体制，修订完善相关法律法规，明确各部门监管职责。

（2）理顺医疗监督与医政管理，卫生监督与疾病控制之间的职责划分，建立长效的医疗服务监督和传染病防治监督工作运行机制，避免职责不清带来的推诿、扯皮，从而加大综合执法的力度，提高监督管理的效率。

（周晓芝）

第四节　医疗服务与公共卫生服务

医疗机构是公共卫生服务体系重要的组成部分，也是公共卫生服务的重要环节。随着社会经济的快速发展和广大人民群众健康需求的日益提高，医疗机构在公共卫生工作中的地位也日渐突出，大量的疾病控制和妇女儿童保健等工作需要医疗机构共同合作完成，医疗机构与专业公共卫生机构、医疗服务与公共卫生服务的关系也日益紧密。

一、公共卫生基本知识

（一）公共卫生基本概念

公共卫生内涵随着社会经济的发展和人类对健康认识的加深而不断发展。起先，公共卫生在很大程度上被理解为环境卫生和预防疾病的策略，如疫苗的使用。而后，公共卫生扩大到包括环境卫生、控制疾病、进行个体健康教育、组织医护人员对疾病进行早期诊断和治疗，发展社会体制，保障公民都享有应有的健康权益。目前，学术界通常采用 WHO 的定义：公共卫生是一门通过有组织的社区活动来改善环境、预防疾病、延长生命与促进心理和躯体健康，并能发挥个人更大潜能的科学和艺术。

公共卫生就是组织社会共同努力，改善环境卫生条件，预防控制传染病和其他疾病流行，培

养良好卫生习惯和文明生活方式,提供医疗卫生服务,达到预防疾病,促进健康的目的。

(二)公共卫生基本职能

公共卫生的基本职能指的是影响健康的决定因素、预防和控制疾病、预防伤害、保护和促进人群健康、实现健康公平性的一组活动。具体来说,基本职能包括以下服务内容。

(1)疾病预防控制管理。

(2)公共卫生技术服务。

(3)卫生监督执法。

(4)妇女儿童保健。

(5)健康教育与健康促进。

(6)突发性公共卫生事件处理等。

(三)公共卫生基本特点

公共卫生是以促进人群健康为最终目标、以人群为主要研究重点、强调防治结合和广泛的社会参与、以多学科公共卫生团队为支撑,具有以下基本特点。

1.社会性

公共卫生服务是一项典型的社会公益事业,是人民的基本社会福利之一,因此公共卫生服务不能以营利为目的。

2.公共性

公共卫生服务表现为纯公共产品或准公共产品的供给,具有排他性和消费共享性的特点。

3.健康相关性

公共卫生服务的直接目的是保障公民的健康权益,所采取的措施和方法必须遵循医学科学理论和技术。

4.政府主导性

公共卫生服务的提供是政府公共服务职能的一个重要内容,政府必须承担公共卫生服务的供给责任:统一组织、领导和直接干预,提供必要的公共财政支出。

二、医疗服务与公共卫生服务的关系

(一)医疗机构与公共卫生专业机构

医疗机构和专业公共卫生机构均是依据相关法规设立的具有独立法人代表资格的机构,前者主要依据《医疗机构管理条例》而设立,为当地居民提供临床诊疗服务以及部分公共卫生服务,主要包括临床综合医院和肿瘤、口腔、眼科、传染病、妇产、儿童等专科医院。后者主要依据《中华人民共和国传染病防治法》《精神卫生法》《中华人民共和国食品卫生法》《职业卫生法》等设立的专业公共卫生机构,主要包括疾病预防控制中心、卫生监督中心(所)、妇幼保健中心(院)、职业病防治院(中心)、健康教育和健康促进中心(所)、精神卫生中心(所)等。在同一地区医疗机构和专业公共卫生机构均隶属同级卫生行政部门管理。

医疗机构在医院内部为了统筹协调、指导和监督落实院内公共卫生服务工作,预防与控制医院内感染的发生和流行,并联系相关专业公共卫生机构,依据《医疗机构管理条例》的要求,设立了预防保健科(或公共卫生科)和医院感染控制科。在我国绝大部地区医院都设立预防保健科和医院感染控制科。近年来,我国许多地方卫生行政部门为了进一步明确医疗机构公共卫生职能,规定医院统一设置公共卫生科,便于辖区内公共卫生工作的衔接。无论称谓是预防保健科,还是公共卫生科,其基本职责都是统筹协调院内公共卫生服务工作,指导和监督院内各有关科室开展公共卫生服务工作,联系并接受专业公共卫生机构业务技术指导。

公共卫生专业机构是以开展和完成区域内公共卫生服务业务为主的部门,负责区域内公共卫生规划、计划的制订,公共卫生监测,开展专项调查研究,提出并落实预防与控制措施,分析和评估实施效果。

公共卫生专业机构与医疗机构之间是密不可分的合作伙伴关系,在公共卫生服务中,医疗机构离不开公共卫生机构,公共卫生机构也离不开医疗机构,两者间应实行无缝衔接。

(二)公共卫生服务与医疗服务的关系

医疗服务主要是针对个体,为个体提供诊断、治疗、预防保健方面服务。与医疗服务相比,公共卫生服务是针对群体,以人群为主要重点,强调防治结合和广泛的社会参与,以多学科公共卫生团队为支撑。公共卫生服务是一项典型的社会公益事业,不能以营利为目的,表现为纯公共产品或准公共产品的供给。除了基本医疗服务以外,医疗服务都不能列为公共产品。因此,公共卫生服务的提供是政府公共服务职能的一个重要内容,政府在公共卫生领域的主要职能包括:制定政策法规,制订和实施公共卫生发展规划计划,协调部门的公共卫生职责,执行公共卫生监督执法,组织、领导和协调公共卫生的应急服务。

三、医疗机构在公共卫生工作中的地位和作用

公共卫生工作离不开医疗机构,医疗机构是公共卫生体系不可或缺的重要组成部分,无论是传染病、慢性病、寄生虫病、地方病、职业病、因病死亡,还是突发公共卫生事件、食物中毒的发现都离不开医疗机构,其报告也依赖医疗机构,新生儿预防接种、妇女儿童保健、疾病监测、健康教育与干预,以及实施传染病的预防控制和传染病的救治、慢性病的治疗与控制均在医疗机构内完成。

医疗机构本身是传染病传播的高危场所,也是院内感染发生的高危场所,因而对医院在预防控制传染病的播散和医院内感染的发生提出了更高的要求,医院的规划、设计、布局,空调通风冷暖系统,给排水及污水处理系统,人流和物流系统,传染病门诊、洁净手术室、洗消供应室和ICU等设置必须充分考虑满足控制传染病播散和院内感染发生的需要。医疗机构的医务工作者应掌握公共卫生基本知识,有承担公共卫生的责任意识,还应按相应法律、法规的要求切实履行其职责,及时、准确地发现报告传染病、精神病、职业病、糖尿病、高血压等疾病,实施重要传染病的监测、控制工作,做好就诊者的健康教育和干预工作。

(周晓芝)

第五节　医疗机构公共卫生基本职能

医疗机构种类繁多,有综合医院,也有专科医院。医疗机构的级别也不尽相同,有三级甲(乙)医院,也有二级甲(乙)等医院,还有一级医院、门诊等。不同类型的医疗机构所承担的公共卫生职能不尽统一,根据国家有关法律法规以及我国医疗机构开展公共卫生工作的实际,医疗机

构的公共卫生基本职能主要包括以下几方面:突发公共卫生事件的报告及应急处理;食物中毒的发现报告与救治;传染病的发现报告及预防控制;预防接种服务;主要慢性病的发现报告与管理;职业病的发现与报告;精神病的发现与报告;医院死亡病例的报告;妇女儿童保健服务;健康教育与健康促进;放射防护和健康监测;医院感染与医疗安全管理。

一、突发公共卫生事件的发现报告及应急处理

突发公共卫生事件发现。无论是重大传染病,还是食物中毒和职业中毒,当患者感到身体不适时,首先就诊地点为医疗机构,医疗机构医师根据诊疗规范、诊断标准和专业知识,进行疑似或明确诊断。

(一)突发公共卫生事件报告

医疗机构发现突发公共卫生事件或疑似突发公共卫生事件,医院应及时启动突发公共卫生事件处置应急程序,逐级汇报。

(二)患者救治或转诊

医疗机构在报告的同时要做好患者救治工作,特殊情况需要转诊者,应做好相应转诊工作。

二、食物中毒发现报告与救治

患者食用了被生物性(如细菌、病毒、生物毒素等)、化学性(如亚硝酸钠等)有毒有害物质污染的食品,出现急性或亚急性中毒症状。

(一)食物中毒的发现

患者到医疗机构就诊,医疗机构医师根据食物史、患者症状,结合相关诊断标准确认食物中毒或疑似食物中毒。

(二)食物中毒的报告

医疗机构发现群体性食物中毒,应及时启动疑似食物中毒事件处置应急程序,逐级汇报,并协助疾病预防控制机构进行事件的调查及确证工作。

(三)食物中毒患者救治

医疗机构在报告的同时做好中毒患者的救治工作。

三、传染病的发现报告及预防控制

传染病的预防控制是医疗机构主要工作内容之一,包括传染病的发现、报告、监测、预防控制、救治及转诊工作。

(一)传染病的发现

医疗机构医师接诊疑似传染病患者,应按《传染病诊断标准》对疑似传染病例进行诊断,必要时请会诊予以明确诊断。

(二)传染病的报告

医疗机构发现疑似或确诊传染病后,要按《中华人民共和国传染病防治法》规定的内容及时限,录入中华人民共和国国家疾病预防控制信息系统进行网络直报。

(三)传染病监测

医疗机构应按公共卫生专业机构要求,开展传染病的监测工作,报送相关监测信息。做好传染病阳性标本留样,传送给疾病预防与控制中心实验室复核。

(四)传染病预防控制

在医疗机构中实施传染病的预防与控制,如预防控制艾滋病、乙肝、梅毒母婴传播项目,孕产妇进行筛查、随访、治疗,都需在医疗机构内实施。

(五)传染病的救治

传染病治疗和重症传染病的救治都需依赖医疗机构。

(六)慢性传染病患者的转诊

有些传染病发现后需转至专门机构进行随访治疗,如疑似麻风患者(临床诊断为主)、疑似肺结核患者(临床诊断和胸片结果为主)医疗机构除报告外,还要转诊至辖区慢性病防治院或传染病医院进行治疗。

四、预防接种服务

预防接种是最有效、最经济的预防控制疾病的措施,预防接种服务主要在社区健康服务中心完成,医疗机构主要承担新生儿疫苗接种,犬伤后狂犬疫苗接种及冷链的管理。

(一)新生儿疫苗接种

孕妇在医院生产后,医院应及时为新生儿免费接种乙肝疫苗、卡介苗,接种时应严格按疫苗接种规范操作。

(二)狂犬疫苗接种

对动物咬伤的就诊者,医疗机构应根据狂犬病暴露预防处置工作规范处理伤口及接种狂犬疫苗,必要时注射狂犬免疫球蛋白。

(三)冷链管理

医疗机构应严格按预防用生物制品保存要求执行存放(在冷藏或冷冻区)、领取、运输等。

五、主要慢性非传染病的发现报告与管理

主要慢性非传染病是指高血压、糖尿病,以及恶性肿瘤、脑卒中和冠心病等,医疗机构承担患者发现、报告、治疗及转诊工作。

(一)患者的发现

医疗机构要积极主动发现高血压、糖尿病患者,落实首诊测血压措施。

(二)病例的报告

医疗机构一旦发现高血压、糖尿病患者,以及恶性肿瘤、脑卒中和冠心病病例,按要求报告给公共卫生专业机构。

(三)患者的治疗

一旦明确诊断,医疗机构应采取合适的措施对患者进行治疗。

(四)患者的转诊

医疗机构待患者病情稳定后转诊至所在的社区健康服务中心,由社区健康服务中心进行随访管理。

六、职业病的发现与报告

医疗机构对有职业接触的疑似职业病的病例,应结合职业接触史和临床表现进行诊断和鉴别诊断,必要时邀请职业病防治机构的专家会诊,一旦发现疑似的职业病,应及时按要求进行报

告,必要时转诊至相应的专业机构进行治疗。

七、重症精神病的发现与报告

医疗机构对疑似精神病患者应进行诊断和鉴别诊断,必要时邀请精神病专科医院专家会诊,一旦发现疑似精神病患者,按要求进行报告,必要时转诊至精神病专科医院进行明确诊断和治疗。

八、死亡病例的报告

医疗机构出现死亡病例,应按要求及时、准确填报死亡医学证明,专人定期收集全院死亡医学证明信息,组织病案管理室给予规范编码,录入国家死因登记信息报告系统并网络上传。

九、妇女儿童保健服务

具有相应资质的医疗机构提供孕产妇保健服务和儿童保健服务,并管理出生医学证明和妇幼保健信息。

(一)孕产妇保健

医疗机构为育龄期妇女开展孕前妇女保健检查和咨询,对孕期妇女提供定期产检服务和相关疾病的筛查,以及适宜的生产技术,指导母乳喂养,发现与报告孕产妇死亡情况。

(二)儿童保健

医疗机构提供新生儿疾病筛查、儿童保健服务,发现与报告新生儿和 5 岁以下儿童死亡情况。

(三)出生医学证明管理

专人管理、核发出生医学证明,并及时上报。

(四)妇幼信息管理

医疗机构负责管理妇幼保健信息系统和母子保健手册,准确录入妇幼保健相关内容,按权限完成相应工作,按期完成妇幼保健报表的统计、核实、报送等工作。

十、健康教育与健康促进

医疗机构根据其特殊性提供健康教育宣传、健康处方、健康指导,并带头做好控烟工作。

(一)健康教育

各医疗机构各专业科室应根据自身专业特点,定期制作健康教育宣传栏,宣传相关知识。

(二)健康处方

各专业科室编写本专业诊治疾病的健康处方,对就诊者进行宣传,普及相关专业知识。

(三)健康指导

医务人员适时对患者或家属进行健康指导,住院部医务人员应对患者进行健康教育指导并在病历记录。

(四)控制吸烟

禁烟标识张贴、劝止吸烟行动、医院内吸烟现况监测,带头控烟。

十一、放射防护与健康监测

医疗机构为了疾病的诊断和治疗配备了许多带有放射性的装置,如 X 线机、CT 等,因而要加强辐射防护,并做好医护人员和就诊者的保护。

(一)放射防护

对带有放射性的装置,其选址、布局及防护设计要合理,设计方案应报批,竣工后要通过专业部门验收,场所要进行防辐射处理。

(二)放射人员防护

放射工作人员要做好个人防护,上班时佩戴个人放射剂量仪,定期进行健康体检。

(三)患者的防护

医疗机构在给患者进行带有放射线装置检查或治疗时,要做好防护,尤其是敏感部位务必采取有效的防护措施。

十二、医院感染与医疗安全管理

医院内感染控制是医疗机构的重要职责,包括医院感染的报告与处理,医院消毒效果监测,医疗废弃物管理,实验室感染控制,以及感染性职业暴露处置等工作内容。

(一)医院感染的报告与处理

医务人员按《医院感染诊断标准(试行)》发现院内感染个案时,应及时报告。如果发生医院感染暴发,要按医院感染暴发处理程序进行调查、报告,必要时请专业机构协助处理,提出感染控制措施并部署实施。

(二)医院消毒效果监测

医院感染管理部门应定期对消毒剂、消毒产品、医务人员的手、空气、物体表面等进行消毒效果监测,并向当地专业公共卫生机构报告,接受公共卫生机构督导检查。

(三)废弃物管理

医院机构应按《医疗废物管理条例》要求做好医院污水处理,定期监测污水处理后的卫生指标,定期检查医疗废物处理是否规范。如果发生医用废物的流失、泄漏、扩散等意外事故应及时报告并做好相应处理。

(四)实验室感染控制

医疗单位实验室,尤其是感染性实验室要严格按照实验室生物安全要求进行规范操作,做好个人防护,菌种保藏、运输等安全防范工作。

(五)感染性职业暴露处理

医务人员要严格执行各项诊疗操作规范,发生感染性职业暴露要及时报告、评估并给予医学处理,根据职业暴露给别定期随访。

(周晓芝)

第六节　公共卫生政策研究的基本理论与方法

一、公共卫生政策研究的基本理论

如上所述,卫生政策研究跨越了社会科学与自然科学、医学、管理学、经济学、计量经济学、社会学、法学和政治学等,因而,公共卫生政策研究的理论既包括上述领域的基础理论又涉及政府公共卫生管理和医疗服务等多领域的基础理论。

社会经济成本与效益的理论是卫生政策学的重要理论根据之一。社会经济成本是指开展某项活动,提供某项服务或生产某个产品占用和消耗的经济资源。社会经济效益是指所提供的产品与劳务满足人民群众需要的程度,在卫生经济学概念中,通常用效度表示。社会经济成本与效益的理论是建立在经济学基本理论(劳动价值理论、选择理论、机会成本理论、福利经济学公共选择理论)的基础上。劳动价值理论是马克思关于商品价值的理论,是指在社会标准的生产条件下,用社会平均的熟练程度和强度,生产任一使用价值所需要的劳动时间。选择理论是解决多方案的合理选择问题,选择的标准需要根据社会经济成本和社会经济效益的分析与评价,要考虑效率、公平与稳定。机会成本的概念是指一个资源使用在此项目时,就失去了在其他项目使用的机会,因而它的成本是另一种可得到的最好决策的价值。福利经济学认为,增进社会经济福利的途径有两个:资源的最优配置与收入均等化。资源的最优配置就是要克服外部效应所引起的资源配置低效率状态。

管理学中的古典管理理论、行为科学理论、现代管理理论都可用在公共卫生政策的研究过程中。

为了改善公共卫生决策系统,提高公共卫生政策质量,从本质上掌握与认识事物的规律与基本特征,了解社会错综复杂因素对公共卫生政策的影响,进行公共卫生政策研究时,模型理论是必不可少的。管理学的理论模型(SWOT 分析法)、波特的五力(供应商和购买者的讨价还价能力、潜在进入者的威胁、替代品的威胁、同行业企业间的竞争)模型、双因素理论(保健因素和激励因素)、期望理论、政策学的理论模型(理论决策模型、有限理性模型、渐进决策模型、综合决策模型、精英决策模型、集团决策模型、系统决策模型)及计量经济学模型对于公共卫生政策理论模型的建立都提供了理论依据。

二、公共卫生政策研究的方法

公共卫生政策研究方法指公共卫生政策研究过程中所采取的一切方法和技巧的综合,涉及医学、公共政策学、管理学、经济学、图书情报学、社会学等学科研究方法的综合运用。具体研究方法主要有以下两种分类。

(一)根据研究目的的不同进行分类

公共卫生政策研究的目的通常有构建政策问题、政策预测分析、政策规划分析、决策分析和政策效果评估等。根据研究目的的不同,方法略有差异。例如,以构建政策问题为目的的研究,所采用的方法主要有态势分析法、边界分析法、类别分析法、层次分析法、类比综述法、头脑风暴法、德尔菲法、多角度分析法、假设分析法、文献计量分析法;以政策预测分析为目的的研究,采用的方法主要有趋势外推法、回归分析法、成本效益分析法、系统分析法、态势分析法、德尔菲法、交叉影响分析;以政策规划分析为目的的研究用到的方法有线性规划分析法、动态规划分析法、情景分析法、系统分析法;以决策分析为目的的研究用到的方法有博弈分析、决策树法、头脑风暴法、利益分析法;以政策效果评估为目的的研究用到的方法主要有成本效益分析法、情景分析法、模糊综合评价法、层次分析法、德尔菲法、回归分析法。此处,只针对几个常用方法进行阐述。

态势分析法又称优劣势分析法或 SWOT 分析法,是指通过对组织的内部环境和外部条件的系统分析,找出内部环境所具有的优劣势及外部环境所面临的机遇与风险,进而制定相关的发展策略。该方法广泛地应用于管理效果分析,分析过程直接列举 S、W、O、T 四个方面的表现,因此具有直观、操作简便等特点。当然,SWOT 分析法的缺点也不容忽视,即主观性较强。因此在采用该方法的时候应与定量的数据分析方法相结合。

头脑风暴法是一种无限制的自由联想和讨论,是指组织具有某些专业知识的专家共同探讨某一问题并汇总意见的方法,头脑风暴法有利于激发创新性观念的产生。头脑风暴法在组织过程中,要集中有关专家召开专题会议,并由主持者以明确的方式向所有参与者提出问题,说明规则。

多角度分析法是指通过多个角度,例如,个人、组织及技术三方面的知识来取得对问题及其潜在方案的更深认识的方法。

(二)根据研究资料的属性进行分类

根据研究资料属性的不同,我们将公共卫生政策研究的方法分为定性研究、定量研究、定性定量相结合的研究方法。

1.定性研究

顾名思义,以定性资料为研究内容。定性研究通常适用于无法进行定量描述的研究资料。通常用到的方法有类别分析法、类比综述法、多角度分析法、态势分析法、定性比较、利益相关者分析、分析和综合、归纳和演绎等方法。此处仅针对类比综述法和相关利益者分析法进行阐述。

类比综述法是通过对不同类别的问题进行对比、分析和信息综合,是一种用来提高对相似问题的认识的方法,但该方法的基础是对相似问题进行分类,因此要求问题与问题之间具备同一性或相似性的假设。

利益相关者是指与作用对象具有一定利益关系的个人或组织群体。利益相关者分析法是指对政策问题的各种冲突性假设进行创造性合成,分析卫生政策利益相关者的知识、利益、权利、立场、潜在联盟等可能影响政策过程的特征和能力,以制定相关策略。

2.定量研究

定量研究是获取研究资料量的特征的研究。常用到的方法有系统动力学分析、文献计量学分析、线性规划分析法、动态规划分析法、成本效益分析法等。其中,文献计量学分析法是指采用数学、统计学方法定量研究文献信息(文献量、作者书、词汇数)的分布和变化规律的方法。该方法的研究对象是文献,因此要先针对研究目的选择合适的文献,从而对文献中信息分布进行研究。而成本效益分析常见于卫生经济学评价,在公共卫生政策研究中也有涉及,主要是将政策制定和实施需要的费用与其获取的效果进行比较,从而有针对性地对该政策进行调整。

3.定性定量相结合的研究

定量研究经常用于政策制定之后的评估、修正等,而定性研究才是政策产生的关键,是决策者智慧、经验、创造力的结晶。在公共卫生政策研究过程中,单一的研究方法通常不能够全面的解释某问题,因此可以将定性研究和定量研究结合起来应用。

(周晓芝)

第七节　公共卫生政策研究的信息资源

随着 Internet 的迅速发展,为人类实现信息资源共享,方便快捷的交流提供了技术支持,网络化、电子化信息资源成为人们获取信息的重要途径。卫生政策作为一门交叉学科具有其学科特殊性,卫生政策研究资源除包括传统的文献类型如期刊论文、会议论文、博硕士论文外,还包括科研报告、政府报告和统计数据等,这些资源除来源于文献数据库外,还来源于政府机构、学术机构网站等。本章从数据库资源、网站资源、期刊资源三个方面对国内卫生政策研究文献信息来源进行阐述。

一、文献数据库

数据库是指由计算机进行处理的一定数量同类信息的有序集合,是用来查找信息的电子化检索工具。数据库中的信息对象为文献信息,则称为文献数据库。依据学科覆盖范围,将文献数据库分为综合性文献数据库和专业性文献数据库两大类。

(一)综合性文献数据库

国内综合性文献数据库主要包括中国知网 CNKI 数据库、维普资讯、万方数据知识服务平台,结合卫生政策研究数据来源需要,对三大综合性文献数据库收录的期刊论文、硕博士论文、会议论文情况进行简单比较,可得出以下结论。

(1)三大综合性文献数据库学科覆盖范围一致,即收录社会科学、自然科学、工程技术、农业、医药卫生、经济、教育和图书情报等各个领域,但收录年限、收录文献类型不同。

(2)期刊论文方面,应重点检索 CNKI 期刊全文数据库和维普资讯开发的中文科技期刊数据库(全文版)。

(3)学位论文、会议论文方面,应同时检索中国知网 CNKI 数据库和万方数据知识平台的学位论文、会议论文资源。

(二)专业性文献数据库

国内有众多的专业性文献数据库,如生命科学文献数据库、中医药数据库、农业数据库等。与卫生政策研究有关的专业性数据库主要有中国医学科学院医学信息研究所开发的中国生物医学文献数据库、南京大学开发的社会科学引文索引数据库,以及同方知网技术有限公司开发的医药类、经济管理类专辑全文数据库。

卫生政策作为一门交叉学科,学科覆盖广,专业性数据库收录学科范围比较局限,在查找国内卫生政策研究文献数据时应重点检索前面介绍的综合性文献数据库,国内专业性文献数据库不作为获取卫生政策研究文献数据的主要来源。

二、网站资源

卫生政策研究有关的网站资源主要包括政府机构网站、学术机构网站及社会组织网站。

(一)政府机构

政府机构网站是获取卫生政策、卫生管理有关的政策法规、政府报告、统计信息的重要来源,国内卫生政策研究有关的政府机构见表 14-1。

(二)学术机构

国内学术机构网站提供的信息多是对本机构的介绍,网站提供的研究报告、论文较少。

(三)社会组织

国内学术性社会组织较少,网站主要提供学会动态、会议通报、培训通知等信息,卫生政策研究方面的文献较少,在此仅对卫生政策研究有关的社会组织进行简单列举,见表 14-2。

表 14-1 国内卫生政策研究有关的政府机构

机构名称	与卫生管理有关的工作	网站资源
国务院组成部门		
卫生部	国务院主管全国卫生工作的职能部门	提供卫生事业有关的政策法规、卫生年鉴、卫生标准、统计信息等
科学技术部	医疗卫生科技发展战略、规划有关的工作	提供科技发展有关的法律法规、政府文件、年度报告、科技出版物、科技成果等
民政部	医疗救助工作	提供民政要闻、通知公告、政策法规、计划规划、统计数据等信息
财政部	医疗卫生资金管理、医疗保障、医疗救助等	提供政务信息、政府采购、政策解读、行政许可、法规查询、财政数据、财政文告、财政年鉴等信息
人力资源和社会保障部	医疗保险、医疗保障、医疗服务体系、医疗卫生人力资源管理等	提供人力资源和社会保障部的工作动态、业务指南、人事政策法规、劳动和社会保障法规等资源
商务部	医疗器械、设备和药品的流通	提供国内外贸易和国际经济合作有关的新闻、政策解读、法律法规、世界经济数据等信息
国家发展和改革委员会	医疗卫生服务、医疗设备、药品的价格管理、改革、监管等	提供经济和社会发展有关的政策、项目、发展动态、通知等
国务院直属机构		
国家统计局	主管全国统计和国民经济核算工作	提供全国统计公报、统计数据、统计分析、统计法规、直报等信息
国家市场监督管理总局	卫生检疫监管司负责卫生监督、疾病监测、卫生处理等工作	提供国家质量监督检验检疫有关的通知公告、法律法规、计划规划、统计数据、热点专题等
卫生部下属机构		
国家食品药品监督管理总局	综合监督食品、保健品、化妆品安全管理工作	提供药品、食品安全有关的政策法规、公告及其相关动态,;并提供药品、医疗器械基础数据查询、注册信息查询、受理信息查询等
国家中医药管理局	主管中医、中医中药结合、中西医结合及民族医疗方面的工作	提供中医、中药有关的新闻动态、政策法规、计划规划、医政管理、基础数据库查询、统计数据等信息
地方级卫生管理机构		
各省/市卫生厅/卫生局、食品药品监督管理局	主管个地方的医疗卫生工作	提供医疗卫生管理有关的新闻动态、法律法规、卫生标准、指南等信息

表 14-2 国内卫生政策研究有关的社会组织

机构性质	社会组织名称
国家级	中华医学会
	中华预防医学会:初级卫生保健分会、卫生事业管理分会、卫生统计专业委员会、社会医学分会
	中华中医药学会:医院管理分会

续表

机构性质	社会组织名称
	中华初级卫生保健基金会
	中国卫生经济学会
	中国卫生信息学会(原中国卫生统计学会);妇幼保健信息专业委员会、公共卫生信息专业委员会、卫生信息标准化专业委员会、医学统计教育专业委员会
	中国医院协会(原中华医院管理学会)
地方级	地方级医院协会,如北京医院协会、山东省医院协会等
	地方级卫生经济学会,如上海市卫生经济学会、福建省卫生经济学会等

三、期刊资源

参考中国科技信息研究所发布的《中国科技论文统计源期刊》、中国学术期刊(光盘版)电子杂志社/清华大学图书馆/中国科学文献计量评价研究中心发布的《中国学术期刊综合引证报告》收集国内卫生政策与管理类期刊 26 种,根据《中国科技论文统计源期刊(中国科技核心期刊)目录》确定核心期刊 6 种,非核心期刊 20 种。

(周晓芝)

第八节 公共卫生政策的评价与标准

一、公共卫生政策评价

(一)概念

公共卫生政策评价是公共卫生政策研究的一部分,是公共卫生政策运行过程中的一个重要环节。它指研究者根据特定标准对公共卫生政策的效果、效率、有效性等方面展开评估活动,包括判断政策本身是否具有价值及价值如何。

(二)评价意义

(1)通过对现行政策、计划、项目的评价,改进管理,提高管理水平和效率,进一步完善政策。目前,我国仍然是重政策制定,轻过程管理。对于公共卫生政策评价还只是停留在立项评审、验收和成果鉴定方面,对于政策效果的评价以及完善方面做的还不够。因此在我国建立系统的评价机构,形成评价标准对于公共政策系统的发展具有极大的推进作用。

(2)向公众反馈政府责任和义务完成的情况:在我国,评估结果多数不对外公开,但在一些发达国家该评估结果被应用于评价政府工作效果。例如,在日本有专门的公共政策评价系统,他们的公共政策评价结果是对公众公开的,公众可以根据该评价结果评判政府在这一段时间为民众付出的努力和收到的成果。因此,公共卫生政策评价也可以被用于评估卫生事业改革的过程中,政府责任和义务的完成情况。

二、公共卫生政策评价标准

公共卫生政策评价标准直接决定评估的方向和结果是否正确、是否科学,是否符合实际。然而到目前为止,对于公共卫生政策评价,相关机构还未列出一个金标准。但是关于政策评价标准的研究却有着较多共识。例如,美国政治学家 P·狄辛将人类社会所追求的物种理性作为政策评价的标准即技术理性、经济理性、法律理性、社会理性、实质理性。有些国内的学者认为政策评价标准可被概括为工作量、绩效、效率、充分性、公平性、适当性、执行力、社会发展总体指标。还有部分国内学者认为政策评估标准分为基本标准(利益标准、生产力标准)和具体标准(政策投入、政策效益、政策效率、政策回应)两大类。总而言之,公共卫生政策评价标准可被归纳为存在合理性标准、投入产出标准、系统功能标准和社会功能标准四类。

(一)存在合理性标准

政策的制定需要建立在一定社会需求的基础之上,同时应该遵循合法、合理、可行的标准和要求。其中合法性首当其冲,在法治社会的大环境下,依法决策和依法行政是首要原则。

(二)投入产出标准

政策实施的过程中势必投入了各种资源。该标准主要用于了解政策的制定、实施过程中各类资源投入的权重及数量、使用情况。而产出主要看该政策是否达到了预期的效果,产出与投入情况相比是产出大于投入还是不及投入。

政策投入主要包括人力、物力、财力的来源和投入情况,信息资源的调配与使用情况。政策产出是以投入为基础的,它的实际产出是否到达预期结果,也就是说看该政策是否达到了最初制定的目标,以及该目标的完成程度。公共卫生政策由于其工作领域、内容的特殊性,投入和产出并不是非常直观,需要专业人士进行系统评价之后才能定夺。

(三)系统功能标准

系统功能标准是公共政策系统内部自治的标准,主要用于评价单项政策与整个政策系统的关系和协调程度。

公共卫生政策作为政策系统内的一个政策,应该同时具有特异性和普遍性。特定的性质和功能是该项政策的特异性功能,同时政策的投入实施应该同时具有政策系统内各政策应具有的共性。因此在评价某项政策的系统功能时应该同时兼顾其特异性与普遍性,了解所评价政策的特异性和普遍性的好坏程度,政策本身实施过程中的情况,以及该政策在公共政策体系中的地位和作用。

(四)社会功能标准

这里所说的社会功能主要包括社会公平性和发展标准。该标准是为了衡量政策的实施造成社会资本和效果在不同人群中的分配情况、公平性及政策实施前后社会发展变化情况。

一般来说,社会公平性和发展标准是一致的,即资本、效益、效果分配公平,人群积极性提高,社会发展不言而喻。

(周晓芝)

第九节　公共卫生政策的研究与评价步骤

公共卫生政策评价的目的主要是为决策者提供意见和建议,检测政策效果及发展情况,同时找出其不足,逐步对其进行完善。公共卫生政策评价大致可分为以下几个步骤。

一、制订评价方案

(一)明确评价目的,制订评价标准

这是评价方案的重要步骤,应根据评价期望解决的问题制订评价目的。评价目的与评价对象息息相关,也是整个评价过程的主线。在评价过程中要始终坚持评价目的这个初衷才能得到更加精确的评价结果。同时,还要根据评价目的,通过文献综述及经验总结制订出合理的评价标准用以衡量政策的优劣。

(二)确定评价对象

明确评价对象是卫生政策评价的关键环节。卫生政策的评价对象具有多样性和抽象性的特点。多样性是指对政策的评价从哪一个具体角度入手,例如,政策的可行性评价,政策实施效果评价,政策实施的群众满意度评价等。抽象性是指卫生政策通常较为抽象,它需要被转化为具体的直接或间接指标才能反映政策的属性。

(三)确定评价手段

评价手段主要包括评价的角度,评价的指标及具体的评价方法。适当的角度可决定问题结果的好坏,合理的评价指标能恰当的反映政策的属性,并拥有良好的灵敏度和特异度。

1.评价角度

评价角度主要包括政策主体,政策实施效果,政策效率和政策实施公平性四个方面。政策主体主要是从政策的目的性、系统性、可行性、可持续发展能力等角度对该政策进行评价。效果是指被评价政策的自然结果,通过结果的自然单位来表达,如提高的保护率等。效率是指为了达到期望的结果而耗费资源的多少。公平性是指被研究政策在不同地区或人群的实施是否存在差异,并对差异进行分析。不同评价角度的具体手段和方法不同,而不同角度之间又存在交互作用。因此在评价过程中要尽可能的明确角度。

2.评价指标

(1)评价指标的确定方法:根据项目的目标和具体活动内容,提出评价的基本框架;在广泛的文献查阅、现场调查、专家意见咨询等工作基础上,根据指标的重要性、相关性、科学性和可行性等原则,构建项目评价的原始指标库,并对其进行初步筛选;运用多种统计和数学方法,对初选指标体系进行再筛选(德尔菲法、层次分析法、变异系数法、主成分分析法、相关系数法、因子分析法和聚类分析法);确定合理、适宜的指标权重。

(2)评价指标确定的具体步骤:确定利益相关者,提出关注的问题并开展调查,确立项目评价目标,再确定评价过程中需要回答的问题,并选择适当的评价指标。

3.评价设计

常用的评价设计包括横断面研究,队列研究等。横断面研究在公共卫生政策研究中的应用

相对较广泛,针对政策产生的效果在人群进行横断面调查,对不同对象特征的群体进行对比研究,了解政策效果。无论是哪种研究都需要解决抽样方法(普查或抽样调查)、问卷的信度和效度研究以及偏倚的控制等问题。

二、实施评价过程

(一)资料的收集

在评价过程中,资料收集方法一经确定就不可以再变更,这等同于流行病学调查的相关内容,从而保证资料的同质性。常用的资料收集方法有直接法和间接法。直接法如调查问卷收集资料。间接法如通过网络或是有效记录等获取资料。资料收集过程中应注意调查员的培训,制定统一标准,尽可能地避免偏倚。

(二)资料的整理与汇总

评价过程所获得的资料应该首先进行完整性和逻辑性的核实,填补缺漏,并对明显逻辑错误予以修改;对资料根据某种特征进行归类核实;根据研究方法不同对资料进行整理。

三、控制评价偏倚

卫生政策评价中不可避免地存在偏倚,主要有选择偏倚、信息偏倚和混杂偏倚三种。卫生政策评价中还有其特有的偏倚,称为效果评价偏倚。该偏倚主要来源于政策效果的不确定性及不同政策的交互作用,因此控制此类偏倚主要从方法设计和评价执行入手,保证评价质量。不同偏倚有不同的控制方法,在此不做详尽说明。

四、根据评价结果对卫生政策进行调整

依据卫生政策评价的目的对所收集资料进行整理分析,根据政策评价的结果,对实施中的现行政策进行补充、修改和完善。

(周晓芝)

第十节　卫生政策评价的影响因素

卫生政策评价受多方面因素影响,各因素联合作用决定了卫生政策评价的结果。卫生政策评价的影响因素主要包括以下几个方面。

一、主体因素

主体因素主要是指卫生政策本身的目的、性质等影响政策评价的效果。主要包括卫生政策目标的不确定性,卫生政策效果的不确定性及因果关系的不确定性。卫生政策目标的不确定性包括政策制定部门目标含糊、政策实行过程中的渐进修改(对政策目标的修改致使被修正的目标越来越接近于实际目标)、政策目标的多元化等。卫生政策效果的不确定性,例如,政策效果的显现通常需要一个较长的时间,而政策的制定通常是为了解决某一问题,但由于政策所作用对象的复杂性,政策的效果通常并不符合最初制定的目标,同时政策影响具有广泛性和普遍性的特点,

因此效果难以综合全面考量。因果关系的不确定性,例如,政策与政策间的重叠作用导致评估者误判效果或原因,难以排除其他政策对所评价政策目标实现的贡献等。政策主体因素通常较难控制。

二、卫生政策制定者及决策者因素

卫生政策制定者及决策者因素是指卫生政策制定者及执行者对评估过程主观认识过程的不同及行动干预。卫生政策制定者往往主观偏向个人所制定的政策,并期望其向着事先规划的方向发展,但政策的效果往往存在不确定性,因此评价过程中可能由于政策制定者和决策者的主观干预而导致评价结果不佳。卫生政策制定者及决策者因素可通过不干预的方法尽量避免其对政策进行评价。

三、评估者因素

评估者因素是由于评估者的主观态度与卫生政策制定者的主观态度之间的差异造成的,在政策评价过程中也起到一定的作用。评估者因素主要包括主观的希望评价结果与政策目的一致,主观的希望评价结果与政策目的有异。例如,评估者先验地认为被评价卫生政策具有某种效应,从而导致整个评价过程的主观偏倚;卫生政策对象中的支持者与不支持者数量不匹配,信息的不对称性,数据资料的不全面性等都会导致评价结果失之偏颇。因此在评价过程中应始终保持客观、公正的态度。

(周晓芝)

第十一节　推进基本公共卫生服务均等化的战略分析

一、优势

(一)基本公共卫生服务项目组织管理制度日益健全

我国政府在开展基本公共卫生服务以来,不断出台包括国家基本公共卫生服务规范、绩效考核指导意见、项目补助资金管理办法、基本公共卫生服务项目进展情况监测和督导考核工作制度等相关的制度文件。各地方政府为了保障基本公共卫生服务的有效开展,也结合实际,针对服务项目的工作目标,制定细化的实施方案及考核指标,完善考核方案,制定资金管理办法,加强绩效考核,并且建立并明确各部门和机构的职责,为项目工作的开展提供了全方位的制度保障。

此外,很多地区明确了各卫生机构的服务责任,构建了完善的慢性病监控、妇幼保健及卫生监管等专业公共卫生机构负责业务指导,乡镇卫生院和社区卫生服务中心负责组织实施的分工协作机制。

(二)政府加大投入和支持,保障项目的实施

政府针对基本公共卫生服务,加大了财政投入。国家在基本公共卫生服务经费方面也进行了明确规定,从之前人均15元逐渐提高至后来人均的79元。北京、上海、江苏、浙江、天津、青海等地区,在国家规定的基础上,还提高了经费补助标准。

313

此外,政府还加大了对基层医疗卫生机构的投入力度,基本保障了房屋建设、设备配备、人员等经费投入,为基本公共卫生服务项目实施提供了基础条件。各地基本建立了"财政预算、分级承担、年初预拨、年底结算"的项目经费保障机制。

(三)基本公共卫生服务的内容和功能逐渐的明确和完善

随着经济的发展,我国基本公共卫生服务包含的内容越来越多,功能也逐步完善,有效地保障了人民的生命健康权。在改革开放初始阶段,基本公共卫生服务只包含重度传染病,比如流脑以及麻疹等重型疾病。伴随着经济社会的快速发展及疾病疫苗的普及,现如今威胁到人们生命健康的疾病都是癌症、慢性病及流行病等疾病。由于疾病谱不断变化,我国现有的基本公共卫生服务也在做出一定程度的调整。

原卫生部前部长陈竺召开的全国卫生会议上指出基本公共卫生服务内容包括12个方面;大力推进新型医疗改革,明确规定公共卫生服务涵盖开展健康讲座及为居民构建专门的健康档案等诸多内容。基本公共卫生服务内容不再局限于只针对重型疾病,已经延伸到劳动卫生、食品卫生、校园卫生、精神卫生及特殊病症医治等方面。

(四)基本公共卫生的服务可及性逐渐增强,公平性逐步提高

我国政府投入到卫生财政上的支出和具体分配也逐步公平化。各级财政部门不断增加投入,尤其是我国的中西部地区获得了中央财政的大力支持,建设了大量的基础设施,人均经费也有所提高,逐渐实现了统一,基本公共卫生服务趋于平等化。除此之外,各级政府部门也注重卫生服务薄弱的地方,不断加大投入,改善卫生服务条件,农村地区的基本公共卫生服务得到了更多的重视。

(五)政府执政理念的转变

随着我国经济的不断发展,城市化、工业化的进程加快,一些公共卫生问题日益凸显。重大传染病的流行、人口流动、环境污染、食品安全、职业卫生、精神卫生、居民生活方式等公共卫生问题使我国的公共卫生面临着十分严峻的形势。而城乡、区域和不同群体的健康水平差异也成为影响和谐社会构建的重大问题。面对着如此严峻的形势,政府深刻地认识到了我国公共卫生面临的严峻挑战,并且充分意识到实施国家基本公共卫生服务项目的重要意义。中国政府在十六届六中全会提出逐步实现基本公共服务均等化,是中国经济转轨、社会转型的关键时期提出的具有重大意义的战略决策,是政府执政理念的转变。实施国家基本公共卫生服务项目是中华人民共和国成立以来覆盖范围最大、受益人群最广的一项公共卫生干预策略。

二、劣势

新中国成立以来,我国在公共卫生服务建设方面的成绩有目共睹。然而,自从改革开放以来,医药卫生机制出现了变化,直接导致基本公共卫生服务的发展遭遇瓶颈,出现了很多困难。尤其是我国的公共卫生支出呈现明显不足的状态,显著低于世界平均水平。在提供公共产品的过程中,政府严重缺位。随着我国经济社会的不断发展,居民日益增长的对公共卫生的需求与我国当前公共卫生支出水平之间存在着显著矛盾。贫富差距使得我国现有的医疗卫生水平具有明显差距,基本公共卫生服务很难实现均等化,在具体的实施过程中还存在很多需要解决的问题。

(一)卫生人力资源环境的制约

经过不懈努力,以往的卫生人力资源不足的情况有所改善,从事卫生服务的人员越来越多,目前已经达到了国家规定的标准。即便卫生人员逐年增加,但是资源配置仍旧缺乏合理性。在

这之中,医护人员所占的比重比世界卫生组织制定的比重低很多;从事卫生服务的人员整体学历偏低,专业素质不强,拥有中专学历的人数偏多,而高学历人才少之又少。除此之外,各地都存在卫生人力资源浪费的现象,大部分卫生人力资源均在一线城市以及发达地区,我国中西部以及农村地区所拥有的卫生人力资源严重缺失。导致这一现象出现的原因有两个方面:一是我国卫生人员整体素质较低,专业素质不强,工作效率不高;二是我国不具备成熟的人才引进机制,农村以及中西部地区条件差,绝大多数医疗人才不愿意投身基层。由于农村地区医疗人才严重流失,导致我国公共卫生服务很难实现均等化。

(二)居民对基本公共卫生服务项目知晓率低

由于宣传的不到位,很多居民对国家的基本公共卫生服务项目并不知晓,如65岁以上老年人每年一次的健康管理服务,包括体格检查及健康指导。社区卫生服务机构举办的健康知识讲座也并不能吸引太多的居民。

除了宣传的因素外,居民的健康保健意识也决定着基本公共卫生服务项目能否顺利开展。居民对部分服务项目并不知晓和认可。就建立健康档案而言,很多居民并不认为建立健康档案能为自身带来何种利益,因此部分居民并不配合医务人员的工作,使一些服务项目较难以开展。居民的防范心理也为医务人员的入户随访工作带来了一定的难度。

(三)地区之间、城乡间发展不平衡

1.我国东、中、西部地区在公共卫生服务方面一直都有差距

改革开放以来,我国政府逐渐开始放权,各级政府部门把一些重要的卫生服务项目放给财政收入偏低的地方政府。自从我国开始实行"分灶吃饭"的制度之后,地方政府逐渐开始负担公共卫生服务经费。因为我国东西部地区的发展水平差异很大,直接导致东西部地区在公共卫生服务方面差距逐渐拉大。详细来讲,东部、中部及西部地区地方政府投入到公共卫生服务中的资金存在十分明显的差距。即便我国各地区的人均公共卫生支出均呈现增长趋势,但就人均公共卫生支出水平而言,东部沿海发达地区要明显优于中部地区和西部地区。而随着西部大开发及中央对西部支出力度的加大和各种政策的倾斜,西部地区的增长速度又快于中部地区。地区间人均公共卫生支出差距显著,由此带来的地区间人均享有的基本公共卫生服务水平必然存在严重的不均等,地区间公共卫生支出结构失衡。

2.公共卫生资源在城乡之间配置严重不平衡

公共服务的内容和状况是随着经济的发展水平而变化的,发展不同的国家或地区必然存在着差异。即便农村与城市的卫生资源呈逐渐增加的趋势,但是卫生资源配置方面存在的缺陷仍旧是各级政府部门需要面临的现实问题。根据历年的相关数据显示,我国农村地区拥有的卫生资源远远低于城市。城乡之间的公共卫生支出存在着严重的分配不均。我国农村居民占全国2/3人口,只拥有不到1/4的卫生总费用。而占人口1/3的城镇居民却享有3/4以上的卫生总费用。城镇卫生费用增长速度明显高于农村地区。照此趋势长期发展下去,必将造成我国城乡间的医疗卫生水平差距进一步加大,城乡居民享受的基本公共卫生服务的不均等。

(四)不同基本公共卫生服务项目间发展不平衡

目前,传统的妇幼保健、免疫接种和健康教育等传统项目开展情况要好于健康档案的建立、慢性病管理。而建立居民健康档案、慢病管理和老年人保健,尤其是重型精神病管理依然较难开展,档案质量不高、管理水平低、使用效益差,对公共卫生事件应急处置和卫生监督协管项目工作措施落实也较不到位。

(五)社区信息化系统不够健全

我国卫生信息系统主要以地方规划为主,在地方财政资金支持下,建立了以居民健康档案为基础的区域卫生信息平台。但是,信息系统的建立不仅需要启动经费,还需要后期系统升级和维护所需费用,没有财力保障,难以建立完善的信息系统。系统间尚未完全实现对接,电子健康档案的利用率相对较低。

(六)尚未建立一个完善的监督与考核机制

对基本公共卫生服务的落实情况进行有效的监督考核,是实现均等化目标的重要保障。目前,基本公共卫生服务项目的实施中存在一些问题:在管理方面,一些地方基本公共卫生服务资金管理、绩效考核、责任分工等制度尚不完善;在资金方面,存在地方资金配套不到位、拨付滞后,以及挤占、挪用资金等问题;在落实服务任务方面,存在服务不规范、数量不足等问题;在考核方面,考核的主观性较强,考核能力较低,激励约束机制还不够完善。

三、机遇

(一)全球公共卫生治理

21世纪以来,全球化进程加快,而全世界卫生状况也出现了很多新的特征:医疗知识及技术更新速度加快,新型疾病在国际间传播。一个国家的安全、经济发展以及政治稳定都离不开医疗卫生的支撑。很多历史事实已经昭示卫生行业的发展呈现出了全球化的特点。

国际公共卫生合作是全球公共卫生治理的主要方式,其目的在于通过世界各国的协调来解决跨国的公共卫生安全问题,它也是全球公共卫生产品的重要组成部分,具体而言就是通过开展公共卫生外交,以促进全球公共卫生合作中集体行动困境的解决,世界卫生组织和世界贸易组织中有关公共卫生规范的形成都是世界各国开展公共卫生外交与合作的结果。

我国参与全球公共卫生外交的历史由来已久,中国代表在参加联合国于旧金山召开的关于国际组织问题的大会上,与巴西代表共同提交了建立一个国际性卫生组织的宣言,为创建世界卫生组织奠定了基础,成为世界卫生组织的创始国之一。中国参与全球层面上的公共卫生外交的过程也是其对全球公共卫生机制参与、融入和建构的过程。

近年来,我国的卫生工作得到国际社会的高度关注。全球189个国家共同制定《联合国千年宣言》,内容包括全球各国要达到8个目标,这之中的3个为卫生指标,就是减小儿童死亡率、抗击重大疾病以及改善妇幼卫生环境;还有3个同卫生有关联的指标,即实现可持续发展、消除全球饥饿与贫困以及构建新型合作关系。所有这些已经表明全球各国发展的中心与卫生息息相关。除此之外,各国外交事务也开始强调卫生。国际社会持续关注全球卫生状况,我国在外交事务中也开始不断提及卫生工作。在同其他国家开展外交事务的过程中,卫生已经成为了我国外交活动的重要内容。

我国在全球公共卫生治理项目中提供了力所能及的人力和财力支持,这是中国公共卫生外交的一个重要突破。同时,也是我国对全球公共卫生事业的一大贡献。

(二)人民群众对健康保健的需求逐渐增加

随着社会经济的不断发展,疾病谱的改变和人们对健康的持续追求,居民健康与医疗服务已经成为公共财政与社会投资的主要组成部分,居民健康与医疗服务需求及利用也就成为一个备受社会关注的重要问题。社区卫生服务改变了坐堂行医的传统服务方式,它具有功能齐全、廉价、便捷、服务优质以及就近的特点,越来越受欢迎。

社区卫生中心是一种基层卫生服务网络,服务对象就是社区群众,为社区居民提高医疗保障。社区卫生服务是一项比较复杂的社会工程,是供需双方互动的体系;社区卫生是积极的卫生服务,而不是消极地等待患者来求助。

由于社区卫生服务具有服务优质及便捷等诸多优势,越来越受到社区群众的欢迎,发展前景广阔。特别是新时期我国居民的生活水平不断提高,生活和工作压力加大,老年化程度加重,退休人口越来越多,社区群众对卫生服务的要求也随之提高,使得卫生服务项目朝多元化发展;此外,现阶段社区卫生服务的发展已经不能满足居民的实际需求,与社会的发展不同步,现存的社区卫生中心数量较少,一直都是供不应求。各级政府部门要加大财政投入,建立更多的社区卫生服务中心以满足社区居民的医疗需求,要做出针对性的改变,根据不同社区居民要求,专门设置卫生服务机构,满足市场需求,使得居民的基本医疗需求得到保障,从而提高他们的整体生活质量。

(三)健康中国战略

健康是卫生事业发展的中心,要始终将民众的健康放在卫生事业发展的首要位置,实现公共卫生均等化,提高民众生活质量,在发展经济的同时,不能忽视人们健康的发展;注重"预防为主",创新医疗模式,以开展免费问诊活动、中西医结合、技术进步以及国家政策为切入点,努力解决威胁民众生命安全的健康问题以及各种重度疾病;充分协调各个部门,共同努力解决卫生问题,应对全球卫生挑战,真正实现"健康中国,多方共建,全民共享"的目标。对于我国卫生事业的发展来说,必须遵循4个原则:①将"人人健康"加进经济发展的总体目标之中;②注重效率与公平,将政府部门职责同市场机制进行融合;③重点建设,统筹兼顾,促进卫生事业的全面协调发展;④要以预防为主,不断创新医疗模式。

在"健康中国2020"的具体战略中,第一次提出了"大卫生"的概念,卫生信息化得到空前的重视,构建全面覆盖城乡居民的医疗卫生制度,真正实现"全民共享"医疗改革的成果,建立医疗设施,提高保障水平,提高服务质量,改善医疗环境,不断缩小城乡医疗差距,使得我国民众的健康指标与中等发达国家保持一致,为我国基本公共卫生服务均等化的实现创造了机遇。

四、挑战

(一)我国人口的变化

我国人口数量和结构上的变化,对我国公共卫生事业的发展产生了重要的影响。满足老龄化社会需要,改善基本公共卫生服务。尊重国情,完善老年人医疗保障体系,满足老年人的基本医疗需求。建立疾病预防和健康维护保障制度,从源头降低或遏制慢性病增长的趋势。强化社区卫生服务,建立以社区为中心的老年医疗服务体系。充分认识老年人卫生保健的重要性,提高老年人卫生保健的专业性。重视老年人的精神文化需要,预防心理疾病,保障精神健康。

中国人口的老龄化有特殊的社会、经济、历史原因,对我国的公共卫生服务也提出了新的任务,唯有以现实国情为基础,动员各方面的力量,才能保障我国老年人的晚年幸福生活,让老年人享受到政府和社会的关爱。

(二)慢性病发病率不断增高

慢性病主要指以心脑血管疾病(高血压、冠心病、脑卒中等)、糖尿病、恶性肿瘤、慢性阻塞性肺部疾病(慢性气管炎、肺气肿等)、精神异常和精神病等为代表的一组疾病,具有病程长、病因复杂、健康损害和社会危害严重等特点。慢性病的高发病率已成为我国乃至国外健康普遍面临的挑战。

根据不完全统计数据显示,我国有 5.8 亿多人都患有一种疾病或者一种以上的慢性疾病,在这之中,65 岁以下的人占了 70%～85% 的比重,形势十分严峻,如果再不进行控制,预计到 2030 年,我们居民花在治疗慢性疾病的成本将会直接增长 50% 之多。

世卫生组织发布了《全球非传染性疾病现状报告》,报告中提到,慢性疾病的现象在加重,成为了威胁全球人民生命安全的"头号杀手"。报告披露,每一年全球大概有 3 600 万人死于慢性疾病,这一数字占全球每年死亡人口总数的比重超过了 60%,在这之中,部分发展中国家以及不发达国家的死亡人数占了约 80%。死于慢性疾病的 60 岁以下的人数占了近 1/4。按照世卫组织的估计,如果不进行控制,到了 2030 年,全球死于慢性疾病的人数将会达到 5 200 万人,每个国家平均的经济损失将高达数十亿美元之多,贫富差距进一步拉大。从中可以看出,慢性疾病给全球人民的健康带来了极大的威胁,各国要充分重视慢性疾病,做好防范工作。

(三)不公平现象突出

1.卫生资源分布不公平

我国的二元经济结构导致了我国各地区经济发展的不均衡,各区域之间、城乡之间由于经济水平的不同,卫生服务的数量、质量、种类以及卫生人力、财力和卫生服务设备并不均等。在部分贫困地区、边远山区和少数民族地区,居民健康状况堪忧。

2.卫生服务利用不公平

卫生服务利用是指卫生服务的可及性、利用量和费用。我国卫生服务利用不公平,表现在人均期望寿命、孕产妇死亡率、儿童死亡率等反映健康状况的综合指标在东中西区域之间、农村城市之间、常住与流动人口之间差距依然较大。

3.卫生服务筹资不公平

卫生服务筹资公平性是指社会成员按照自身的支付能力支付卫生服务费用。但在目前,我国的经济水平并不能保障相对公平的卫生筹资系统,不能按照个人的经济收入水平来决定支付的卫生费用。

(四)频发的公共卫生事件

目前,我国的重大传染病流行仍然比较严重。结核病患病人数居高,病毒性肝炎防治工作依然严峻,艾滋病病毒感染和发病人数也呈上升趋势,并开始从高危人群向一般人群扩散。其他新发传染病和输入性传染病不断出现,对群众健康和社会稳定构成严重威胁。食品安全、饮用水污染引起的突发公共卫生事件时有发生,职业病危害呈逐年上升趋势,群体性事件时有发生。这些突出的健康问题,都为我们的公共卫生服务体系和公共卫生制度建设,提出了新的挑战和更高的要求。

(周晓芝)

第十二节　推进基本公共卫生服务均等化的对策

一、深化医疗体制改革,深入推进项目开展

(一)政府要坚持履行基本公共卫生服务政府职责

政府在基本公共卫生服务的开展中起到了尤为重要的作用。政府不仅承担着经费保障的职

责,更承担着领导并监督、管理基本公共卫生服务项目顺利实施的职责。政府要坚持履行政府职责,加强领导,建立完善的组织领导体制和项目监督管理制度。同时,要建立基本公共卫生服务项目管理的协调工作机制,加强和促进组织、部门的协调与配合,并且充分促进其他各种有利资源的合作与开展,并加强统筹与协调工作。此外,政府要建立稳定、长效的多渠道补偿机制,完善财政对基层医疗卫生机构运行的补助政策,努力保障和落实对基层医疗卫生机构的专项补助经费和基本公共卫生服务经费。

(二)完善项目管理制度

首先,要建立健全基本公共卫生服务项目的工作管理制度和绩效考核制度。各级卫生行政部门要建立基本公共卫生服务绩效考核信息公开发布制度,通过适宜的方式公布考核结果。其次,要根据质量管理的基本原则,加强基本公共卫生服务的质量管理,建立并完善质量管理制度,制定合理的服务规范和操作流程,建立转诊制度及信息收集制度,定期进行各种检查和质量评价。再次,要落实目标责任制度和责任追究制度,建立项目实施进展情况定期上报制度和通报制度,以确保项目实施的持续优化与改善。

(三)稳步推进,注重服务质量和效果

实施基本公共卫生服务项目是建立我国基本医疗卫生制度的一项基础性工作。因此,在服务开展中必须不断改善服务条件,转变服务模式,努力提高服务的公平性和可及性,坚持把提高居民的健康作为基本公共卫生服务工作的出发点和落脚点,让居民逐渐地感受到并且切身体会到基本公共卫生服务的开展为自身及家人带来的实效。此外,政府在推进基本公共卫生服务工作的进程中,应注重提高服务质量以及开展服务所带来的效果。比如,在开展慢性病管理中,不应只把管理人数或者建档率作为绩效考核的标准,而更应该注重居民慢性病的实际控制率以及档案的使用率。

二、合理安排、使用资金

(一)加大对农村地区的财政投入、完善城乡统筹

"破除城乡二元结构,实现城乡经济社会一体化"是中共十七届三中全会明确的目标。在统筹城乡发展、缩小城乡差距的目标实现过程中,通过缩小城乡基本公共卫生服务差距来缩小城乡差距,这是本阶段城乡统筹的一个重要课题。而政府加大对农村地区的财政投入,更是对农村发展公共卫生事业、缩小城乡差距的有力保障。

政府的财政投入,一方面要投入到卫生机构的基础建设上,修建更换陈旧的设备,改善农村的卫生服务功能,致力于建立标准化的卫生机构;另一方面,应该利用激励机制鼓励医务人员投入农村的公共卫生服务建设,提高农村基层卫生人员的收入,以此来吸引和稳定这些专业技术人才。

考虑到目前在基本公共卫生服务的实施过程中,政府对农村公共卫生的投入存在分配不合理或者私自挪用的现象,因此,应建立长效的监督机制,加大对农村资金筹集、拨付等方面的审计,保证农村专项资金的充分、合理利用。对于发现的问题,应该及时予以揭露和上报。

(二)提高资金利用率

在基本公共卫生服务经费的问题上,不仅要加大资金的投入,更要注重如何有效地利用资金。如何节约成本,在有限的经济资源下,提高资金使用带来的社会效益,这是一个需要深入探讨的问题。在资金的使用过程中,首先应避免铺张浪费,比如购买机器设备,应考虑到实用性原

则,以免购买利用率低却价格高昂的器材。其次,应避免领导者为了应对上级检查而开展所谓的"面子工程""形象工程",将经费用在未能给居民带来切身利益的事情上,造成了不必要的浪费。

我国政府在制定基本公共卫生服务政策时,更应该考虑到如何充分利用资金,体现社会效益,让居民直接受益于基本公共卫生服务带来的好处。就建立居民健康档案来讲,健康档案的印刷费用会占经费的一定比例。如何充分利用健康档案,为居民提供连续、综合、适宜、经济的基本公共卫生服务才是工作的最终目标,而不应该只是将档案建档率作为考察基本公共卫生服务工作的重点。

(三)适度引进社会资本

在发展基本公共卫生服务的过程中,应充分发挥与利用各种有利的资源和条件,体现"政府主导、社会参与"的原则。基本公共卫生服务的筹资方式与渠道也应向多元化发展。所以,应适度引入社会资本,建立以市、区两级财政预算为基础,中央、省补贴为辅,民政部门、个人捐赠、红十字会、民间团体以及疾病预防控制机构有偿服务收入等为补充的多渠道基本公共卫生服务筹资机制。多种筹资方式可以为我国基本公共卫生服务建设提供更充足的资金,同时也调动了全社会的力量,充分利用了社会资源,增加了基本公共卫生服务的供给。

同时,为了提高公共卫生服务的效率,也应适度引进社会资本,通过采用招标采购、政府参股、特许经营等多种方式,将部分政府职能转移到市场。在发挥政府主导作用的同时,努力引进市场机制与竞争机制。因此,需要政府在公共卫生服务领域放开市场门槛,根据为社会提供的公益服务数量来提供相应的财政支持。

三、完善监督与考核机制

(一)加强基本公共卫生服务项目资金监管

各级财政部门作为责任主体,承担着安排、拨付和管理基本公共卫生服务项目资金的重要任务。因此,各级财政部门除了要按照规定的经费标准及时、足额地拨付补助资金外,也应该严格管理基本公共卫生服务项目资金的使用,保证工作进度和质量。基本公共卫生服务项目资金的管理应按照原卫生部、财政部颁布的《基本公共卫生服务补助资金管理办法》严格执行相关规定,遵循专款专用原则、讲求效率原则和保证效益原则,确保项目资金的合理、有效使用。各级监管部门应制定相应的项目资金管理办法,成立财政专项资金处理小组,将专项资金进行统一管理和拨付。定期或不定期要求各基本公共卫生服务机构上交财务报表,分析各项目资金的收支明细,并分析资金使用过程中遇到的问题和不足,提出整改意见后,应及时制定整改策略,并落实到实处。

基层医疗卫生机构在收到专项资金后,要认真执行财务会计制度,设立专账对各项收支进行核算,按照基本公共卫生服务各项目规定权重分配资金,不得将补助资金用于基层医疗卫生机构的基础设施建设。一旦发现截留、挤占、挪用专项资金的机构和部门,应按照《财政违法行为处罚处分条例》等有关法律法规严肃处理。

(二)加强基本公共卫生服务项目实施监管

基本公共卫生服务项目的实施既要注重项目实施的效果和效率,也要注重项目实施的操作规范。因此,加强基本公共卫生服务项目实施监管,就是要在项目开展的过程中,严格监督、管理项目实施的流程,注重服务实施的质量,将基本公共卫生服务项目进行规范化管理。卫生行政部门应加强对社区卫生服务机构的统一管理,建立健全各项管理制度,并根据社区卫生服务机构的服务条件和能力,制定切实可行的工作方案,完善工作流程,采取多种服务方式开展服务项目。对服务的开展严格把关,不单注重服务的数量,更要注重服务的质量。同时,也要注重和加强公共卫生信息管理,积极推进电子化健康档案。负责业务指导的专业公共卫生机构,也要建立指导社区卫生服务机构开展基本公共卫生服务的责任意识,将指导任务纳入工作计划中,认真组织实施,做好业务指导工作。

(三)完善考核组织体系

对基本公共卫生服务项目开展情况进行考核,可以发现项目实施中存在的问题,及时提出意见和建议,有利于及时总结经验,提高组织化程度。因此,在考核指标的设计中,不仅要考核公共卫生服务项目的组织管理和服务数量,还应更加侧重对项目服务质量和服务效果进行考评。考核的标准也应该灵活制定,避免出现不切实际的高指标要求。

同时,也应加强对医务人员的业务考核,考核医务人员对基本公共卫生服务项目的熟练掌握程度,考核结果可计入年终考评。对医务人员的考核结果按照分数高低综合评定等级,可以根据考核结果做出不同的奖励兑现或绩效扣罚,甚至是岗位调整。在平时,也应通过定期或随机抽查的方式,加强日常的督导检查。

四、重视公共卫生服务人才的培养、开发和利用

(一)建立规范的全科医生人才培养模式

根据2011年颁布的《国务院关于建立全科医生制度的指导意见》,就建立规范的全科医生的人才培养模式提出以下几点建议:①应逐步建立规范并且统一的全科医生的培养制度,规范全科医生培养模式,即"5+3"培养模式。成为全科医生要先接受5年的临床医学本科教育,再进行3年全科医师规范化培养。②要将全科医生的培养方法和内容逐渐规范化,实施规范化的培养以及助理全科医生培训,采取定向免费培养或全科特岗的方式。③应规范参加全科医生规范化培养人员管理。根据培养人员来源的不同,实行不同的管理办法,财政部门也根据不同的情况给予补助。管理办法由原卫生部、教育部、财政部以及人力资源社会保障部制定。④应统一全科医生的职业准入条件以及全科医生专业学位授予标准,同时也应完善临床医学基础教育,改革临床医学(全科方向)专业学位的研究生教育,加强全科医学理论和实践教学,突出医患沟通、基本药物使用、医药费用管理等方面能力的培养。

(二)采取优惠政策,招聘引进人才

面对社区卫生服务机构医技人员缺少、公卫医师缺乏的现状,政府应加大人才培养力度,制定各种优惠的政策吸引优秀的人才投入到基本公共卫生服务建设。政府也应进一步加强临床医学专业学生能力的培养,逐步扩大全科方向的临床医学专业学位研究生招生规模。同时,也应鼓励医院医生到基层服务,建立健全城市医院与基层医疗卫生机构的对口支援制度和双向交流机制。

为了解决农村地区基层医务人员严重缺乏的现状,政府应制定政策鼓励优秀医务人才投入农村公共卫生服务建设。高校毕业生到中西部及农村地区可提供补助经费;实行城乡挂钩合作交流,建立定期巡诊和轮训机制,医务人员定期到农村地区进行服务。

(三)完善个人考核制度

在个人考核过程中,既要注重个人的履职情况,也要注重考核个人的工作作风以及职业道德

规范。可以把居民的满意度作为个人考核的一项标准。个人考核的结果应与绩效工资以及个人岗位的任用挂钩。对于全科医生而言,也应完善全科医生继续医学教育的考核制度,将参加继续医学教育情况作为岗位聘用、技术职务晋升和执业资格再注册的重要因素。

(四)加强岗前和在岗人员培训

员工培训既可以提高基本公共卫生服务工作的质量,也可以提高工作效率以及医务人员的素质,减少医疗事故与差错的发生。因此,应采取岗前培训、在职培训或者到医疗机构进修等多种培训方法,加强医务人员适宜技术、适宜技能的培训,并且应宣传基层医改政策、加强政策培训,加强医德医风以及职业素质教育。同时,也应以现代医学技术发展中的新知识和新技能为主要内容,加强全科医生针对性强、实用性强的继续医学教育。

五、提高居民的健康保健意识和满意度

(一)加大对居民的宣传力度

要提高居民对基本公共卫生服务的知晓率,可以通过各种传播媒介,如电视、广播、网络、报刊、发放宣传材料、短信等形式,让城乡居民了解到基本公共卫生项目的服务内容和免费政策,让基本公共卫生服务项目的受益者切实得到政策惠及。同时要多举办健康讲座,并开展针对高血压、糖尿病、肺结核等慢性常见病进行指导、预防活动,也要加大对家庭医生制度正确的宣传和引导工作。基层医疗卫生机构要将基本公共卫生服务内容纳入机构信息公开范围,接受社会和居民监督。

(二)提高居民的满意度

社区卫生服务机构应根据居民的实际需求,优化就诊程序,规范服务流程,制定合理的开放时间,设计合理服务项目,提高服务质量。医务人员应不断提高自身的医疗卫生技术水平和道德素质,耐心并热心地为患者服务。在医患沟通时,医务人员应主动询问患者的需求或建议,为患者提供个性化的建议和指导,以此来吸引居民,提高居民的满意度。

此外,上门问诊、等候时间、医疗设备和条件、就医环境等都是影响居民满意度的重要因素,因此,应努力提高社区卫生服务的质量和效率,为居民提供既安全,又方便、有效的基本公共卫生服务。

六、调动卫生服务人员积极性,提高满意度

(一)提高职工的薪酬待遇

较低的薪酬待遇是降低医务人员工作积极性的重要因素。因此,应逐渐提高基层医务人员的薪酬待遇,提高奖励性绩效工资比例,合理拉开收入差距,体现多劳多得、优绩优酬。或者设立职工福利基金、奖励基金,以此充分调动职工的积极性。

(二)充分发挥领导艺术的作用

领导者在发展基本公共卫生服务的过程中起到了关键的作用。优秀的领导者可以促进提高组织文化,增强员工之间的凝聚力。首先,领导者在制定政策时,应注重发挥集体的智慧,充分调动员工的积极性,集思广益;决策的执行也应注意决策的可行性,要考虑到职工在实施决策时所面临的困难与问题。其次,领导者应树立良好的领导作风,做到严于律己、宽以待人、光明磊落、不谋私利,应以身作则,做到表率作用。最后,领导者应处理好人际关系,不仅要处理好与居民的关系,同时也要处理好与职工的关系,提高满意度。

七、加强流动人口管理

(一)重视流动人口问题,提高流动人口的公共卫生服务覆盖率

我国经济的飞速发展带来了大批的进城务工人员。这批务工人员成为了城市流动人口的主要组成部分。目前,我国流动人口的公共卫生服务有着较低的覆盖率。由于流动人口存在着管理难度大、流动性强等不可控因素,因此,针对流动人口实施基本公共卫生服务存在着很大的难度,这也成为了影响我国基本公共卫生服务实现均等化的一个重要问题。但是,由于流动人口的经济问题,他们的健康很难受到保障。根据资料表明,流动人口中的孕产妇住院分娩率低,孕产妇死亡率要高于当地城市居民;流动儿童接种率低于当地常住儿童,健康问题也无法得到保障。因此,流动人口作为影响基本公共卫生服务均等化的一个重要因素,必须做好流动人口的管理工作。

在全国卫生工作会议上,我国原卫生部部长陈竺提出"要把基本公共卫生服务延伸到流动人口,使流动人口与户籍人口一样获得妇幼保健、疾病防治等基本公共卫生服务"。各个省市也已经把流动人口纳入基本公共卫生服务体系。但是,在实际开展中,流动人口的公共卫生服务覆盖率仍然偏低。很多外来务工人员没有享受到基本公共卫生服务项目。免费的基本服务项目面向的仍是当地的居民。外来务工人员通常居住在城市的边缘地带,那里与城市中心较远,交通不便利,居住条件差,因而成为了基本公共卫生服务覆盖的盲点。因此,各级政府及卫生行政部门应重视流动人口问题,提高流动人口的公共卫生服务覆盖率,将流动人口公共卫生服务完全纳入公共卫生服务系统。

(二)加大对流动人口的公共卫生管理

为了提高流动人口的公共卫生服务覆盖率,重点就是要加强流动人口的公共卫生管理,建立有效的流动人口管理机制,并逐步将流动人口纳入基本公共卫生服务规范。首先,各级卫生行政部门以及社区卫生服务机构应建立流动人口的管理制度及流动人口登记制度,并且要从实际出发,根据本地的流动人口数量制定流动人口管理规划,并设置专门管理人员负责组织、实施。尤其要重点针对特殊人群进行管理,如流动孕产妇以及流动儿童的管理。其次,由于流动人口的管理难度大,政府更应该加大对流动人口管理的投入,明确各级部门所承担流动人口的各项经费,并且要将流动人口的公共卫生服务经费落实到实处。再次,应加强社区卫生服务机构与各部门的联系。如加强与负责流动人口行政管理的公安部门以及负责流动人口的卫生、计划生育、劳动与社会保障等行政部门的联系。各部门的协调与配合有利于社区卫生服务机构更好、更全面地为流动人口开展基本公共卫生服务项目。最后,应充分利用政府、民间社会团体以及民众的力量,加大宣传力度,尤其要加大对流动人口的宣传。不仅要宣传可以免费享有的基本公共卫生服务,而且要对流动人口宣传健康、保健知识,提高流动人口的健康、保健意识,从根本上鼓励这些人群参与到公共卫生中去。

(周晓芝)

参 考 文 献

［1］李凯,冯鲁俊,李惜羽,等.现代医院管理实践与经济运行［M］.青岛:中国海洋大学出版社,2023.

［2］徐剑,谷满意,曾友元.现代医院管理研究医疗服务篇［M］.成都:西南交通大学出版社,2023.

［3］朱丽琴,祝益民.医院卓越服务体系建设与管理实践［M］.北京:人民卫生出版社,2023.

［4］李智,黄海莹.医院流程管理［M］.北京:经济管理出版社,2023.

［5］罗力.医院信息管理［M］.北京:中国协和医科大学出版社,2022.

［6］曾红华.医院档案管理建设与应用研究［M］.成都:成都时代出版社,2023.

［7］宋楠.医院管理与经济控制［M］.上海:上海科学普及出版社,2023.

［8］陈英耀.医院人力资源管理［M］.北京:中国协和医科大学出版社,2022.

［9］余波,杜忠华.公立医院战略管理案例与实操［M］.上海:复旦大学出版社,2023.

［10］任文杰.医院精益管理［M］.北京:科学出版社,2021.

［11］方璐.医院综合管理研究［M］.兰州:甘肃科学技术出版社,2023.

［12］吕颖.医院流程管理与信息化实践研究［M］.北京:中国纺织出版社,2023.

［13］简炼,杨伟华.现代医院管理规范与实践［M］.汕头:汕头大学出版社,2023.

［14］陈建华.医院管理制度的建设与实践［M］.天津:天津科学技术出版社,2021.

［15］李楠楠,李观明.医院数据量化管理［M］.广州:南方日报出版社,2023.

［16］于先会,李洁月,宋振鹏,等.医院管理与研究［M］.成都:四川科学技术出版社,2023.

［17］翟波,韩英,陈迎九,等.医院精细化管理与经济运营［M］.哈尔滨:黑龙江科学技术出版社,2022.

［18］李为民.医院运营管理［M］.北京:中国协和医科大学出版社,2022.

［19］贾娜.新编医院管理理论与实务［M］.开封:河南大学出版社,2022.

［20］于晶.医院管理实务与经济控制［M］.上海:上海科学普及出版社,2023.

［21］马莉娜.现代医院管理实务［M］.北京:科学技术文献出版社,2022.

［22］卢文,张延红,陈永利.新形势下医院财务管理与创新研究［M］.长春:吉林科学技术出版社,2022.

［23］赵文.精编现代医院管理规范［M］.哈尔滨:黑龙江科学技术出版社,2021.

［24］杜方兴,苏梅英,张回应.医院财务管理与财务分析［M］.长春:吉林科学技术出版社,2023.

［25］王炳龙,余波.医院战略管理［M］.北京:中国协和医科大学出版社,2022.

［26］高曙明,谭秀华,姜艳丽.现代医院管理与档案信息化建设［M］.北京:中国纺织出版社,2023.

［27］苏颖.现代医院管理制度与实践［M］.北京:科学技术文献出版社,2021.

［28］任浩.现代医院信息化管理制度与表格典范［M］.北京:企业管理出版社,2023.

［29］李爱武.医院预算管理与财务决策研究［M］.北京:中国原子能出版社,2022.

［30］王兴鹏.医院后勤管理［M］.北京:中国协和医科大学出版社,2022.

［31］章开文.医院后勤管理品质提升［M］.北京:中国标准出版社,2023.

［32］潘美恩,廖思兰,黄洁梅.医院档案管理与实务［M］.长春:吉林科学技术出版社,2022.

［33］董四平,陶红兵.医院管理与卫生政策研究方法［M］.北京:中国协和医科大学出版社,2022.

［34］李晓艳,王咏梅,马风霞,等.医院管理实践与经济管理［M］.哈尔滨:黑龙江科学技术出版社,2021.

［35］朱胤,石泳钊,张英.医院绩效管理［M］.北京:清华大学出版社,2021.

［36］谭海媚.基于成本控制的医院财务管理策略探究［J］.中国经贸,2023(4):136-138.

［37］李婷婷.医院信息化与医院档案管理的研究进展［J］.通讯世界,2023,30(9):142-144.

［38］丁广宇.绩效考核在医院人力资源管理中的应用研究［J］.中国经贸,2023(24):134-136.

［39］孟雪莲,侯常敏.公立医院提升内部审计质量管理路径［J］.中国卫生经济,2023,42(7):87-90.

［40］付爱军.浅析现代医院管理制度视角下医院内部审计优化策略［J］.中国经贸,2023(16):172-174.